労働災害防止　職業病予防　生活習慣病　要介護と認知症防止　リハビリ

職場定期健康診断

作業関連疾患

アレルギー疾患対策

エイズ，結核予防

特殊健康診断

メンタルヘルス

交通事故防止

喫煙対策

自殺予防

循環器疾患対策
（高血圧，脳卒中）

がん対策
　がん医療の均てん化
　がんの予防
　がん検診，がん登録

C型肝炎検査

メタボリックシンドローム対策
　特定健康診査
　特定保健指導

8020運動

在宅医療介護連携推進事業
（地域包括ケアシステム）

入院医療/在宅医療

訪問介護/訪問看護/介護予防

ホームヘルプサービス

ショートステイ

デイサービス

認知症老人グループホーム

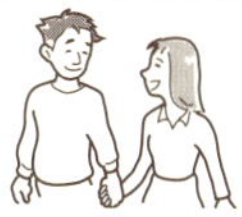
思春期/青年期

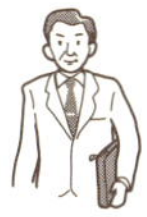
成人/成熟期

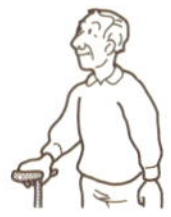
老年期

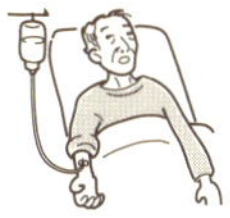
終末期医療

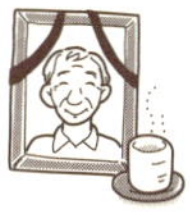
死亡

歳　15歳　18歳　22歳　30歳　40歳　50歳　65歳　80歳　90歳

校保健　産業保健　成人保健　高齢者保健

法
食育基本法
労働安全衛生法
アレルギー疾患対策基本法
障害者総合支援法
福祉法
健康増進法
高齢者医療確保法
健康日本21
働き方改革関連法
健康保険法
感染症法
がん対策基本法
脳卒中・循環器病対策基本法
医療法・医療介護総合確保推進法・介護保険法
医療計画・地域医療構想
認知症施策推進大綱
老人福祉法
自殺対策基本法
地域保健法
高齢者虐待防止法

死体検案書
→死亡届

死亡診断書
→死亡届

シンプル
衛生公衆衛生学 2023

監修 小山 洋
編集 辻 一郎
上島通浩

南江堂

監　修

小山　　洋　こやま　ひろし　群馬大学名誉教授

編　集

辻　　一郎　つじ　いちろう　東北大学大学院医学系研究科公衆衛生学分野教授
上島　通浩　かみじま　みちひろ　名古屋市立大学大学院医学研究科環境労働衛生学分野教授

執筆者（執筆順）

辻　　一郎　つじ　いちろう　東北大学大学院医学系研究科公衆衛生学分野教授
大久保孝義　おおくぼ　たかよし　帝京大学医学部衛生学公衆衛生学講座主任教授
中村　和利　なかむら　かずとし　新潟大学大学院医歯学総合研究科環境予防医学分野教授
小山　　洋　こやま　ひろし　群馬大学名誉教授
浜崎　　景　はまざき　けい　群馬大学大学院医学系研究科公衆衛生学分野教授
相田　　潤　あいだ　じゅん　東京医科歯科大学大学院医歯学総合研究科健康推進歯学分野教授
内田　満夫　うちだ　みつお　群馬大学大学院医学系研究科公衆衛生学分野准教授
西野　善一　にしの　よしかず　金沢医科大学医学部公衆衛生学講座教授
上島　通浩　かみじま　みちひろ　名古屋市立大学大学院医学研究科環境労働衛生学分野教授
梅﨑　昌裕　うめざき　まさひろ　東京大学大学院医学系研究科人類生態学分野教授
小西　祥子　こにし　しょうこ　東京大学大学院医学系研究科人類生態学分野准教授
川田　智之　かわだ　ともゆき　日本医科大学大学院医学研究科衛生学公衆衛生学分野教授
友利　久哉　ともり　ひさや　国立成育医療研究センター企画戦略局次長
押谷　　仁　おしたに　ひとし　東北大学大学院医学系研究科微生物学分野教授
中澤　　港　なかざわ　みなと　神戸大学大学院保健学研究科教授
永田　智子　ながた　さとこ　慶應義塾大学看護医療学部教授
中村　好一　なかむら　よしかず　自治医科大学公衆衛生学教授
上原　里程　うえはら　りてい　国立保健医療科学院政策技術評価研究部部長
山縣然太朗　やまがた　ぜんたろう　山梨大学大学院総合研究部医学域社会医学講座教授
物部　博文　ものべ　ひろふみ　横浜国立大学教育学部学校教員養成課程保健体育講座教授
竹内　一夫　たけうち　かずお　群馬大学大学教育・学生支援機構健康支援総合センター教授
瀧澤　利行　たきざわ　としゆき　茨城大学教育学部教育保健教室教授
鈴木　庄亮　すずき　しょうすけ　群馬大学名誉教授／前 NPO 法人国際エコヘルス研究会理事長
西　　大輔　にし　だいすけ　東京大学大学院医学系研究科精神保健学分野教授／国立精神・神経医療研究センター精神保健研究所公共精神健康医療研究部部長

2023年度版　はしがき

人々が健康に暮らすうえで必要不可欠なものとは何でしょうか？　きれいな空気と水，安全な環境，栄養，教育，健康的な生活習慣，保健医療ケアなど，さまざまなものが考えられます．一方，ヘルスプロモーションの概念を定めたオタワ憲章（➡367頁）は，健康の前提条件8項目を挙げていますが，その第1が「平和」です．そして昨年，私たちは平和の重要性を痛感させられました．

2022（令和4）年2月24日に始まったロシア軍のウクライナ侵攻により，数十万人の死傷者と数百万人の避難民が発生しました．現地では飢餓や感染，深刻な寒さが人々を苦しめています．さらに食糧やエネルギーなどの価格の高騰，貿易や金融を通した経済危機が世界中で進行しています．それらによる健康被害は，どれほどの規模に及ぶのでしょうか．

ポピュレーションアプローチ（➡57頁）という予防医学の新しい方向性を提唱された英国のジェフリー・ローズ博士は，ご著書『予防医学のストラテジー』[1)] のなかで「健康にとっての最大の脅威は戦争である」としたうえで，「世界であれ国内であれ，人々の健康を心配し改善したいと願っている人たちすべてにとって，戦争および戦争の準備を止めさせることは，優先順位の第1位です．これが成功しなければ，他のあらゆる努力も空しいものになりかねません」と述べています．そして，その書の扉には「私たちは，私たち全員へ責任を負っている」というドストエフスキーの言葉が記されています．

公衆衛生に従事する者には人々と社会を健康にしていくという崇高な使命と責任があることを，私たちはいま改めて感じています．その思いを持って，皆様方に2023年度版『シンプル衛生公衆衛生学』をお届けします．

さて本書は，年度版として毎年改訂を行っています．その特徴を活かせるように，最新の統計数値を取り入れています．今回は，本文の全てをフルカラー化し，新規の図表も加えました．また，コラムの見直し，新型コロナウイルス感染症をはじめ情報の更新・追加，新たな知見の加筆を行いました．第1章ではヘルスプロモーションやラロンドレポートを，第3章では横断研究を，第4章では健康日本21（第二次）の最終評価結果を，第6章では再興感染症・建築物衛生法・マイクロプラスチックを，第7章ではヘルスリテラシーやソーシャルキャピタルを，第8章ではこども家庭庁や新生児マス・スクリーニング検査をそれぞれ加筆しました．さらに，アナフィラキシーショック，ライフコースからみたメンタルヘルスの重要性について，それぞれコラムを新設しました．

なお，執筆者では，金沢医科大学の西野 善一教授に加わっていただきました．そして，2022年版まで第6章で「衣食住の衛生」をご担当いただいていた北海道医療大学の工藤禎子教授がご病気のために逝去されたことを謹んでお知らせいたします．

本書は24名の分担執筆によるものであり，執筆者との連絡調整などの膨大な作業を行って下さっている南江堂の飯島純子，山本忠平，吉野正樹の各氏に深謝いたします．

2023（令和5）年1月

編集者　辻　一郎
上島通浩

1）Geoffrey Rose（著），曽田研二，田中平三（監訳）：予防医学のストラテジー，生活習慣病と健康増進．医学書院，1998

初版　はしがき

いろいろな意味で日本の社会は成熟期に入っていると思われる．経済成長率の鈍化，産業構造の高度化，人口の老齢化，社会の複雑化などからみてこの認識は妥当であろう．

これに伴って，病気や死因の構造も変化し，人々が保健医療に期待することも変った．たとえば，脳死の判定・臓器移植あるいは遺伝子工学の応用という特定の先端的課題から，健康づくりやプライマリーケアの整備という幅広い課題まで多様な期待がある．

医学や医療技術は進歩し，健康づくりや医薬についての情報は充分であるにもかかわらず，人々の健康への飢餓感はますます大きくなっているようである．この原因は，ある個人とその人が現代の保健医療に期待するものとの間のへだたりが大きいこととならんで，その人が真に必要としている保健医療支援がその人に適合する形で得られることが少ないことにあるのではなかろうか．つまり，保健医療の資源と人々とをむすびつけるしくみに問題があるように思われる．

この点を改善するためには，保健医療の専門家はもちろんであるが，サービスの受け手がもっと主体的かつ意識的に行動することが求められる．

高校の必修教科「保健」は充分に幅広い内容とレベルをもっているが，大学・短大・専修学校に進学後も，保健理論，健康，衛生学，公衆衛生学などの名称で「保健」学習が課せられている．

本書は，以上のような観点から，大学教養課程および大学専門課程の看護・保育・保健衛生・臨床検査・食物・栄養・保健体育学専攻の学生を主な読者対象として企画された．衛生公衆衛生学の従来の枠を整理し“精選された内容についてわかりやすく平易に記述する”ことに努めた．

教科書として屋上屋を架すおそれなしとしないが，各章にそれぞれ専門の分担執筆者を得て，一部調整のための手直しをし，出来上がったものはほぼ上述の編集方針にそうものになった，と自負しているが，読者各位のご意見・ご批判をいただいてよりよいものにしていきたい．

最後に，南江堂の中村　一・志田春陽氏にお世話になったことを記しお礼を申し上げる．

1986（昭和61）年11月

編集者　鈴木庄亮（群馬大学医学部公衆衛生学教授）
久道　茂（東北大学医学部公衆衛生学教授）

2002年度版　はしがき

本書の2001年度の版は「第9版増補」であったが，この2002年度からは「年度版」にすることにした．

その理由は，本書に掲載の主な衛生統計の数値をほとんど毎年更新してきたこと，および1年経つと記述が古くなったり，社会，保健医療，環境，労働領域にいろいろな出来事があり，本書に取り込む必要も生じることなどから，「改訂○○版」とするよりは「○○年度版」としたほうが利用者にもすっきりすると考えたからである．

「第9版増補」は中改訂であったが，この「2002年度版」もかなりの書き変えと追加を行った．

まず，全体に可能な限り数値の更新を行った．多くは1999年の数値であるが，一部2000年の数値，まれには2001年の数値を入れた．原則として，表に最新の数値を入れ，図も描き改めた．

国の保健政策として，2000年4月から「健康日本21」が打ち出されたので，これをコラムに入れるとともに，関係部分の改変を行った．母子保健に児童虐待（法）を加え，学校保健の歯科保健および学校環境基準の部分を新しくし，産業保健の最近の労働事情を書き変え，老人保健・医療および介護保険関係を新しく書き下ろした．また，コラムに「ハンセン病」を加え，参考図書とホームページ欄を新しくした．その他，細かい修正と改善を随所に行った．

しかし，章立て，頁数ともほとんど変わっていないので，従来どおりの調子でご利用いただけるはずである．読者諸兄姉には，次の「2003年度版」の大改訂（予定）まで，引き続きご支援とご叱正をお願いしたい．

今版の改訂には，南江堂出版部の中村一氏をはじめとする多くの方々に，細心の注意とセンスで改訂に当ってもらった．記してお礼を申し上げる．

2002（平成14）年1月

編集者　鈴木庄亮（群馬大学大学院医学研究科/医学部公衆衛生学教授）
久道　茂（東北大学大学院医学研究科/医学部公衆衛生学教授）

本書 2023年度版の構成

目　次

Chapter 12 精神保健

Chapter 13 国際保健医療

コ ラ ム

ミニ・レポートの課題

各章の終わりに，各自で調べたりさらに考察を深めていただきたい重要なポイントをいくつかあげました．これらをテーマとしてミニ・レポートを作成するなどして，ご活用ください．

Chapter 1 衛生学・公衆衛生学序論

これから学ぶ衛生学・公衆衛生学はどのような学問で，どのようなことを目指しているのだろうか．健康とは何か，人々の健康を守るための公衆衛生活動にはどのようなものがあるか．これらのあらましを，本章でざっと頭に入れよう．

1-1 衛生学・公衆衛生学

「衛生」の「生」は生命や生活であり，「衛」はそれを保護し守っていくという意味がある．医学・医術のシンボルとして，一匹の蛇が巻きついた杖がよく描かれる（世界保健機関 World Health Organization：WHOの旗を**図1-1**に示す）．これは，ギリシャ神話に登場するアスクレピウス Aesculapiusが使っていた杖に由来する．アスクレピウスは死者をも蘇らせるほどの名医だったというが，彼には2人の娘がいた．1人はハイジア Hygieiaで，もう1人はパナケイア Panakeia．前者が衛生 hygieneの語源，後者が万能薬 panaceaの語源とされる．つまり，健康には衛生と治療の両方が必要という認識が古代ギリシャの頃からあったといえよう．

日本では古くから「養生」という言葉が使われてきた．これは生命や生活を大切にして，健康の増進につとめることである．1713年に刊行された貝原益軒《かいばらえっけん》の「養生訓《ようじょうくん》」には食べ物の注意，心の平静を保つ方法，入浴，喫煙，夫婦生活など，個人がどう暮らせば健康を保つことができるか

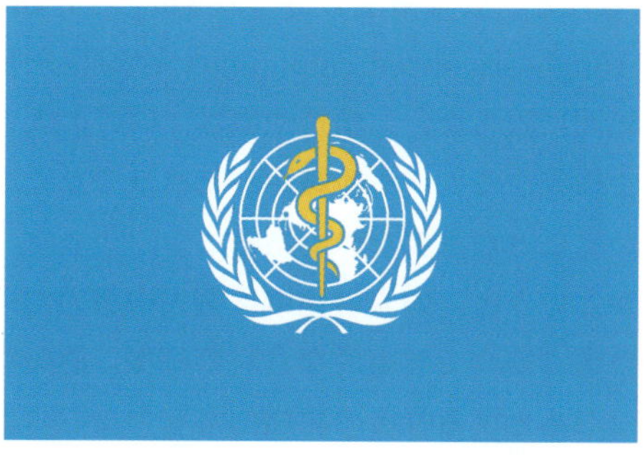

図1-1 世界保健機関（WHO）の旗

について書かれている．

西洋の「衛生 hygiene」には，個人の習慣・心構えに加えて，衣服や器物の消毒・滅菌，浄水技術，し尿処理などの社会的対策も含まれていた．このため，明治の初めに欧米を視察した長与《ながよ》専斎《せんさい》は，hygieneの訳語として，「養生」ではなく，「衛生」という言葉を中国の古典からみつけだして使った．

衛生に関する知識や技術の体系が衛生学 hygieneである．明治時代，日本の医学校ではドイツ流の衛生学が導入され，教育・研究されるようになった（➡12頁）．

第二次世界大戦の後，連合軍総司令部（GHQ）の占領下で米国流の公衆衛生学 public healthが導入され，さまざまな法律に「公衆衛生の向上」が謳われるようになった．

・憲法第25条第2項「国は，全ての生活部面について，社会福祉，社会保障及び公衆衛生の向上及び増進に努めなければならない」
・医師法第1条「医師は，医療及び保健指導を掌ることによつて公衆衛生の向上及び増進に寄与し，もつて国民の健康な生活を確保するものとする」
・保健師助産師看護師法第1条「この法律は，保健師，助産師及び看護師の資質を向上し，もつて医療及び公衆衛生の普及向上を図ることを目的とする」

以上のように，公衆衛生の向上に寄与することが医療従事者の第一の職務と規定されている．

衛生学と公衆衛生学の違いは，日本ではこのように歴史的なものである．環境を整え，傷病を予防し，健康の保持増進をはかるという目的では両者は一致している．

公衆衛生の定義としては，米国のウィンスロー C.E.A. Winslowが1920（大正9）年に示したものが今でも広く用いられている．

「公衆衛生は，コミュニティの組織的な努力を通じて，疾病を予防し，寿命を延長し，身体的・精神的健康と能率の増進をはかる科学・技術である．（Public health is the science and art of preventing disease, prolonging life, and promoting physical and mental health and efficiency through organized community efforts）」

つづいて，公衆衛生の内容として，環境保健，疾病予防，健康教育，健康管理，衛生行政，医療制度および社会保障をあげている．

ここで注目したい点がいくつかある．第1に，公衆衛生を科学と技術 science and artの両面で捉えていること．第2に，公衆衛生の目的を疾病予防・寿命延長・健康と能率の増進と明記していること．この目的の達成に向けた技術 artが行政や民間の各種機関団体による公衆衛生活動であり，その基盤となるエビデンスを提示することが公衆衛生の科学 scienceである．第3に，方法論としてコミュニティの組織的な努力 through organized community effortsを重視していることである．コミュニティとは，地理的な範囲に限らない．学校や職場，同好の人々の集まりもコミュニティである．それらコミュニティを構成する人々や組織がバラバラでなく，共通の目的の達成に向けて組織的に系統的に協働していくことが重要なのである．

なぜ人々や組織が協働しなければならないかというと，個人の健康は個人の努力だけでは達成できないからである．たとえば，上下水道の整備，安全で健康的な食料の確保，感染症の予防，公害の規制，生活習慣の改善などは，行政をはじめとする社会の組織的な努力なしには達成できない．また近年では，収入や教育，人との関係（ソーシャルサポート，絆など）といった健康の社会的決定要因 social determinants of health が注目されている（➡76頁）．

臨床医学・看護学の主な対象が個々の患者であるのに対し，公衆衛生の対象は普通に生活する人々である．人々の生活環境をよりよいものにし，病人を早くみつけて早く必要な治療を行って普通の生活に戻し，人々をより健康にする必要がある．この実践が行政や民間の各種機関団体による公衆衛生活動であり，活動の基礎となる知識や技術の体系が衛生学・公衆衛生学である．

公衆衛生活動は，その対象によって母子・成人・老人保健，生活の場によって地域・学校・産業保健などと，さらに細かく分類される場合もある（➡13〜15頁，373〜375頁）．

1-2 健康をめぐって

1 健康の定義

健康の「健」は人がちゃんと立っていることを意味し，「康」は稲穂《いなほ》がよく実っている様子を示す象形文字である．「健康とは何か？」と問われると，さまざまな答えが返ってくるであろう．その中でもっとも有名な健康の定義は，1947（昭和22）年の WHO 憲章の以下の文言である．

「健康とは，身体的，精神的，社会的に完全に良好な状態 well-being であり，単に病気がないとか虚弱でないということではない（Health is a state of complete physical, mental, and social well-being, and not merely the absence of disease or infirmity）」

この定義は以下の2点で画期的なものと考えられている．

第1に，完全に良好な状態 well-being という概念を打ち出したことである．「疾病や虚弱がなければ健康」といったレベルで満足するのでなく，well-being というさらに高いレベルを目指そうとした．たとえば精神面でいえば，抑うつ・不安や精神疾患がなければ「精神的に健康」というのでなく，幸福観や生きがいをもって暮らすことを目指すのである．言い換えると，公衆衛生活動とは，疾病や虚弱を予防するだけに留まらず，人々がさらに健康（幸福）になれるよう支援する取り組みなのである（ただし，「疾病や虚弱がなければ健康」という WHO 以前からの「健康論」は，現代社会では通用しなくなってきた．この点については次頁で詳しく述べることにする）．

第2に，健康には身体・精神・社会という3つの側面があることを明記した点である．それ以前は，身体面や精神面の健康（とくに症状の有無）が重視され，社会的な側面での健康が考慮されることは少なかった．健康の3つの側面と構成要素を**表 1-1** に示す．

これら3つの側面は相互に関連し合っている．例えば，現在のコロナ禍で人と会ったりイベントに参加したりする機会が減少すると，精神的に落ち込んだり，高齢者では体力や運動能力が低下することもある．また幸福感・生活満足度の高い人，生きがいのある人で循環器疾患リスクが低く寿命が長いことはよく知られている．

健康という権利と国の責務：健康は基本的人権の1つであり，それを保障することが国の責務であると考えられている．日本国憲法と WHO 憲章では，それぞれ以下のように述べられている．

表1-1 ●健康の3つの側面と構成要素

身体的側面	精神的側面	社会的側面
身体症状 医学的検査値 体力・運動能力 歯科口腔状態 免疫力・抵抗力　など	精神症状 知能 情緒・感情 幸福観・生活満足度 生きがい　など	社会参加 社会的役割 ソーシャルサポート 自己実現 孤立　など

日本国憲法第25条：第1項「すべて国民は，健康で文化的な最低限度の生活を営む権利を有する．」

同・第2項「国は，すべての生活部面について，社会福祉，社会保障及び公衆衛生の向上及び増進に努めなければならない．」

WHO憲章：「到達し得る最高の健康水準を享受することは，万人の基本的権利であり，人種・宗教・政治的信条・社会経済条件の如何《いかん》を問わない事項である．それぞれの人間集団が健康であることは，平和と安寧《あんねい》を得る上で不可欠のことがらであり，このためには個人も国もお互いに十分協力しなければならない．」

病気や障害とともに健康に生きる：「病気や虚弱がなければ健康」という考えは，現代社会では通用しなくなってきた．高齢社会の進展とともに，病気を抱えながら生きる人も増えてきたからである．例えば平成30年「国民健康・栄養調査」（厚生労働省）によると，40歳以上の男女のうち約4割が高血圧であった．では高血圧という病気を抱えている人たちは「健康でない」といえるだろうか？　実際には，高血圧患者の大多数はとくに自覚症状なく，日常生活や社会生活にも支障がない．したがって病気があるからといって不健康とはいえない．

また，令和元年「全国がん登録報告」（厚生労働省）によると，がん罹患者数は99.9万人で同年のがん死亡者数は37.6万人であった．この状況が続くと，毎年60万人余ががんから生還することになる．がんサバイバーの方々は，がん治療や再発防止に取り組むとともに，社会復帰も含めて自分らしい生活を営んでいる．

同様に，障害があるからといって不健康とはいえない．例えば2021（令和3）年の東京2020パラリンピック競技大会の選手たちは，私たちを感動させ，勇気づけてくれた．彼らが健康でないと思う者はいないであろう．他にも，障害を抱えながら社会の第一線で活躍している人たちは多い．

以上のように，病気や障害があるかどうかと健康かどうかということは，全く別次元のことなのである．そこで病気や障害とともに健康に生きることが重要となった．

病気の治療や療養はきちんと行ったうえで，できるだけ自分らしく暮らし，社会や家庭の中で役割を持ち，生きがいある生活を送りたいものである．また，心身に障害を持った場合は，機能回復に努め補助機器を利用したり，別の必要な能力を身につけたりして，社会生活を可能にしたいものである．一方，病気や障害とともに健康に生きるためには本人の努力だけでは不十分であり，社会的な支援も必要となる．例えばバリアフリーの環境整備や障害者の雇用促進*などである．

病気にかかわる用語を整理すると，「疾病，傷病，疾患 disease」とは医学的・生物学的に定義されるものである.「病気 sickness」とはそのために家で休んで仕事をしないなど社会生活を含めて行動上の概念である.「具合がわるい ill」とは主観的な表現である. この三者は常に一致するわけではない. また,「患者 patient」とは医療機関で診療を受けている者をいう.「疾病, 傷病, 疾患 disease」を有する者がすべて「患者 patient」となるわけではない. この4つの用語の相互関係についてミニ・レポート(➡18頁)で考えてみよう.

2 機能障害と生活機能

従来の医学は疾病の治療に重点をおいてきたが, 疾病の後遺症としてさまざまな障害が発生し, 日常生活や社会参加に支障をきたす者も少なくない.

世界保健機関 WHO は, 人間の健康状態(変調または病気)や生活機能と障害に関する状況を記述することを目的に,「国際生活機能分類 ICF, International Classification of Functioning, Disability and Health」を2001(平成13)年に採択した.

ICF は, 人間の生活機能と障害について,「心身機能・身体構造」「活動」「参加」の3つの次元, そして「環境」「個人」の2つの背景因子で分類し, 約1,500項目が示されている. 以下に, 各用語の定義を示す.

・心身機能 body functions: 身体系の生理的機能(心理的機能も含む)
・身体構造 body structures: 身体の解剖学的部分(器官・肢体など)
・障害 disability: 下の「機能障害」と「活動制限」を含む表現と同じ.
・機能障害 impairments: 著しい変異や喪失などの心身機能または身体構造上の問題
・活動 activity: 課題や行為の個人による遂行のこと
・参加 participation: 生活・人生場面への関わりのこと
・活動制限 activity limitations: 個人が活動を行うときに生じるむずかしさのこと
・参加制約 participation restrictions: 個人が何らかの生活・人生場面に関わるときに経験するむずかしさのこと
・環境因子 environmental factors: 人々が生活し, 人生を送っている物的・社会的環境, 人々の社会的な態度による環境を構成する因子のこと
・個人因子 personal factors: 個人の人生や生活に関する背景

ICF の特徴は,「参加」を重視していること, 構成要素間の相互作用を重視していること, 背景因子の視点を重視していること, などである(**図1-2**). したがって, ある「参加」に制約がある場合, それは心身機能・身体構造の問題だけでなく, 環境因子の問題としても考える.

脳梗塞になった人を例に考えてみよう. 脳梗塞(病気)によって片麻痺(機能障害)となった人が外出(活動)して復職(参加)できるかどうかは, 機能障害の重症度だけでなく, 環境因子(公共交通などのバリアフリー環境, 障害者雇用の法制度, 周囲の人々の理解など)も大きく影響す

* 障害者雇用促進法による規定. 民間企業では従業員のうち2.3%, 国や地方公共団体などでは2.6%以上, 障害者を雇用する義務がある.

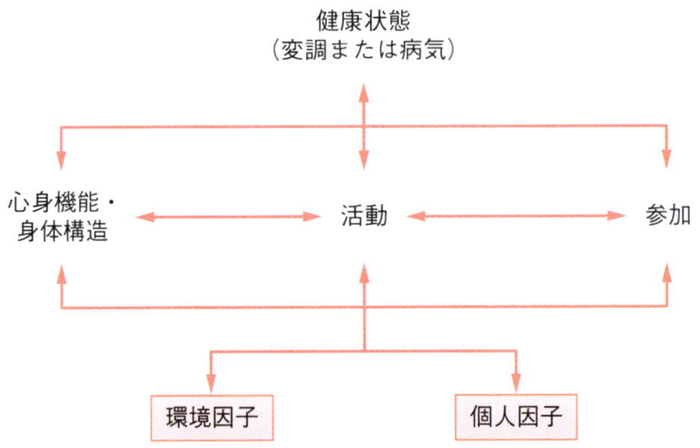

図1-2 WHO「国際生活機能分類(ICF)」の構成要素を相互関連で示した図

る．一方，復職できない(参加制約)と，外出頻度が減る(活動制限)ために，廃用性筋萎縮や心肺機能低下(➡321頁)が生じて機能障害はさらに悪化する．このようにICFの構成要素は双方向性に影響を与え合うのである(**図1-2**).

以上のように，「障害」を個人の問題だけでなく社会や環境の問題として捉えようとするところにICFの優れた特徴がある．このような考え方こそ，全国民の保健・医療・福祉サービスや社会システムのあり方を論じるさいに不可欠なものである．

1-3 生活と健康

① 健康を維持するうえでの生活の役割

公衆衛生活動を展開していくうえで人々の生活を重要視するのは次の理由に基づいている．

①現在の主な疾病群は加齢による身体的変化を中心とする**慢性疾患** chronic diseasesすなわち**生活習慣病** life-style related diseasesであり，全患者の2/3以上を占める．これらの患者は，積極的治療よりも，病気を持ったまま，本人は社会生活を送るのであるから，ケアすなわち看護・介護・リハビリテーションが中心になる．

②生活習慣病の予防のためには，乳幼児期から食生活，生活環境，運動・喫煙・飲酒などに対する適切な対応，すなわちライフスタイルの改善 life-style improvementによる一次予防がまずなされなければならない．

③資源とその利用技術が確立し物が豊かな北の諸国では，環境劣化や生活の質QOL，quality of lifeが重要課題だが，南の諸国では人口増加と資源とのアンバランスが生活の基盤を失わせている国も多い．すなわち，南北とも**人間生態系** human ecosystemの健全性が求められている．

④1980年代からのプライマリヘルスケア primary health care*（➡367頁）の提唱は，必要な保健医療をコミュニティの生活の中に定着させる国際的運動になった．日本では，プライマリケア*，在宅医療・訪問看護の推進，健康日本21，地域包括ケアシステムなどの動きもある．これらも，生活に根ざした動きである．

以上が，近年の公衆衛生活動で「生活」が重要視されるにいたった主な根拠である．

② 慢性疾患と生活改善

多くの病気は生活環境や生活条件にその原因があるので，個人の努力や責任とともに，それらをより健康的なものに維持・改善する社会的・制度的裏づけが必要である．

ⓐ 健康の社会的基盤

例えば，有害物のないきれいな空気や飲料水，安心できる食品，安全で必要な広さのある住居，交流や運動・休養のためのコミュニティの施設や環境，保健・福祉・介護・医療などの制度と施設，若者と消費者を対象にした正しい健康情報の提供と健康教育の義務化等々，これらは健康確保の社会的基盤（インフラ）である．このうち人と人の信頼と支援のつながりや協調的な絆など［ソーシャル・キャピタル social capital（社会関係資本）］（➡232頁），また学歴や収入，政治や社会制度，心理社会的要因なども健康に大きな影響を及ぼす．これらを**健康の社会的決定要因**と言う（➡76頁）．

ⓑ 慢性疾患の生活改善

糖尿病などの慢性疾患をすでに持っている人や，肥満者など病気とはいえないがその前段階の状態の人に対しては，すぐ医薬に頼るのではなく，まず**生活習慣の改善**を試みるべきである．この原因対策のほうが，長い目でみて本人のためになるし，社会経済的にも望ましい．事例で考えてみよう．

事例 50歳の男性勤労者Aさんは，健診で以前から肥満と脂質異常症と高血圧を指摘され，数回の保健指導・治療を受けたが，最近は管理職で忙しいため中断している．通勤時間が片道1.5時間のためもあって，夜は10時の帰宅，妻と食事・入浴のあと，就寝．睡眠不足と朝食抜きで出勤．目がまわる忙しさ．夜の残業で管理職業務をどうにかこなしている．家族の支えがあってなんとかしのいでいるが，最近は歳のせいか疲れがたまってきた感じ．

* プライマリヘルスケア PHC, primary health careは，1978（昭和53）年旧ソ連邦のアルマ・アタで開かれたWHOとユニセフの合同会議で合意された，地域に根付いた保健医療のあり方についての提言である．これをアルマ・アタ宣言という．当時，開発途上国への援助でがん治療の専門病院がつくられたが機能しなかったなどの反省から，大部分の国民が必要としている環境衛生，安全な水，食糧確保，家族計画，健康教育などの事業を優先して企画・実施し，住民参加の下に，地域の資源を生かし，自らが必要としかつ利用できる保健・医療でなければならないとした．日本でPHCは，プライマリケア PC, primary care（一次医療，総合医療，家庭医療）として，患者の抱える問題の大部分に対処でき，かつ継続的な支援体制をつくり，家族と地域の枠組みのなかで責任をもって診療する診療所の家庭医による第一線の地域医療を指すようになった．

この事例に必要なことは，自分の健康状態の問題の正しい認識と理解，食事対策（朝食復活，夜食↓，節酒，減塩，野菜食↑，脂肪分↓），残業をなくし早く帰宅，家族との夕食確保，運動の時間を工夫することなどである．これら自分でできること，専門家の支援を得なければならない事項，職場の理解・協力とやり方の改善，法規制の援用など，その対策と実行は簡単ではない．生活習慣の改善であるから，関係各方面からの支援を動員して総合的に取り組む必要がある．

ⓒ ヘルスプロモーション

先ほどの事例が意味することは，ある個人が健康になるには本人の努力（生活習慣の改善）だけでは限界があり，残業時間を減らして休養をきちんと取れるように職場環境や法制度を改善することの重要性である．すなわち，健康を規定しているのは生物学的要因だけではない．このことを初めて示した文書が，カナダの保健福祉大臣ラロンド M Lalonde が 1974（昭和 49）年に報告した「カナダ人の健康についての新たなる展望」（いわゆる「ラロンド・レポート」）であった．彼は，健康の規定要因として生物学・環境・ライフスタイル・医療へのアクセスという 4 つの領域を提案した．

その考えは，1986（昭和 61）年に WHO「オタワ憲章」により体系化され，ヘルスプロモーション health promotion という概念が確立した．同憲章は，ヘルスプロモーションを「人々が自らの健康をコントロールし，改善できるようにするプロセスである」と定義した．人が健康になるには，個人の努力だけでは不十分である．経済状態・社会環境・労働条件・人間関係・医療・文化や価値観など，さまざまな要因が個々人の行動（生活習慣）と健康に影響を及ぼしている．ならば個々人が健康的な行動を取れるように，健康になれるように，社会全体で個人を支援しなければならない．ヘルスプロモーションの概念図（**図 1-3**）が示すように，地域活動・環境・公共政策・ヘルスサービスなどの多面的な支援するという視点で健康づくりを考える必要がある．この考えをわが国で初めて政策化したものが「健康日本 21」である（➡77 頁）．

1-4 健康問題の変遷，公衆衛生と医療の歴史

① 健康問題の変遷

時代とともに，健康問題は変わる．その原因は，環境，生活，技術，人口増加，世代の交替などである．狩猟採集漁労時代から現在まで，健康問題とそれへの対処の仕方—技術と方法がどう変わったかをみてみよう．

時代の区分は人間社会の自然利用技術の発展段階によって，①狩猟採集漁労時代（650 万から 1 万年前），②農耕牧畜時代（1 万年前から 1800 年頃まで），③工業時代（1800 年頃から 1950～70 年まで），および④脱工業時代（1950～70 年以降）の 4 区分とする．日本ではおよそ，①が稲作技術が入ってきた B.C. 800 年までの縄文時代，②が B.C. 800 年の弥生～明治時代まで，③が 1970（昭和 45）年頃まで，④がそれ以降現在までであろう（**表 1-2**，➡**図 2-3**）．

狩猟採集漁労時代：この時代は，数家族で数十人が群をつくり，食料確保のため季節的にある

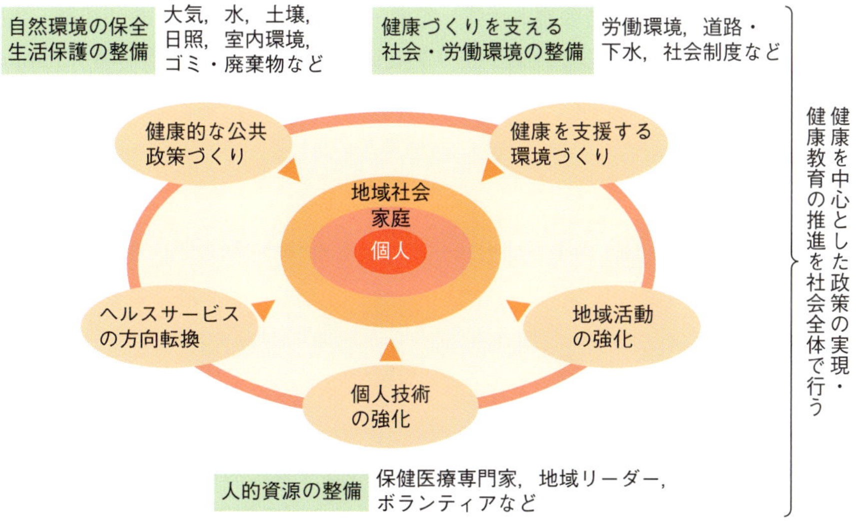

図 1-3 ヘルスプロモーションの概念図

［健康・体力づくり事業財団：地域における 健康日本 21 実践の手引き，https://www.kenkounippon21.gr.jp/kenkounippon21/jissen/index.html；グリーンほか（著），神馬ほか（訳）：ヘルスプロモーション— PRECEDE-PROCEED モデルによる活動の展開，医学書院をもとに作成］

表 1-2 人類史における健康問題，対処技術，および対処方法の変遷

社会の発展段階	健康問題	対処技術	対処方法
狩猟採集漁労社会 650 万〜1 万年前まで	周産期の胎児と新生児の多くの死亡	霊的技術——精霊信仰，シャーマニズム，厄払い，呪文，魔術	儀式や祈禱——魔除・魔術・医術師による
農耕牧畜社会 1 万年前から 1800 年頃まで	腸炎，寄生虫症，肺炎，疫病	宗教，民俗医療，神学理論，経験医学，家庭医療	僧侶，尼僧，寺院，施療院，くすし（薬師）
工業社会 1800 年頃から 1950〜70 年まで	栄養失調，性病，結核，職業病	環境浄化，症候学，臨床医学，予防医学，単一病因論，生物医学研究，医学教育	社会制度化，社会保障，専門分化
脱工業社会 1950〜70 年以降 さらに，情報社会へ	生活習慣病，慢性疾患，糖尿病，関節炎，エイズ，加齢性病変，遺伝病，精神障害，交通事故	非感染症の疫学，多因子病因論，専門分化と総合化，生態学的技法と生活改善技術または生活の情報化	医師以外の専門職の重用，プライマリケア，総合地域保健医療介護サービス，生活習慣の改善，生態系と地球の保全

［鈴木庄亮：シンプル衛生公衆衛生 2020，南江堂，2020 をもとに改訂］

いは数年で定期的に移動する生活であった．650 万年続いたこの時代に，人類は猿人（アウストラロピテクス）から，原人（ホモエレクトス），旧人（ネアンデルタール人），新人（ホモサピエンス）へと進化した．この時代は胎児と新生児の死亡（周産期死亡）がきわめて多く，妊産婦死亡も多かった．

道具や火の利用，ことばによる表現と伝達，婚姻・家族・親族の構成と集団組織，集団による狩猟などによって，シベリアからオーストラリアと南北アメリカにまで生活場所 habitat をひろげ，徐々に人口を増やしていった．

農耕牧畜時代：2～1万年前に中東，インドなど世界のいくつかの地域で，ムギ，コメ，豆類の栽培と家畜の飼育が開始された．中東では1.1万年前頃寒冷気候が約1千年続き，人々は食料確保に工夫と努力を強いられ，野生小麦の栽培を始めた．大粒で脱粒しやすい小麦に短期間に品種改良された．エジプト，中東，インド，中国などに古代文明 civilization の発展がみられた．日本には B.C. 800年頃に大陸からの渡来人が水田稲作技術を北九州に伝えた．その後 A.D. 200年頃の吉野ヶ里遺跡にみられるような大集落を形成するまでに人口が急増した．

人類が農耕牧畜を開始して数百人が定住して暮らすようになると，すぐに排泄物による感染症や呼吸器感染症が流行するようになった．チフス，コレラ，赤痢，ペスト，回虫，鉤虫《こうちゅう》などの糞口《ふんこう》感染症が流行するようになった．農耕牧畜は食料生産を飛躍的に増加させかつ安定供給したので，人口は飛躍的に増加した．日本の縄文時代末期に全国で約30万人と推定される人口は，農耕牧畜時代の末期である江戸時代に3,000万人前後と約100倍増加した（➡**図2-3**）．

病気や死に対しては，民間の霊的技術に加えて，宗教家集団による説明と解釈がなされた．各民族は経験と伝承に基づく民俗医療を確立させた．江戸時代の医師は「くすし（薬師）」といわれ，儒教の教養と漢方の医療技術を身につけた世襲の医術師であった．宗教に関連した寺院や施《せ》療院《りょういん》が，重病人，行き倒れ，孤児を収容して世話をした．

工業時代：18世紀末イギリスで始まった産業革命はその科学技術で農耕牧畜時代を変え，都市で生活する大量の賃金労働者を生んだ．19世紀の彼らの健康問題は，労働災害，職業病，貧困による栄養失調，伝染病，性病，結核などであった．都市のスラム街や汚物たれ流しの河川をきれいにすると伝染病が防げることに気づいて，環境浄化 sanitation が行政の軌道にのって動き始めた．19世紀後半にミュンヘン大学のペッテンコーフェル Max von Pettenkofer 教授は環境衛生学を確立させた．

研究面では，病気の病状の分類（症候学 symptomatology），疫学 epidemiology，細菌学 bacteriology，予防医学 preventive medicine，臨床医学研究も始まり，近代的な医学校が確立した．貧困と病気は個人の責任を超える現象でもあったので，20世紀に入ってこれらへの社会的取り組みが始まった．すなわち，健康保険，失業保険，生活扶助などの社会保障制度による対応である．日本では大正から昭和初期にかけて社会保障が開始された．

脱工業時代：工業が大量生産大量消費社会を生みだし，豊かな社会をもたらした．産業構造で第二次産業にかわって第三次産業が全就業人口の1/2を超えると成熟社会に入る．これを脱工業時代 post-industrial age ということにしよう．

この社会での主要な健康問題は，急・慢性伝染病がひとまず克服され，乳児死亡が減り，その反面，交通事故，生活習慣病，慢性疾患，精神保健（メンタルヘルス）などの問題が表にでた．このように隆盛だった感染症や栄養失調などに代わって慢性疾患が主流となった現象を，人口転換にならって**疫学転換**あるいは**健康転換**という（➡23，25，362頁）．対処技術は非感染症の疫学，病気の多要因追求，生態学的技法，生活改善技術または生活の情報化などである．医師だけが突出してパターナリズム的にふるまう場面は減り，チームアプローチと医師以外の専門職の参加で，ライフスタイル改善や総合地域保健医療介護サービスなどの追求が重要になった.

② 公衆衛生と医療の歴史

狩猟採集漁労の時代にも清潔，食べ物，し尿への対処，廃棄物の捨て方，病気への対応，魔術師の治療法などに合理的なやり方がみられる．農耕牧畜時代にはこれがさらに進んだ.

B.C. 3000年頃のエジプト文明はミイラをつくる防腐と殺菌の技術を持っていた．B.C. 1500年頃のインド文明は，糖尿病，結核の詳細な病状の記述を残し，マラリアは蚊に刺されて起こることも書かれている．1596年，中国では「本草綱目《ほんぞうこうもく》 全52巻」が刊行され，約2千種類の薬が記載されている．この中には，大黄《だいおう》，除虫菊，硫酸マグネシウムなど，現在でもよく使われる医薬品が数多くみられる.

西欧では近代医学はB.C. 5世紀ギリシャのヒポクラテスHippocratesから始まるとされる．彼はその著作「空気・水・場所」において，医師は，人々の住む場所が高地か低地か，乾燥しているか湿っているか，どんな水を飲んでいるかなどを観察して，その土地に多い病気をつきとめ，どう対策をたてたらよいかを考えなさいと述べている.

ローマの最盛期にやってきたギリシャ人の医師ガレヌスC. Galenus (130-200年) は医学と自然科学に関する多数の著書をあらわした.

中世はカトリックと王政の支配した時代で安定していたが，十字軍の遠征や交易で世界的にペスト (黒死病) が流行し，1400年までに世界中で1億人近くが死亡した．1492年コロンブスC. Columbusに始まる南北アメリカとの交流は，梅毒，結核，天然痘などを世界中にひろめたが，他方でじゃがいも，さつまいも，かぼちゃ，キャッサバ，たばこなどを旧世界にもたらした.

1700年，イタリア人のラマッチーニB. Ramazziniは，職業病の本「働く人々の病気」を書いた (➡291頁)．1800年頃ドイツのヨハン・ピーター・フランクJ. P. Frankは大著「完全なる医学的警察制度」を著し，国民の医療と福祉の社会政治的取り組みを論述した．19世紀のイギリスはビクトリア女王時代の繁栄を誇ったが，その反面，都市の急激な工業化と人口流入は，生活環境の悪化，伝染病の流行，都市スラムの拡大，貧困と犯罪をもたらした．これを改善するために，チャドウィックE. ChadwickとサイモンJ. Simonは，政府を動かし，環境浄化運動を起こし，公衆衛生法と救貧法を成立させ，「健康な町協議会」を発足させ，伝染病の大流行をくいとめることに成功した．これを公衆衛生の第1期とする.

第2期は，19世紀末に細菌学が進歩し，1つの原因で1つの病気が起こるという感染症の因果関係が明確にされ，予防接種という特異的予防方法が確立された.

第3期は，20世紀になって，抗生物質，化学療法薬，インスリン，抗結核薬，向精神薬などの利用と病院医療の定着があり，公衆衛生はやや停滞した.

公衆衛生の第4期．しかし，1970年代には，近代医療の限界と問題点が老人医療や終末医療に顕著になり，医療費に見合う効果が得られなくなった．「キュアcureよりケアcareの時代」を受けて医療を専門家の手から人々の手に取り戻す動きが顕著になった．行政的に健康社会を実現するためには，環境対策，ライフスタイル改善，および適正な**保健医療福祉制度**の確立が必要である．これらのため公衆衛生への要請は再び高まった．

3 日本の衛生学・公衆衛生学

日本では儒教とともに中国医学（漢方）をベースにした医療が明治の開国まで公的医療であった．儒者であり医者であった江戸時代の貝原益軒は健康を保つための食事，睡眠，性生活のあり方を「養生訓」で述べている（➡1頁）．

江戸時代は長崎の出島を窓口にオランダとの交流があり，オランダ医学が学ばれた．杉田玄白の「蘭学事始《らんがくことはじめ》」（1815年）にはオランダ語の解剖学書の翻訳「**解体新書**」（1774年）をつくりあげるまでの苦労が記されている．1823年に出島の医官として来日した博物学者の**シーボルト** Philipp von Siebold は診療もし，種痘を持ち込み，また塾を開いて蘭学・医学の教育に貢献した．蘭学・医学を学んだ**緒方洪庵**は，大阪で「適塾」を開き，福沢諭吉，大村益《ます》次郎，長与専斎ら数百人の人材を育て，近代医学の確立に貢献した．1861年幕府は神田に「**種痘所**《しゅとうしょ》」をおいた．これは後に「西洋医学所」となり，大学東校から東京帝国大学医学部となった．

明治政府の使節団として派遣された**長与専斎**は日本に欧米の衛生行政を導入し，1875（明治8）年内務省衛生局長となって活躍した．明治政府はドイツ医学を取り入れるためにベルツ E. Bälz などのドイツ人教師を招くとともに，若い優秀な日本人をドイツに留学させた．コッホ R. Koch のもとに北里柴三郎，志賀潔らが学び，ペッテンコーフェル Max von Pettenkofer のもとに緒方《おがた》正規《まさのり》，**森 林太郎**（鷗外《おうがい》，軍医総監）などが学んだ．イギリスの医官であったウィリアム・ウィリス William Willis に師事し，イギリスで疫学を学んだ**高木兼寛**《かねひろ》は1880（明治13）年帰国して1882（明治15）年「有志共立東京病院（慈善病院）」（後の東京慈恵会医科大学附属病院）を開き，1884（明治17）年同病院に「看護婦養成所」を設立した．これにより，日本の近代的看護教育の扉が開かれた．海軍軍医のトップでもあった彼は，軍艦乗組員の食事を改善することによって，壊血病や脚気《かっけ》の大発生を予防することに成功した．

コレラで年に数千人が死亡したことを受けて1897（明治30）年「伝染病予防法」がつくられた．工業化がすすみ，1916（大正5）年には女子年少者の労働時間を規制した「**工場法**」が施行された．1922（大正11）年「健康保険法」ができ，1937（昭和12）年に保健所の設置，1938（昭和13）年に内務省から厚生省が独立するなど，社会保障，社会政策への取り組みが本格化した．

終戦後は，新憲法と米国の指導のもとに衛生行政はそれまでの警察的取り締まり行政から，教育による民主的指導行政に変わった．1940年代の栄養失調，伝染病，結核は次第に克服され，高度経済成長の副産物として1950年代は労働者に労働災害と職業病が多発し，1960・70年代国民は豊かな生活の反面として公害による健康被害に苦しんだ．1967（昭和42）年「公害対策基本法」，1968（昭和43）年「消費者保護法」，1972（昭和47）年「労働安全衛生法」，1982（昭和57）年「老人保健法」，1993（平成5）年「**環境基本法**」，2002（平成14）年「**健康増進法**」などがつくられ，対策が軌道にのり，改善が進んだ．しかし，地球環境問題はこれからも大きな課題である．

ペストや赤痢のような急性伝染病（感染症）は伝染病予防法による防疫対策によって，また，結核やハンセン病（らい病）のような慢性感染症はそれぞれの予防法をもとにした医学的，社会的対策によって急激に減少した．新たな脅威は，エイズ，インフルエンザ，肝炎，新型コロナウイルス（COVID-19）などウイルスによる感染症である．100年余り続いた伝染病予防法を廃止して，1998（平成10）年に総合的な感染症法がつくられた．しかし，「らい予防法」［1931（昭和6）年］のように患者の強制隔離を必要以上に長く続けて，結果的に患者の人権を侵害してしまった例もあった．

現在の公衆衛生では，科学的調査研究に基づいて施策の根拠 evidences を得ること，そして領域としては環境保全，生活習慣病予防，高齢者の介護と福祉，国際保健，医療管理，地方分権と行政への住民参加，情報化などが重要課題となっている（➡373～375頁）．

1-5 公衆衛生活動

① 公衆衛生活動の基本

行政を通じて，あるいは民間の機関や組織で行われる公衆衛生活動 public health practice の基本は，次の5つに分けられよう．

ⓐ 人口統計 demography および保健統計 health statistics

集団を対象にするからには，その集団の特徴，背景，生活，経済をはじめ，罹《り》病，有病，死亡の状況を統計数値で知っておく必要がある．これは公衆衛生活動の計画をたてる場合にも，将来予測を行う場合にも必要不可欠である（➡第2章）．

よく利用される統計資料に次のような調査・統計がある．国勢調査（人口静態統計），人口動態統計，患者調査，国民健康・栄養調査，国民生活基礎調査，業務上疾病調査，学校保健統計などの全国統計（➡29頁），都道府県，政令市，市区町村ごとの統計など．

ⓑ 健康教育 health education

公衆衛生活動は健康教育に始まって健康教育に終わるといわれるほど重要なものである．健康に関連する情報を調べ，理解し，利用する個人的能力（ヘルスリテラシー）の程度が高いことは健康増進に寄与する（➡231頁）．学校では，健康教育は保健学習を含め保健教育と呼ばれている．健康な生活をおくるための知識を理解させ，態度を変え，必要ならそれを習慣化して生活の中に取り込ませるという実践を伴ってはじめて健康教育は完成される．すなわち，各個人が健康な生活習慣を確立したり，必要なときに適切な保健行動が選択できることが重要であり，健康教育はそれを支援するものである．健康教育の技術には，情報収集，研修会，小集団による討論，寸劇，テレビ，インターネットなどさまざまなものがある．保健所には健康教育の専門家が配置されている（➡267，279頁）．

ⓒ 試験検査と環境保健

実験室 laboratory で行われる活動のことで，食品，水，空気，農薬，金属類，化学物質などの環境要因をサンプリングし，分析したり，X線撮影，検尿などの臨床検査を行う．厚生労働省関係では，国立感染症研究所，国立医薬品食品衛生研究所，国立保健医療科学院（前身は国立公衆衛生院）が設置され，都道府県や政令（中核）市には保健所や地方衛生研究所が設置されて，それぞれの役割を果たしている．また，労働衛生行政に必要な試験検査機関として，厚生労働省関係では独立行政法人労働安全衛生総合研究所や中央労働災害防止協会労働衛生調査分析センターが設置されている．環境省関係では国立環境研究所などが設けられている．

ⓓ 保健福祉サービスまたは保健福祉事業 health service

国民一人ひとりに健康の保持増進のための各種サービスを提供することをいう．3歳児健康診査や老人健康診査は，集団健診ではあるが，一人ひとりが持っている健康上の問題点（ヘルスニード）が異なる．したがって一人ひとりに適切に対処することにより，結局3歳児全体あるいは老年人口全体の健康水準の向上をはかることが可能になる．

保健サービスのうち，とくに公衆衛生看護事業 public health nursingと呼ばれるものがある．これは19世紀の後半に英米で病人のいる貧しい家庭に看護師が出向いて看護を行うことから始められた．日本では臨床看護を行うのは看護師であり，公衆衛生看護を行うのは保健師とされている．保健師は「保健師助産師看護師法」により，身分，資格，業務が定められている．保健師の業務は，保健指導を中心にして，地区住民への健康教育，医療機関と連携した母子，成人，高齢者の健康管理，福祉や生活の助言・指導などを行うことである．看護教育ではこれらを包括して，2012（平成24）年からそれまでの地域看護学という名称を変更して公衆衛生看護学とした．在宅医療の一環として行われる在宅看護は主として臨床看護が担当する．現在，保健師は主として保健所，市区町村および事業場で働いている（➡380頁）．

ⓔ 保健医療福祉計画と行政

保健医療活動は，サービスの受益者の幸福のために計画的かつ効率的に展開される必要がある．このことは公行政の場合にも私企業の経営の場合にもあてはまる．保険料，税金，施設，機器などの保健医療資源の効率的運用をたえず監視する必要がある．2005（平成17）年頃からの医師不足現象をあげてみるまでもなく，専門家の養成確保，技術やサービスのよし悪しを適正に評価し，配分することも重要である．保健医療サービスは，それを必要とする人々に，必要なときに実施されてこそ生きるものである．

1990（平成2）年前後から，医療法により都道府県は地域保健医療計画の策定が義務づけられ，福祉関連8法の改正により市区町村は福祉計画を策定している．環境基本法によって，国と地域は環境計画をつくり，健康増進法によって，国と地域は健康づくり計画をつくっている．また，高齢者医療確保法により，医療保険者は2008（平成20）年から特定健診・特定保健指導を始めた．

2 公衆衛生活動の分類

公衆衛生活動は，その対象や方法によって次のように分けることもできる．

1）疾病予防・健康増進活動

・感染症，生活習慣病，う蝕（むし歯）など個別の疾病の予防
・母子，成人，高齢者，学校，職場などに固有の病気の予防
・自殺予防，事故防止と災害時対策

・家族計画を含めて生活と健康・福祉の包括支援

2）環境保健活動

・施設や一般環境の環境測定サービス，環境モニタリング，環境の監視・測定（サーベイランス）とアセスメントなどの実施

・上下水道の整備

・廃棄物処理（一般・産業・医療廃棄物）

3）栄養改善運動

・食事摂取基準の決定，食事や栄養の指導

4）食品衛生

・食中毒の防止，残留農薬や放射能対策，消費者に向けた適正表示

・食品添加物の使用許可，違反の摘発，食品衛生の管理

5）保健・医療・福祉制度の管理運営

・統計資料の作成と報告

・厚生労働省—都道府県—市区町村の役割

・保健所—市区町村保健センター，精神保健福祉センター，保健福祉事務所，社会福祉協議会など

・医療施設の配置，医療従事者の教育・免許・登録制度の整備

・医療保険，医療扶助，公費負担医療など

・介護保険，市町村ごとの地域包括支援センターなど

1-6 生命倫理 bioethics —— 保健医療福祉の倫理

道徳 moral とは，ある時代と社会（文化）の中の人間として，してよいこと，してはならないことのけじめについての考えと実践である．**倫理**《りんり》 ethics は，実践道徳の規範となる原理をいう．例えば，生命倫理，医の倫理，政治倫理，環境倫理，倫理学などとつかわれる．

産業革命後の環境浄化や，病気と貧困への戦いは社会主義や人道主義の立場から近代医療・福祉・公衆衛生を強く推進する原動力となった．すなわち倫理的によいことであるとの信念がその出発点をなしていた．

しかし，医学が進歩し，医療技術が発達普及し，社会が変わることによって，医療や公衆衛生活動を行ううえで，さまざまな問題も生じてきた．

ⓐ 資格と免許

保健医療福祉サービスは，人体や健康に直接かかわるので，人々が安心してサービスが受けられるよう，一定の水準の知識と技術を持った者に資格や免許を与える仕組みをとっている．専門職の身分法で受験資格と試験科目などを規定している．法律による免許制は必要最小限の専門技能を証明し，無資格者による営業を規制している（➡裏表紙見返し）．

プロの倫理と自主規制：これに加えて専門職者 professionals（プロ）は，資格取得後もプロと

表1-3 ●医療・看護の倫理

倫理規定	内 容
ヒポクラテスの誓い (B.C. 400年)	ギリシアの医師・哲学者．没後に弟子たちがまとめた医師の行動倫理であり，19世紀まで西欧の医学校で誓いとして教えられた．
ナイチンゲール誓詞 (1892年)	19世紀イギリスの看護師フローレンス・ナイチンゲールは近代看護学と看護教育の創始者．看護の任務の忠実な遂行，決して有害なことをせず，患者の私事・秘密を漏らさないなどを誓う．米国の看護学校のグレッターがまとめた．
ジュネーブ宣言 (1948年)	第2回世界医師会総会で医師の倫理規定が国際的に合意された．ヒポクラテスの誓いの現代版．
ヘルシンキ宣言 (1964年，2000年改訂)	医師の診療における倫理規定の他，新薬の薬効試験，新技術の応用などにおける倫理規定である．1975年の東京修正で，インフォームド・コンセントの指針が盛り込まれた．
リスボン宣言 (1981年，1995年改訂)	医療従事者が承認し推進すべき患者の権利を6項目にまとめて宣言した．患者は，よい医療を受ける権利，自分の医療情報を知る権利，診断や治療を承諾または拒否できる自己決定権，尊厳性への権利などを有する．
医の倫理綱領 (2000年，2008年改定)	日本医師会による医の倫理．医学・医療は，病める人の治療のみならず人々の健康の保持増進をはかるもので，医師は責任の重大性を認識し，人類愛をもとにすべての人に奉仕するものである．医師は生涯学習につとめ，教養と人格を高め，患者によく説明する，など．

して必要な学習を続けて一定の水準を保つこと，業務上の不正を行わないこと，人格を保持することなどが要求される．プロはその組合をつくって，組合自身が組合員個人に対して一定の勧告，警告などを発し，追放などの懲罰を行う仕組みを持っているのが普通である．

ⓑ 医の倫理と公衆衛生の倫理

日本の漢方医は儒教の道徳を身につけていた．プロの教育の課程で，西欧では「ヒポクラテスの誓《ちか》い Hippocratic oath」や「ナイチンゲール誓詞」が医師や看護師の倫理の指針として教えられた．前者の現代版が1948（昭和23）年の「ジュネーブ宣言」である（**表1-3**）．その他の保健・医療・福祉の専門家にもそれぞれの倫理がある．

秘密保持の原則：医師，看護師，薬剤師，弁護士など，個人の秘密にかかわる専門家は，その業務上知り得た他人の秘密を守らなければならないという原則があり，法規が対応している．その秘密を他人に漏らしたときは，例えば医師の場合は刑法（134条）によって罰せられる．

公衆衛生従事者はその倫理に基づいて注意深く検討を加えながら活動を行う必要がある．

ⓒ 消費者の権利

保健医療福祉サービスの受け手は，サービス・資源の消費者 consumers でもあるから，義務を果たしている消費者はそのさまざまな権利が守られると同時に，参加 participation と協同によって目的達成がはかられるべきである．例えば，医師によって複数の薬が患者に示され費用も含めてよく説明され，両者の合意のもとに選択され服薬される，などである．このように，診療行為や医学研究では研究内容が相手によく説明され，納得し合意したうえで，協力して行われることを「インフォームド・コンセント（説明と同意）」という．保健医療福祉サービスについて，消費者側に情報が公開，開示され，参加がはかられ，提供側 provider のサービスが評価・監視される制度が必要である(➡239頁).

ⓓ 患者の権利 patient's right と自己決定権 self-determination

1981(昭和56)年世界医師会は,「患者の権利」に関するリスボン宣言を発表した(**表1-3**).米国は1991(平成3)年患者などの意思の尊重を保障するために「自己決定権に関する法律」を施行した.

ⓔ 脳死 brain death と 臓器移植 organ transplant

古来日本では,「心臓の停止」「呼吸の停止」「瞳孔の散大」という三徴候をもって死を定義してきた.医師の死亡診断もこれによっている.刑法もこれで対処してきた.生命維持装置の進歩によって「脳死」の期間が延長し,他方で臓器移植への要求が拡大したことから,脳死を法的に,また医学的にどう扱うかが社会問題になった.1985(昭和60)年の厚生省基準では,脳死は全脳の不可逆的な機能消失(死)をいい,人工心肺装置 respirator を使用するため脳以外の臓器は機能しているが脳死者は1～2週間後に必ず全体の死にいたるものである.脳死であることの6つの判定条件は,「深い昏睡」「自発呼吸の消失」「瞳孔固定」「脳幹反射消失(角膜に触れてもまばたきをしないなど)」「平坦脳波」および「これらが6時間後に変化がないこと」である.1997(平成9)年「臓器移植法」がつくられ,「臓器移植の場合にかぎり本人と家族の同意があるとき,脳死を人の死とすることができる」とした.

ⓕ 終末期医療 terminal care

現代のどんな医療技術を使っても治癒の見込みがなく,死期が近い状態を終末期という.1970年代から人工心肺装置,自動点滴装置などの生命維持処置が発達普及したために,終末期を延長し延命することが可能になった.意識はなく身体だけは生き延びている事態が増えた.本人は自己決定できない状態であり,家族もどうすることもできない.医師も生命維持装置をはずすわけにはいかないという状態である.実際に,終末期においては約7割の患者が意思表示できなかったことが米国から報告されている.

人間としての尊厳を保ちつつ安楽に死ねるようにすべきであるという,「尊厳死 death with dignity」への要求が高まった.

最近では,「アドバンス・ケア・プランニング ACP, advance care planning」が世界的にひろがっている.ACPの目標は,重篤な疾患や慢性疾患の治療時に,患者の価値や目標,選好を反映させることにある.そこで,患者が家族や医療介護提供者などと今後の治療介護を話し合うとともに,本人が意思決定できなくなった場合に備えて代理者を選定することもある.

安楽死 euthanasia: 終末期患者の激しい身体的苦痛を除去するために,積極的意図的にその生命を奪い患者を死なせる措置をいう.日本では安楽死は犯罪になる.

ホスピス hospice: 医師は治療者であり,1分でも長く生命を延ばすことに努力する.そのため意味のない延命医療が続けられることもある.そうではなく,「本人のための死」を考え準備しようという運動が欧米で1960年代に,日本では1980年代に活発になった.これが「ホスピス」「在宅ターミナルケア」「緩和ケア病棟 palliative care unit」などに実を結びつつある.死にゆく者のQOLをもっとも大切にして,医師は痛みの管理を,看護師は心身の看護をする.心理士(公認心理師,臨床心理士),栄養士,宗教家,それに各種のボランティアもそれぞれの役割で参加する，すなわちチーム・アプローチである．イギリスではがん死亡者の20%がホスピスで亡くなるのに比べて日本では2%以下と少なかったが，在宅医療体制が地域連携で推進されているので，病院とその緩和ケア病棟が中心であるにしても，かかりつけ医の訪問による在宅死も多くなっている．

ヒトの死：ヒトの死は，病死，老衰死などの自然死と，不慮の災害・事故・中毒死，自殺，他殺，その他の不自然死とに分類される．医師が生前診療していて自然死を迎えた場合は，その医師が死亡診断書を書く．生前の診療がない場合は，死体検案書を医師が書く．不自然死の場合は警察が関与して，検屍や司法解剖が行われる．

生物としてのヒトの死は医師によって確認され，市区町村役場に死亡届が出されて国民としての死亡が受理される．残された遺族や友人・仲間らにより葬儀が行われ，死の悲しみを聴き・共有し・支え合う．

ミニ・レポートの課題

1. WHOの健康の定義についてどのような評価・批判がなされているかを調べ，自分にとって望ましい健康について述べてみよう．
2. 「疾病，傷病，疾患 disease」と「病気 sickness」と「具合がわるい ill」という三者は常に一致するわけではない．それぞれが不一致となる状況（例：diseaseはあるが，illではない）とはどのような状況なのか，具体的に考えてみよう．
3. 「疾病，傷病，疾患 disease」を有する者がすべて「患者 patient」となるわけではない．どのような状況（原因）で不一致が生じてくるのか，具体例をあげてみよう．

Chapter 2

保健統計

健康にはさまざまな側面と程度があるので，その測定は容易ではない．この場合，①個人の健康と集団の健康のどちらなのか，②どういう目的のために測定するのか，をはっきりさせることが必要である．集団の健康の程度を知るにはどのような方法が使われているかみてみよう．

2-1 健康の測定と健康指標

① 健康水準

ある集団の死亡率，寿命，病人の割合などによって，その集団の健康の程度をはかることができる．死亡率，平均余命，有病率など集団の健康の程度をはかる物さしを**健康指標** health indicatorといい，物さしの目盛りで示される水準すなわち健康の程度を**健康水準** health levelという．

都道府県間であるいは国際的に，健康指標を用いて健康水準の比較が行われる．また，公衆衛生活動などによって，集団の健康水準を向上できるので，活動の評価や行政の目標としてもよく使われる．

② 健康指標

健康指標は，病気や死（指標）の多少によって集団の健康水準を測定しようとするものである．生まれてからずっと病気にならず，機能障害もなく，寿命に近づいて死ぬ——こういう人びとがその集団の中に多いほどその集団は健康水準が高いという．

よく使われる健康指標には次の**表2-1**のようなものがある．同表の上段は病気をもとにした健康指標，下段は死亡をもとにした健康指標である．死亡は次節「2-2人口統計」でふれるが，出生《しゅっしょう》などとともに人口動態事象の一項目でもある．

ⓐ 罹《り》患率 incidence rate

人口10万に対する1年間の新発生の（届出）患者数である．罹患率は，届出が義務づけられている感染症などに用いられる．例えば，結核の届出患者数は2021（令和3）年で11,519件であったの

表2-1 ●健康指標とその例

健康指標(単位)	実際の数値の例：最近と過去または他の国
病気をもとにした指標	
罹患率(人口10万対, 年間)	結核, 日本9.2(2021年)；38.0(1993年)
有病率(人口千対)	国民生活基礎調査(2019年)による
有訴者率	270.8(男性)；332.1(女性)
通院者率	388.1(同上)；418.8(同上)
生活影響率	113.3(同上)；137.4(同上)
受療率(人口10万対)	6,618(2020年日本)；4,805(1960年日本), 患者調査による
死亡をもとにした指標	
粗死亡率(人口千対)	11.7(2021年日本)；10.9(1950年日本)
年齢調整死亡率(同上)	13.6(2021年日本男)；18.6(1950年日本男)
乳児死亡率(出生千対)	1.7(2021年日本)；60.1(1950年日本)
平均寿命(年)	81.56(2020年日本男)；58.0(1950年日本)
死因別死亡率(人口10万対)	310.7(2021年悪性新生物, 日本)；166.7(2020年心疾患, 日本)

で, 罹患率は人口10万対9.2であった. 罹患率は, 罹患がはっきり把握できる急性疾患, がん, 結核などの発生頻度の指標として使われる(**表2-1**, ➡398頁).

ⓑ 有病率 prevalence rate

ある病気が, ある集団のある1日にどれほどあるかを, 人口千対で示したものである. この指標は, 集団における慢性疾患の量をあらわすのに適している. 厚生労働省は国民生活基礎調査で有病率を調査している. この調査では, ①自覚症状のある者(有訴者率), ②病・医院, 診療所, はりなどの施術所に通院中の者(通院者率), ③健康上の問題のため日常生活や通常の仕事に影響(参加制約)がある者(生活影響率), の3つが定義されている(**表2-1**, ➡**図11-2**, 398頁).

ⓒ 受療率 patient visit rate and admission rate

ある1日に, 抽出された医療機関で治療を受けた外来および入院患者数を, 人口10万対であらわす. 3年に1度, 厚生労働省の行う「患者調査」で受療率が調査される. これにより, どのような病気の患者が何人, 診療所・病院で医療を受けたかがわかる(**表2-1**, ➡**図11-4**, **図12-3**, 398頁).

ⓓ 粗死亡率 crude death rate

単に死亡率ということもある. ある集団の1年間の死亡数をその年の人口で割り, 人口千対であらわす(**表2-1**, ➡**図5-3, 4, 7, 9**). 人口数はその1年の初めと終わりで異なるので, 年の中間の時期の人口(年央人口という)を分母とする.

$$粗死亡率 = \frac{ある集団のその年の死亡数}{ある集団のその年の人口} \times 1{,}000$$

ⓔ 年齢調整死亡率 age-adjusted death rate

2つの集団の死亡率を比較する場合, 一方の集団は老人が多く, 他方は年少者が多ければ, 前者の集団の死亡率は当然大きくなる. 両集団の死亡率を比較するためには, 集団の年齢構成を等しくして(基準人口にあてはめて)死亡率を計算する. 日本では1990(平成2)年から, 1985(昭和

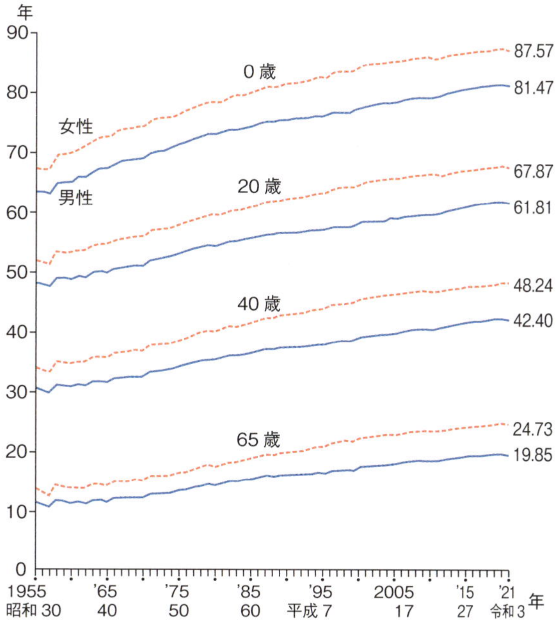

図 2-1 ●平均余命の推移
性別に日本の0，20，40 および 65 歳の 4 つの年齢について示す．0 歳平均余命＝平均寿命．
例：20 歳の日本の女性は 2021（令和 3）年の時点では，平均してあと 67.87 年生存する（87.87 歳まで生きる）ことが期待される．
資料　厚生労働省：「簡易生命表」「完全生命表」

60）年の日本人口の年齢構成をもとにした基準人口（昭和60年モデル人口）を使って年齢調整死亡率を計算している（➡**図 2-2**，**図 5-18**，38，398 頁）．

しかしながら，その後25年以上が経過し，モデル人口が現実の人口構成とは異なってきていた．このことから，高齢化を反映した新しい基準人口として，2020（令和2）年より2015（平成27）年の日本人口の年齢構成をもとにした基準人口（平成27年モデル人口）を使用することとなった．今後，過去との比較を可能とするため，2020（令和2）年以前についても基準人口を平成27年モデル人口に変更して計算した年齢調整死亡率が公表される予定である．

ⓕ 乳児死亡率 infant mortality rate

ある地域集団の出生千に対する1歳未満の死亡数である．分母は出生 live《ライヴ》 birth であって，死産は含めない．乳児は抵抗力が弱く，死亡しやすいので，その地域社会の環境衛生，社会経済・教育水準，保健医療活動や医療の水準をよく反映する．百年前の日本や現在の一部の途上国の乳児死亡率は100を超える．2021（令和3）年の日本の乳児死亡率は1.7である（➡247，397頁）．

ⓖ 平均余命《よめい》 life expectancy と平均寿命《じゅみょう》 life expectancy at birth

x 歳の生存者が平均してその後何年生きられるか．その期待値を x 歳の**平均余命**という（**図 2-1**）．0歳の平均余命をとくに**平均寿命**という（**表 2-2**，➡399頁）．平均余命は，**生命表** life table という統計方法により推定される．これは，毎年10万人が生まれるという架空の集団を設定して，その集団が観察対象の集団（例えば，ある年の日本人）の年齢別死亡率に従って死亡・減少していくことが長期間続くという仮定に立って，定常人口（各年齢の人口数）を計算する．そこで，x 歳での生存数を l_x，x 歳以上の定常人口総数を T_x（定義上は x 歳以降の生存延人員数であるが，見方を変えると，x 歳に達した人々におけるその後の生存年数の合計ともいえる）とす

表2-2 平均寿命の国際比較(上位5ヵ国)

男性		女性	
香港	82.97	香港	87.67
スイス	81.6	日本	87.57
ノルウェー	81.59	韓国	86.5
日本	81.47	シンガポール	85.9
スウェーデン	81.21	スペイン	85.83

注)作成基礎期間:日本2021,スイス2021,韓国2020,シンガポール2021,ノルウェー2021,スウェーデン2021,スペイン2021,香港2021(なお,香港は国ではないが,独自のデータを集計公表している)

資料 厚生労働省:「令和3年簡易生命表の概況」,2022.

ると,x歳での平均余命(x歳に達した者の期待生存年数)は,T_x/l_xと計算される.

社会が近代化すると,乳児死亡率は著しく低下するので,平均寿命は急速に延びる.一方,近年の日本の平均寿命の延びは主として中高年齢者の死亡率の改善による.

大正時代,日本人の平均寿命は,男性42年,女性43年にすぎず,欧米諸国よりも低かった.この状態は第二次世界大戦が終了するまで続いた(➡399頁).しかし終戦直後に著しい延びを示した.平均寿命が65年を超したのは,男性で1959(昭和34)年,女性で1953(昭和28)年であった.1980年代に入って,日本の平均寿命は世界の最高レベルに達した.1984(昭和59)年には女性の平均寿命が80年を超え,1986(昭和61)年に男性の平均寿命が75年を超えた(**図2-1**).そして2021(令和3)年では男性81.47年,女性87.57年と前年2020(令和2)年より男性0.09年,女性0.14年縮んだ.男性は世界第4位,女性は世界第2位である.

ⓗ 死因別死亡率 mortality rate by cause of death

「胃がんの死亡率」のように,人口10万に対する1年間のある死因の死亡者数である(➡398頁).

日本の主な死亡原因の年齢調整死亡率の年次推移を**図2-2**に示す.死因別の粗死亡率は**図5-4**(➡103頁)に示されている.1950(昭和25)年までは結核が死因の第1位だったが,1951(昭和26)年に第2位,1953(昭和28)年に第5位へ転落した.代わって,1951(昭和26)年には脳血管疾患が第1位となった.脳血管疾患死亡は1970(昭和45)年頃より減少し,1981(昭和56)年に第1位の座を悪性新生物に譲り,1985(昭和60)年に第3位となった(➡400頁).さらに2011(平成23)年には第3位の座を肺炎に譲り,第4位となったが,2017(平成29)年には第3位に戻った.これは,ICD-10の2013年版に準拠して原死因選択ルールの明確化および死亡順位の分類項目として,肺炎のほかに誤嚥性肺炎が追加され別分類となったことによる.また,2018(平成30)年には,老衰がはじめて第3位となった.人口高齢化を反映して,老衰死亡はこの十数年,増加し続けている.

なお1994(平成6)年と翌年との間で,心疾患死亡が減少した一方で脳血管疾患死亡が増加している(**図2-2**,**➡図5-7,9**).これは1995(平成7)年1月1日から死亡診断書の死因の書き方について行政指導があり,とくに心不全を死因とすることを避けたことを反映している.

2021(令和3)年における日本の死亡者総数143万9,856人のうち,悪性新生物が38万1,505人

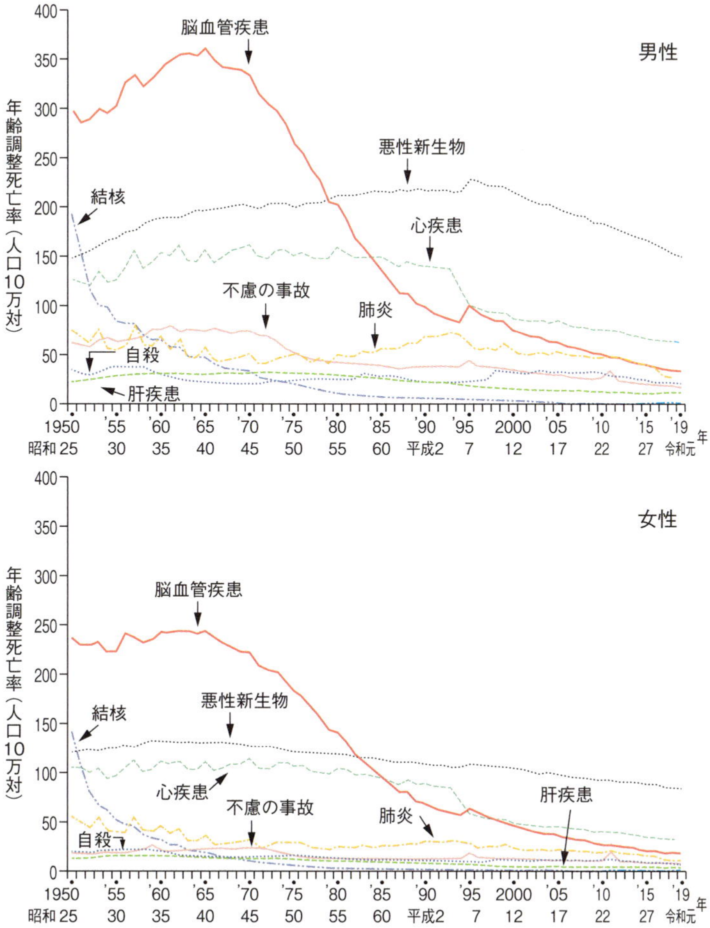

図2-2●性・主要死因別にみた年齢調整死亡率（人口10万対）の年次推移

注）年齢調整死亡率の基準人口は，「1985（昭和60）年モデル人口」である．
1994（平成6）年までの死亡率は旧分類によるものである．図5-4の粗死亡率の推移と比較してみよう（➡103頁）．

資料　厚生労働省：「人口動態統計」

(26.5%)，心疾患が21万4,710人(14.9%)，脳血管疾患が10万4,595人(7.3%)であった．この三疾患で全体の約50%を占めている．これは欧米先進国にも共通する現象である．この理由は，公衆衛生の進展によって結核などの感染症や乳児死亡が減少し，生活習慣病で死亡する者が相対的に増加したことなどによる(**疫学転換**)．

ⓘ その他の健康指標

以上の，病気や死亡にかかわる集団の健康指標以外にもさまざまな健康指標がある．例えば，健康寿命(➡326頁)，体格，体力，視力などの測定値，ストレスや悩み，心身の訴えや自覚症状の有無，自覚的健康(健康感)，いじめ・不登校・失業・離婚の比率などである．

2-2 人口統計

1 世界と日本の人口の歴史

公衆衛生は多くの健康な「人々」を対象にするので，集団としての人間の見方，調査や統計の方法を知らなくてはならない．そこで，社会学，人口学 demography，経済学，法学，行政管理学，統計学，生態学などの方法を導入したり，成果を借りたりする．

ある地域の人口数は得られる食料に規定される．650万年といわれる人類の歴史の99％以上の期間は狩猟採集漁労によって自然環境から食料を得てきた（旧石器時代）．この期間に人類は，火・道具・言語の使用など（技術革命）で，アフリカ大陸から中東，欧州，インドへ，さらに東南アジア（ジャワ原人）と中国大陸（北京原人）へ，シベリアから南北アメリカ大陸（1万3千年前）へとその生活圏を拡大し，徐々に人口を増やした．狩猟採集漁労時代末期（2万5千年前）の世界人口は300万人と推定されている（**図2-3**）．

2〜1万年前に人類は各地で農耕牧畜を開始し，陶器・織物・宗教・文字を生活に取り込み（新石器革命），大集落を形成し急速に人口を増やした．農耕牧畜時代の末期の西暦元年頃に，世界人口は百倍の約3億人となった．

その後，大航海時代，産業革命，植民地化などがあり，工業時代を迎えると人口増加は短期間に加速され，1930（昭和5）年に20億人，2000（平成12）年に61億人になり，2050年に89億人になると推定されている（**図2-3**）．急速な人口増加は今もアフリカと南米の諸国で続いており，逆に多くの先進諸国では人口の減少が問題となっている．

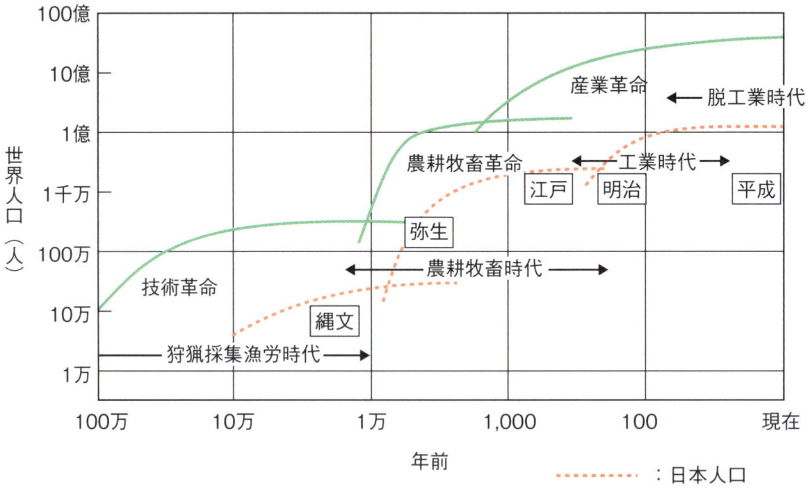

図2-3 人類は過去３つの時期に人口の増加を経験した

［Deevy ES：The human population, Ehrlich PR et al.（eds.）, Man and Ecosphere, W. H. Freeman, pp.49-55, 1971. を鈴木庄亮が改変］

人口は出生と死亡の差で増えたり減ったりする．この差が等しければ人口は増減なしで，一定となる（静止人口）．農耕牧畜時代の多産多死から，環境衛生改善や公衆衛生の進歩によって多産少死になったときに人口は急速に増加する．現代の人口増加は，出生率はそのままで，死亡率が急激に減少した結果もたらされたといえる．多産少死から少産少死になったときにはじめて人口増加はにぶり始める．この多産多死から少産少死にいたる生死の数的変化の現象を**人口転換** demographic transition という．イギリスでは18〜19世紀に人口転換の時期があり，日本では20世紀半ば前後にその時期があった．

日本の人口は，縄文時代の末に30万人，B.C. 800年以降の水田稲作技術者の渡来によって弥生時代に西日本の人口が急激に増え，その後，江戸時代は3千万人前後で一定した．明治維新以後，工業化と富国強兵策により，再び急激な人口増加（多産少死）を経験し，1912（明治45）年に5,000万人を超えた．1990（平成2）年に1億2,361万1千人になりほぼ一定の人口になった（**図2-3**）．第二次世界大戦後1948（昭和23）年前後にベビーブームがあり，その子の世代の1973（昭和48）年前後に再びそれが出現した．そのため人口ピラミッドはひょうたん型になっている（**図2-4**）．さらに，2055年の人口ピラミッド（出生中位推計による）をみると，83歳の人口が最多で，それより若年になるほど年齢別人口が少なくなっている（壺型，**図2-5**）．

日本の人口は2008（平成20）年の1億2,808万4千人をピークとして減少を続けており，2100年には5,000万人を割ると予測されている．つまり，ほぼ2世紀前の人口に戻る訳である．人口の増減には2つの要因がある．1つは出生と死亡による自然増減である．2021（令和3）年では，出生数811,622人に対して死亡数1,439,856人であり，628,234人の自然減となった（過去約10年にわたって自然減が続く）．もう1つは社会増減であり，移民や引越に伴う人口の移動（転入・転出）によるものである．

○ 人口統計 demography——人口静態・動態統計

人口静態統計：国の人口を，年齢，性，世帯，住所，職業などの属性で把握することは，義務教育，健康保険，社会福祉，納税，選挙権の行使などを考えるまでもなく，近代国家に必要不可欠なことである．日本では，5年に1度，国（総務省）が行う国勢調査で人口数と上に述べたような属性を調査している．調査年の10月1日現在の事実を全世帯について実施する．国勢調査はこのように時点を固定して断面を調べる人口静態統計の1つである．この他，市区町村の住民登録（住民基本台帳）をもとにした人口（静態）統計もよく利用される（**表2-3**）．

近年，日本の人口構造は急激に高齢化している（**表2-3，4**）．日本の**老年人口割合**（高齢化率）は1960（昭和35）年の5.7％から1970（昭和45）年で7.1％，1990（平成2）年は12.0％，そして2021（令和3）年は28.9％（総人口1億2,550万人のうち3,621万人）と急激に増加している．この割合は日本が世界でもっとも高い．この値は今後も増加し続け，2025年に30.5％，2035年に33.7％，そして2055年には40.5％に達するものと予測されている（**図2-5，表2-3**）．

老年人口の中でも高齢化が進行している．すなわち老人に占める**後期高齢者**（75歳以上）の割合が著しく増加している．100歳以上の**超高齢者**（**センテナリアン centenarian**）も年々増加し，2021（令和3）年では86,510人に達しており，その数は15年前の約3倍となっている．

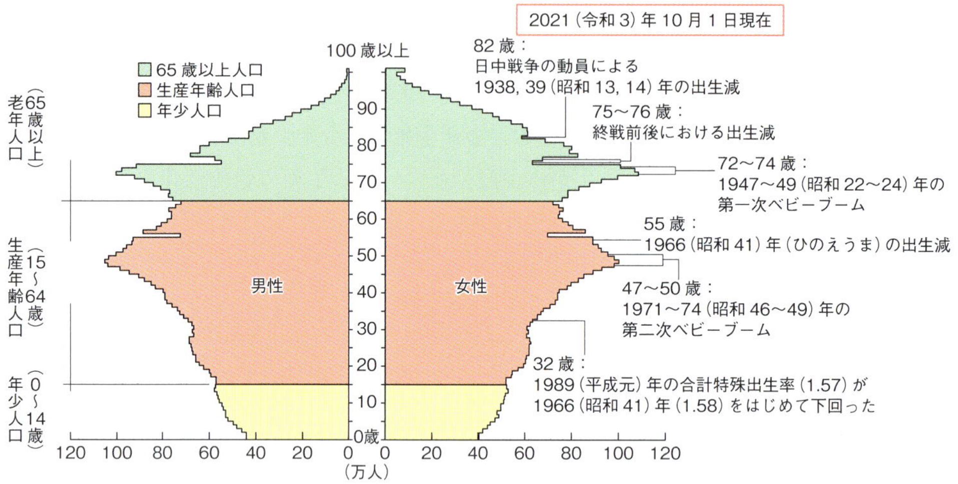

図2-4 日本の人口ピラミッド

資料　総務省統計局：「人口推計［2021（令和3）年10月1日現在］」

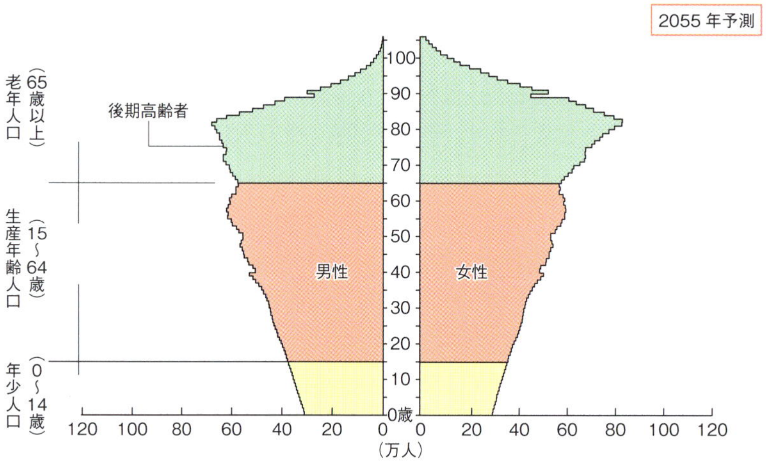

図2-5 日本の将来人口ピラミッド（2055年）：中位推計

資料　国立社会保障・人口問題研究所：1920～2010（大正9～平成22）年は「国勢調査」，「推計人口」，2011（平成23）年以降は「日本の将来推計人口［2017（平成29）年1月推計］」

老年人口が増加する一方，出生率低下（少子化）のために14歳以下の年少人口の減少が著しい．その結果，**人口ピラミッド**のすそは狭まるばかりであり（**図2-4**），人口の高齢化がさらに加速することが予測されている（**図2-5**）．

人口動態統計：ある国や地域の人口は，出生と転入によって増え，死亡と転出によって減少す

表2-3 人口構成の諸指標の年次推移と将来予測

	総人口（千人）	65歳以上人口 実数（千人）	老年人口割合	老年人口指数	老年化指数	従属人口指数	年少人口指数
1935（昭10）年	69,254	3,225	4.7	8.0	12.6	71.1	63.1
1950（昭25）	83,200	4,109	4.9	8.3	14.0	67.5	59.3
1960（昭35）	93,419	5,350	5.7	8.9	19.1	55.7	46.8
1970（昭45）	103,720	7,331	7.1	10.2	29.5	44.9	34.7
1980（昭55）	117,060	10,647	9.1	13.5	38.7	48.4	34.9
1990（平 2）	123,611	14,895	12.0	17.3	66.2	43.5	26.2
2000（平12）	126,926	22,005	17.3	25.5	119.1	46.9	21.4
2005（平17）	127,768	25,672	20.1	30.5	146.5	51.4	20.8
2010（平22）	128,057	29,246	23.0	36.1	174.0	56.8	20.7
2015（平27）	127,095	33,465	26.6	43.9	210.6	64.7	20.8
2020（令 2）	125,708	36,191	28.8	48.6	240.9	68.8	20.0
2021（令 3）*	125,502	36,214	28.9	48.6	245.0	68.5	19.8
2025	119,270	36,354	30.5	51.2	304.1	68.1	16.8
2035	110,679	37,249	33.7	59.2	354.4	75.9	16.7
2045	100,443	38,407	38.2	72.5	425.1	89.5	17.0
2055	89,930	36,463	40.5	79.4	485.2	95.7	16.4

資料　総務省統計局：「国勢調査報告」，*は「人口推計［2021（令和3）年10月1日現在］」

表2-4 人口の年齢構造を示す各種人口指標

① 老年人口割合 $= \dfrac{\text{老年人口}}{\text{全人口}} \times 100$

② 老年人口指数 $= \dfrac{\text{老年人口}}{\text{生産年齢人口}} \times 100$

③ 老年化指数 $= \dfrac{\text{老年人口}}{\text{年少人口}} \times 100$

④ 従属人口指数 $= \dfrac{(\text{年少人口}) + (\text{老年人口})}{\text{生産年齢人口}} \times 100$

⑤ 年少人口指数 $= \dfrac{\text{年少人口}}{\text{生産年齢人口}} \times 100$

年少人口：14歳以下，老年人口：65歳以上，生産年齢人口：15～64歳

る．婚姻と離婚は出生に関係する．1年間に発生した出生，死亡，死産，婚姻，離婚（これら5つを人口動態の事件という）に関する統計を人口動態統計という．事件の発生がそれぞれの届出用紙によって市区町村に届けられ，保健所，都道府県（政令市）を経由して厚生労働省で集計される．

表2-5 出生数・出生率・再生産率の年次推移

	出生数	出生率*（人口千対）	合計特殊出生率	総再生産率	純再生産率
1950 （昭25）年	2,337,507	28.1	3.65	1.77	1.51
1975 （　50）	1,901,440	17.1	1.91	0.93	0.91
2000 （平12）	1,190,547	9.4	1.36	0.66	0.65
2005 （　17）	1,062,530	8.4	1.26	0.61	0.61
2010 （　22）	1,071,304	8.5	1.39	0.67	0.67
2015 （　27）	1,005,677	8.0	1.45	0.71	0.70
2020 （令 2）	840,835	6.8	1.33	0.65	0.64
2021 （令 3）	811,604	6.6	1.30	—	—

*1950（昭和25）年は総人口（外国人を含む）を，1975（昭和50）年以降は日本人人口を分母に用いている.

資料　厚生労働省：「人口動態統計」，国立社会保障・人口問題研究所：「人口の動向」

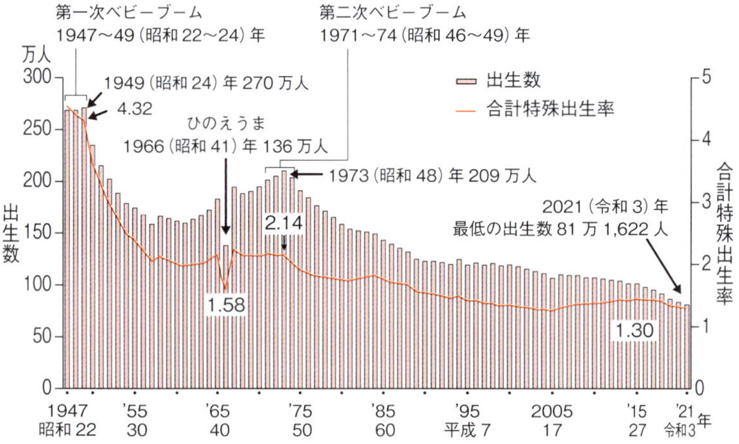

図2-6 出生数と合計特殊出生率の推移

資料　厚生労働省：「人口動態統計」

2 出生率

ⓐ 粗出生率 crude birth rate

人口千対のある年の出生数をいう．単に出生率ともいう．すなわち，

$$粗出生率 = \frac{ある人口集団のその年の出生数}{その年のある時点の人口} \times 1{,}000$$

粗出生率は，その人口集団の中で子を生む年齢の女性の多い少ないを加味していない．なお，2021（令和3）年の出生数は811,622人で，粗出生率は6.6であった．

ⓑ 合計特殊出生率 TFR, total fertility rate

これは単に「合計出生率」とも，「平均子ども数」ともいう．15〜49歳の女子の年齢階級別出生率（特殊出生率）を合計したもので，その年の子の生み方が今後も続くとすると，今生まれた1

表2-6 衛生公衆衛生学と関係する主な政府統計

調査の名称	実施頻度	調査の対象	調査項目	調査の方法	調査結果の活用
国勢調査	5年に一度（西暦の1桁が0と5の年）	全数調査（日本に住む人全員）	10月1日における年齢・性・世帯・住所・職業など.	対象者の自己回答	人口静態統計として活用される.
人口動態調査	毎年	全数調査（日本に住む人全員）	出生, 死亡, 死産, 婚姻, 離婚.	左記の事件が発生した場合, それを市区町村に届け出ることが法律により義務づけられている.	厚生労働省統計情報部により, 出生率, 死亡率, 死産率, 婚姻率, 離婚率や平均余命などが計算される.
国民生活基礎調査	3年に一度の大規模調査 その他の年は簡易調査	標本調査（全国の世帯から無作為抽出された世帯および世帯員）	大規模調査（対象：約71万人）では世帯, 健康・治療や介護, 所得や貯蓄の状況. 簡易調査では世帯（同：約15万人）や所得（同：約2万人）.	対象者の自己回答	健康・治療に関する回答から有病率（有訴者率, 通院者率）や健康寿命（日常生活に制限のない期間の平均）が計算される.
患者調査	3年に一度	標本調査（全国の病院・診療所から規模・種類別に層化無作為抽出）約1.3万ヵ所	10月のある1日に外来受診または入院中の患者に関する情報（性・年齢, 傷病名, 受診間隔や在院期間など）. 同年の9月に退院した患者に関する情報（上記と転帰）.	病院・診療所の回答	患者数や受療率が計算される.
国民健康・栄養調査	毎年	標本調査（全国の世帯から無作為抽出された世帯および世帯員）	1）身体状況（身長, 体重, 腹囲, 血圧など） 2）栄養摂取状況（食事状況, 食物摂取状況など） 3）生活習慣 4）歩数 5）血清脂質など	1）計測 2）対象者の自己回答（食物は秤量記入） 3）対象者の自己回答 4）歩数計による計測 5）採血検査	国民の体格（肥満・やせの頻度）, 生活習慣（喫煙率など）, 栄養・食生活（食塩摂取量など）の状況が計算される.

人の女子は一生の間に平均してそれだけの数の子を生むことになる．これが2.1～2.2のとき，将来人口は一定になる．1947（昭和22）年から1949（昭和24）年は，戦争直後の第一次ベビーブームであり，出生数は毎年260万人台で**合計特殊出生率**も4を超えていた．その後，これは低下し，

さらに1966（昭和41）年に急激に下ったが，これは「ひのえうま（丙午）」によるものである．第二次ベビーブームの過ぎた1975（昭和50）年以後これは2.0を切るようになり，1995（平成7）年に1.42にまで低下し，2005（平成17）年の1.26を底に，2021（令和3）年に1.30に回復した（**表2-5，図2-6**）．都道府県別には，2021（令和3）年の東京都1.08が最低で，高いのは沖縄県1.80，鹿児島県1.65，宮崎県1.64，島根県1.62である（➡245頁）．

合計特殊出生率の国際比較については第8章「母子保健」で述べる（➡245頁）．

Ⓒ 再生産率 reproduction rate

前述の合計特殊出生率は**粗再生産率** crude reproduction rateとも呼ばれる．一方，子を生むのは女子のみであることから，さらに2つの再生産率が計算される（➡397頁）．1人の女子が一生に平均何人の女子を生むかを計算する**総再生産率** gross reproduction rateといい，生まれた女子は妊娠可能年齢を過ぎるまでに一部死亡することを見込んだものを**純再生産率** net reproduction rateという（**表2-5**）．2019（令和元）年の日本の数値は，それぞれ0.66，0.66であった．多くの欧米先進諸国はこれが1以下である．出生数が急激に減少することは老年人口割合を増やし，人口減少社会をもたらす．

2-3
その他の統計

本書ではさまざまな統計数値が紹介されているが，その多くは国（政府）が実施している統計調査結果を引用したものである．そこで，衛生公衆衛生学と関係する主な政府統計を表にまとめておく（**表2-6**）．なお，**表2-6**に示した調査のうち国勢調査（総務省が実施）以外は，厚生労働省が実施している．

ミニ・レポートの課題

1. 日本の出生率低下（少子化）の原因を調べて，今後どのような対策が必要であるかについて自分の意見を述べてみよう．
2. 日本人の死因順位の年次変動（➡400頁付表2）をもとに，順位変化の要因を調べるとともに，今後どのような対策が必要か述べてみよう．
3. 人間の平均寿命に影響を及ぼす要因を調べて，日本人の寿命が急速に延びたことの原因を述べてみよう．
4. 今後，日本人の平均寿命はどこまで延びるのだろうか．これについてさまざまな推定がされているので調べるとともに，それを実現させるにはどのような対策が必要か述べてみよう．

Chapter 3 疫　学

疫学は，衛生学・公衆衛生学における基本中の基本である．集団の健康レベル（疾病現象）を測定し，その原因を解明するとともに予防対策を立案し，その効果を評価する，というすべての過程が疫学をもとに行われる．疫学調査の方法，各種の数値指標の計算法を理解し，習熟するとともに，因果関係をどう判定するか考えてみよう．

3-1 疫学とは

① 疫学の定義

疫学 epidemiologyは「人間集団における疾病の分布とその発生原因を研究する科学」である．

感染性，非感染性を問わず疾病の起こり方は決して一様ではない．現在と過去，日本と外国，男性と女性などで疾病の起こり方に差異があることはよく知られている．この差異の様子を明らかにすれば，その背後にある原因を探りだすことができる．

疾病の発生に関与している要因（危険因子またはリスク要因 risk factor）がわかれば，これを人間集団から除去したり，これから人々を回避させることによって疾病の発生を防止することも可能となる（➡53頁）．

以上述べたように，疫学は疾病の発生原因の究明といった基礎科学的側面と，それに基づく疾病発生の予防といった応用科学的側面を併せ持つ科学なのである．いずれも予防医学 preventive medicineの目指すところであり，疫学は予防医学の研究と実践のための理論と方法といえる．

疫学の考え方は，すでにB.C.5世紀のヒポクラテスの著作にみられる（➡11頁）．近代における疫学の歴史的業績の1つとして，イギリスのスノウ J. Snow（1813-1858）によるコレラの予防があげられる．1854年，ロンドンでコレラの大流行が発生した．スノウは死亡者の分布を詳細に観察し，ブロード・ストリート Broad streetにある共同井戸の水が感染源であることをつきとめ，その使用を止めることでコレラの流行を阻止した（**図3-1**）．これは，コレラ菌が発見される30年前のことであった．日本では，高木兼寛《かねひろ》（1849-1915）が海軍の航海中に発生した脚気《かっけ》に対して，当時の炭水化物中心の食事が原因であると予想し，食事に麦，大豆，肉を増やした結果，

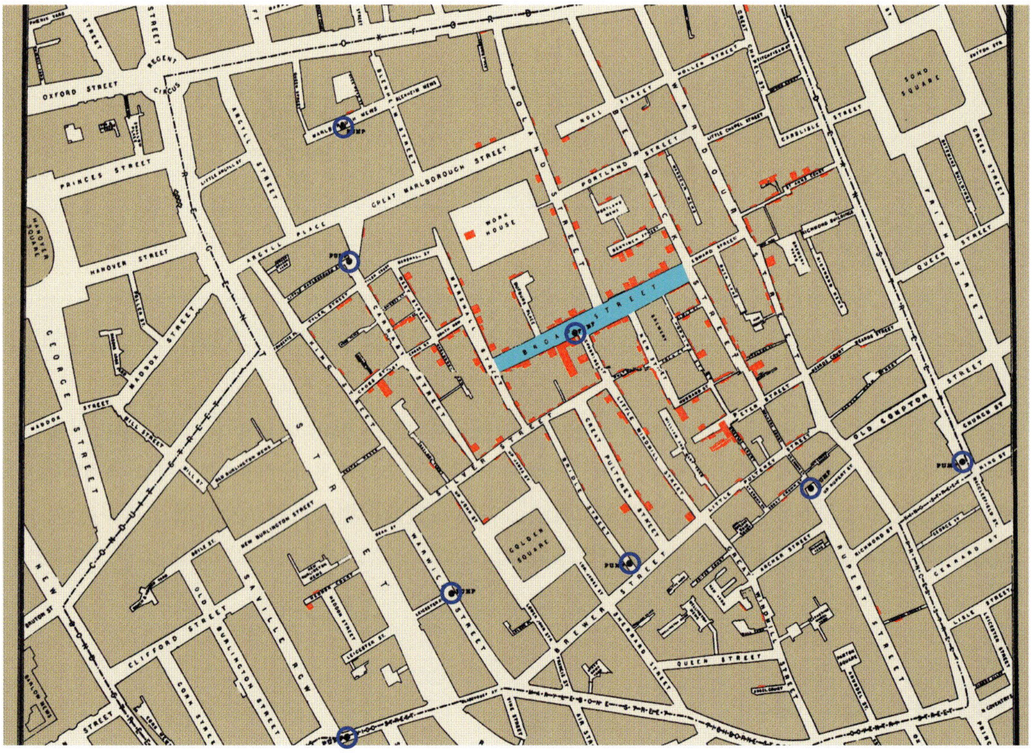

共同井戸，コレラ死亡者，ブロード・ストリート

図3-1 ロンドンのブロード・ストリート付近におけるコレラ死亡者と共同井戸の分布図
[J. Snow：On the Mode of Communication of Cholera, 2nd ed, 1855より引用]

脚気の予防に成功した．高木は脚気がビタミン B_1 の不足によって起こることまでは解明できなかったが，疫学的手法を用いて実際に疾患を予防できたことが特筆される．20世紀に入ると，慢性疾患の危険因子の解明とその予防にも重点がおかれた．その代表的な疫学研究の1つに，1940年代に米国のマサチューセッツ州フラミンガムで行われた虚血性心疾患の危険因子に関する疫学前向き調査フラミンガム研究 Framingham study がある(➡110頁)．

2 疫学の特徴

疫学の特徴は，個人でなく人間集団全体から疾病の起こり方を観察することである．ある人間集団(分母)から発生する患者数または死亡者数(分子)を調べ，罹《り》患率または死亡率を計算する．そして，このような比率の，時間的推移，地域分布，または個体(宿主)の特徴(性，年齢，民族，遺伝など)別分布から疾病の原因を探ることができる．臨床医学は「分子」の個人を対象にするのに対して，疫学は「分母」の集団を常に考慮しているのが特徴である．個人を「木」に例えれば疫学は「森」をみることによって疾病を全体の中で把握できる立場にある．ここに疫学研究の独自性がある．

3-2 疫学調査の手順と留意事項

疫学調査は「5つのWに橋をかけること（5W-Bridge）」といわれる．すなわち，疾病の分布（罹患と有病）についてWhen, Where, Who, What, Whyを理路整然と説明できれば，そこから疾病の分布を規定している因子を発見できるとの意味である．

ところで橋のかけ方には一定の方式があり，その手順について理解しておかねばならない．

1）疾病分類の明確化

類似の症状を呈するが原因の異なる疾病がある．そこで各人が勝手な基準で疾病分類をすれば，調査結果の相互比較もできなくなる．そこで，同一の疾病分類に基づく必要がある．

2）調査対象または調査資料の選択

a）調査対象の選択： 集団全員を調べるのか（全数調査），その一部を抽出して調べるのか（標本調査）を決定しなければならない．とくに後者の場合は標本抽出の方法が問題となる．調査対象を特定の集団（例えば入院患者）からとる場合，選択された対象にバイアス（偏《かたよ》り）が入り込むおそれがある（標本の代表性 ➡36頁）．

b）調査資料の選択： 既存の資料を利用する場合，その情報の質についての正しい評価が必要である．

3）調査すべき疾病量の把握

疫学調査には各種の比率が用いられているが，その性質について知っておかねばならない．死亡という明確な事象を取り上げる場合はよいが，疾病の有無で比率を算出する場合は用いた診断方法と基準で疾病量が異なることがある．

4）調査方法の選択

疾病の分布状態を記述する記述疫学と発生原因の分析を行う分析疫学がある．記述疫学の場合は記述方法について，分析疫学の場合は分析方法について明確にしておく必要がある．

5）調査の実施と結果の分析

結果の分析には統計学の知識と技術が要求される．統計学を誤用したために誤った判断を下すことはめずらしくない．

6）結果の解釈と評価

統計的関連性 statistical association があっても因果関係 causality があるとは必ずしもいえない．因果関係の判定基準と，判定を誤らせるバイアス要因について理解しておく必要がある．

ここに述べた疫学調査上の諸問題について，以下に説明を行う．

3-3 疾病の分類

① 疾病分類とは何か

ある疾病に関する疫学調査を行おうとする場合，その疾病が明確に分類されていないと，他の調査結果と相互比較ができない．そこで，ある一定の基準により疾病を分類するシステム（疾病分類）が必要である．分類の原則は，その分類がすべての疾病を包含するとともに，それぞれの疾病は互いに排他的でなければいけない（両方に分類されてはいけない）ことである．

② 国際疾病分類

人口動態統計や病院のカルテ管理などに用いられる分類に国際疾病，傷害および死因統計分類 ICD, International Statistical Classification of Diseases and Related Health Problems がある．ICDの初版（International List of Causes of Death）は International Statistical Institute によって 1893（明治26）年に制定されたもので，約10年ごとに分類修正が行われ医学の進歩に対応してきた．第6版である ICD-6 より WHO が引き継ぎ［1948（昭和23）年］，1994（平成6）年からは第10回修正分類（ICD-10）が用いられるようになった．2019（令和元）年5月の WHO 総会にて第11回改訂版（ICD-11）が承認された．現在，日本語訳の作業が進んでおり，数年以内に国内適用される予定である．

ⓐ ICD-10の特徴

ICD-10では，分類コードの変更，分類項目の増加，章構成の変化，分類方法の変更が特徴である．分類コードは，従来4桁の数字（例えば156.0は胆のうの悪性新生物を示す）による分類であったが，最大限でも9,999項目しか分類できなかった．桁数を増やさず分類するために，コードの最初の文字を，**表3-1** に示すように，Uを除く A～Zのアルファベットとした（例えば，がんなどの新生物は C と D）（➡**表5-8**）．

ⓑ 基本分類と死因分類

前項 a. で述べた分類を基本分類というが，くわしすぎて日常業務には不便である．そこで，死因については個々の疾病を約130項目にまとめ，簡略化した分類がある．これを死因分類（死因簡単分類）という．分類コードは5桁の数字であらわす（例えば02107は胆のうおよびその他の胆道の悪性新生物）．なお，国連や WHO の統計資料は死因分類でまとめられているので，国際比較を行うさいは留意すべきである．

ⓒ 死亡診断書

疫学調査では，しばしば人口動態統計の中の死亡統計の資料が用いられる．日本の死亡統計は死亡診断書を基本としており，その内容についてよく理解しておかねばならない．

死亡診断書の一部を抜粋して**図3-2** に紹介する．人口動態統計に記録されるのは原死因であり，原則として死亡診断書の I-エ［（ウ）の原因］の内容で，この場合，死因は乳癌となる．しかし，原

表 3-1 ● ICD-10 の分類体系

章	疾病大分類	コード
I	感染症および寄生虫症	A00-B99
II	新生物	C00-D48
III	血液および造血器の疾患ならびに免疫機構の障害	D50-D89
IV	内分泌，栄養および代謝疾患	E00-E90
V	精神および行動の障害	F00-F99
VI	神経系の疾患	G00-G99
VII	眼および付属器の疾患	H00-H59
VIII	耳および乳様突起の疾患	H60-H95
IX	循環器系の疾患	I00-I99
X	呼吸器系の疾患	J00-J99
XI	消化器系の疾患	K00-K93
XII	皮膚および皮下組織の疾患	L00-L99
XIII	筋骨格系および結合組織の疾患	M00-M99
XIV	腎尿路生殖器系の疾患	N00-N99
XV	妊娠，分娩および産じょく	O00-O99
XVI	周産期に発生した病態	P00-P96
XVII	先天奇形，変形および染色体異常	Q00-Q99
XVIII	症状，徴候および異常臨床所見・異常検査所見で他に分類されないもの	R00-R99
XIX	損傷，中毒およびその他の外因の影響	S00-T98
XX	傷病および死亡の外因	V01-Y98
XXI	健康状態に影響をおよぼす要因および保健サービスの利用	Z00-Z99

<table>
<tr><td rowspan="5">死亡の原因</td><td rowspan="4">I</td><td>（ア）直接死因</td><td>肺炎</td><td>発病（発症）又は受傷から死亡までの期間</td><td>7日</td></tr>
<tr><td>（イ）（ア）の原因</td><td>右大腿骨病的骨折</td><td rowspan="4">◆年，月，日等の単位で書いてください．
ただし，1日未満の場合は，時，分等の単位で書いてください．
（例：1年3ヵ月，5時間20分）</td><td>1ヵ月</td></tr>
<tr><td>（ウ）（イ）の原因</td><td>右大腿骨転移性癌</td><td>3ヵ月</td></tr>
<tr><td>（エ）（ウ）の原因</td><td>乳癌</td><td>3年</td></tr>
<tr><td>II</td><td>直接には死因に関係しないがI欄の傷病経過に影響を及ぼした傷病名等</td><td></td><td></td></tr>
</table>

図 3-2 ● 死亡診断書の書式（一部抜粋）——記入例

［厚生労働省医政局，政策統括官（統計・情報政策，政策評価担当）編：令和4年度版死亡診断書（死体検案書）記入マニュアル，2022を参考に作成］

則通りにとると不都合と考えられるときには，ある一定の方式により修正される方法がとられる．また，周産期死亡は原死因による分類法をとらず，母体側と児側の病態に基づいて記録されている．

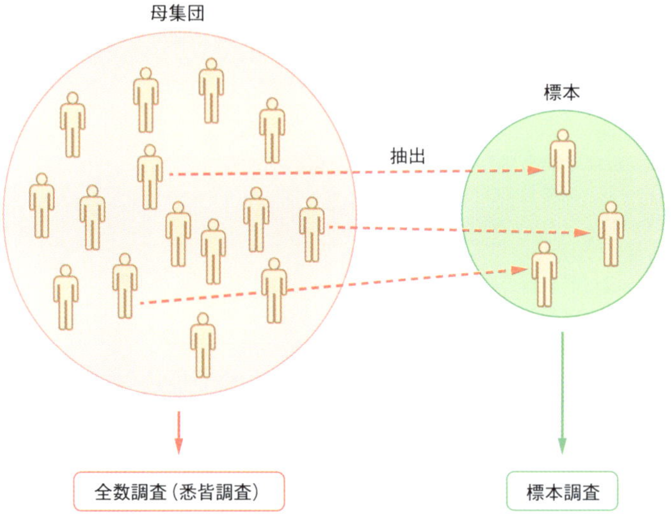

図3-3 ●全数調査と標本調査

3-4 疾病量の把握

疫学調査でまず行うことは，ある集団に発生する異常者（ときには健常者）を調査し，その頻度を定量化することである．正しい定量を行うためには危険曝露《ばくろ》人口（分母）と異常者数（分子）の正確な把握が必須である．

① 危険曝露人口の把握

危険曝露人口 population at risk とは分母となる集団のことで，その構成員はすべてある異常に遭遇《そうぐう》する危険性（リスク）を持っている．例えば，子宮がんの危険曝露人口とは女性全員であり，先天異常のそれは妊婦である．肺がんの場合は人口全体であり，喫煙者のみが危険曝露人口になるものではない．喫煙者は肺がんのハイリスクグループであるが，非喫煙者でも肺がんになりうる（リスクがある）ので，人口全体が危険曝露人口である．

② 全数調査と標本調査

対象集団全員を調べる方法を**全数調査**または**悉皆《しっかい》調査**という．また，全集団から一部を抽出して調査を行うことがあり，これを**標本調査** sampling survey という（図3-3）．標本調査の基本は，母集団から偏りのない標本を抽出することである（**標本の代表性**）．標本抽出の具体的方法については専門書を参照されたい．

③ 異常者数の把握

疾病量の把握には分子となるべき異常の状態について明確にしておかねばならない．生存か死亡の有無で疾病量を把握するのは比較的容易であるが，罹患の有無で異常者と正常者を分けるのはむずかしい場合がある．例えば，糖尿病などの場合，いかなる検査法を用いて，いかなる基準で判定したかによって，真の患者を見逃したり，正常者を異常としたりするおそれがある（➡61頁）．この場合，診断方法や診断基準の統一（標準化）が重要である．

④ 比率のいろいろ

分子（A）と分母（B）の把握によって算出される値（A/B）を比率という．一般に比率というが厳密には比 ratio，割合 proportion，率 rate，率比 rate ratio を区別すべきである．

比は分子（A）と分母（B）が異なる属性からなる．例えば，性比は男性人口/女性人口であらわされる．また，標準化死亡比（➡40頁）は代表的な比である．

割合は分子（A）が分母（B）の一部を構成している場合である．有病率 prevalence または prevalence rate（一時点またはある期間における有病者数の割合）は代表的な割合である．致命率 case-fatality rate はある疾患に罹患した者のうち何％がその疾患で死亡するかを示す割合である．有病率や致命率は「率」となっているが，実際には割合であるので注意が必要である．

率は，ある人口集団で，ある一定期間に発生した疾病または死亡数（A）を危険曝露人口（B）で割って得られるものである．代表的な率として，罹患率 incidence; incidence rate（➡19頁）や死亡率 mortality rate; death rate がある．率は必ず「一定期間に発生した」というような時間の概念が入っているのが特徴である．危険曝露人口が正確に把握できない場合には他で代用する．例えば妊産婦死亡率は分母に出生数または出産数をとる．

率比は，分子（A），分母（B）とも率であり，その比（A/B）であらわされる．代表例として相対危険度（ある要因曝露群の罹患率/非曝露群の罹患率）（➡43頁）がある．

なお，主な比率については資料として付録（➡397，398頁）にまとめてあるので参照されたい．

⑤ 人年法

死亡率や罹患率は，単位人年当たりの死亡数または罹患者数としてあらわすことがある．この方法は，小集団でとくに観察期間中に転入，転出が多く分母の把握が困難な場合に有利である．

人年法《じんねん》 person-year method は1人を1年間観察した場合を1人年とし，1年の途中で転入（転出）または観察開始（終了）した場合を0.5人年とする．1年の途中で転入かつ転出した場合は0.25人年とみなす．

人年法では10人を1年みても，1人を10年みても10人年である．そこで，罹患率または死亡率が観察期間中に大きな変動がないとの前提にたって行われるものである．

表3-2 に人年法の計算例を述べる．表の右欄に観察人年数を示す．死亡率用には観察開始か

表 3-2 人年法の計算法

対象者	観察期間（年） 1	2	3	4	観察人年 死亡率用	罹患率用
Ⅰ ●	────	────	────	────	4.0	0
Ⅱ	○ ──	────	────	── ● ──	3.5	3.0
Ⅲ	○ ──	── ● ──	────	── †	3.0	1.0
Ⅳ			○ ── ?		0.25	0.25
合計					10.75	4.25

○ 健康　● 罹患　? 転出（不明）　† 死亡

ら観察終了時または死亡時までの人年数を計算する．罹患率用には発病するまでの人年数のみを問題とする．本例では，それぞれ10.75, 4.25人年である．したがって，死亡率と罹患率はそれぞれ，

$$\frac{1}{10.75}\times 100 = 9.3 \qquad \frac{2}{4.25}\times 100 = 47.1$$

となる．単位は人年％または/100人年である．

6 比率の調整（標準化）

死亡率や罹患率を集団間で比較するさい，各集団で得た比率をそのまま比較しても意味がない．なぜなら，各集団の年齢構成が違えば比率は当然違ってくるからである．このさい，年齢構成を同一にした場合に各集団間の比率が高いか低いかを比較するのが正しいやり方である．この処理を**調整**（**標準化**）という．調整（標準化）を行ったものを**調整率** adjusted rate，または標準化比 standardized ratio という．なお，調整を行わない率は，**粗率** crude rate という（➡20頁）．

比率の年齢についての標準化 standardization の方法として直接法と間接法 age-adjustment がある．直接法はある一定の年齢構成を持つ基準人口を選定し，調査人口の年齢構成がその基準人口に等しいと仮定したときに期待される年齢調整罹患率または年齢調整死亡率を求めることである．日本では2020（令和2）年の人口動態統計報告から，2015（平成27）年のモデル人口（男女共通）が使われている．国際比較では世界人口（WHO）を基準人口として用いることも多い．日本，世界の各モデル人口ピラミッドを**図 3-4** に示す（➡26頁）．

間接法は調査人口の年齢階級別の罹患率または死亡率が，基準人口の年齢階級別罹患率または死亡率と等しいと仮定して期待数を求め，実際の観察数と比較する方法である．もし実際の観察数が期待数より多ければ調査人口の罹患率または死亡率は基準人口より高いことになる．標準化の方法の理解を深めるために仮想データを用いて以下に説明する．

ⓐ 直接法（表 3-3）

調査人口の粗死亡率は0.06（$=\frac{24}{400}$）である．年齢階級別死亡率は0〜14歳，15〜64歳，65歳以上でそれぞれ0.02, 0.02, 0.10である．基準人口でそれぞれ対応する年齢群の人口2,000, 4,000, 1,000人当たりの期待死亡数は2,000×0.02＝40, 4,000×0.02＝80, 1,000×0.10＝100である．

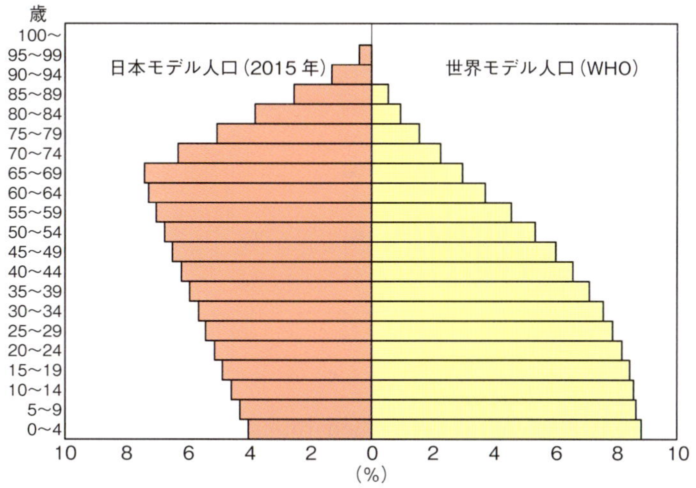

図3-4 日本および世界のモデル人口ピラミッド

［2015（平成27）年国勢調査；Age standardization of rates: a new WHO standard, WHO 2001, https://www.who.int/healthinfo/paper31.pdf（2023年1月アクセス）のデータより作成］

表3-3 直接法による年齢調整死亡率の計算例

年齢階級	基準人口	調査人口			期待死亡数の計算
	人口*	人口	死亡数	死亡率	
0～14	2,000	50	1	0.02	40（=2,000×0.02）
15～64	4,000	150	3	0.02	80（=4,000×0.02）
65～	1,000	200	20	0.10	100（=1,000×0.10）
合　計	7,000	400	24	0.06	220

年齢調整死亡率 $= \frac{220}{7,000} = 0.03$

*仮想人口

期待死亡総数は220人となる．年齢調整死亡率は基準人口の総数7,000で期待死亡総数220人を割り0.03となる．以上の計算は加重平均を求める計算

$$\left(\frac{0.02\times 2,000+0.02\times 4,000+0.10\times 1,000}{2,000+4,000+1,000}=0.03\right)$$

を行っているにすぎない．

ⓑ 間接法（表3-4）

調査人口の粗死亡率は0.07（$=\frac{63}{900}$）である．調査人口の年齢階級別死亡率が基準人口で対応する年齢群の死亡率と等しいと仮定して調査人口の期待死亡数を求めると，0～14歳では600×0.02=12，15～64歳では200×0.04=8，65歳以上では100×0.04=4で，期待死亡総数は24人となる．実際に観察された死亡者数は63人であるから期待死亡数に比べ2.625（$=\frac{63}{24}$）倍多い．

表 3-4 ●間接法による標準化死亡比の計算例

年齢階級	基準人口			調査人口			期待死亡数の計算
	人口*	死亡数	死亡率	人口	死亡数	死亡率	
0〜14	3,000	60	0.02	600	—	—	12（=600×0.02）
15〜64	6,000	240	0.04	200	—	—	8（=200×0.04）
65〜	4,000	160	0.04	100	—	—	4（=100×0.04）
合　計	13,000	460	0.04	900	63	0.07	24

標準化死亡比 $= \frac{63}{24} \times 100 = 262.5$

*仮想人口

なお，$\frac{観察死亡数}{期待死亡数}$を標準化死亡比 SMR, standardized mortality ratio という．通常100倍したものを用いる．間接法の場合，年齢調整死亡率まで算出せず，標準化死亡比で示すことが多い．罹患については，標準化罹患比 SIR, standardized incidence ratio というが，考え方は死亡の場合と同じである．

3-5 疫学の方法

① 疫学研究の分類

疾病は，ヒトがある要因（自分自身の遺伝要因，外部からの病原体や汚染物質など，喫煙などの生活習慣，その他）の曝露を受けることにより生じる．疫学研究は，要因曝露と疾病発生との関係を調査することで，その因果関係を解明しようとするものである．

疫学研究は，観察研究と介入研究の2つに大きく分けられる（表3-5）．それは，研究者が対象者の要因曝露をどう扱うかで変わる．例えば，たばこと肺がんとの関係でいうと，観察研究は喫煙している者と喫煙しない者との間で肺がんの発生率を比べるものであり，研究者が対象者の要因曝露の状況（喫煙）を変えることはない．観察研究のうち，ある時点における要因曝露と疾病頻度とを同時に測定し，両者の関係を調査するものを横断研究といい，一定期間にわたって疾病頻度の推移を測定するものを縦断研究という．

一方，介入研究は，喫煙者に禁煙指導を行えば肺がん発生率が減るかどうかを調べるものであり，研究者が対象者の要因曝露を「喫煙」から「禁煙」へ変えようとする．このことを一般に「介入 intervention」という．

② 観察研究

ⓐ 記述疫学研究

人間 person，空間 place，時間 time の3つの観点で疾病の分布を記述するものである．これ

表3-5 疫学研究の分類

1. 観察研究　observational study	
a. 記述疫学研究　descriptive study	
b. 生態学的研究　ecological study	
c. 横断研究　cross-sectional study	
d. コホート研究　cohort study	
e. 症例対照研究　case-control study	
2. 介入研究　intervention study	
a. ランダム化比較試験　RCT, randomized controlled trial	
b. 非ランダム化比較試験　non-randomized controlled trial	

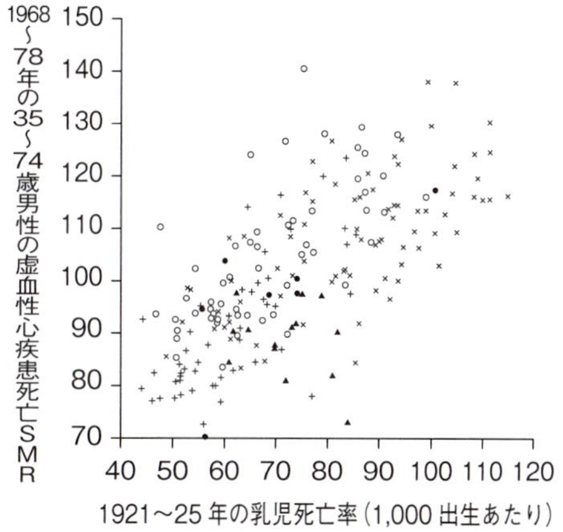

図3-5 イギリスにおける郡ごとの乳児死亡率と約50年後の虚血性心疾患死亡との関係

資料　D.J.P. Barker, C. Osmond: Infant mortality, childhood nutrition, and ischaemic heart disease in England and Wales. Lancet **327**: 1077-1081, 1986.

により疾病の特徴を明らかにして，その要因に関する仮説の形成につなげる．「人間」では，性，年齢，人種・民族などの別に疾病頻度を記述する．「空間」では，疾病頻度の地域差を記述する．「時間」では，疾病頻度の年次推移 secular trend や季節変動 seasonal variation を記述する．年次推移をみることで，その疾病の要因が強まっているかどうかが推定できる．季節変動は，一部の感染症（呼吸器系は冬に多く，消化器系は夏に多い．食中毒は，サルモネラ・腸炎ビブリオなどの細菌性は夏に多く，ノロウイルスに代表されるウイルス性は冬に多い）や花粉症の流行などで，特徴的なパターンを示す．

ⓑ 生態学的研究

ここでいう「生態学的」という言葉は，「集団の特性に着目した」という意味である．つまり生態学的研究とは，集団を単位として，要因の曝露状況と疾病頻度との関係を検討するものである．要因の曝露状況とは，要因を保有する者の頻度（喫煙率，抗体陽性率など）や要因の平均値（アルコール消費量や血圧値など）をいう．さまざまな集団（地域）で要因と疾病頻度との相関を検討することから，この研究方法は**地域相関研究**とも呼ばれる．

図3-5は，イギリスのすべての郡を単位として，1921〜25年の乳児死亡率（横軸）と1968〜78年の35〜74歳男性の虚血性心疾患死亡率（縦軸）との関係を示している．このグラフを描いた

David Barker博士は，乳児死亡率の高かった地域ほど約50年後の虚血性心疾患死亡率が高いという相関に気づいた．この相関をもとに，ベーカー Barkerは「低出生体重児は，後に虚血性心疾患で死亡するリスクが高い」という仮説を持った．これが，成人期の健康・病気は胎児期や生後早期の影響を受けるという「**胎児プログラミング DOHaD**, developmental origins of health and disease」**仮説**の始まりである．

生態学的研究では，既存の資料を利用することが多い（この例でも死亡率はイギリスの人口動態統計を利用）．そのため，経費や労力，時間がかからないという利点がある．

一方，集団を対象とした研究の結果が個人にも当てはまるとは限らないこと，**交絡因子** confounding factor（➡49頁）の補正がむずかしいことなどの限界があるため，生態学的研究だけで因果関係は議論できない．むしろ因果関係の仮説を設定する手がかりとして生態学的研究を位置づけ，以下に記す研究で仮説を検証する．

ⓒ 横断研究

横断研究では，原因と思われる事象とその結果と思われる事象を集団内の個々のレベルで同時に調査し関連性を検討する．集団における健康診断項目間の関連性の分析などがこれにあたる．例えば，体格指数BMIと高血圧症の有無との関係とか，血圧値と心肥大の有無との関係などを分析することができる．横断研究はある一時点での調査であるため，比較的短時間で行える利点がある．疫学研究を時間軸と空間軸で捉えた時，横断研究は時間軸としては一時点であり，原因があってのちに結果があるというような時間的関連性を証明することはできない．空間軸としては空間の断面を広く観察する研究であり，原因を持つ者も持たない者も，また，結果を持つ者も持たない者も含めて調査し関連性を検討することによって因果関係の手がかりを得ることができる．

図3-6に，ある中高年集団を対象にうつ状態に関する質問紙調査を行い，うつスコア高値群と低値群に分類し，同時に聞き取った糖尿病の有無との関連性を検討した結果を示す．うつスコア低値群における糖尿病ありは9.2％であるが，うつスコア高値群における糖尿病ありは12.0％で有意に高く，うつ状態と糖尿病の有無との間に関連性があることがうかがえる．しかしながらこの横断研究の結果からはどちらが原因でどちらが結果なのかは判断できない．うつ状態での摂

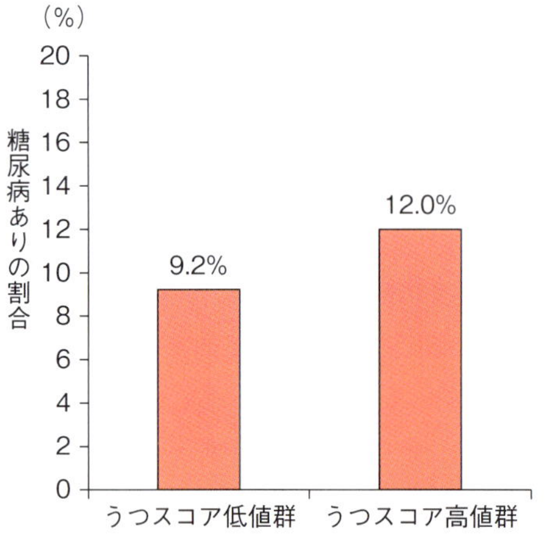

図3-6 ある中高年集団のうつスコア高値群と低値群における糖尿病ありの割合

食や身体活動度の変化によって糖尿病が発症したのか，糖尿病の療養に伴いうつ状態となったのか，あるいは，糖代謝と精神状態に同時に影響を与えるような交絡因子が存在していることも考えられる．原因と結果の時間的関連性を明確にできる時間軸を伴う研究方法によって明らかにしていく必要がある．

ⓓ コホート研究

1）コホート研究の方法

コホート cohort という言葉は，もともと古代ローマの軍団を意味していた．300～600人の兵士が1つのコホートをつくる．1つの軍団は同じ武器を持って戦場に赴く．その中で傷つき死亡する者も出るが，戦争が終わるまで補充はされない．兵士がどれくらい最後まで残ったかで，その軍団の強さが評価された．

これを疫学に当てはめると，一定の特徴（要因曝露）を共有する集団をコホートとして，疾病や死亡の発生を追跡することになる．例えば，なんらかの要因を有する集団（喫煙者）と有さない集団（非喫煙者）を追跡して発生する肺がんなどの疾病を観察・記録する．その発生率を両群で比べることにより，要因曝露と疾病との関係を解明するのが**コホート研究**である．

コホート研究は，以下のように行われる．

①対象者の設定：疾病Aに罹患していない者を対象者とする．

②要因Xの曝露状況の把握：喫煙・飲酒，食行動・栄養摂取，身体活動などについて質問紙や聞き取りを行う．血液や尿などの生体試料を採取して要因の曝露指標を測定することもある．

③曝露群と非曝露群の設定：曝露の有無や程度に応じて，対象者を分類する．例えば喫煙群と非喫煙群，やせ・適正体重・過体重・肥満の各群などである．

④疾病発生の追跡：対象者全員について，疾病Aが発生したかどうかに関する追跡調査を行う．あるいは，疾病Aによる死亡を調査することもある．

⑤要因と疾病との関係に関する解析：疾病Aの罹患率（または死亡率）を曝露群と非曝露群との間で比較することで，要因Xと疾病Aとの関連の強さを評価する（➡図3-9）．

2）相対危険度と寄与危険度（図3-7，➡44頁）

相対危険度 relative risk（RR）は，曝露群と非曝露群との間の疾病頻度（罹患率や死亡率）の比である．曝露群の疾病頻度を IR_1，非曝露群のそれを IR_0 とすると，以下の式で計算される．

$$\text{相対危険度} = \text{曝露群の疾病頻度} \div \text{非曝露群の疾病頻度} = IR_1 / IR_0$$

つまり相対危険度は，非曝露群に比べて曝露群の疾病頻度が何倍になるかをあらわす．相対危険度が高いほど，関連が強いことになる．

寄与危険度 attributable risk は，曝露群と非曝露群の疾病頻度の差であり，以下の式で計算される．

$$\text{寄与危険度} = \text{曝露群の疾病頻度} - \text{非曝露群の疾病頻度} = IR_1 - IR_0$$

寄与危険度は，曝露群ではその要因のためにどれくらい疾病頻度が増えたのかをあらわす．曝露

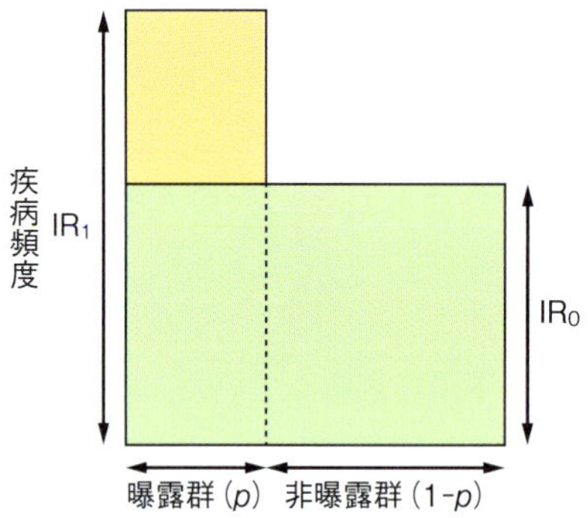

図 3-7 コホート研究で使う指標のモデル
p＝曝露群の頻度，IR_1＝曝露群における疾病頻度，IR_0＝非暴露群における疾病頻度

群の疾病頻度 IR_1 のうち，IR_0（非曝露群のそれ）は当該要因の曝露がなくても発病したと考えられるので，IR_1-IR_0 がその要因のために発病したといえる．

さらに**寄与危険割合** attributable risk percent は，曝露群の疾病頻度のうち，何％がその曝露によるものかをあらわす．以下の式で計算される．

$$寄与危険割合=（曝露群の疾病頻度-非曝露群の疾病頻度）\div 曝露群の疾病頻度$$
$$=(IR_1-IR_0)/(IR_1)$$

一方，われわれが対象とする集団は，曝露群と非曝露群とが混在している（例：喫煙者もいれば非喫煙者もいる）．そこで集団全体における疾病頻度のうち，何％がその曝露によるものかを知る必要がある．それが**集団（人口）寄与危険割合** population attributable risk fraction (PAF) である（**図 3-7**）．

$$集団寄与危険割合=（曝露群の疾病頻度-非曝露群の疾病頻度）\div 集団全体の疾病頻度$$
$$=\frac{p\times(IR_1-IR_0)}{IR_1\times p+IR_0\times(1-p)}$$

さて，IR_1/IR_0 が相対危険度（RR）である．そこで分子と分母も IR_0 で割算すると上の式は以下のようになる．

$$\frac{p\times(RR-1)}{RR\times p+1-p}$$
$$=\frac{p\times(RR-1)}{1+p\times(RR-1)}$$

すなわち集団（人口）寄与危険割合（PAF）は，相対危険度（RR）と曝露群の頻度 p により計算される．

この指標は「ある曝露を完全になくすることができたら，その疾病はどれくらい減らすことが期待できるか」ということを意味するものである．日本人のがんの集団寄与危険割合を**表 5-21** に示す（➡ 128 頁）．

表3-6 喫煙と肺がん死亡との関連に関するコホート研究の結果

	非喫煙者	喫煙者	合 計
観察人年	15,107	98,090	113,197
肺がん死亡	1	83	84
死亡率(対千人年)	0.07	0.85	0.74

資料 Doll R, Hill AB: Br Med J 1956; 2 (5001): 1071-81.

3) コホート研究の例

1951(昭和26)年，イギリスのドール R. Doll とヒル A. B. Hill は，イギリスの医師全員約6万名にアンケート票を送り，約4万名から有効回答を得た．アンケートの中には，喫煙に関する質問(喫煙しているか，やめたか，喫煙したことがないか．前二者の場合，1日平均の喫煙本数)も含まれている．回答者を4年5ヵ月にわたって追跡した．これが，喫煙習慣と肺がんとの関連に関する世界初のコホート研究である．35歳以上の結果を**表3-6**に示す．

肺がん死亡率(千人年当たり)は，(肺がん死亡者数÷観察人年)×1,000という式で求められる．したがって死亡率は，非喫煙者で(1÷15,107)×1,000 = 0.07，喫煙者でも同様に計算すると 0.85となる．これをもとに前記3つの指標を計算してみよう．

・相対危険度＝曝露群の死亡率÷非曝露群の死亡率
　　　　　＝0.85÷0.07＝12.1
　(非喫煙者に比べて，喫煙者では肺がん死亡のリスクが12.1倍であった)

・寄与危険度＝曝露群の疾病頻度－非曝露群の疾病頻度
　　　　　＝0.85－0.07＝0.78
　(喫煙者では，喫煙のために肺がん死亡リスクが千人年当たり0.78増えた)

・寄与危険割合＝(曝露群の疾病頻度－非曝露群の疾病頻度)÷曝露群の疾病頻度
　　　　　　＝(0.85－0.07)÷0.85＝0.78÷0.85＝92%
　(喫煙者における肺がん死亡のうち92%が喫煙による)

ⓔ 症例対照研究

1) 症例対照研究の方法

症例対照研究では，調査対象となる疾病にかかった患者を**症例** case として集める．次にその病気にかかっていない(普通は健常の)者を**対照** control として集める．対照を集めるさいには，症例との間で性，年齢などの基本特性を合わせる(マッチング)ことが多い．そして症例と対照の双方に対して，過去(症例における発病前)の要因曝露の状況を調査する．要因曝露の状況(頻度，量など)を症例と対照の両群で比べることにより，要因曝露と疾病との関係を解明する(➡**図3-9**)．

2) オッズ比の計算

要因曝露と疾病との関連の強さを示す指標として，症例対照研究では**オッズ比** odds ratio が使われる．オッズとは，ある事象の起こる確率と起こらない確率との比をとったものである．つまり，ある確率を p とすると，オッズは $p/(1-p)$ という式で求められる．ある集団($a+b$名)のうち，要因Aの該当する者が a 名いて，該当しない者が b 名いたとすると，オッズは a/b となる．

4分割表

		症例	対照
要因	＋	a	b
	－	c	d
		$a+c$	$b+d$

オッズ比＝$\frac{ad}{bc}$

ドールとヒルの研究

男性

		症例	対照
喫煙	＋	647	622
	－	2	27
		649	649

オッズ比＝$\frac{647\times27}{622\times2}$
＝14.04

女性

		症例	対照
喫煙	＋	41	28
	－	19	32
		60	60

オッズ比＝$\frac{41\times32}{28\times19}$
＝2.47

図3-8 オッズ比の計算法

資料　Doll R, Hill AB: Br Med J 1950; 2 (4682): 739-48.

$$\frac{a}{a+b} \div \frac{b}{a+b} = \frac{a}{b}$$

症例対照研究の結果は，**図3-8**のような**4分割表**で表現される．症例群，対照群のそれぞれで，要因のある者とない者の数を示す．そしてオッズ比は，症例群における要因オッズ（a/c）の対照群における要因オッズ（b/d）に対する比なので，以下の式で計算する．

オッズ比＝症例群の要因オッズ÷対照群の要因オッズ

$$\frac{a}{c} \div \frac{b}{d} = \frac{ad}{bc}$$

調査対象となる疾病の頻度が低い場合には，オッズ比をもって相対危険度の近似値ととらえることができる．なお症例対照研究では，寄与危険度を推定できない．

3）症例対照研究の例

イギリスのドールとヒルは，ロンドンの20ヵ所の病院で1948（昭和23）年4月から1949（昭和24）年10月までにがんと診断された者のうち，75歳未満の肺がん患者709名を症例とした．当該病院で治療を受けている，がん以外の患者709名（性，年齢をマッチ）を対照とした．症例と対照の双方に喫煙歴を調査した．その結果，男性では649症例のうち647名が，同じ数の対照のうち622名が喫煙者であった．女性では60症例のうち41名が，同じ数の対照のうち28名が喫煙者であった．これをもとに男性・女性のそれぞれでオッズ比を計算すると，**図3-8**のようになる．

オッズ比は，男性で14.04，女性で2.47であった．すなわち，非喫煙者に比べて，喫煙者では肺がんの発生リスクが，男性で14.04倍，女性で2.47倍に増えるということである．

ⓕ 観察研究のまとめ

1）時間の流れと研究デザイン（図3-9）

疫学研究は，要因曝露と疾病発生との関係を検討するものである．これを時間の流れに当てはめると，まず要因の曝露を受けてから疾病が発生するという順になる．時間の流れを考慮した研

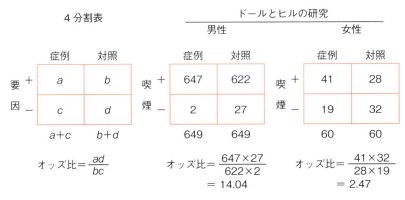

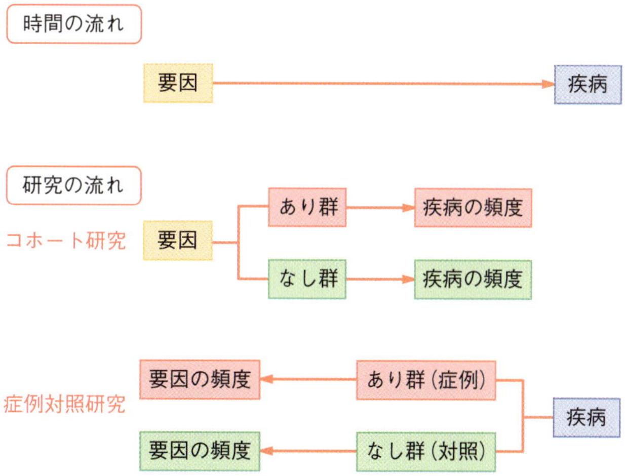

図3-9 ●時間の流れと研究の流れ

表3-7 ●コホート研究と症例対照研究の長所と短所

	コホート研究	症例対照研究
長所	・時間的前後関係を正しく評価できる ・思い出しバイアスの影響を受けない ・罹患率（➡19頁）や寄与危険度を直接測定できる	・調査対象が少なくてすむ ・調査期間も短くてすむ ・まれな疾患の研究に適している
短所	・相当な数の対象者を長期間追跡しなければならない（時間や費用がかかる） ・まれな疾病の調査には適していない	・記憶に頼る分だけ正確さに欠ける ・思い出しバイアスの影響を受けやすい ・選択バイアスの影響を受けやすい ・罹患率や寄与危険度が測定できない

究デザインは，コホート研究と症例対照研究である．

コホート研究は，調査対象の疾病に罹患していない者を対象にして，要因の曝露状況を調査するところから始まる．そして疾病の発生状況に関する追跡調査を実施して，関連を検討する．したがってコホート研究の観察は，要因曝露から疾病発生へと向かう．その方向性は，時間の流れと同じである．このことを**前向き** prospective という．

症例対照研究は，調査対象の疾病に罹患している者（症例）と罹患していない者（対照）を選定することから始まり，過去にさかのぼって要因の曝露状況を調査する．その方向性は，時間の流れと逆である．このことを**後ろ向き** retrospective という．

2）コホート研究と症例対照研究の長所と短所

コホート研究と症例対照研究のそれぞれの長所と短所を**表3-7**に要約した．これでわかるように，お互いの長所と短所は相補的な関係にある．したがって，どちらの研究方法を選ぶかは，対象疾患の性質（頻度，緊急性など）や研究者側の事情（研究費など）による部分が大きい．

ただし，コホート研究は症例対照研究より高い評価を受けている．その理由は（過去の思い出しでなくリアルタイムで測定するため）要因曝露の測定精度が高いこと，さまざまな**バイアス**（後述）が少ないこと，罹患率や寄与危険度を直接測定できることなどである（**表3-7**）．

ⓖ 因果関係の評価

1）統計学的な関連と因果性

疫学研究は，要因曝露と疾病発生との関係を検討するものである．上に述べたような方法で調査を実施して，要因と疾病との間に有意な関連があるかどうか（例えば要因Xの曝露があると，疾病Aの発生リスクが有意に高まるかどうか）を統計学的に解析する．では統計学的に有意な関連があったら，要因Xと疾病Aとの間に因果関係があるといえるだろうか．それは，必ずしもそうではない．統計学的な関連があった場合，その解釈には5つの可能性がある（**表3-8**）．

第1に，その関連が偶然にみられることがある．第2に，因果の逆転という可能性がある．例えば「スポーツをしている人は健康レベルが高い」ことがよく観察される．もちろん，スポーツが健康レベルを高めるという因果関係も考えられるが，もう1つの可能性として「健康レベルが高いからこそ，スポーツができる」という解釈も考えられる．この場合，スポーツをすることは，（健康になるための）原因ではなく（もともと健康であったことの）結果と解釈できる．これを因果の逆転という．実は，このような関連は頻繁にみられる．第3のバイアスと第4の交絡については次項に述べるが，これら4つの可能性をきちんと否定できてはじめて，第5の可能性つまり真の因果関係があるかどうかを考えることができる（**表3-8**）．

2）バイアスと交絡

バイアス（偏り）biasは系統的誤差 systematic errorとも呼ばれ，一定の方向性をもった誤差のことをいう．疫学では，選択バイアスと情報バイアスが代表的なものである．

選択バイアスとは，調査対象（回答）者が母集団全体を反映していない（特定の傾向がある人たちが多く選ばれている）ことにより生じる誤差である．例を示そう．

第1の例は，在宅高齢者にADL自立度に関する自記式アンケート調査（郵送で回収）を実施する場合である．認知症などのために回答できない者の調査票は返送されない可能性が高いので，回収者における「ADL要介護者の頻度」はその地域住民の真の値より低めに推計されるというバイアスが生じる．

第2の例は，健康診査の受診者に喫煙状況を調査する場合である．健康意識の高い（喫煙しない）人たちが健診を自発的に受診している可能性が高いので，回答者における「喫煙率」はその地域住民の真の値より低めに推計されるというバイアスが生じる．

情報バイアスとは，測定や情報の不正確さにより生じる誤差である．例を示そう．

第1の例は，思い出しバイアスである．症例対照研究では，症例は病気の原因を過去にさかのぼって自問しがちのため，たとえ同じ要因曝露を過去に受けていたとしても，症例は（対照よりも）それを思い出すことが多い．そのため，要因と疾病との関連が真の値より強めに推計されるというバイアスが生じる．

第2の例は，症例対照研究の聞き取り調査で，対象者が症例・対照のどちらなのかを調査者がわかっている場合である．そのさい，症例にはくわしく聞いて思い出しを促す一方で，対照には簡単にすませるかもしれない．それにより，要因と疾病との関連が真の値より強めに推計されるというバイアスが生じる（これを避けるには症例か対照かを調査者にわからせない工夫が必要である）．これと同じ問題は介入研究でもよく生じることであり，「わからせない工夫」つまり盲検

表3-8 統計学的な関連をどう解釈するか

1. 偶然
2. 因果の逆転
3. バイアス bias(systematic error)
4. 交絡 confounding
5. 真の因果関係

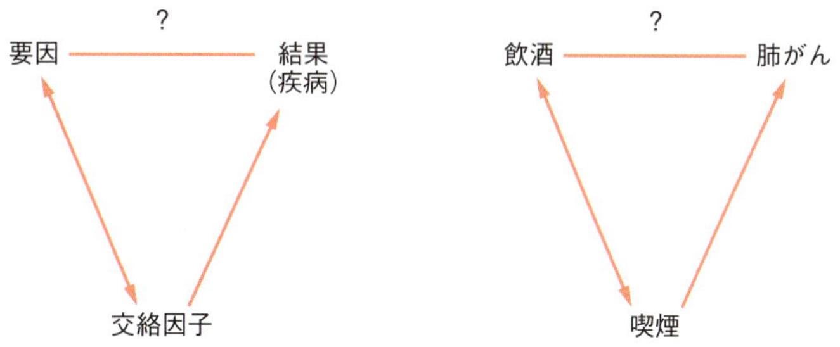

図3-10 交絡因子の説明

化(遮蔽)の方法を次項(➡50頁)で述べる.

交絡 confoundingは，要因曝露と疾病との関連が第3の要因の影響によりかく乱されることをいう．例えば，飲酒量の多い者ほど肺がんの発生率が高いといった統計学的な関連が示されることがある．そのような関連は，喫煙によりかく乱されている可能性がある．**図3-10**のように，飲酒量の多い者ほど喫煙率が高い場合，飲酒と肺がんとの間に因果関係がなくても，飲酒量の多い者では(喫煙率が高いために)肺がん発生率は有意に上昇してしまう．このことを「飲酒と肺がんとの統計学的な関連は，喫煙により交絡されていた」と表現する．交絡の影響は，層別化解析や多変量解析を行うことで，ある程度は制御できる．

3）因果関係のクライテリア(判定基準)

表3-8の1～4までの可能性をデータに基づいてきちんと否定することができてはじめて，5の真の因果関係について考えることができる．感染症のように原因が単一である場合，因果関係の立証は比較的容易である．しかし生活習慣病が単一の原因で起こることはなく，数々の生活習慣や遺伝要因が作用し合って生じる．したがって因果関係の判定は容易でない．以下のクライテリア(判定基準)をもとに，因果関係は総合的に検討されている．

①関連の強固性 strength of association

相対危険度(またはオッズ比)が高いこと．ただし，具体的な数値基準はない．曝露量(例えば喫煙本数)とともに疾病の発生が多くなること(量-反応関係 dose-response relationship)があれば，強固性が高まる．

②関連の一致性 consistency of association

研究方法，対象集団(民族，性，年齢など)，対象地域が異なっても同様の結果が得られること．

③出来事の時間性 temporal sequence of events

要因曝露が疾病発生よりも前に起こっていること．しかも，その時間差は疾病の潜時(要因曝露から発病までの時間差)に対応すること．

④関連の特異性 specificity of association

その要因に曝露されていない集団で疾病発生がない(少ない)こと．これが証明されれば，因果性は強まる．しかし疾病の原因が複数である場合，特異性はそれほど高くない．

⑤関連の整合性 coherence of association

これまでに確立されている医学的な知識や理論と矛盾しないこと．

3 介入研究

これまで述べてきた観察研究では，対象者の要因曝露を変えることなく，要因と疾病との関連を検討してきた．そのため，因果の逆転，バイアスや交絡などが結果に影響を及ぼすことになり，結果の解釈とくに因果性の判定が困難（または不確実）なものにならざるを得ない．

これに対して，研究者が対象者の要因曝露を変えた（介入した）うえで健康影響を調べる介入研究（その性質から「実験研究」とも呼ばれる）は，適切に行われればバイアスや交絡の影響をほぼ完全に排除できるため，疫学研究の中でもっとも強力な**エビデンス**（**科学的根拠**）を提供すると考えられている．

介入研究では，（介入を受けない）対照群の存在が不可欠である．介入の効果は，介入群と対照群との差として評価するからである．介入群と対照群の割付けを無作為（ランダム）に行うかどうかで，介入研究は**ランダム化比較試験**（または**無作為割付け対照試験**と呼ぶこともある）**RCT**, randomized controlled trial と**非ランダム化比較試験** non-randomized controlled trial に分類される（➡**表 3-5**）．前者つまり RCT がもっとも優れた研究方法と考えられている．

ⓐ RCT の方法

①無作為割付けの実施：ある基準を満たす人たちに研究への参加を呼びかけ，同意の得られた人を介入群か対照群のいずれかに（乱数表などを用いて）無作為に割付ける．

②介入の実施：介入群では，研究対象となる介入（禁煙などの行動変容，健康診査やがん検診の受診，薬剤・サプリメントの投与，外科治療や放射線治療など，疾病の予防や治療に関するさまざまなこと）を受ける．対照群は，その介入を受けない（何もしない，従来通りの標準的な予防や治療を行う，薬の場合では偽薬を投与するなど，さまざまである）．

③疾病発生の追跡：介入群と対照群の双方に対して，疾病の発生（または死亡）に関する追跡調査を実施する．その方法は，コホート研究と同様である．

④介入効果の評価：疾病 A の罹患率（または死亡率）を介入群と対照群との間で比較して，介入効果を評価する．

ⓑ RCT とバイアス・交絡

RCT では情報バイアスが問題となりやすい．どちらの群に割付けられたかがわかると，検査測定，疾病の診断，データ解析などにおいて，研究仮説に合致する方向へバイアスが生じる危険があるからである．情報バイアスを防ぐために，**盲検化** blinding（または**遮蔽**《しゃへい》 masking）といって，割付けを知らせないように工夫する．知らせない範囲は，研究対象者，介入の担当者（医師など），検査測定や疾病診断の担当者，データ解析の担当者など，多岐に及ぶ．

無作為割付けが適切に行われると，介入群と対照群との間で基本特性（性，年齢，疾病リスクなど）は均等に分布し，介入を受けたかどうかが唯一の相違点となるので，第3の要因である交絡が入り込む余地はない．ここが RCT の優れた点である．そこで，統計解析は割付けを単位として行う（ITT，intention to treat 法）ことが基本である．

ⓒ RCT の例

1961（昭和36）年，米国のシャピロ S. Shapiro らは，ニューヨークのある健康保険（HIP，Health Insurance Plan of Greater New York）加入者のうち40～64歳までの女性約6万名を介入

表 3-9 研究デザインとエビデンス・レベル

研究デザイン	エビデンス・レベル
・複数のRCTのメタアナリシス	高い
・少なくとも1つのRCT	↑
・非ランダム化比較試験	
・コホート研究	
・症例対照研究	
・対照群のない介入研究(前後比較)	
・記述疫学研究・生態学的研究・横断研究	
・症例報告	↓
・専門家・権威者の意見	低い

群と対照群のいずれかに無作為に割付けた．介入群には，年に1回ずつ4年間，医師による乳房視触診とマンモグラフィ検査の機会が提供された．対照群には，従来通りの生活を続けるよう依頼した．追跡調査を10年間行ったところ，乳がん死亡者は介入群146名，対照群192名であり，乳がんの死亡率が介入群で24%減少した．これは統計学的にも有意であった．この研究は，がん検診の死亡率減少効果を世界ではじめて検証したRCTである．

ⓓ RCTのメタアナリシス

ある介入に関するRCTの結果がすべて一致するとは限らない．RCTの中には，研究対象者数が少ないために有意な結果にいたらない研究もある．これらの問題を解決するために，ある介入について過去に行われたRCTの中から信頼できるデータを収集・統合して統計解析することで，より信頼性の高い結果を求めることを**メタアナリシス**という．この手法が開発されてから，さまざまな予防・治療の効果が総合的かつ迅速に評価されるようになり，根拠に基づく医療**EBM, evidence-based medicine**でももっとも重要視されている．なお，メタアナリシスは，RCTをはじめとする介入研究だけでなく，観察研究でも幅広く行われている．

4 EBMとエビデンス・レベル

根拠に基づく医療とは，最新かつ最良の根拠(エビデンス)に基づいて臨床上の意思決定を行うことと定義される．1991(平成3)年にカナダのマクマスター大学の内科・臨床疫学グループにより提唱され，今では医療上のグローバル・スタンダードとなっている．さらに，根拠に基づく看護EBN, evidence-based nursingや根拠に基づく健康政策EBHP, evidence-based health policyなど，その考えは保健医療分野全体にひろがっている．

EBMの方法は以下の通りである．第1に目の前の患者が抱える問題(検査法や治療法の選択など)を定式化し，第2にその問題を解決するための情報(文献)を検索し，第3に得られた文献の批判的吟味(エビデンス・レベルや研究の質・インパクトの検証)を行い，第4に批判的吟味で得られた臨床上の結論を目の前の患者に適用できるかを判断する．

エビデンス・レベルは，研究デザインの種類に応じて階層化されている(**表3-9**)．

EBMの方法に基づいて，さまざまな臨床治療のガイドライン，保健医療政策や予防医学サービスの勧告が国内外で広く行われている．

ミニ・レポートの課題

❶ 疫学の歴史的業績を調べよう．
（イギリスのスノウ J. Snowがどのようにコレラを予防したかを調べよう．）

❷ 3-5-2-e-3（➡46頁）に紹介した症例対照研究では，非喫煙者に比べて，喫煙者では肺がんの発生リスクが男性で14.04倍，女性で2.47倍に増えていた．喫煙の影響が男女でこれほど異なることの要因について考えよう．

❸ 興味ある疾病について，47都道府県別の要因曝露量と年齢調整死亡率を調べ，散布図を書いてみよう．相関係数を計算し，それが統計学的に有意かどうか調べよう．

❹ 日本全国の数多くの地域を対象に，さまざまな研究組織の共同により行われているコホート研究として，JACC研究，JPHC研究，NIPPON DATA研究などがある．そのうち1つについて，研究期間，対象地域，対象者の数と特性，調査項目，対象となる疾病，追跡調査の方法，代表的な結果などを調べよう．

❺ ある要因曝露と疾病との関係（例：魚摂取と脳血管疾患）について，それを調査したコホート研究と症例対照研究の文献を1つずつ探してみよう．相対危険度とオッズ比がどの程度一致しているか（一致していないか）を調べ，その要因を考察しよう．

❻ 興味ある要因（例えば運動）について行われたRCTの文献を1つ探してみよう．またその概要をレポートしよう．

質的研究と量的研究

疫学研究は，数多くの対象者からデータを収集して数量化し，統計解析によりなんらかの結論を導くものである．その意味で，量的研究（定量的研究）と呼ばれることもある．

一方，質的研究と呼ばれる研究手法もある．それは，1人または少人数を対象に観察またはインタビューなどを行って，対象自身の主観を明らかにしたり，ある現象が生じる背景を考察したりする研究であり，定性的研究とも呼ばれる．その方法として，対象者を観察する事例研究（ケース・スタディ），対象となる場所を訪問するフィールド・スタディ，被験者本人に主観的な事柄を表現してもらうナラティブ・アプローチなどがある．質的研究は，心理学や文化人類学，看護学などで広く行われている．

質的研究と量的研究は，まったく視点が異なるものである．例えば，うつ病の治療を例にすると，量的研究は，さまざまな治療法の効果をランダム化比較試験により評価しようとする．一方，質的研究では，1人のうつ病患者を長期にわたって観察（対話）することにより，「どのような経験がきっかけとなって，うつ病の症状が改善したのか？」「うつ病が治るにともなって，本人の内面世界はどのように変わっていくのか？」といったことを明らかにしようとする．量的研究が「仮説検証型」であるのに対して，質的研究は「仮説生成型」である場合が多い．

量的研究は，できるだけバイアスの少ない集団を対象に妥当性・再現性の確認された方法で測定を行おうという点で，科学性・客観性を重視している．質的研究にはそのような配慮が少ないことに対する批判がある．一方，研究対象や仮説のすべてが数量化できるわけでなく，そこに質的研究の意義がある．その意味で，両者の間で優劣を論じるべきではなく，両方とも研究として必要なものである．

Chapter 4

疾病予防と健康管理

疾病の自然史 natural history of disease をまず理解しよう．発症前から最終的な予後までのその自然史の各段階に対応してさまざまな予防対策がある．また，人に対する健康管理だけでなく，保健・医療制度や健康指針などの整備，社会環境に対するアプローチなどの多様な予防対策がある．幅広い視野で疾病予防をとらえてみよう．

4-1 疾病リスクと予防医学

1 疾病の自然史と予防

疾病にはそれぞれ独自の自然史 natural history of disease がある．したがって，その予防方法もそれぞれ独自である．疾病を発生させる要因にはある種の共通性が認められる．基本的な予防の進め方を理解するために，**図 4-1** に疾病の自然史の進展過程と予防手段の適用時期の関係を模式的に示した．社会医学での疾病予防 disease prevention には，医学の目標としての健康の維持，発病の阻止の他に，発病してからも病気の悪化を防ぎ回復することや，疾病による苦痛や活動制限の除去までが含まれる．

2 疾病とリスク要因

一般に疾病発生のメカニズムの解説にはウィンスロー C. E. A. Winslow の提唱した多要因（原因）説が用いられる．彼は結核を例にあげ，健康障害の要因について解説している．一般に，結核菌の曝露のみではすべての人が結核の発症にいたるわけではなく，宿主《しゅくしゅ》の状態や菌の量，環境など多くの要因が発症に関与している．感染症では特定の外因（病原体）が発病に重要な役割を果たしている．健康を障害するものは大きく宿主要因（内因）と環境要因（外因）に分けられる．

一方，生活習慣病では，病気の要因は多岐にわたり，宿主の素因（内因）が疾病の発症や進展に影響し，また，要因の多くは非特異的で，日常的因子であるため予防対策も多様である．このような疾病の発生と強い関連が認められている要因は，それが疾病の原因である可能性が高いこ

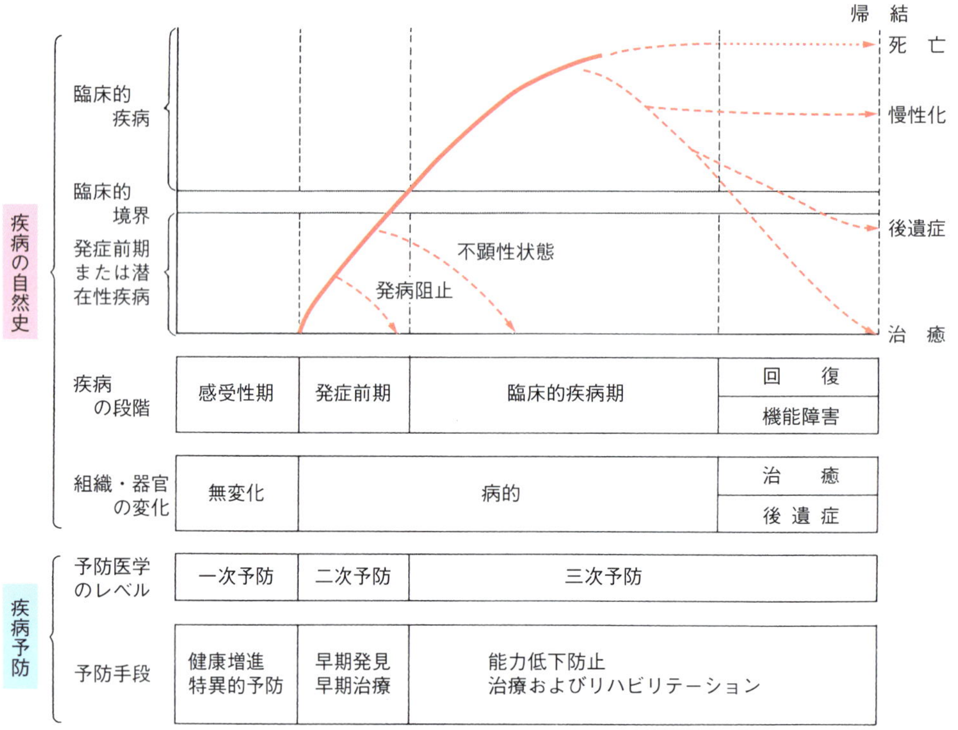

図 4-1 ● 疾病の自然史と予防手段の適用段階

[Mausner JS, Kramer S: Epidemiology-An Introductory Text, 2nd Ed., Saunders, 1985. を参考に作成]

とから危険因子やリスク要因 risk factor (➡31頁) といわれている．したがって，病気の予防には，それぞれのリスク要因を明らかにし，その要因を除去あるいは軽減するような対策がとられなければならない．

厚生労働省は2000 (平成12) 年に「21世紀における国民健康づくり運動 (健康日本21)」の基本方針を策定し*，生活習慣病の一次予防を主な目的にし，生活習慣の改善による予防医学の重要性を呼びかけている．「健康日本21」の主な目的は生活習慣病の一次予防 (次項参照) と健康寿命の延伸をはかることである (➡77頁，**表 4-11**)．

3 疾病予防の段階

前項でも述べたように，疾病の予防は発病の阻止だけではなく，健康と疾病状態の自然史的な見方の中で疾病の全過程にわたって実施されるものである．事故，自殺，がんなどによる早死の阻止や疾病からの早期の回復を目指した栄養指導，健康教育などを科学的根拠に基づき考えてい

* 2013 (平成25) 年から2022 (令和4) 年までについて健康日本21 (第二次) が実施されている．

表 4-1 ● 予防手段の適用段階

予防医学	予防手段	対策	具体例		
			脳卒中	がん	エイズ
一次予防	健康増進，健康教育	①健康教室・衛生教育 ②栄養に関する基準設定と食生活改善 ③適切な居住環境・レクリエーション・快適な労働条件の提供 ④遺伝相談	健康教育 （生活習慣病教室） 禁煙指導 栄養指導 （減塩指導，栄養のバランス，体重管理） 適切な運動	健康教育 （生活習慣病教室） 禁煙指導 栄養指導 （減塩指導，栄養のバランス，体重管理）	健康教育・性教育 生活指導・行動の変容 （コンドームの常用） 保健・医療機関でのHIV感染防止 献血者などのHIV抗体検査 感染妊婦の母子感染防止（管理分娩）
	特異的予防	①予防接種の活用 ②特定の感染症に対する個人衛生 ③環境衛生の改善 ④職業病予防 ⑤がん原性物質の除去・汚染防止	過労の防止 居住環境の改善 （浴室・トイレの改造・暖房）	個人衛生 公害防止 職業がんの予防 子宮頸がんに対するHPVワクチン	
二次予防	早期発見と早期治療	①個人および集団に対する患者発見の方法 ②スクリーニング・サーベイランス 〈目　的〉 a. 治療および疾病の進行予防 b. 合併症および後遺症の予防 c. 機能低下期間の短縮	〈循環器健診〉 血圧測定 心電図検査 など 〈治　療〉 高血圧の治療 高度集中医療 （ICU）	〈がん検診〉 胃がん検診 肺がん検診 など 〈早期治療〉 手術療法 放射線療法 化学療法	〈早期発見〉 ハイリスク者のHIV抗体検査など 〈早期治療〉 日和見感染の予防 専門医療施設の整備
三次予防	重症化予防のための適切な治療	①疾病の進行を阻止し，重症化を予防するための適切な治療 ②機能障害の進行を予防するための施設の提供	病院リハビリテーション（理学療法・作業療法・言語療法）	定期受診（再発および転移の防止）	感染者・患者・家族のQOLの向上，カウンセリングサービス，生活支援，血液製剤によるHIV感染者などに対する救済給付 社会的差別の回避と人権の擁護
	リハビリテーションによる社会復帰	①残存能力を最大限に利用できるような再訓練，教育するための病院や公共施設 ②社会復帰した人を雇用するための一般市民や企業への教育	総合リハビリテーション 雇用促進 在宅機能訓練 デイサービス 居住環境の改善	機能障害に対するリハビリテーション 手術後の欠損・障害に対する補装具の利用	

参考　Leavell HR, Clark EG：Preventive Medicine for the Doctor in His Community, 3rd Ed., McGraw-Hill, 1965. 注：原著では第四段階は二次予防に位置づけられている（著者ら改変）.

く学問体系を**予防医学** preventive medicine という．具体的には，**一次予防**，**二次予防**および**三次予防**と呼ばれ，それぞれの段階に適したいくつかの予防手段の適用が考えられる（**表 4-1**）.

ⓐ 一次予防 primary prevention

この段階では宿主の感受性を変え，感受性を持つ宿主への危険因子曝露を軽減することによって疾病の発生を未然に防止することを目的としている(とくに生活習慣病や感染症の予防において重要である). 一次予防の評価には罹患率が用いられる. 罹患率の低下は, 一次予防の活動が有効であったと評価される. その予防手段は以下のようである.

1) 健康増進 health promotion

積極的な健康状態を保持・増進することは一般的な疾病予防のもっとも基本的な段階である. そのためには家庭, 職場, 学校における予防衛生の知識の普及, 良好な生活環境, 適切な栄養摂取, 快適な衣服, 休養, 運動・休息施設などを確保する.

2) 健康教育 health education

単に保健・衛生の指導だけではなく, 性教育, 食育, 退職準備者の生活相談なども含まれる. さらに, メディアを通じた健康への自覚の促進も有効な手段といえる. 近年著しく増加している慢性疾患の予防には, 日頃の生活習慣の改善 life-style improvement が著しく効果的である.

3) 特異的予防 specific protection

一次予防の第二段階では病因の明らかな健康障害に対する病因対策が実施される. 感染症に対する予防接種や消毒, 薬の予防内服, 事故の防止対策, 職業病や公害による健康障害を防ぐための環境対策などがあげられる. とくに, 予防接種は感染症対策の中心的な役割を果たしている.

ⓑ 二次予防 secondary prevention

予防手段の第三段階では, 疾病の早期発見と早期治療 early detection and early treatment を行う. 健康診査は「健診」と「検診」に分けられる. 前者は健康づくりの観点から経時的に値を把握することが望ましい検査群であり, 後者はある疾患の存否を確認するための検査群である(➡58頁).

症状がまだあらわれない初期に発見することは, 治癒, 病期進展阻止, 合併症や機能障害の防止, 早死を防ぐことになり, 予防対策上の意義は大きい. 結核, 循環器疾患, がんなどの検診がこれにあたる. また, 特定健康診査(➡123頁)によってメタボリックシンドロームの対象者を抽出し改善をはかっている.

ⓒ 三次予防 tertiary prevention

発症した疾病の増悪を防止し, 機能障害を残さないように臨床的な対策を行う第四段階, および社会復帰をはかるためのリハビリテーション(第五段階)の2つの段階がある.

1) 重症化予防のための適切な治療

永久的な欠損や後遺症がまだ固定されていない状態にある場合に, 活動制限を最小にするための対策として, 合併症の予防をはかったり, さらなる重症化を食い止めるべく適切な治療を行う.

2) リハビリテーション rehabilitation

患者を社会生活に再び復帰させるためにできるだけ早期にリハビリテーションを開始することが必要である. その主な目的は, 障害者の残された能力を最大限に活用させ, ノーマライゼーションをはかることにある. リハビリテーションは, 医学的側面と同時に心理的・社会的側面および職業的側面を持っている. したがって専門職種の人々のチームワークを必要とする.

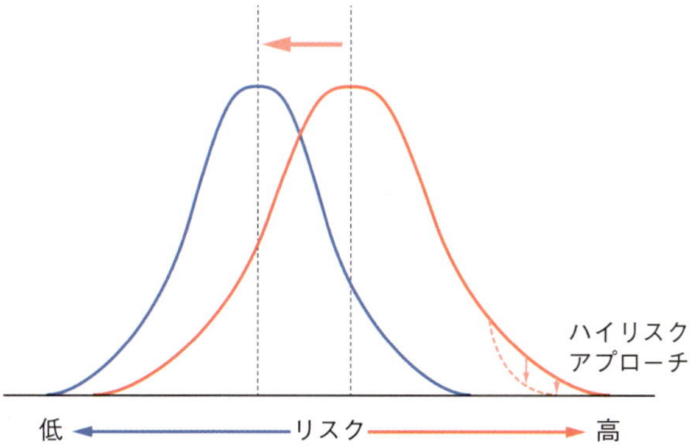

図4-2 ポピュレーションアプローチとハイリスクアプローチ

4 ポピュレーションアプローチとハイリスクアプローチ

ある集団に対する健康増進 health promotion と疾病予防 disease prevention を推進するための戦略的介入の方法として**ポピュレーションアプローチ** population approach と**ハイリスクアプローチ** high risk approach があり，両方のアプローチを適切に実施することで集団の健康増進と疾病予防の効果をもたらし得る．健康日本21の意義を国民全体で共有し効率的に推進するために，ポピュレーションアプローチが基本的概念として生かされている．

1）ポピュレーションアプローチ

集団全体に対して健康障害へのリスク要因の低下をはかる方法である（**図4-2**）．受動喫煙の制限，禁止に向けた社会環境の整備（法制度を含む），地域・職域・行政が一体となった食習慣の改善（減塩，野菜の摂取など）や歩数の増加に向けた取り組み（公共交通機関の整備，歩きやすい街づくりなど）などがある．集団全体への早い段階からのアプローチにより影響量も大きくなり，多くの人々の健康増進や疾病予防に寄与し得るという利点があるが，不十分な介入では健康格差を拡大させるというリスクもある．

2）ハイリスクアプローチ

健診などにより健康障害への高いリスク要因を持つ個人を抽出し治療や生活習慣の改善指導などの具体的な介入により疾病予防をはかる方法である（**図4-2**）．例えば，禁煙指導を行ったり，高血圧患者に塩分制限や生活習慣改善指導，適切な降圧療法などを行ったりする．一般的に，この方法はハイリスク集団に対して健康障害への進行や流行拡大を抑制する効果があるが，集団全体への影響は限定的であり，コストも大きいという欠点もある．

4-2 健康管理

1 健康管理とその発展

健康を保持・増進し，疾病を予防し，すでに発病している場合には早期発見・治療し，適切なリハビリテーションを行って，生活の質（QOL）を確保するという合理的活動が健康管理であるといえよう．

鳥類やほ乳類の行動を観察すると，毛づくろい，水浴，害虫とりなどにかなりの生活時間をさいていることがわかる．これは狭い意味の保健行動であり，これによって，自分あるいは相手の健康を保つことに寄与している．広い意味の保健行動には，適当な餌を探索すること，自らあるいは仲間と一緒に食べること，休息・睡眠・遊びなどが含まれよう．

人間の場合はどうであろうか．自分で自分の健康に注意して，食べ物，休息，運動，清潔保持，ストレスの解消などを適切にとり行うことは，普通よくみられる．これは，健康の自己管理（**セルフ・ケア** self-care または**セルフ・コントロール** self-control）である．

さらに，夫婦・親子がお互いに，暑さ寒さへの対処の仕方，よい生活習慣の維持，異常の早期発見などを注意深く行うことも普通にみられる．これは**家庭保健** family health である．

社会（共同体）の中ではどうであろうか．有史以前から人間の社会は病人あるいは病気という出来事に対処するようさまざまに工夫してきた．個々の病気が何故どのようにして起こるのかについての説明の体系をどの社会も持っている．例えば，先祖のたたりとか，誰々の呪いのためというような類《たぐい》である．そしてその**説明体系**に沿った，例えば，加持祈禱《かじきとう》や伝統的生薬《しょうやく》の使用などで病気や病人に対処するのである（➡9頁）．

現代の日本では，健康と病気の説明体系は主として近代西洋医学のそれであり，これに基づいて病人や病気への対処がなされる．現在の社会には現代医学を中心に一定の専門的教育訓練を受けたさまざまな保健医療福祉関係者が専門分化して存在している．彼らはそれぞれの免許・資格を社会的に与えられて，一定の保健医療制度の下で，その専門知識を生かして説明する仕組みに発展した（➡14頁）．これが現代の保健・医療・福祉サービスである（**図4-3**，**表4-2**）．

2 健康管理のスペクトラムと活動の構成

健康管理は幅広いスペクトラムをもち，大きく「1．健康を保持・増進するための活動」と「2．健康破綻からの回復および QOL の確保」に分けられる．勝沼晴雄が提案した内容を一部変えて示したのが**表4-2**である．

狭義の健康管理の内容は，健康の保持・増進 health promotion，疾病・災害予防 disease and accident prevention，健康相談 health counseling，健康教育 health education，健康診断 health examination であり，**表4-2**の「1．健康を保持・増進するための活動」である．

健康診査は，大きく「**健診**」と「**検診**」に分けられる．健診は，必ずしも特定の疾患自体を確認

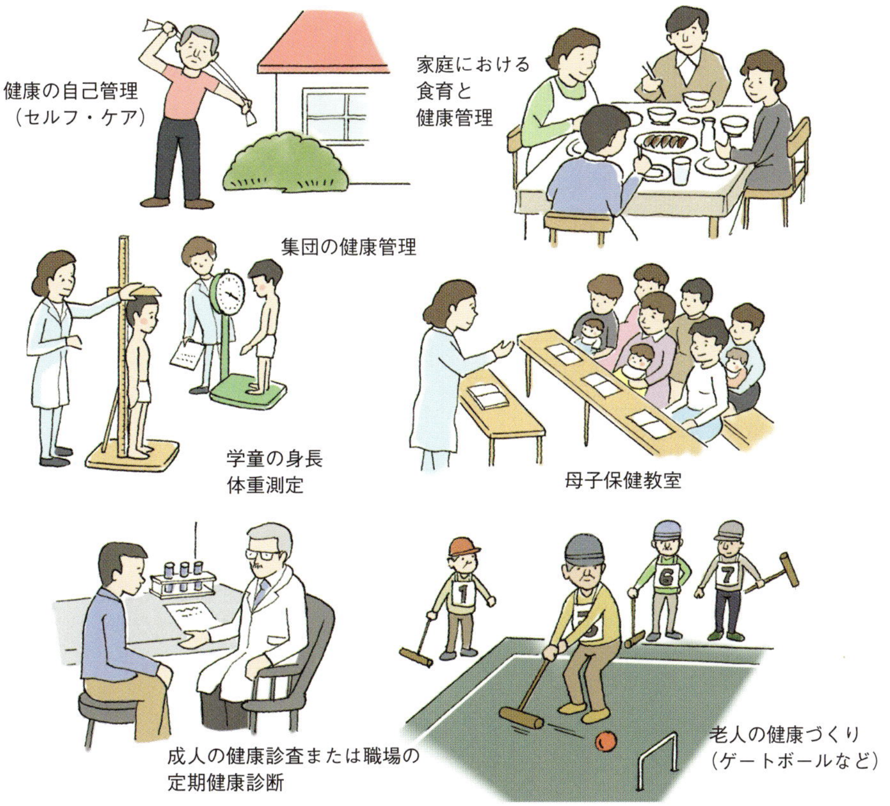

図 4-3 さまざまな健康管理活動

表 4-2 健康管理のスペクトラム——総合保健あるいは包括医療の構成

1. 健康を保持・増進するための活動	健康の保持・増進(health promotion) 疾病・災害予防 (disease and accident prevention) 健康相談(health counseling) 健康教育(health education) 健康診断(health examination)	
	救急処置(first aid) 疾病管理(disease control) 臨床的診断・治療 (clinical diagnosis and therapy) リハビリテーション(rehabilitation) ターミナルケア(terminal care)	2. 健康破綻からの回復および生活の質 QOL, quality of life*の確保

*簡単には,「生きがい」のこと. 毎日の生活の中での情緒的, 知的および生活環境・文化面での満足度をいう.

するものではないが, 健康づくりの観点から経時的に値を把握することが望ましい検査群であり, 健診の結果, 異常がないとしても行動変容につなげる狙いがある. 検診は, 主に特定の疾患自体を確認するための検査群であり, 検診の結果, 異常がなければ次の検診まで経過観察を行うことが多いものである. なお, 健康診断と健康診査の内容については違いはないが, 労働安全衛

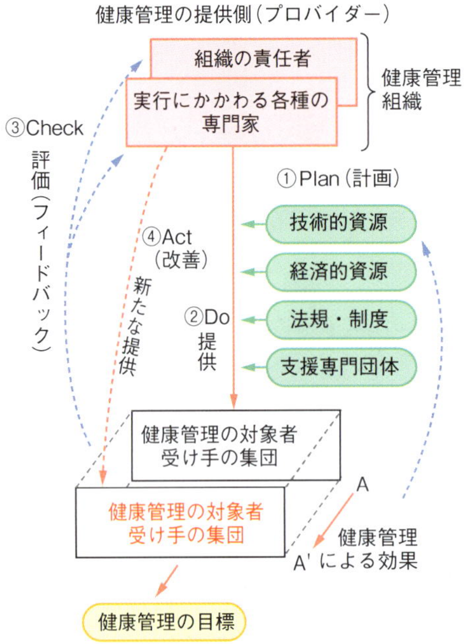

図 4-4 健康管理活動の PDCA (Plan-Do-Check-Act) サイクル

生法では前者が，また健康増進法および高齢者の医療の確保に関する法律では後者が使用されており，特に高齢者の医療の確保に関する法律ではメタボリックシンドローム対策として「特定健康診査」という用語が使用されている．

健康破綻からの回復および生活の質(QOL ➡ 342 頁)の確保(**表 4-2** の 2)は，救急処置 first aid，疾病管理 disease control，臨床的診断・治療 clinical diagnosis and therapy，リハビリテーション rehabilitation，ターミナルケア terminal care であり，病院や診療所を訪れる患者一人ひとりについての診療活動がその中心である．

健康管理の「1．健康を保持・増進するための活動」ではいわゆる健康な人々を，その生活の場(地域，学校，職場など)において集団として扱うことが中心となる．

健康管理は，これを受ける対象者(集団)，管理を行う者(提供側 provider)，管理のために使われるさまざまな技術と資源，管理目標，管理制度などから構成される．健康管理を行う側の活動を健康管理活動という．これらの関係を**図 4-4** に示す．

健康管理活動は，**図 4-4** に示された PDCA (Plan-Do-Check-Act) サイクルに沿って行われる．① Plan (計画) は，健康管理というヘルス・サービスの提供者 (プロバイダー) が一定の組織をつくり，法律や制度の支え (例えば学校保健安全法) をもとに，必要な保健医療技術，機器，お金などの資源を健康管理の対象者 (消費者 consumer) に適用する活動計画を策定することである．② Do (実行) は，その計画を実施してヘルス・サービスを対象者に対して提供する．③ Check (評価) は，保健管理活動による効果がその目標に照らしてどうであったかの評価を行うことであり，プロバイダー側にフィードバックして計画の④ Act (改善) をはかり，新たな活動計画を策定し，実施する．

表4-3 スクリーニング検査の条件

1. 当該疾患の罹患率，死亡率が高く，公衆衛生上の重要な健康問題であること.
2. 当該疾患を早期発見することの意義が高いこと.
3. スクリーニング検査の診断精度(感度，特異度，的中度)が高いこと.
4. 検査方法が安全で受け入れ易いものであること.
5. 検査の費用—効果のバランスがとれていること.
6. 陽性者に対するフォローシステムが確立していること.

③ スクリーニング検査 screening test

ⓐ スクリーニング検査の意義

スクリーニング検査の**スクリーニング** screeningとは，目的とする疾患の疑いのある者を一定の検査項目によって選び出す(ふるい分ける)ことをいう．スクリーニング検査で取り上げられる検査項目は目的とする疾病を正確に再現性よくふるい分けるもので，しかも安く簡便な負担の少ない方法であることが望ましい．これらの特性を，順に，**妥当性** validity，**信頼性** reliabilityおよび**簡便性** simplicityという．これらも含め，スクリーニング検査を行う条件を**表4-3**に示す.

スクリーニング検査は，有病者の発見だけでなく，その対象集団の健康上の情報を集め，集団の健康の程度や問題点を明らかにする活動でもある.

ⓑ カットオフ値・感度・特異度

ある検査項目のどの値でふるい分けるかによって陽性と陰性が変わってくる．検査のこの値(水準)を**ふるい分け水準** screening levelあるいは**カットオフ値** cut-off pointという．**表4-4**に示すように疾病ありのものを陽性とする率を**感度** sensitivity，疾病なしの者を陰性とする率を**特異度** specificityという．**図4-5**のふるい分け水準(カットオフ値)をさまざまに設定(左右に移動)することにより感度，特異度が変化する.

ⓒ ROC分析

ふるい分け水準(カットオフ値)を変えることによって感度と特異度を変化させ，スクリーニングに最適なふるい分け水準(カットオフ値)を決定する手法としてROC分析がある．感度と特異度はトレードオフ(交換条件：一方を上げると他方が下がる)の関係にあるため，一方だけを指標とする検討は意味がない．両者を同時に分析変数とする方法がROC分析である．**図4-6**のようにふるい分け水準(カットオフ値)を①，②，③のように変化させ，感度と偽陽性率(1－特異度)を用いて**図4-7**を作成する．グラフ左上のポイント(0, 1)，すなわち，1－特異度が0で感度が1のポイントにもっとも近いふるい分け水準(カットオフ値)が最適である.

また，診断用テストなど複数の検査法の精度を比較するときには，それぞれのROC曲線を描き，各々の曲線以下の面積(AUC, area under the curve)を比較して有意性の検定を行う.

ⓓ 検査後確率・尤度比

感度と特異度を組み合わせることによって検査の有用性を示す総合的な2指標，**検査後確率** posttest probabilityと**尤度比**《ゆうどひ》 likelihood ratioを求めることができる．検査を行う前に訴えや症状などから疾患ありと予想される確率を検査前確率 pretest probabilityというが，検査前確率から

表 4-4 スクリーニング検査の有効性を示す 4 つのカテゴリー

スクリーニングの検査成績計	疾病の有無		計
	あり	なし	
陽性(+)	a 人 (真陽性．TP)	b 人 (偽陽性．FP)	$a+b$ 人 (スクリーニング陽性者)
陰性(−)	c 人 (偽陰性．FN)	d 人 (真陰性．TN)	$c+d$ 人 (スクリーニング陰性者)
計	$a+c$ 人 (疾病ありの者)	$b+d$ 人 (疾病なしの者)	$a+b+c+d$ 人 (ある集団全体)

(1) 感度 sensitivity (true positive rate) = $\frac{a}{a+c}$

(2) 特異度 specificity (true negative rate) = $\frac{d}{b+d}$

(3) 偽陰性率 false negative rate = 1 − 感度 = $\frac{c}{a+c}$

(4) 偽陽性率 false positive rate = 1 − 特異度 = $\frac{b}{b+d}$

(5) 適中度 P. V., predictive value

P.V. (+) 陽性反応適中度 = $\frac{a}{a+b}$

P.V. (−) 陰性反応適中度 = $\frac{d}{c+d}$

(1) ある集団の血糖値を測ったところこのように分布していた

(2) 上の分布は理論的に，糖尿病でない者と少数の糖尿病ありの者との混合集団であったとみなされる

(3) そこである血糖値(ふるい分け水準)でこの集団を分けたとする(山の線が重なるので，右の山を上下ひっくり返した)

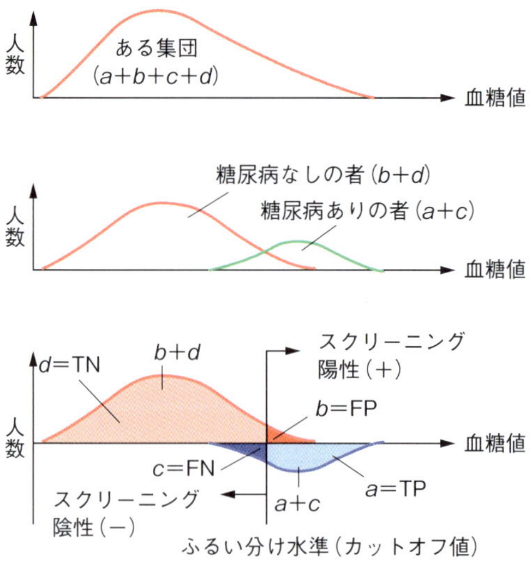

図 4-5 糖尿病スクリーニング検査で，血糖値によって分けられるカテゴリーを示す

注) 表 4-4 のカテゴリーや記号と対応する．

[鈴木庄亮 (監)，辻 一郎，小山 洋 (編)：シンプル衛生公衆衛生学 2020，南江堂，2020]

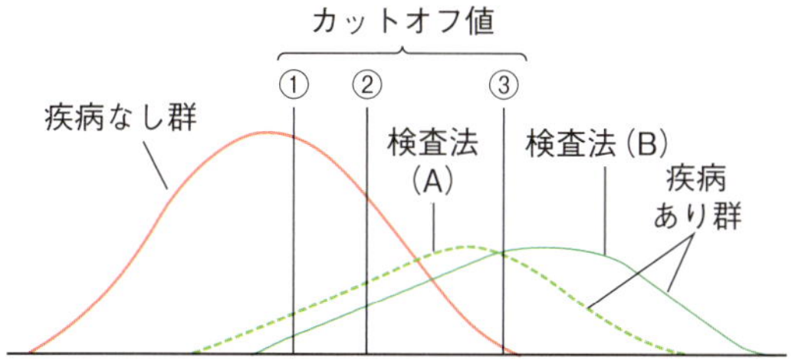

図 4-6 2つの検査法 (A) と (B) による疾病のスクリーニングの比較

ある疾病をスクリーニングする目的でそのための2種類の検査法 (A) と (B) を用いて検査結果の分布を調べた. 検査法 (B) のほうがよく分離している.

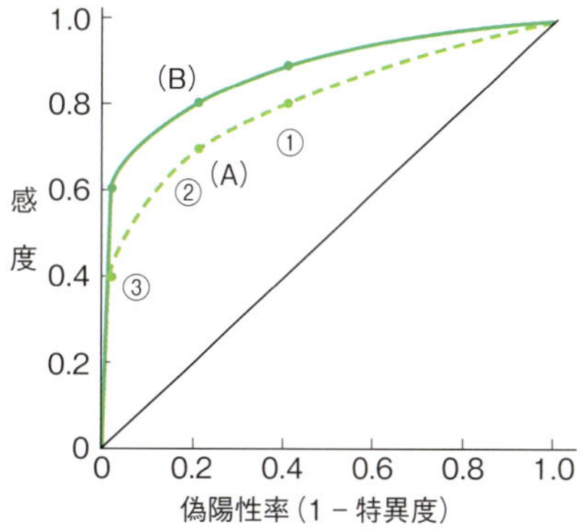

図 4-7 2つの検査法 (A) と (B) の ROC 曲線

3つのカットオフ値での感度と偽陽性率を計算してプロットした.

感度と特異度をもとに陽性反応適中度を推計することができる. これを検査後確率といい, 検査によって正確に診断できる確率が検査前確率と比較し, どの程度改善するかをみる. また, 尤度比は感度と特異度から以下の式で求められる. 疾病ありの者が疾病なしの者に比べその検査でどれくらい陽性と判定されやすいかを示したもので, 高いほどその検査が実用的であることを示す.

$$検査後確率 = \frac{検査前確率 \times 感度}{検査前確率 \times 感度 + (1 - 検査前確率) \times (1 - 特異度)}$$

$$= 陽性反応適中度 = \frac{a}{a+b}$$

$$尤度比 = \frac{感度}{1 - 特異度} = \frac{疾病ありで陽性となる確率}{疾病なしで陽性となる確率} = \frac{a/(a+c)}{b/(b+d)}$$

スクリーニング陽性の者に対しては, 次のステップとして, 再検査, 精密検査, 健康相談, 経過観察, 要治療などの医学的措置がなされる. この措置と並行して, 必要に応じ活動制限, 休業, 生活指導, 入院などの生活上の規制措置がなされる. 適当な医療機関を紹介したあとも, その機関と密接な関係を保ちつつ経過観察をする必要がある. その理由は, いずれ本人が生活の場に戻ってからも継続的に職業的あるいは社会的リハビリテーションを必要とするからである. 先に述べた健康管理のスペクトラム (➡表 4-2) はある個人にとっては連続したものなのである.

4 健康管理の技法

健康管理に使われる技法は, 大きく①医学心理学的技法, ②管理的技法, および ③社会的技法の3つに分けられよう.

医学心理学的技法は, 身長, 体重, 腹囲などの測定, 診察 (問診, 打聴診など), 運動機能, 栄養状態, 視聴覚, 精神神経機能, 呼吸循環機能などに関する検査・測定である.

管理的技法には, 医学心理学的技法の適用で得られた測定値の正常・異常の評価が含まれる.

正常（あるいは基準）・異常の決め方には2通りあり，多数の健常者の検査値の分布を用いて平均値を中心に95%の範囲を基準域とするもの，疫学調査の結果に基づいて疾患の発症リスクの増加がみられる値（域）を異常とするものがある．

集団の測定値集合について，度数分布，平均値と標準偏差値・最頻値・中央値などの統計的パラメータが算出され，他の集団あるいは同一集団の過去のデータとの比較が行われる．

このような統計処理技法に加えて，健康管理データの処理あるいは管理のシステムも大集団の場合や継続的管理の場合にはとくに重要となる．

集団の健康管理データの処理とならんで，個人の健康管理データの継続的観察も重要である．

管理的技法のうちには，例えば集団検診受診者の受付から終了して帰路につくまでの検診の流れをいかにスムーズに効率よくするかという検診効率の検討や，投入した費用や労力と検診効果とのかね合いをみる**費用効果分析** cost-effectiveness analysisなどがある．

社会的技法は，受診率向上のために地域社会に働きかける方法や健康教育の効果判定方法などである．地域において人材育成を行い健康管理を進めていく技法もある．民生委員や食生活改善推進員，自殺防止のためのゲートキーパーやがん相談のためのピアサポーターの養成などが行われている．また，社会環境へのアプローチ方法としては，サイクリングロードや運動公園を整備して健康の保持・増進に役立てるというような方法も重要である（➡115頁）．

5 健康管理の今後

日本において集団を対象とした健康管理が意識的に取り上げられたのは過去の軍隊であったことはよく知られる．強い軍隊にしておくためには，兵士集団の栄養失調や結核のまん延に対して一定の専門的な対策を必要とした．兵士個人でできることには限界があるからである（➡31頁）．

急性・慢性感染症や栄養失調の問題から，生活習慣病，心の健康，事故・少子化対策が最重要な保健医療のテーマとなり，物や情報のあふれた豊かな社会となった現在の日本の健康管理では次のことが強調されてよいであろう．すなわち，

①生活習慣病は，日常生活のあり方，ライフスタイルが重要である．

②食事，運動，活動量の調整，ストレス，家族関係，飲酒・喫煙習慣，意欲等々のライフスタイルを改善し，生活に根付かせなければならない．

③そのためには，健診結果を生かし，食品などの正しい情報を伝え，学習し，問題解決能力を高め，あるいはそれらを生活の中に根付かせる働きかけ（保健指導・教育）が重要となる．

④そして，地域社会全体で健康的な生活習慣が実行しやすいような社会環境の整備を進めていくことが大切である．

4-3 健康増進

ある行動を勧めて，人々をより健康のほうにもっていくのが「**健康増進** health promotion」で

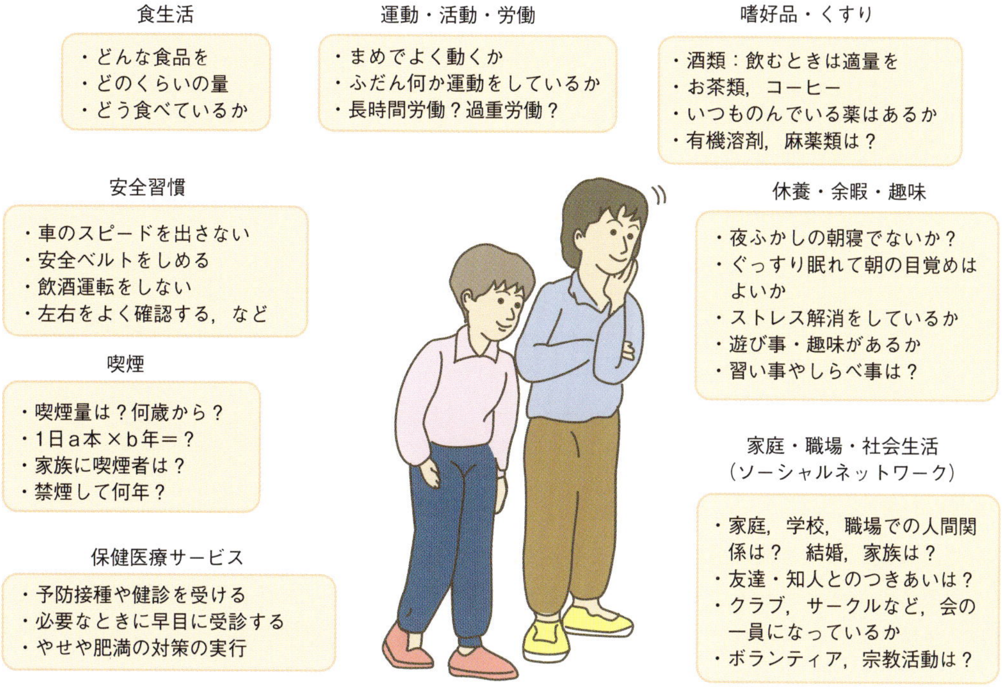
食生活
・どんな食品を
・どのくらいの量
・どう食べているか
運動・活動・労働
・まめでよく動くか
・ふだん何か運動をしているか
・長時間労働？過重労働？
嗜好品・くすり
・酒類：飲むときは適量を
・お茶類，コーヒー
・いつものんでいる薬はあるか
・有機溶剤，麻薬類は？
安全習慣
・車のスピードを出さない
・安全ベルトをしめる
・飲酒運転をしない
・左右をよく確認する，など
休養・余暇・趣味
・夜ふかしの朝寝でないか？
・ぐっすり眠れて朝の目覚めはよいか
・ストレス解消をしているか
・遊び事・趣味があるか
・習い事やしらべ事は？
喫煙
・喫煙量は？何歳から？
・1日a本×b年＝？
・家族に喫煙者は？
・禁煙して何年？
家庭・職場・社会生活
（ソーシャルネットワーク）
・家庭，学校，職場での人間関係は？　結婚，家族は？
・友達・知人とのつきあいは？
・クラブ，サークルなど，会の一員になっているか
・ボランティア，宗教活動は？
保健医療サービス
・予防接種や健診を受ける
・必要なときに早目に受診する
・やせや肥満の対策の実行

図 4-8 ● 健康増進に関係あるライフスタイルの構成要素（鈴木庄亮原図）
［鈴木庄亮（監），辻　一郎，小山　洋（編）：シンプル衛生公衆衛生学2020，南江堂，2020］

ある．「健康づくり」と同じである．健康増進の行動は，結果的に「疾病予防 disease prevention」になる場合が多い．一，二，三次予防のうち，一次予防が中心である．

国際的には，1986（昭和61）年カナダのオタワで「第1回健康づくり国際会議」が開かれ，各国政府が保健政策を策定・実行することを勧告した「オタワ憲章 Ottawa Charter」が採択された．

日本では，高血圧や肥満，糖尿病，がんなどの生活習慣病の一次予防や高齢者の増加への対応として，それまでの栄養改善法を廃止して，2002（平成14）年に健康増進法を発足させた．これに伴い老人保健法に基づく健康診断事業も廃止され，高齢者医療確保法に基づく特定健診が開始された．

健康増進法は，国民は生涯にわたって健康の増進に努めなければならない（義務）と規定し，国や地方自治体，健康保険者，医療機関に，国民の健康増進を支援する計画策定と実行を課している．また同法は受動喫煙対策も含んでいる．

健康増進の中心課題となるライフスタイルは，栄養と食生活，身体活動と運動，適正飲酒，喫煙，休養・メンタルヘルスなどである（**図 4-8**）．

1 ライフスタイルとその改善

ライフスタイル life style，life-style，lifestyle．ライフスタイルはここでは健康と関連づけら

表 4-5 ●生活習慣病予防のための「9つの健康習慣」(BMI*，2006)

1. 喫煙をしない(B，M)
2. 過度の飲酒をしない(B，M)
3. 毎日朝食を食べる(B，M)；間食をしない(B)；栄養バランスを考えて食事する(M)
4. 適度な睡眠時間(B)；毎日7～8時間眠る(M)
5. 定期的にかなり激しい運動をする(B)；身体運動・スポーツを定期的に行う(M)
6. 毎日平均9時間以下の労働にとどめる(M)
7. 適正体重を維持する(B)
8. 自覚的ストレス量を多くしない(M)
9. 家族をはじめ，対人関係網を広くしっかり持つ(B，I)

5. の運動について肥満対策としては相当の運動量が必要であるが，心身の健康増進のためならやせの者も含めて1日10分程度のラジオ体操など軽い運動も効果があることが最近わかってきた(➡ **図4-13**).

*BMI：Breslow-Morimoto-Iwasaki，ブレスロウ，森本兼嚢《かねひさ》，岩崎　基，2006(鈴木庄亮作成)
[鈴木庄亮(監)，辻　一郎，小山　洋(編)：シンプル衛生公衆衛生学2020，南江堂，2020]

れる生活様式や生活習慣の意味で使うことにしよう．疾病予防や健康増進のために，ライフスタイルの改善が必要とされるようになったのは，乳幼児期から中年期の生活習慣の積み重ねが成人期にさまざまな生活習慣病としてあらわれてくるからである．生活習慣病や老年の健康状態はライフスタイルによって大部分決定されるのである．

ライフスタイルの要素は上に記した事項も含め**図4-8**のようであろう．

生活習慣病の予防のための主な生活習慣の検討が1950年代から米国のアラメダ郡疫学調査で開始され，「ブレスロウの7つの健康習慣」が広まった(N. B. Belloc & J. Breslow, 1972)．これらはその後日本に合うように改善が検討され「森本の8つの健康習慣」として実験結果の証拠とともに提案された(K. Morimoto, 1990 & 1993)．アラメダ郡疫学調査は対人関係網(ソーシャルネットワーク，➡76頁)がしっかりしている人は，病気にかかりにくいことを証明し(L. F. Berkman & J. Breslow, 1973)，このことは日本でも1990年代からの中年者の地域住民の疫学調査でも明らかにされた(M. Iwasaki, 2002)．以上の論文から合計9つの健康習慣としてまとめたものを**表4-5**に示す．

② 栄養と食事

栄養 nutritionの「栄」は健康状態がよいことを意味し，「養」は食生活を意味するといわれる．栄養とは食生活を通じて健康を保持増進することといえよう．

食品 foodsに含まれる，ヒトの生命と活動を維持する化学的成分を**栄養素** nutrientsという．**三大栄養素**は，炭水化物(糖質)，蛋白質，脂質(脂肪)をいう．五大栄養素はこれらにミネラルとビタミンを加えたものをいう．水と食物繊維も必要な栄養素である．

三大栄養素は，身体をつくり，活動のエネルギー(熱量)の元になる．栄養学ではエネルギーの単位を**カロリー** calorie, calで表す．普通1カロリーは1大カロリー Cal(＝キロカロリー kcal)のことである．ヒトが必要とするエネルギーは，個人の体格と活動量によって決まる．軽い活動量の成人男女では1日それぞれおよそ2,100と1,700 kcalである．

国は2005（平成17）年より「日本人の食事摂取基準」として，食事からのエネルギーと五大栄養素の摂取量について，不足も過剰も，偏りもなく，健康を保持増進できる目安となる基準の量を示している．この基準の対象は健康な個人とその集団である（ただし，生活習慣病やフレイル（➡320頁）の危険因子を有していてもおおむね自立した日常生活を営んでいる者とその集団は含まれる）．また，ライフステージでは妊婦・授乳婦，乳児・小児，成人，高齢者のそれぞれで基準が示されている．

1回の食事は，主食，主菜，副菜，果物，飲み物などから構成される．食品は植物を主に，動物性食品も必要である．食べる食品の種類が多いと摂取栄養素の偏りが少くなる．ごはん1杯，魚1切れ，野菜炒め1皿，みかん1個など1回の食事に出されて消費される量を1 SV，サービング servingといい，1つ，2つ，3つと数える（➡「食事バランスガイド」2005年，後述）．

今の日本では普通は朝・昼・夕の1日3回食事をする．仕事や生活習慣で夜遅く夕食をとったり，朝食抜きの人も少なくない．日本人で朝食をとらない人は，中年男女で約15％であるが，20歳代では約30％と高い．日中適度に体を動かし，スマートフォンなどで夜更かし（夜型）せずに早寝早起き（朝型）をして，朝食を必ずとるようにする．そうすれば遅刻もせず，朝から勉強や仕事がはかどる．朝型の人は，元気で積極的で，うつ病，不安神経症などになりにくい．

3 食生活

食生活は，民族ごとにそれぞれの伝統的な様式と内容を持っている．アジアモンスーン地域の稲作農耕民と，中東から欧州にかけての小麦栽培と牧畜・畜産の民族など，それぞれの自然生態系をうまく取り込んだ，特色のある伝統的食生活（**食の生態**）を成り立たせてきた．

ヒトの労働と自然利用の技術を自然生態系に投入して，食料 foodsを得て，それを加工，保存あるいは調理して料理 dishesとし，家族で食事をする．「食文化」はこれらの要素から成り立つ．

近代化によって，冷蔵庫が普及したり，加工食品や輸入食品が手軽に手に入るようになると伝統的な食生活は急激に変化する．

食生活の変化によって，人々の健康状態も変化する．戦後の50年間に日本人の身長はより若い年齢で急に伸び，それまでより平均値で10 cmも大きくなった．最近では，20歳代女性のやせ過ぎと中年男性の肥満が解決されるべき課題である（**図4-9**）．胃がんの発生率は1/2以下に減少し，脳卒中の年齢調整死亡率は1965（昭和40）年頃をピークに，最近では1/4以下に減少した．これらは，教育・健診・医療の寄与に加えて社会環境の変化（冷蔵庫や流通の普及など）があり，日本人の低蛋白質，高炭水化物，高食塩に偏った食事が改善されたことによる．

栄養の偏りを集団的に明らかにし，改善するために栄養教育を行ったり実践したりする分野を公衆栄養 public nutritionという．食生活を変えることによって，ある種の疾病を予防し，進んで健康を増進させることは，個人としても重要であるし，多くの国で政策としても行われている．

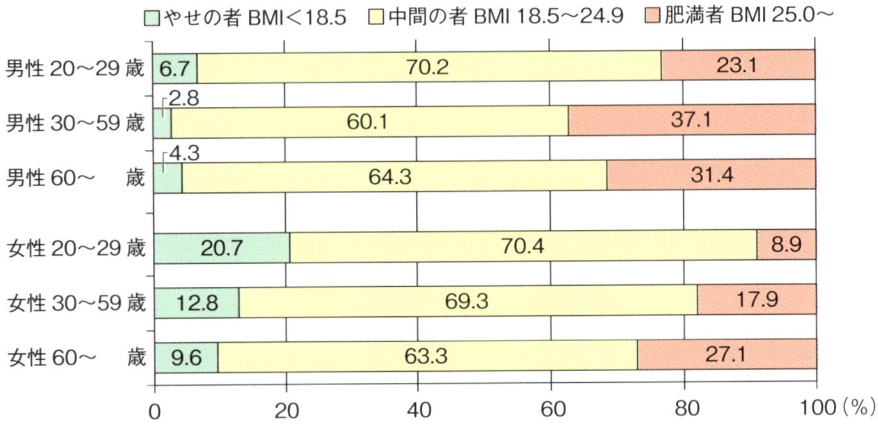

図 4-9 日本人の肥満者とやせの者の性・年齢層別の割合

中年の男性の肥満と若い女性のやせが問題である．肥満もやせも死亡リスクが大きい（➡ 83 頁コラム）．

資料 厚生労働省：「令和元年国民健康・栄養調査」，2021．

4 公衆栄養と行政の取り組み

ⓐ 国民健康・栄養調査と健康増進法

第二次世界大戦後の食料の窮乏からようやく脱した1952（昭和27）年，全国民の肥満・高血圧や栄養素摂取量などについて調査（国民健康・栄養調査）を行い，それに基づいて栄養を改善することを目的に栄養改善法がつくられ，大きな役割を果たした．現在は健康増進法に基づき，国民健康・栄養調査として毎年実施されている．

ⓑ 食育基本法

生活習慣病の予防や健康の維持増進には，毎日の食事や栄養について個人が主体的に学習し判断することが重要である．若い女性のやせ，中年男性の肥満，糖尿病などの予防，安全な食品確保のうえで，個人の適切な意思決定と行動を支援するために，国は2005（平成17）年に**食育基本法**を制定した．これに基づいて**食育推進基本計画**がつくられ，家庭と学校における食育，保健所による食育，地域における食生活改善と食育の推進政策が新たに出発することになった．日本では栄養改善法の時代から行政に食生活指導員が任命され，全国の地域ごとに計17万人の**食生活改善推進員**がいて，国民栄養の実践と食育の土台を支えている．

ⓒ 食生活指針と食事バランスガイド

生活習慣病の予防をめざした食生活の改善推進のために，2000（平成12）年に厚生労働省，農林水産省，文部科学省の3省の連携により国民の「**食生活指針**」が策定され，その推進が閣議決定された．食生活指針を実行するために，具体的に何をどれだけ食べればよいかをイラストで示した「**食事バランスガイド**」［2005（平成17）年］が出された（**図 4-10**）．

食事バランスガイドは，対象者の年齢と活動度に応じて，何をどれだけ食べるかを料理で示したもので，5つの料理グループが「コマ」を形成している．コマの上から，主食，副菜，主菜，

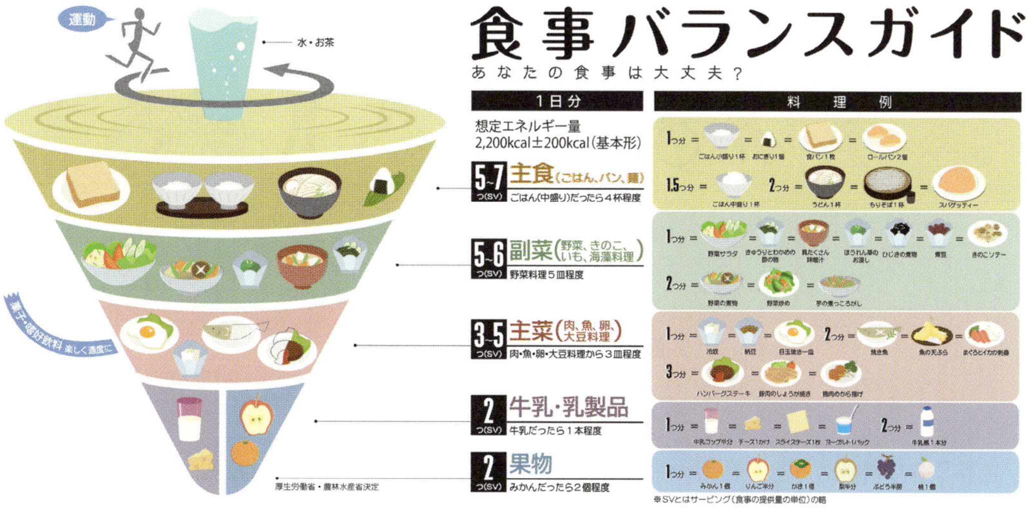

図4-10●食事バランスガイド

［農林水産省，https://www.maff.go.jp/j/balance_guide/（2023年1月アクセス）より引用］

牛乳・乳製品，果物となっており，上にあるグループほど，しっかり食べる必要がある．このガイドでは，どれだけ食べるかを「つ（サービング：SV）」で表現している．**図4-10**の右側は，1日の摂取カロリーが2,200＋200 kcalを想定した料理例を示している．主食1つ（SV）は主材料に由来する炭水化物約40 g，副菜1つ（SV）は主材料の重量約70 g，主菜1つ（SV）は主材料に由来する蛋白質約6 g，牛乳・乳製品1つ（SV）は主材料に由来するカルシウム約100 mg，果物1つ（SV）は主材料の重量約100 gに相当する．

ⓓ 栄養と食事の専門職

健康増進法，食育基本法などの効果的な施行のためには，栄養と食事の専門職者が欠かせない．これらは**管理栄養士**（約26万人），**栄養士**（約113万人），**調理師**（約390万人）であり，国などによる免許制になっている．食生活改善推進員は一定の講習の受講で認定される資格である．

ⓔ 21世紀の国民健康づくり運動（健康日本21）

2000（平成12）年当時の厚生省が開始した10年計画の運動で，後の2002（平成14）年の健康増進法による国の対策として続いている（➡77頁）．この中の「栄養・食生活」では，食塩の摂取量を減らし，野菜と果物の摂取量を増やすよう勧告している．その目的は肥満，糖尿病，高血圧などを予防するためであり，摂取量の目標を決めて取り組んでいる．

5 身体活動・運動

厚生労働省「健康づくりのための身体活動基準2013」において，身体活動・運動・生活活動は以下のとおりに定義された．

・身体活動：安静にしている状態より多くのエネルギーを消費するすべての動作のこと．

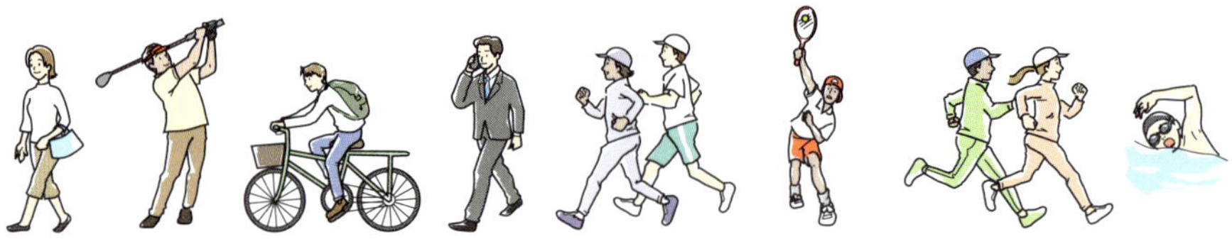

	普通歩行	ゴルフ	自転車（軽い負荷）	速歩	軽いジョギング	テニス（シングルス）	ランニング	水泳
強度（メッツ）	3.0	3.5	4.0	4.0	6.0	7.0	8.0	8.0

図4-11 各身体活動のメッツ

［厚生労働省：健康づくりのための身体活動基準2013より引用］

・運動：身体活動のうち，体力の維持・向上を目的として計画的・意図的に実施し，継続性のある活動．例えばジムなどで行われるトレーニング，テニスやサッカーなどのスポーツ，余暇時間の散歩や活発な趣味などである．

・生活活動：身体活動のうち，日常生活における労働，家事，通勤・通学など．例えば，買い物や家事，子供と屋外で遊ぶなどの生活上の活動，通勤・営業の外回り・荷物運搬・農業や漁業などの仕事上の活動など．

以上の3つの関係は，身体活動＝運動＋生活活動とまとめることができる．

身体活動の強さは，安静時のエネルギー消費量の何倍に相当するかで表され，その単位をメッツ Mets, Metabolic Equivalentsという．普通の歩行が3メッツ，速歩が4メッツ，軽いジョギングが6メッツである（**図4-11**）．

身体活動の量はメッツに時間を乗じて表し，その単位をメッツ・時で表す．普通の歩行を1時間行うと3メッツ×1時間で，3メッツ・時の運動量である．20分行うと，3メッツ×20/60時間で1メッツ・時の運動量である．

身体活動は，心肺機能，精神機能，腎機能などを活発にする．また，代謝をスムーズにし血清コレステロールのうちHDLコレステロールを高め動脈硬化を防ぐよう作用する（➡111頁）．

仕事で座業の多い勤労者は，なんらかの方法で運動量を一定以上に補い確保することが必要である．成人の4割以上が自分は肥満と感じており，8割の人が運動不足と認識している［厚生労働白書2015（平成27）年版］．しかし現状は，週3回以上運動をしている人は10％前後である．**図4-12**のように，地方に暮らす者ほど歩数は少ない．家庭や職場で手軽に運動ができる場所や設備を設け，運動を習慣化することが望ましい．また，それが可能な時間を確保しなければならない．

台湾の42万人の成人を13年間追跡し，まったく運動しない群の死亡率を基準にすると，1日15分程度の運動群（3.75〜7.5メッツ・時の運動量）で，その後の死亡は14％減少した（**図4-13**）．また，座位時間が長いと死亡リスクが上昇するというコホート研究の結果がオーストラリアから報告されている．

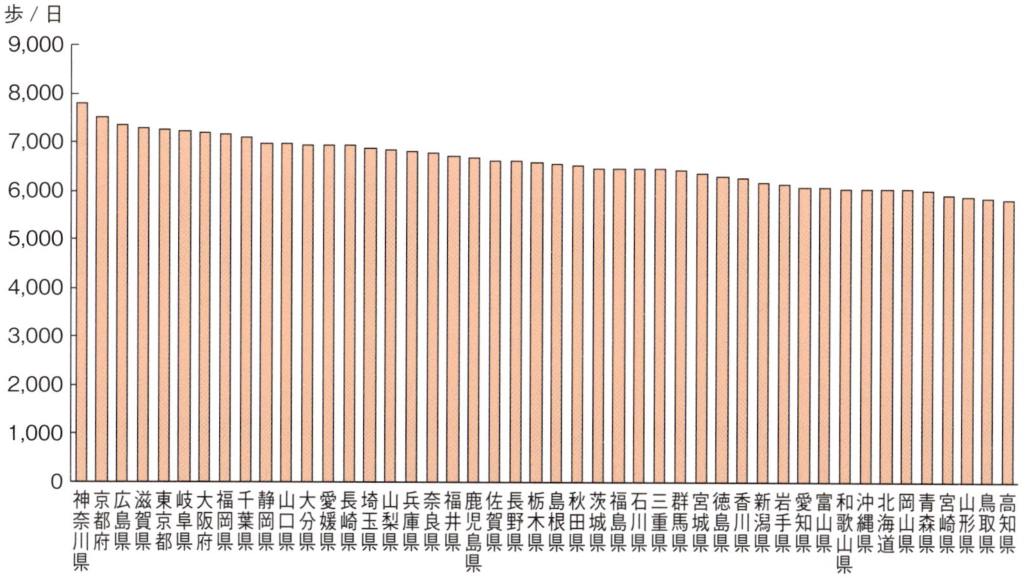

図4-12 20～64歳の女性の平均歩数*：都道府県別（熊本県を除く）

資料　厚生労働省：平成28年国民健康・栄養調査

*年齢調整した平均値

どの都道府県の人がよく歩いているのだろうか？

神奈川県，京都府，広島県，滋賀県，東京都の人たちがよく歩いている．一方，高知県，鳥取県，山形県の人たちは，歩数が少ない．この違いは何によるのだろうか？

公共交通の普及程度の違いが歩数に影響を及ぼしているという考えがある．公共交通が普及していないと，移動は自動車に頼ることが多くなり，その分，歩数は減りがちである．ちなみに，宮城県に住む著者は，東京に出張しただけで歩数が3千歩も増えてしまう．社会環境が人々の健康行動に大きな影響を及ぼしているのである．

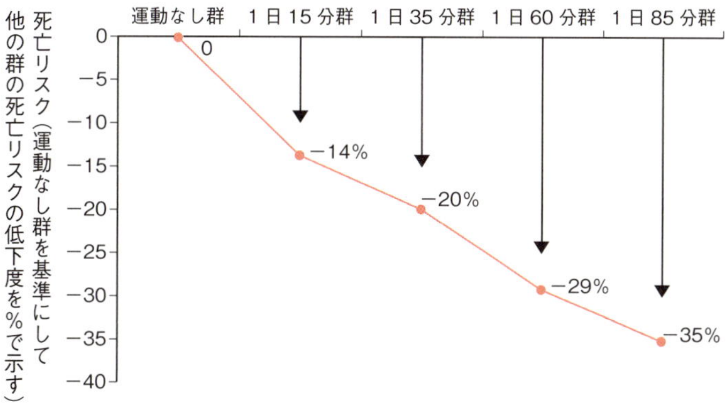

図4-13 少しの運動習慣がその後の死亡リスクを減らす――台湾の42万人の成人を1996～2008（平成8～20）年の13年間追跡観察した疫学調査から

［Wen CP et al.：Lancet 2011；378：1244-53. をもとに作成］

6 休養・余暇・趣味

「ひと仕事」ということばは，一定時間の仕事についても，あるまとまりの仕事についてもいわれる．「ひと仕事」は普通50〜100分くらいであろう．これを産業保健では一連続作業時間という．授業時間やパソコン作業なども，この程度の一連続作業時間で休憩をとるのがよい．

休憩時間には，お手洗い，お茶を飲むなどの生理的欲求を満たすとともに，筋肉を激しく使う場合には安静が，眼や頭のみを使う作業の場合には，体を動かすことが休養となる．一連続作業時間後の10〜15分の小休止で，再びいっそう充実して活動に取り組むことができるようになる．

休養のうちもっとも重要なのは睡眠である．睡眠は大脳を休ませるために必要不可欠である．

布団に入ることを就床とか就寝（反対は起床）といい，眠りにつくことを入眠（反対は覚醒）という．人によって朝型と夜型とがある．大部分はその中間の型である．都市や情報社会では夜型が多くなる．すなわち，就寝が遅く起床も遅く，朝食抜きの生活になりがちである．

睡眠は普通，入眠直後から3時間以内にもっとも深い眠りが訪れ，浅くなったり深くなったりをほぼ1.5時間の周期で繰り返し，次第に浅くなって覚醒する．もっとも浅い眠りは，夢をみているときのレム睡眠である．脳は活発に活動しているが，ゆり起そうとしたときもっとも覚醒しにくい奇妙な眠りである．睡眠時間は新生児で約18時間と長く，成長するに従い短くなる．高齢者の睡眠は浅くとぎれがちである．すなわち，昼寝，うたた寝が多くなり，1日をいくつかに分割して睡眠をとるようになる．

成人では，1日7〜8時間の睡眠時間が平均的で，6時間以下あるいは9時間以上睡眠をとる人々は罹患率も死亡率も高いことが知られている．健康増進には睡眠は重要なので，厚生労働省は「健康づくりのための睡眠指針2014」で睡眠12箇条を提言した（**表4-6**）．

余暇は，睡眠や食事などの生理的に必要な時間，労働や学業のための時間を除いた，個人が自由に利用できる時間をいう．この時間は，レクリエーション，交際，新聞，テレビ，学習，インターネット，スマートフォンなどに使われる．これによって，休養をはかり，家庭・社会生活を充実し，ストレスを解消し，資格の取得などキャリアアップをはかることになる．

労働時間が短くなり，余暇時間が長くなれば，趣味や社会活動も含め余暇の過ごし方によって，ライフスタイルと健康が決められることが多くなる（➡312頁）．

7 適正飲酒

飲酒はイスラム教徒を除くほとんどの人類社会にひろまっている．それは，酒類に含まれるエチルアルコール（EA）のもつ，大脳の脱抑制作用および鎮痛作用のためである．飲んだEAは胃腸から吸収されて，血液中に入り肝臓を通って全身をめぐり，大脳の抑制神経を麻痺させ抑制を取り去る作用を及ぼす．EAは肝臓で1B型アルコール脱水素酵素（ADH1B）によってアセトアルデヒドになる．アセトアルデヒドはさらに2型アルデヒド脱水素酵素（ALDH2）によって分解され，水と二酸化炭素になる．これら2種の酵素の活性は遺伝的に強弱があるので，人によって酒に強い・弱い，赤くなる・ならないが決まる．その組み合わせですべての人は5つのタイプに分

表4-6 健康づくりのための睡眠指針2014〜睡眠12箇条〜

1. 良い睡眠で，からだもこころも健康に．
2. 適度な運動，しっかり朝食，ねむりとめざめのメリハリを．
3. 良い睡眠は，生活習慣病予防につながります．
4. 睡眠による休養感は，こころの健康に重要です．
5. 年齢や季節に応じて，ひるまの眠気で困らない程度の睡眠を．
6. 良い睡眠のためには，環境づくりも重要です．
7. 若年世代は夜更かし避けて，体内時計のリズムを保つ．
8. 勤労世代の疲労回復・能率アップに，毎日十分な睡眠を．
9. 熟年世代は朝晩メリハリ，ひるまに適度な運動で良い睡眠．
10. 眠くなってから寝床に入り，起きる時刻は遅らせない．
11. いつもと違う睡眠には，要注意．
12. 眠れない，その苦しみをかかえずに，専門家に相談を．

［厚生労働省：健康づくりのための睡眠指針2014より引用］

表4-7 アルコール飲用に関係のある身体的，心理的および行動的健康問題

心理的行動的	酔い，記憶障害，意識消失，二日酔い，一気飲み
依存症	飲まずにはいられなくなる，強くなる，飲まないと苦しい，眠れない，手指の振戦・妄想・幻覚出現
消化器	咽頭・食道・胃の発がん，アルコール肝炎，脂肪肝，肝硬変，膵臓炎
妊娠・胎児関係	流産，胎児の発育不良，奇形，低体重児
事故・災害	転倒，外傷，交通事故，溺死，火災，家庭内暴力，一気飲みによる死亡
その他の身体的	長期大量飲酒で脳の萎縮，認知症，脳卒中や心筋梗塞を促進

類できる*．

EA含有量は，焼酎20〜35，清酒15〜18，ワイン8〜15，ビール2〜5，ウイスキー40〜45の各容量%である．清酒1合180 mLとビール1本，ウイスキー水割1杯などがほぼ等しいEA量に相当し，これを1単位とする．なお，清酒1合は200 kcalで中茶碗軽く1杯のめしに相当する．

酒類は適量なら「百薬の長」にもなり得るが，アルコール乱用 alcohol abuseによってさまざまな健康問題が引き起こされる．それらをまとめると**表4-7**のようである．これらの健康問題を防止するにはどうしたらよいであろうか．

日本は飲酒や酔っぱらいに対し寛大すぎるといわれてきたが，大量飲酒者が増え，健康増進のためにも，広く社会全体の取り組みが必要とされている．ようやく2014（平成26）年に「アルコール健康障害対策基本法」が施行され，適正飲酒への，国民の協力義務，国と地方自治体，業界，医療関係者の役割が明確にされた．

---

* ADH1Bの活性によって，{高活性++，活性+，低活性±}の3群に分けられる．血中アルコールは++ほど速く分解され，±は分解が遅く，アルコールが残りやすい．ALDH2の活性によって{分解の速い高活性型+，低活性型±，非活性型−}の3群に分けられる．−ほどアセトアルデヒドが残るので顔が赤くなりやすい．2つの分解酵素活性の程度による3群の組み合わせによって，人は5群に分類される．自分がどの群に属するかは血液などの検査でわかる．

8 喫煙と健康

喫煙 smokingが健康に及ぼす悪影響は，イギリス王室内科医学会［1962（昭和37）年］および米国保健教育福祉省［1964（昭和39）年］から相次いで信頼できる報告書が公表されて以来，疑い得ないものとなった．その後も調査研究が進められ，1960年代に欧米で高まった禁煙運動が，その後のWHOの積極的な取り組みで世界的なものとなった．

日本の成人男子の喫煙率は，1966（昭和41）年に83.7％と最高であった（JT「全国たばこ喫煙者率調査」による）．その後徐々に減少し，2019（令和元）年には27.1％（女子7.6％）となった（厚生労働省「国民健康・栄養調査」より）が，男子の喫煙率は先進国の中では最高の国の1つである（**表4-8**）．なお，同調査によると，喫煙者のうち，男性27.2％，女性25.2％が加熱式たばこを使用しているが，その安全性は確立していない．

たばこの煙には，その吸い口からの**主流煙** main streamと，たばこが燃えている部分から直接空気中に立ちのぼる**副流煙** side streamとがある．主流煙はいったん口で吸われて一部は呼吸器から吸収されるが大部分は再び呼気として出される．

たばこの煙は，窒素・酸素・水・二酸化炭素・一酸化炭素その他の気体成分と，煙の粒子状成分とに分けられる．重量で，前者が92％，後者は8％程度である．紙巻たばこ cigaretteの場合，燃焼温度は800～1,200℃と高い．

たばこの煙の気体と粒子状成分には約5,000種類以上の化学物質があり，三大有害物質であるニコチン，タール，一酸化炭素の他にも発がん物質も70種類以上含まれている．「たばこは毒のカンヅメ」といわれるわけである．

たばこの煙が吸われると，気体と粒子状物質（粒径0.1～0.5 μm）が口腔や気道・肺胞に刺激を与え，かつそこから吸収され血液中に移行する．たばこの薬理作用は，葉に含まれる**ニコチン** nicotineによるもので，粘膜から吸収されて，軽度の中枢興奮，めまい，吐き気，皮膚や腎臓の血管の収縮などをもたらす．

たばこの煙は，口腔や気道粘膜を刺激するので，喫煙者は舌があれる，痰がからむ，のどがつまった感じがよくあるなどの症状が，非喫煙者に比べ2～3倍高率に出現する．胃・十二指腸の消化性潰瘍も喫煙者に約3倍多い．また，喫煙する中高年者の約20％が咳・痰と息切れを特徴とする慢性気管支炎や肺気腫になる．これらを総称して**慢性閉塞性肺疾患 COPD**《シーオーピーディー》，chronic obstructive pulmonary diseaseという．

たばこの煙には数千ppmの一酸化炭素が含まれており，この吸入により喫煙者の血中一酸化炭素ヘモグロビン濃度は著しく高くなる．このため，喫煙する妊産婦は胎児への酸素供給能力にゆとりが少なくなる．事実，喫煙女性は非喫煙女性に比べ，流産，死産，早産などが2～3倍多く，新生児の出生時体重は平均約200 g軽い．

中年男性住民2.5万人を11年追跡した宮城コホート調査によると，全死因で，非喫煙者死亡リスクを1.0とすると1日1～19本喫煙群のそれは1.5，20本以上喫煙群は1.8であった．肺がん死亡に限ると，非喫煙者の死亡リスクを1.0としたとき，1～19本群2.0，20～29本群4.3，30～39本群5.0，40本以上群6.4と本数に応じて大きかった（久道　茂ほか，2004）．なお，喫煙量の指

表 4-8 ● 喫煙状況の国際比較

	喫煙率(%)		年 齢	年 次
	男性	女性		
日 本	29.0	8.1	20歳以上	2018年
韓 国	37.0	5.2	19歳以上	2017年
中 国	50.5	2.1	15歳以上	2018年
フィリピン	40.3	5.1	15歳以上	2018年
インド	19.0	2.0	15歳以上	2016〜2017年
イギリス	15.9	12.5	16歳以上	2019年
ドイツ	26.4	20.2	15歳以上	2018年
フランス	34.6	26.5	18〜75歳	2019年
イタリア	22.3	15.2	14歳以上	2020年
エジプト	43.4	0.5	15〜69歳	2016〜2017年
米 国	24.9	17.1	15歳以上	2019年
メキシコ	27.1	8.7	12〜65歳	2016〜2017年
ロシア	38.9	10.1	18歳以上	2019年

注　“Current tobacco (cigarette) smoking”の指標である.
資料　WHO “report on the global tobacco epidemic, 2021”

標としてブリンクマン指数 Brinkman index がある．これは，「1日の喫煙本数×喫煙年数」により計算される．この指数が大きいほど健康への影響も大きくなる．

喫煙に対しては，日本では1900(明治33)年の**未成年喫煙禁止法**がある．1972(昭和47)年にはたばこの包装に「吸いすぎに注意しましょう」という注意表示がなされ，1990(平成2)年には「あなたの健康を損なうおそれがありますので吸いすぎに注意しましょう」となり，2004(平成16)年から「喫煙は，あなたにとって肺がんの原因の1つとなります」など，8種類の文言のうち2種類を組み合わせ，包装の表と裏にそれぞれ30%以上の面積を使って表示し，警告が強化された．**受動喫煙** passive smoking は，間接喫煙ともいい，喫煙者と同室する者がいやおうなくその煙を吸入してしまうことをいい，例えば夫の喫煙が，同居する妻や子の健康に影響を与える．2003(平成15)年健康増進法の施行によって地域・職域・学校が連携した喫煙対策が推進されることになった．同年，WHO総会で「たばこ規制枠組条約 FCTC, Framework Convention on Tabacco Control」が採択された．病院，駅，列車，航空機，事務所などで喫煙場所の規制(分煙・禁煙)が拡大・強化されつつある．

2018(平成30)年，健康増進法の改正案が国会で成立した．改正案は，学校・病院・行政機関などを禁煙，それ以外の多数の者が利用する施設など(飲食店を含む)を原則屋内禁煙と規定し，違反した場合は罰則も適用する．一方，飲食店については，既存の小規模店(客席面積100平方メートル以下など)では「喫煙可能」などと掲示すれば喫煙専用室内でのみ喫煙が可能とされた(**表 4-9**)．

1989(平成元)年のWHO総会で，毎年5月31日を「**世界禁煙デー** World No-Tobacco Day」とすることを決めた．日本では1992(平成4)年から，この日を初日とする1週間を禁煙週間として，禁煙の啓発普及を進めている．2022(令和4)年の世界禁煙週間の日本の標語は「たばこの健康影響を知ろう！〜若者への健康影響について〜」であった．

表 4-9 ● 多数の者が利用する施設などにおける禁煙など：原則屋内禁煙と喫煙場所を設ける場合のルール

		経過措置	
		当分の間の措置	別に法律で定める日までの間の措置
A 学校・病院・児童福祉施設など，行政機関 旅客運送事業自動車・航空機	禁煙 （敷地内禁煙*1）		
B 上記以外の多数の者が利用する施設，旅客運送事業船舶・鉄道	原則屋内禁煙 ［喫煙専用室（喫煙のみ）内でのみ喫煙可］	【加熱式たばこ*2】 原則屋内禁煙 ［喫煙室（飲食なども可）内での喫煙可］	既存特定飲食提供施設 ［個人又は中小企業（資本金又は出資の総額5,000万円以下*3） かつ客席面積100 m^2 以下の飲食店） 標識の掲示により喫煙可
飲食店			

*1 屋外で受動喫煙を防止するために必要な措置がとられた場所に，喫煙場所を設置することができる．
*2 たばこのうち，当該たばこから発生した煙による受動喫煙の害が不明なたばことして厚生労働大臣が指定するもの．
*3 一の大規模会社が発行済株式の総数の二分の一以上を有する会社である場合などを除く．
［厚生労働省：健康増進法の一部を改正する法律案概要より引用］

9 健康の社会的決定要因 SDH, social determinants of health

人々の健康や病気は，社会的，経済的，政治的，文化的，心理社会的，日常生活上などの諸条件によって影響され，規定される．これらの諸条件を健康の社会的決定要因 SDH, social determinants of health という．

WHO は，世界の国や地域の間で格差のある健康の社会的決定要因を専門委員会で検討し 2011 年に報告書をまとめ，格差の縮小をはかることによって健康増進が可能であり，健康の公平性を実現することは倫理的義務であると宣言した．

健康の社会的決定要因としてこれまでよく検討されてきたのは，衣食住などの日常生活，飲料水，廃棄物処理，電力や熱源の供給，疾病・失業などの公的保険，乳幼児保育施設，公的初等教育制度，中等高等教育の奨学金制度，性差別・格差の撤廃，貧困・老年者の救済福祉制度，交通手段，歩行・ジョッギング・サイクリングその他の運動諸施設，居住地区自治会などの各種地区組織などである．健康の社会的決定要因の主なものを以下の 1）～5）に述べる．

1）ソーシャルネットワーク social network

人間は社会的動物であるといわれる．仲間はずれはつらい．人間は，集団をつくって，個人の持つさまざまな特徴を生かしてお互いに助け合うほうが，よりよく，より長く生きられる．対人関係が心理社会的環境を形成する．

疾病罹患率や死亡率で比較すると，独身者よりも配偶者のある者のほうが，1 人世帯より 2，3，4，5 人世帯で暮らすほうが，一，二世代家族より三，四世代家族のほうが，友人・知人を多く持つ者のほうが，親戚とのつきあいの多い者のほうが，何かの趣味の会・同好会・組織に入っている者のほうが，これらの率は低いことが知られている．つまり，ソーシャルネットワーク social network の多い者のほうがより健康に生きられることがいえる（➡83 頁コラム）．

ソーシャルネットワークの発達は疾病の一次予防に有利である．さらに病気で倒れた場合にも早期の支援や医療資源がネットワークから得られる確率が高いため死亡率が低くなることもあろう．

2）職　業

職業別の年齢調整死亡率でみると，男はサービス職業と農林漁業従事者が人口千対各5.8と5.0ともっとも高く，生産工程と事務従事者が1.7と1.5ともっとも低い群であった［人口動態調査(2010〈平成22〉年度）と国勢調査による］.

3）所　得

所得別に上位から3または5等分して所得階級群を分ける．国際的には，貧困階級は不健康集団とされており，その国全体の健康水準を引き下げてしまう．日本の調査でも低所得層の健康習慣と健康水準はよくない結果が出ている．世帯所得を200万円未満，200～400万円，400～600万円，600万円以上の4階級に区分した国の調査によると，所得の低い群は**表4-10**のように，食生活，喫煙，運動習慣，肥満などでよくない結果となっている．

4）学　歴

学校教育を受けた年数によって区分する．1960（昭和35）年頃の学歴に基づいて，彼らの中年以降の死亡リスクを算出した疫学調査によると，学卒者（男）の死亡リスクを1.0とすると，高卒者のそれは1.3，中卒者は1.7と高かった．

5）世帯の類型

単身者より有配偶者のほうが，単独世帯者より2, 3, 4, 5人世帯者のほうが，核家族より二，三世代家族のほうが，死亡リスクはより小さい．

以上のように，ある個人の教育，職業，所得などによって，収入や情報，ネットワーク（絆）からの支援が手厚くなるので，その個人をよいライフスタイルに導き，傷病時の対応などを含めて，結局死亡率を低下させるのである．

10 生活習慣病

以上に述べた生活習慣や生活条件が健康に大きな影響を及ぼし，成人病をもたらすことが多い．このため1997（平成9）年，国は「成人病」に代わって「**生活習慣病** life-style related diseases」という用語を用いることにした．生活習慣病は「食習慣，運動習慣，休養，喫煙，飲酒等の生活習慣が，その発症・進行に関与する疾患群」と定義されている．

この考え方は，2000（平成12）年の中期国民健康づくり計画「**健康日本21**」や2002（平成14）年の健康増進法にとり入れられ，2008（平成20）年の**メタボリックシンドローム対策**で具体的プログラムになっている．

4-4 健康日本21

21世紀における国民健康づくり運動「**健康日本21**」は，**健康寿命**の延伸などを実現するために，約10年後を目途にさまざまな健康指標に関する数値目標を提示して，健康にかかわるすべての機関・団体（行政，医療専門職団体，医療保険者，企業，マスメディアなど）や国民が一体

表4-10 所得と生活習慣等に関する状況（20歳以上，男女別）

			①200万円未満	②200万円以上400万円未満	③400万円以上600万円未満	④600万円以上	①vs④	②vs④	③vs④
			割合又は平均値	割合又は平均値	割合又は平均値	割合又は平均値			
1. 食生活	食塩摂取量の平均値	(男性)	10.5 g	10.9 g	11.1 g	11.2 g	★		
		(女性)	9.2 g	9.3 g	9.2 g	9.3 g			
	野菜摂取量の平均値	(男性)	253.9 g	271.2 g	301.2 g	296.6 g	★	★	
		(女性)	266.6 g	264.4 g	283.7 g	278.5 g			
	果物摂取量100 g未満の者の割合	(男性)	64.4%	65.3%	62.7%	67.9%			
		(女性)	64.5%	56.3%	53.3%	55.7%	★		
2. 運動	運動習慣のない者の割合	(男性)	66.4%	70.6%	66.3%	61.7%			
		(女性)	70.9%	76.5%	78.6%	63.1%			
	歩数の平均値	(男性)	5,327	6,751	7,243	7,015	★		
		(女性)	5,685	5,897	5,779	6,373	★	★	★
3. 喫煙	現在習慣的に喫煙している者の割合	(男性)	34.3%	32.9%	29.4%	27.3%	★	★	
		(女性)	13.7%	9.6%	6.6%	6.5%	★		
4. 飲酒	生活習慣病のリスクを高める量を飲酒している者の割合	(男性)	12.1%	15.3%	13.8%	19.2%	★		★
		(女性)	6.6%	8.7%	15.6%	8.7%			
5. 睡眠	睡眠で休養が十分とれていない者の割合	(男性)	16.4%	22.5%	20.0%	22.0%			
		(女性)	28.1%	20.9%	22.4%	20.2%	★		
6. 健診	未受診者の割合	(男性)	40.7%	29.8%	19.2%	16.7%	★	★	★
		(女性)	41.1%	34.2%	36.8%	26.1%	★	★	★
7. 体型	肥満者の割合	(男性)	30.0%	30.8%	31.9%	32.0%			
		(女性)	18.5%	23.8%	28.1%	27.0%			
	やせの者の割合	(男性)	4.8%	5.1%	2.7%	2.2%		★	
		(女性)	9.0%	10.7%	11.4%	9.9%			
8. 歯の本数	歯の本数20歯未満と回答した者の割合	(男性)	30.2%	24.0%	21.3%	18.9%	★	★	★
		(女性)	29.8%	22.2%	16.6%	21.6%	★	★	

注1）推定値は，年齢階級（20～39歳，40～59歳，60～69歳，70歳以上の4区分）と世帯員数（1人，2人，3人，4人，5人以上世帯の5区分）での調整値．割合に関する項目は直接法，平均値に関する項目は共分散分析を用いて算出．
2）「所得」とは，生活習慣調査票の問13で，回答した過去1年間の世帯の収入（税込み）．
3）世帯の所得額を当該世帯員に当てはめて多変量解析（割合に関する項目はロジスティック回帰分析，平均値に関する項目は共分散分析）を用いて600万円以上を基準とした他の3群との群間比較を実施．
4）★は世帯の所得が600万円以上の世帯員と比較して群間の有意差があった項目．

資料 厚生労働省：「国民健康・栄養調査結果の概要」，2018

となった健康づくり運動を推進するものである.

① 第一次計画［2000～2012（平成12～24）年度］の概要と成果

第一次計画は「壮年期死亡の減少，健康寿命の延伸，生活の質の向上」という基本的方向性のもと，①栄養・食生活，②身体活動・運動，③休養・こころの健康づくり，④たばこ，⑤アルコール，⑥歯の健康，⑦糖尿病，⑧循環器病，⑨がんの各領域で具体的な数値目標を掲げ，その達成に向けた取り組みを2000（平成12）年度から2012（平成24）年度まで展開した.

その達成状況に関する最終評価によると，59項目の目標のうち，10項目（16.9%）が目標値に達し，25項目（42.4%）が（目標値に達しなかったが）有意に改善した．一方，14項目（23.7%）は変化なし，9項目（15.3%）は有意に悪化した.

② 第二次計画［2013～2022（平成25～令和4）年度］の展開

健康日本21（第二次）は，①健康寿命の延伸と健康格差の縮小，②生活習慣病の発症予防と重症化予防の徹底［NCD，non-communicable disease（非感染疾患）の予防］，③社会生活を営むために必要な機能の維持および向上，④健康を支え，守るための社会環境の整備，⑤栄養・食生活，

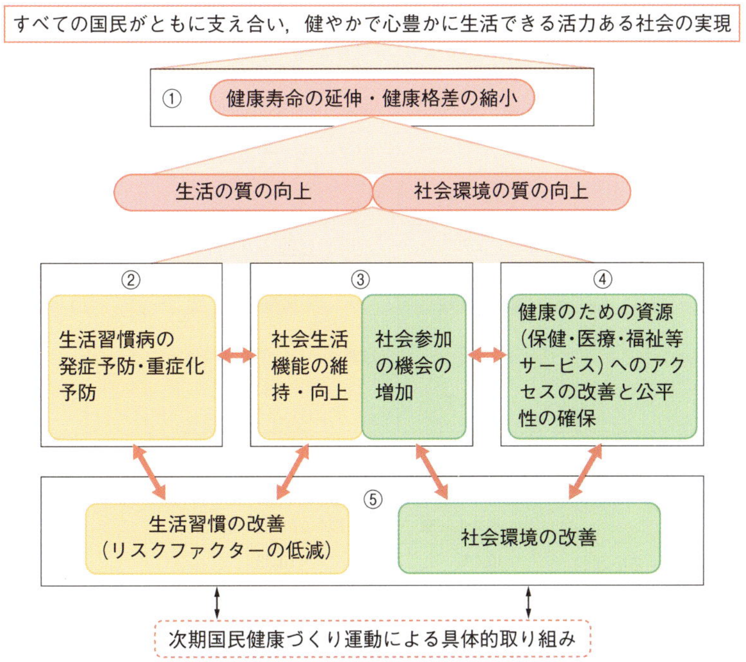

図4-14 健康日本21（第二次）の概念図
①～⑤は本文（➡79頁）の説明と対応.

表 4-11 ●健康日本 21（第二次）の最終評価の例

1. 健康寿命の延伸と健康格差の縮小の実現に関する目標

評価指標	ベースライン値	最終評価（最新値）	目標値	評価
健康寿命（日常生活に制限のない期間の平均） 男性	70.42年	72.68年	平均寿命の増加分を上回る健康寿命の増加	A
	平成22年	令和元年	令和4年度	
同上 女性	73.62年	75.38年	平均寿命の増加分を上回る健康寿命の増加	A
	平成22年	令和元年	令和4年度	
健康寿命のもっとも長い県と短い県の差 男性	2.79年	2.33年	都道府県格差の縮小	A
	平成22年	令和元年	令和4年度	
同上 女性	2.95年	3.90年	都道府県格差の縮小	D
	平成22年	令和元年	令和4年度	

2. 主要な生活習慣病の発症予防と重症化予防の徹底に関する目標

評価指標	ベースライン値	最終評価（最新値）	目標値	評価
脳血管疾患の年齢調整死亡率 男性	49.5	33.2	41.6	A
	平成22年	令和元年	令和4年度	
同上 女性	26.9	18.0	24.7	A
	平成22年	令和元年	令和4年度	
虚血性心血管疾患の年齢調整死亡率 男性	37.0	27.8	31.8	A
	平成22年	令和元年	令和4年度	
同上 女性	15.3	9.8	13.7	A
	平成22年	令和元年	令和4年度	
収縮期血圧の平均値 男性	138 mmHg	137 mmHg 137 mmHg （年齢調整値） （参考：134 mmHg） （134 mmHg（年齢調整値））	134 mmHg	B*
	平成22年	平成30年 （参考：令和元年）	令和4年度	
同上 女性	133 mmHg	131 mmHg 130 mmHg （年齢調整値） （参考：129 mmHg） （128 mmHg（年齢調整値））	129 mmHg	B
	平成22年	平成30年 （参考：令和元年）	令和4年度	

3. 社会生活を営むために必要な機能の維持・向上に関する目標

評価指標	ベースライン値	最終評価（最新値）	目標値	評価
気分障害・不安障害に相当する心理的苦痛を感じている者の割合	10.4%	10.3%	9.4%	C
	平成22年	令和元年	令和4年	
メンタルヘルスに関する措置を受けられる職場の割合	33.6%	59.2% （参考：59.2%）	100%	B*
	平成19年	平成30年 （参考：令和3年）	令和2年	

評価指標	ベースライン値	最終評価（最新値）	目標値	評価
全出生数中の低出生体重児の割合	9.6%	9.4% （参考：9.2%）	減少傾向へ	C
	平成22年	令和元年 （参考：令和2年）	令和4年	
小学5年生の肥満傾向児の割合	8.59%	9.57% （参考：11.91%）	児童・生徒における肥満傾向児の割合　7.0%	D
	平成23年	令和元年 （参考：令和2年）	令和6年度	

4. 健康を支え，守るための社会環境の整備に関する目標

評価指標	ベースライン値	最終評価（最新値）	目標値	評価
（変更後）居住地域でお互いに助け合っていると思う国民の割合	50.4%	50.1% 49.1% （年齢調整値）	65%	C
	平成23年	令和元年	令和4年度	
課題となる健康格差の実態を把握し，健康づくりが不利な集団への対策を実施している都道府県の数	11	41	47	B
	平成24年	令和元年	令和4年度	

5. 栄養・食生活，身体活動，休養，飲酒，喫煙及び歯・口腔の健康に関する生活習慣及び社会環境の改善に関する目標

評価指標	ベースライン値	最終評価（最新値）	目標値	評価	
主食・主菜・副菜を組み合わせた食事が1日2回以上の日がほぼ毎日の者の割合	68.1%	56.1% （参考37.7%）	80%	D	
	平成23年度	令和元年度 （参考：令和3年度）	令和4年度		
食塩摂取量	10.6 g	10.1 g 10.0 g （年齢調整値）	8 g	B*	
	平成22年	令和元年	令和4年度		
野菜摂取量の平均値	282 g	281 g 275 g （年齢調整値）	350 g	C	D
	平成22年	令和元年	令和4年度		
果物摂取量100 g未満の者の割合	61.4%	63.3% 66.5% （年齢調整値）	30%	D	
	平成22年	令和元年	令和4年度		
睡眠による休養を十分とれていない者の割合	18.4%	21.7% 22.6% （年齢調整値）	15%	D	
	平成21年	平成30年	令和4年度		
週労働時間60時間以上の雇用者の割合	9.3%	6.5% （参考：5.0%）	5.0%	B*	
	平成23年	令和元年 （参考：令和3年）	令和2年		

評価の定義は以下の通りである．A＝目標値に達した．B＝現時点で目標値に達していないが，ベースライン時に比べて有意に改善した（そのうち，設定した目標年度までに目標に達成しそうなものを「B」，目標達成が危ぶまれるものを「B*」として評価）．C＝変わらない（ベースライン時に比べて有意な変化がない）．D＝悪化している（ベースライン時に比べて有意に悪化した）．

［厚生労働省：「健康日本21（第二次）最終評価報告書」より一部引用］

身体活動・運動，休養，飲酒，喫煙および歯・口腔の健康に関する生活習慣および社会環境の改善，ということを基本的な方向としている．

第二次計画では，健康寿命を「日常生活に制限のない期間の平均」と定義した．ここでいう「日常生活」とは，日常生活動作 ADL，外出，仕事・学業・家事，スポーツ・運動を意味している．そのうえで「平均寿命の増加分を上回る健康寿命の増加」という目標を掲げた．これが実現すると，日常生活に制限のある期間が短縮し，人々の生活の質 QOL の向上が期待される．さらに，健康格差の縮小や社会環境の整備といったヘルスプロモーションの理念（➡258頁）を具体化させた点に第二次計画の特徴がある．

その概念を**図 4-14** に示した．ここでは，**個人レベル**の取り組み（左側）と**社会環境レベル**の取り組み（右側）とを整理して示している．個人レベルでは，1人ひとりが生活習慣の改善（リスク要因の低減）をベースとして，生活習慣病の発症予防・重症化予防と社会生活機能の維持・向上をはかり，生活の質の向上につなげる．社会環境レベルでは，健康増進につながる社会環境の整備（公共空間での分煙・禁煙の徹底，運動しやすい環境づくり，健康的な職場・労働状況など）をベースとして，社会参加の機会を増やし，健康のための資源へのアクセスの改善と公平性の確保を推進することで，社会環境の質の向上につなげる．これらの取り組みを通じて，健康寿命の延伸と健康格差の縮小を目指す．それにより，すべての国民がともに支え合い，健やかで心豊かに生活できる活力ある社会を実現しようとするものである．

健康日本21（第二次）では，前記の5つの基本的な方向のなかで53項目の目標が設定されている．2022（令和4）年に行われた最終評価によると，8項目（15.1%）が目標値に達し，21項目（39.6%）が（目標値に達していないが）改善傾向にあり，13項目（24.5%）は変化なし，4項目（15.3%）は悪化した．一方，7項目（13.2%）は，新型コロナウイルス感染症の影響でデータソースとなる調査が中止となったことなどにより評価困難であった．いくつかの指標について，評価結果を**表 4-11** に示す．

ミニ・レポートの課題

❶ 予防医学の一次予防，二次予防，三次予防について，感染症と生活習慣病では具体的にどのような違いがみられるかそれぞれ代表的な疾患について検討し，述べてみよう．

❷ 所得と生活習慣や健康との関連について述べてみよう．

❸ インターネット社会における予防医学の展開について SNS（ソーシャルネットワーキングサービス）の活用を含めて考えてみよう．

やせ，サルコペニアとフレイル

メタボリックシンドロームに着目した特定健診・特定保健指導（➡123頁）が2008（平成20）年から始まり，肥満に対する関心が高まってきているが，やせの健康リスクについても注目していく必要がある．本書の前監修者の鈴木庄亮は自らの疫学調査結果から，やせ（BMI＜18.5）群は基準（BMI：22.0～24.9）群との比較で死亡リスクが2.93倍であったことを示し，2021（令和3）年までの本コラムでやせに対する注意喚起を行ってきた．

その後のわが国におけるいくつかの大規模疫学調査においてもやせの高死亡リスクが報告され，BMI 20.0未満で既に死亡リスクが高まることが示されている．死亡リスクの高さだけで比較すると，やせ（BMI 20.0未満）は肥満（BMI 25.0以上）より重大な健康課題であるといえる．

やせの人では体脂肪だけでなく同時に筋肉量も減少している．筋肉量の減少した状態をサルコペニアといい，それ自体が死亡リスクを高めることが示されている．やせやサルコペニアの状態は，加齢に伴う身体面でのフレイル（➡320頁）発生のリスク要因でもある．フレイルに陥らないためにもやせやサルコペニアに対する注意が大切である．生活習慣に関する予防対策として肥満だけでなく，これからはやせやサルコペニアにも着目していく必要がある．高齢期に入ってからのフレイル予防だけではなく，むしろ若年・中高年期からのやせ・サルコペニア対策，とくに食事面での栄養改善，身体活動の活発化や筋力増強などの対策が重要となってきている．

人の絆（きずな）の大切さ：ソーシャル・キャピタルと社会的孤立

人は周りの人々からさまざまな影響を受けている．健康の社会的決定要因の1つであるソーシャル・キャピタル（SC）は「ネットワークやグループの一員である結果として個人がアクセスできる資源」（Kawachi and Berkman, 2014）と定義されることが多く，人の絆を意味している．図に示すように，人とのつながりを通して行動が伝播したり，人の目を気にしてふるまいが変わる，つながりが強ければ，一致団結した行動がとりやすいといったことがある．また人の絆は情報や助け合いというソーシャル・サポートももたらす．一方で社会的孤立は喫煙と同じくらい死亡率を高めることが示唆されている．東日本大震災や新型コロナウイルス感染症の流行下といった危機に際してもSCは健康に影響していると考えられる（➡226頁コラム）．

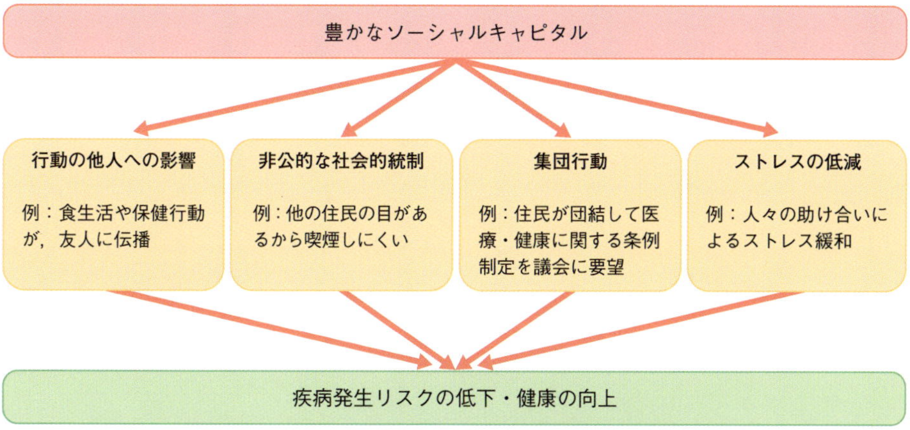

図●ソーシャル・キャピタルと健康の間のメカニズム

［相田　潤，近藤克則：ソーシャル・キャピタルと健康格差．医療と社会 24(1)：57-74，2014を基に作成］

Chapter

5 主な疾病の予防

ここでは，感染症や循環器系の疾患，メタボリックシンドロームやがん，腎疾患などの具体的な疾患ごとにどのような予防対策が実施されているのかについて学ぶ．いずれも重要な疾患であり，それぞれの疾患の自然史や特徴に合わせた一次・二次・三次予防を考え工夫していくことが大切である．また，そうした予防活動を支える社会環境のあり方についても考えてみよう．

5-1 感染症の予防

病原微生物の曝露により生体に引き起こされる疾患を感染症 infectious diseases と呼び，生体から生体に伝播《でんぱ》する疾患を伝染病 communicable diseases と呼ぶ．感染症の疫学では両者を区別せずに用いる場合もある．感染症は感染伝播 transmission が持続することにより拡大するという点において，一般の慢性疾患のようにヒトの中で個別に発生するものではないことに留意しなければならない．本項では，感染症を疫学的および公衆衛生学的視点でとらえ，その基礎的知識と予防策について説明を行う．

① 感染症の成り立ち

ⓐ 感染と発病と回復

感染 infection とは，微生物 microorganism または病原体 pathogen が，宿主となる生体に侵入し，そこで定着して生活環を形成し，そして増殖することである．病原体の感染により，宿主となる生体が何らかの反応を示したとき，それを発病（発症）pathogenesis といい，そこで示されるさまざまな生体の反応を症状 symptom という．この感染の成立により生体がさまざまな症状を示した状態を感染症という．単に病原体が生体の表面に付着している状態は汚染 contamination であり，また体内に侵入しても駆逐されて定着しなかった場合，感染が起きているとはいえない．発病期間中に，休養，免疫機能の獲得，治療などのプロセスを経て回復 recovery にいたる．もし宿主が病原体を克服できなかったときは，最悪の場合，死 death にいたる．

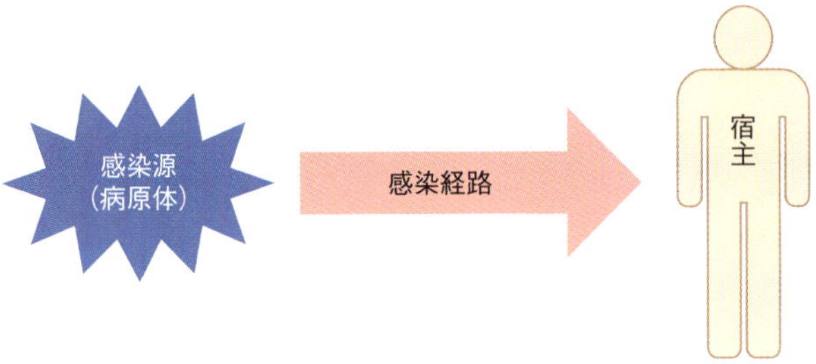

図5-1 ●感染成立の3要因

ⓑ 感染成立の3要因

感染の成立には，病原体の発生源（**感染源**），病原体の伝達経路（**感染経路**），そして病原体に感受性のある生体（**宿主**）の3つの要因が必要である（**図5-1**）．このうち，いずれのひとつでも欠けた場合は，感染は成立しない．したがって，感染対策を行う際はこれらの3要因のどこに介入できるか，またどの要素を排除できるか検討することになる．

1）感染源 source of infection

病原体が自然界の中で増殖して生活している場合，それを**病原巣** reservoir of infection という．この病原巣は，生体への感染と関係なく存在しており，土壌中，水中，生体など場所を問わない．**感染源**とは，感染が成立する場合の直接的な病原体の由来を示すものであり，必ずしも病原巣と一致するわけではない．感染源は，ヒト，動物，場合によっては汚染された食品のこともある．

ヒト：ヒトに起こる多くの感染症はヒトそのものが感染源にもなる．この場合の病原体はインフルエンザや麻疹などのウイルス virus，結核やコレラなどの細菌 bacteria などがある．

動物：狂犬病，ペスト，マールブルグ病などの人獣共通感染症 zoonosis や，マラリアやデング熱などの蚊媒介感染症があげられる．

食品：カキに由来するA型肝炎ウイルスやノロウイルス（感染性胃腸炎），また魚介類の腸炎ビブリオ，鶏卵によるサルモネラ菌など，食中毒の多くの原因がこれにあたる．

土壌などの環境：破傷風，ガス壊疽《えそ》など，地中に常在している病原体が原因となる．

ヒトが感染源となる場合，発病している患者から感染する場合と，**保菌者**または**病原体保有者** carrier から感染する場合がある．病原体保有者とは，病原体を保有しているが現在発病していないヒトを意味し，現在発病している患者とは区別する．病原体保有者の状態により，無症状の場合を無症状病原体保有者，発病前の場合を潜伏期病原体保有者と呼ぶ．これらの病原体保有者は，無自覚のまま病原体を排出し続け，多くのヒトに感染させる感染源となる可能性があるので，感染対策を講じるうえで重要である．

2）感染経路 route of infection

病原体が感染源から宿主に到達するまでの道筋を**感染経路**という．その経路にはさまざまな種類が存在する．

a）病原体の伝播様式からみた経路：感染源から宿主に直接到達する場合（**直接感染**）と，他の物質や生き物を介して到達する場合（**間接感染**）に大別される．

①直接感染：咳やくしゃみなどに伴う病原体の直接の付着，握手やハグによる皮膚の接触また性行為による粘膜の接触による感染（**水平感染**），妊娠に伴う病原体の胎盤経由感染や分娩時の産道を介した母子間の感染（**垂直感染**）がある．また感染源となる動物の咬み傷やひっかき傷から病原体が侵入する感染もある．

②間接感染：医療の現場では注射器や鉗子などの医療器具を介した感染，日常生活ではドアノブやタオルなど共用物を介した感染（**媒介物感染**），ダニや蚊などのベクターが媒介する感染，さらに家畜や魚介類などの食品に含まれる病原体の曝露による感染（**動物由来感染**）がある．

b）病原体の宿主への侵入方法からみた経路： 宿主となるヒトに対して，どの経路から病原体が侵入するかという観点から分類する．

①**経口感染**：飲食物についた病原体が消化器系経路を通って感染する．多くの食中毒の原因ウイルスや細菌などがあげられる．この中でも，病原体が排泄物を経由して再び経口感染する場合をとくに**糞口《ふんこう》感染**という．

②**経気道感染**：感染者や病原体保有者が咳やくしゃみをすることで，飛沫などに付着した病原体が宿主の咽頭・喉頭部の粘膜や気管支粘膜に付着し，そこで感染が成立する（**飛沫感染**）．結核やインフルエンザ，麻疹や風疹など多くの病原体が経気道感染を起こす．

③**経皮（粘膜）感染**：細菌や真菌が表皮を経由して感染する場合，また気道以外の粘膜を経由して感染する場合をさす（**接触感染**）．梅毒や淋病など多くの性感染症は性器粘膜を経由して感染する（**性行為感染**）．また流行性角結膜炎や咽頭結膜熱は手指などを介して眼から感染する．

④**血液感染**：感染者や病原体保有者の血液に触れて傷口などから体内に侵入する場合，また針刺し事故などにより病原体が宿主内に侵入することで起こる．B型およびC型肝炎ウイルス，HIVウイルスなどが該当する．

上記の経路は複合的に表現される．例えば結核の場合は直接伝播の経気道感染，またコレラの場合は間接伝播した経口感染と表現することができる．

3）感受性 susceptibility of host

病原体がヒトの体内に侵入しても，必ず感染が成立するとは限らない．宿主となる生体の**感受性**は，免疫状態，また，性別，年齢，体力，疲労などさまざまな条件により決まる．もともと生体が持つ先天的な免疫機能（自然免疫）が高い場合は，侵入門戸で防御機能が働くと感染が成立せず，感染しても発病しにくい．また，後天的に免疫を獲得することにより（**獲得免疫**），同様に感染や発病の可能性は下がる．このうち，ワクチンなどで積極的に免疫を獲得することを能動免疫 active immunity といい，また母乳やグロブリン製剤の投与により免疫力を向上させることを受動免疫 passive immunity という．これらの免疫の獲得様式を表に示す（**表5-1**）．

Ⓒ 感染症の自然史

前述の感染症の3要因は，その概念に時間的要素を含まない．しかし感染症は，感染源からの病原体の曝露，ヒトへの侵入と発病，そして次への伝播まで，時系列に沿った順序がある．この時間に沿った観察から得られる知見のことを感染症の**自然史** natural history という．

1）病原体の曝露と感染

感染症の自然史は，病原体がヒトに付着して，体内に侵入し，感染が成立するところから始ま

表5-1 免疫の獲得様式

1. 能動免疫
   自然能動免疫: 自然感染後の免疫
   人工能動免疫: 予防接種後の免疫
2. 受動免疫
   自然受動免疫: 胎盤経由の母子免疫
   人工受動免疫: 免疫グロブリン注射など

一般に能動免疫は強力で長期間持続するが，受動免疫の持続時間は短いことが多い．

表5-2 主な感染症の潜伏期間と発症指数

疾　患	潜伏期間	発症指数	基本再生産数
季節性インフルエンザ	1～3日	60%	1.5～2
急性灰白髄炎	3～21日	0.1～1%	5～7
百日咳	7～10日	85～90%	12～17
麻　疹	10～12日	99%	12～18
水　痘	10～21日	95%以上	8～10
風　疹	14～21日	50%	6～7
流行性耳下腺炎	14～21日	60～70%	4～7

る．実際には，病原体に曝露した時刻と感染が成立した時刻は異なるはずであるが，感染症の疫学においては曝露と感染は厳密に区別しない．集団において初めて感染が明らかになったヒトをインデックスケース index case，集団に感染を持ち込んだヒトをプライマリケース primary case という．両者はしばしば同一人物となるが，集団に感染を持ち込んだケースが不顕性感染であった場合は，必ずしも一致するとは限らない．

2）潜伏期間 incubation period

潜伏期間とは，感染が成立してからその感染者が発病するまでの時間を意味する．この時間は数日から数週間と感染症により異なる（**表5-2**）．潜伏期間と類似する概念に，感染待ち期間 latent period がある．これは，感染が成立してからその感染者がセカンダリケース secondary case に感染伝播することが可能となるまでの時間を意味する．潜伏期間と感染待ち期間が同じ感染症の場合は，発病したヒトを早期に発見して介入を行うと流行の拡大を食い止めることが可能である．しかし感染待ち期間のほうが短い感染症（例えばエイズや新型コロナウイルス感染症など）は発病する前に感染伝播が始まるため，流行の拡大を止めることが難しい．さらに感染して何らかの症状を呈する割合を**感染発症指数**と呼び，その割合は0.1%程度の急性灰白髄炎から，99%の麻疹まで，感染症の種類により大きな違いを認める．また感染しても発病しない場合は**不顕性感染**といい，前述の病原体保有者の状態となる．

3）発病期間 symptomatic period

感染により何らかの症状を示している期間を発病期間という．発熱，発疹，咳嗽などの定量化また可視化できるものだけでなく，倦怠感，腹部症状，関節痛など明確に表現することが難しい症状も含まれる．発病期間と類似する概念に感染性期間 infectious period がある．これは，感染後に感染待ち期間を経て，次のケースに感染させることが可能な期間を意味する．季節性インフルエンザのように発病の後に感染性のピークを示すものもあれば，新型コロナウイルスのように発病前に感染性のピークを認めるものもある．またノロウイルス感染症のように，発病と感染性が同時に始まり，症状の回復後も感染性が2〜3週間継続する場合もある．

4）回復期 recovery point

発病期間が終了すると発熱や倦怠感が解消し，日常生活が送れるようになる．この時点を回復期とみなす．しかし発病期間を脱することができなかった場合は最悪死にいたる．回復しても死亡しても，自然史としての感染症はそこで終了する．一方，感染性期間は回復期より前に終わることも回復期以後も継続することもあるため，回復の概念とは区別して取り扱う．

ⓓ 感染の拡大の評価

1）基本再生産数

ある特定の集団に新たな病原体が持ち込まれた場合，その集団の全員が病原体への感受性を持っている状態となる．この病原体の感染力が強いほど，1人の感染者から次の二次感染を引き起こす人数は多く，持続的に感染者数が増加することになる．この二次感染を引き起こす人数を**基本再生産数** R_0（アールノウト，またはアールゼロ）という．基本再生産数は感染症の種類によって異なり，季節性インフルエンザは1人の感染者から2人程度にしか二次感染させないが，麻疹のような感染力の強いものは1人から20人近くの二次感染を引き起こすことが知られている（**表5-2**）．

2）実効再生産数

流行初期には基本再生産数に従った感染拡大を認めるが，時間の経過とともに人々は対策を講じるため，その拡大は次第に弱まっていく．この対策後の二次感染者数の指標を**実効再生産数** R_t という．理論的には，1人の感染者からの二次感染者数が1人を下回ると流行は収束していくので，それを目安として各種の対策を講じることになる．

3）スーパースプレッダー

上記の再生産数は，各ケースの二次感染者数を平均して計算される．従って，ほとんどの感染者が二次感染を起こさなかったとしても，一部の感染者が極端に多くの人に二次感染させた場合，結果的に再生産数の値は大きくなってしまう．この多数に感染させるケースを**スーパースプレッダー**という．感染症の拡大を抑制するためには，集団全体への感染対策に加えて，このスーパースプレッダー対策がきわめて重要となる．

2 感染症の予防対策

ⓐ 感染症予防の原則

公衆衛生学的な見地からさまざまな疾患を予防するためには，一次予防（感染症にならないための予防），二次予防（感染者の早期発見・早期対策），三次予防（感染症の再発予防や患者の社会復帰）の対策が必要となる．

ⓑ 一次予防

感染症の流行を予防するためには病原体の伝播を防ぐことが重要であり，3つの予防策の中ではこの一次予防がもっとも重要となる．わが国の感染症対策における一次予防は，1) 感染症関連法規の整備，2) 予防接種の推進，3) 非薬物的対策の実施などが相当する．

1）感染症関連法規の整備

感染症対策では，まず感染症関連のルールを整備しなければならない．わが国では，感染症に関連する法規が複数種類定められており，新しい知見の追加や時代の変化を反映して頻繁に改正される．時代をさかのぼると，影響の大きい感染症ごとに個別の法律が存在したが，それらは1998 (平成10) 年に統合されて**感染症法**となった．その他の代表的な法律に，感染症の水際対策を規定する**検疫法**，また新興再興感染症の緊急対応方法を定めた**新型インフルエンザ等対策特別措置法**などがあげられる．また共同生活を営む学校組織や企業組織には**学校保健安全法**や**労働安全衛生法**に感染症の項目が規定されており，その組織の特徴に応じた感染症対策の方法を理解しておく必要がある．

a) 感染症法

現代の感染症対策の要となる法律だが，そのルーツは1897 (明治30) 年に制定された伝染病予防法までさかのぼる．この時代はコレラやペストなどの，いわゆる十種伝染病が蔓延しており，その感染拡大を防ぐため患者の隔離や消毒などの規定が中心だった．1998 (平成10) 年には性病予防法およびエイズ予防法と統合改変され，新たに「**感染症の予防及び感染症の患者に対する医療に関する法律**」つまり感染症法となった．1919 (大正8) 年に制定された結核予防法も，2007 (平成19) 年に感染症法に統合された．

感染症法には5年を目途に必要事項を改正するといういわゆる見直し規定が盛り込まれ，時と共に改正を繰り返してきた．この繰り返される改正は，感染症類型の分類と深い関連がある．感染症法では，病原体を病原性や感染性の強さにより1類から5類，新型インフルエンザ等感染症，指定感染症，新感染症というグループに分類している (**表5-3**)．この感染症法に基づき，すでに知られている感染症などで，一時的に強力な感染予防策を講じるべきと判断された感染症は，内閣の政令を通じて「指定感染症」となり，1類や2類感染症と同等の扱いを有期限で行うことが可能とされている (**表5-4**)．2019 (令和元) 年末から中国の武漢で出現したとされる新型コロナウイルス感染症は2020 (令和2) 年2月よりこの指定感染症として扱われ，わが国の感染症対策において功を奏したが，継続的な対策を講じるために2021 (令和3) 年2月より新型インフルエンザ等感染症に移行した．

b) 検疫法

わが国には常在しない病原体が，飛行機や船舶などにより国外から持ち込まれて流行を引き起こす場合，それを**輸入感染症**と呼ぶ．病原体の国内への侵入を防ぐためには，空港や海港など，交通の関門となる場所で**検疫** quarantine を行う．わが国では1951 (昭和26) 年に検疫法が示され，その後は法改正を繰り返しながら，現在は感染症法にあげられる計15種類の疾患が**検疫感染症**に指定されている (**表5-5**)．検疫によりこれらの感染症患者また病原体保有者が発見された場合，入国停止，隔離，停留，消毒などの措置が取られる．しかしながら，時代と共に飛行機の利

表 5-3 改正感染症法による感染症の定義と類型［2008（平成20）年5月施行］

類型	対象疾患	性格	主な対応，措置
1類感染症（7疾患）	エボラ出血熱，クリミア・コンゴ出血熱，痘そう，南米出血熱，ペスト，マールブルグ病，ラッサ熱	感染力，罹患した場合の重篤性等に基づく総合的な観点からみた危険性が**きわめて高い**感染症	患者，疑似症患者および無症状病原体保有者について入院等の措置が必要
2類感染症（6疾患）	急性灰白髄炎，結核，ジフテリア，重症急性呼吸器症候群（SARS）（病原体がコロナウイルス属SARSコロナウイルスであるものに限る），中東呼吸器症候群（MERS）（病原体がベータコロナウイルス属MERSコロナウイルスであるものに限る），鳥インフルエンザ（病原体がインフルエンザウイルスA属インフルエンザAウイルスであってその血清亜型が新型インフルエンザ等感染症の病原体に変異するおそれが高いものの血清亜型として政令で定めるものであるものに限る．第五項第七号において「特定鳥インフルエンザ」という．）	感染力，罹患した場合の重篤性等に基づく総合的な観点からみた危険性が**高い**感染症	患者および一部の疑似症患者については入院等の措置が必要
3類感染症（5疾患）	コレラ，細菌性赤痢，腸管出血性大腸菌感染症，腸チフス，パラチフス	感染力および罹患した場合の重篤性に基づく総合的な観点からみた危険性は高くないが，特定の職業への就業によって感染症の集団発生を起こしうる感染症	患者および無症状病原体保有者について就業制限等の措置を講ずることが必要
4類感染症（44疾患）	E型肝炎，A型肝炎，黄熱，Q熱，狂犬病，炭疽，鳥インフルエンザ（特定鳥インフルエンザを除く.），ボツリヌス症，マラリア，野兎病，ウエストナイル熱，エキノコックス症，オウム病，オムスク出血熱，回帰熱，キャサヌル森林病，コクシジオイデス症，サル痘，ジカウイルス感染症，重症熱性血小板減少症候群（病原体がフレボウイルス属ＳＦＴＳウイルスであるものに限る.），腎症候性出血熱，西部ウマ脳炎，ダニ媒介脳炎，チクングニア熱，つつが虫病，デング熱，東部ウマ脳炎，ニパウイルス感染症，日本紅斑熱，日本脳炎，ハンタウイルス肺症候群，Bウイルス病，鼻疽，ブルセラ症，ベネズエラウマ脳炎，ヘンドラウイルス感染症，発しんチフス，ライム病，リッサウイルス感染症，リフトバレー熱，類鼻疽，レジオネラ症，レプトスピラ症，ロッキー山紅斑熱	動物，飲食物等を介して人に感染し，国民の健康に影響を与えるおそれがある感染症（ヒトからヒトへの伝染はない）	媒介動物の輸入規制消毒，物件の廃棄等の物的措置が必要
5類感染症（47疾患）	インフルエンザ（鳥インフルエンザ及び新型インフルエンザ等感染症を除く.），ウイルス性肝炎（E型肝炎及びA型肝炎を除く.），クリプトスポリジウム症，後天性免疫不全症候群，性器クラミジア感染症，梅毒，麻しん，メチシリン耐性黄色ブドウ球菌感染症，アメーバ赤痢，ＲＳウイルス感染症，咽頭結膜熱，A群溶血性レンサ球菌咽頭炎，カルバペネム耐性腸内細菌科細菌感染症，感染性胃腸炎，急性弛緩性麻痺（急性灰白髄炎を除く.），急性出血性結膜炎，急性脳炎（ウエストナイル脳炎，西部ウマ脳炎，ダニ媒介脳炎，東部ウマ脳炎，日本脳炎，ベネズエラウマ脳炎及びリフトバレー熱を除く.），クラミジア肺炎（オウム病を除く.），クロイツフェルト・ヤコブ病，劇症型溶血性レンサ球菌感染症，細菌性髄膜炎（第十五号から第十七号までに該当するものを除く．以下同じ.），ジアルジア症，侵襲性インフルエンザ菌感染症，侵襲性髄膜炎菌感染症，侵襲性肺炎球菌感染症，水痘，性器ヘルペスウイルス感染症，尖圭コンジローマ，先天性風しん症候群，手足口病，伝染性紅斑，突発性発しん，播種性クリプトコックス症，破傷風，バンコマイシン耐性黄色ブドウ球菌感染症，バンコマイシン耐性腸球菌感染症，百日咳，風しん，ペニシリン耐性肺炎球菌感染症，ヘルパンギーナ，マイコプラズマ肺炎，無菌性髄膜炎，薬剤耐性アシネトバクター感染症，薬剤耐性緑膿菌感染症，流行性角結膜炎，流行性耳下腺炎，淋菌感染症	国が感染症の**発生動向の調査**を行い，その結果等に基づいて必要な情報を国民一般や医療関係者に**情報提供・公開**していくことによって，発生・まん延を防止すべき感染症	感染症発生状況の収集，分析とその結果の公開，提供（感染症発生動向調査） ①全数把握24疾患 ②定点把握25疾患（小児科，内科，性病科，眼科を標榜する指定届出機関）

［感染症法の改正法，2021（令和3）年2月現在，著者ら作成］

表 5-4 感染症法による主な感染症とその対策

類 型	指定感染症	1類感染症	2類感染症	3類感染症	4類感染症	5類感染症	新型インフルエンザ等感染症
届 出	直ちに届出*1						
隔 離	感染症指定医療機関への入院措置，就業禁止等*2			△*3	—	—	○
疫学調査	感染症の流行報告を受け，多角的な情報収集を実施し，流行状況の解析を行う						
消 毒	病原体ごとに規定された消毒方法を実施					—	—

*1 1～4類のすべての疾患，5類感染症（麻疹，風疹，侵襲性髄膜炎菌感染症），新型インフルエンザ等感染症，指定感染症はただちに届け出る，それ以外の全数把握疾患は7日以内に届出.
*2 2類感染症は一部.
*3 就業制限はあるが，入院勧告はない.

表 5-5 検疫感染症 ［2021（令和3）年2月改正］

分 類	疾 患
1類感染症	エボラ出血熱，クリミア・コンゴ出血熱，痘そう，南米出血熱，ペスト，マールブルグ病，ラッサ熱
新型インフルエンザ等感染症	新型インフルエンザ（新型コロナウイルス感染症含む）
2類感染症	鳥インフルエンザA（H5N1），鳥インフルエンザA（H7N9），中東呼吸器症候群（MERS）
4類感染症	デング熱，チクングニア熱，マラリア，ジカウイルス感染症

用が増加し，遠方からの旅行者や帰国者が潜伏期間内にわが国に入国することも多くなり，検疫だけでは輸入感染症などの侵入を阻止することは困難となっている．これを防ぐためには，入国後の観察を強化し，また国際的な感染症情報の入手も欠かすことができない．

c）新型インフルエンザ等対策特別措置法

新型インフルエンザが2009（平成21）年に発生し，きわめて短時間のうちに世界中に拡大して社会が大きく混乱した．その結果，従来の感染症法だけではこのような新興再興感染症が出現した場合に対応しきれないことが分かった．そこでわが国では2012（平成24）年に，主に新型インフルエンザを念頭に置いた**新型インフルエンザ等対策特別措置法**を制定した．この法律では，緊急事態宣言を発動した際は都道府県知事が人々の外出制限やイベントの中止，また医療提供体制の確保を要請できるようになり，自治体単位の活動が容易となる．わが国では2020（令和2）年の新型コロナウイルス感染症の流行に際し，初めて本法律が適用されて緊急事態宣言が出された．

d）学校保健安全法

教育を受けて社会に出るまでの学校に属する年齢集団の健康と安全を守るルールは学校保健安全法に規定される（➡第9章）．この学校保健安全法では，感染拡大予防のため，校長は感染症の児童生徒の出席停止を，学校の設置者は学校の全部または一部の休業を行うことができると規定している．また学校において予防すべき感染症は学校保健安全法施行規則に定められており，その特性によって第一種から第三種まで分類されている．これらの法規では，規定される感染症

表5-6 学校で予防すべき感染症および出席停止の期間の基準 [2021(令和3)年4月改正]

分類	対象疾患*1	出席停止の期間の基準	備考
第一種	エボラ出血熱，クリミア・コンゴ出血熱，ペスト，マールブルグ病，ラッサ熱，SARS，痘そう，急性灰白髄炎，ジフテリア，特定鳥インフルエンザ*2，南米出血熱，MERS	治癒するまで	感染症法に規定する新型インフルエンザ等感染症(新型コロナウイルス感染症含む)，指定感染症及び新感染症は，第一種の感染症とみなす
第二種	インフルエンザ(特定鳥インフルエンザを除く)	発症後5日を経過し，かつ解熱した後2日(幼児は3日)を経過するまで	経気道(飛沫)感染を主とする疾病
	百日咳	特有の咳が消失するまで，または5日間の適正な抗菌性物質製剤による治療が終了するまで	
	麻疹	解熱した後3日を経過するまで	
	流行性耳下腺炎	耳下腺，顎下腺または舌下腺の腫脹が発現した後5日を経過し，かつ，全身状態が良好になるまで	
	風疹	発疹が消失するまで	
	水痘	すべての発疹が痂皮化するまで	
	咽頭結膜熱	主要症状が消退した後2日を経過するまで	
	髄膜炎菌性髄膜炎，結核	症状により学校医その他の医師において感染のおそれがないと認めるまで	
第三種	コレラ，細菌性赤痢，腸チフス，パラチフス，腸管出血性大腸菌感染症，流行性角結膜炎，急性出血性結膜炎，その他の感染症*3	症状により学校医その他の医師において感染のおそれがないと認めるまで	無症状病原菌保有者は出席停止の必要はない

*1 学校保健安全法施行規則をもとに作成.
*2 鳥インフルエンザ(H5N1およびH7N9型)
*3 溶レン菌感染症，ウイルス性肝炎，手足口病，伝染性紅斑，ヘルパンギーナ，マイコプラズマ感染症，感染性胃腸炎(流行性嘔吐下痢症)，アタマジラミ，伝染性軟属腫，伝染性膿痂疹があり，各々症状により登校可能基準が定められている.

に罹った場合の出席停止期間がそれぞれ示されており，学校現場の感染症対策がある一定の基準のもとで管理されていることが分かる(**表5-6**).

e) 労働安全衛生法

労働者の安全と健康を目的とした法律として労働安全衛生法が存在する(➡第10章). 労働安全衛生法には「病者の就業禁止」が示され，さらに労働安全衛生規則に，事業者は病毒伝播のおそれのある伝染性の疾患にかかったものを就業禁止しなければならないと規定している. 具体的感染症名は行政通達に結核などが示されているが，職場の感染症が多様化する現在は解釈を広げ，業種や職種によってその他の感染症も就業禁止の範囲に含める場合もある.

2) 予防接種(ワクチン)の推進

a) 予防接種の歴史

予防接種は，個人の免疫の獲得による発病予防の効果(個人防衛)，および集団の免疫の獲得による流行発生の予防（社会防衛）という一次予防の重要な役割を果たす．とくに公衆衛生の視点から，**集団免疫** herd immunityによる流行予防は医療政策において欠かすことができない．

予防接種の歴史は，1796年のジェンナー E. Jennerの種痘（天然痘ワクチン）までさかのぼり，わが国に1849年に伝えられた．医療政策としての集団的な予防接種は，1948（昭和23）年に予防接種法が制定されてから始まった．当時は，痘瘡，ジフテリア，百日咳，結核などの12疾患のみであった．1961（昭和36）年にはポリオ生ワクチンが導入され，わが国の小児麻痺（急性灰白髄炎）が激減し，予防接種政策の効果が認められた．とくに小児科領域感染症の多くは，予防接種により感染や集団における流行を最小限に予防できる疾患**VPD（vaccine preventable diseases）**であることが知られており，小児の健康的な発育への寄与度が高いと考えられている．

しかし社会の衛生環境の改善や医療技術の進歩と共に重篤な感染症の発生が減少し，また少ないながらも予防接種の副反応による健康被害が生じ，この健康被害者の救済措置（**予防接種健康被害救済制度**）の充実が求められた．その結果，1994（平成6）年に予防接種法が改正され，**義務接種**から**努力義務**へ改められるなど大きく方針が転換された．しかしながら，この方針転換は世界的に予防接種を強く推進する動きに逆行するともみなされ，「ワクチンギャップ」と称して批判的に論じられる場合もある．

b）予防接種法

1948（昭和23）年に制定された予防接種法は，当初は集団に感染拡大するおそれのある疾患を防ぐことを主目的としていたが，予防接種による死亡例などの被害者が注目され始めると，予防接種による健康被害の迅速な救済を図ることも本法律の大きな目的となった．この法律の中では予防接種により防ぐことのできる疾患を**定期接種**（勧奨接種）の対象とし，A類の疾患群は集団予防のために，またB類の疾患は個人の予防を目的としている．その他の予防接種は希望者による**任意接種**としている（**表5-7**）．健康被害者の救済に関しては，医療費の負担や遺族年金または遺族一時金などの給付が規定されている．

この法令に基づく予防接種は，対象の年齢，接種時期，接種方法が定められている（**図5-2**）．異なるワクチンの接種間隔について，注射生ワクチンどうしを接種する場合は27日以上空け，その他のワクチンの組み合わせについては一律の日数制限は設けないこととしている．

c）予防接種の種類

弱毒生ワクチン：発病の能力は失っているが，感染力を保持して生体に抗体を産生させるようなウイルスや細菌をワクチンとして利用している．接種により自然感染と同様の仕組みで強力な免疫を獲得することができるが，自然の状態に近いため，適正な取り扱いが必要なことと副反応に注意を払うことが必要である（MRワクチン，流行性耳下腺炎，水痘，BCG，ロタウイルス）．

不活化ワクチン：病原微生物を薬品処理などの方法で死滅させてヒトの免疫獲得に必要な抗原の部分を精製したもの，また合成ペプチドによるワクチンなどが存在する．一般に弱毒生ワクチンより効果は劣るため，繰り返し接種することでブースト効果が得られ，より強固な免疫を獲得する（小児肺炎球菌，高齢者肺炎球菌，インフルエンザ菌，ヒトパピローマウイルス，百日咳，日本脳炎，B型肝炎，インフルエンザ，ポリオ）．

トキソイド：細菌が産生する毒素を取り出し，免疫に関連する部分を残して薬品処理などによ

表 5-7 予防接種の種類と対象疾病　［2021（令和3）年4月改正］（➡図 5-2）

予防接種の種類		対象疾病	備　考
予防接種法	定期接種（勧奨接種）A類疾病	ジフテリア（D） 百日咳（P） 破傷風（T）	通常，Ⅰ期は DPT 三種混合ワクチン，Ⅱ期は DT 二種混合ワクチンを使用する．
		急性灰白髄炎（ポリオ）	生後3ヵ月から90ヵ月までに IPV 不活化ポリオワクチンを初回接種と追加接種する．もしくは，生後3ヵ月から90ヵ月までに DPT-IPV 四種混合ワクチンを初回接種と追加接種する．
		麻　疹 風　疹*	麻疹と風疹は二種混合弱毒生ワクチン（MR ワクチン）を2回に分けて接種する．
		日本脳炎	
		結　核	生後12ヵ月までに BCG を接種する．
		インフルエンザ菌b型（Hib）	
		肺炎球菌	小児がかかるものにかぎる
		ヒトパピローマウイルス（HPV）	
		痘そう	定期接種は実施していない（生物テロ等により，まん延の危険性が増大した場合，臨時の予防接種として実施）
		水　痘	
		B型肝炎	B型肝炎母子感染防止事業により妊婦の HB 検査を行い，HBs 抗原陽性の母親から生まれた新生児には，保険適用により HB ワクチン予防接種を実施．
		ロタウイルス	
	B類疾病	季節性インフルエンザ 肺炎球菌	65歳以上の高齢者ほか 65歳以上の高齢者ほか
任意接種		流行性耳下腺炎（おたふくかぜ） 季節性インフルエンザ その他	

青字は生ワクチンである．
*2019（令和元）年8月～2024（令和6）年度末の間，1962（昭和37）年4月2日～1979（昭和54）年4月1日生まれの男性を対象に風疹抗体の検査を実施後，接種を行うこととした．
注）新型コロナウイルス感染症に対する予防接種は，予防接種法に基づく「臨時の予防接種」として取り扱われている．

り無毒化したものである．不活化ワクチン同様，繰り返し接種することにより免疫機能の増強を図ることが必要である（ジフテリア，破傷風）．

遺伝子ワクチン：新型コロナウイルス感染症に対して数種類の遺伝子ワクチンが開発された．ウイルスを構成する蛋白質の情報を含んだ mRNA を人体に注射して蛋白質を合成させ，その免疫を獲得する方法（mRNA ワクチン）や，また遺伝子治療で利用されるベクターを用いて細胞に遺伝子を送り込み，同じく免疫機能を獲得するワクチン（ベクターワクチン）が実用化された．これらのワクチンの普及と並行して効果の検証が行われており，流行拡大の抑制や，肺炎の重症化を予防するなどの成果を示している．

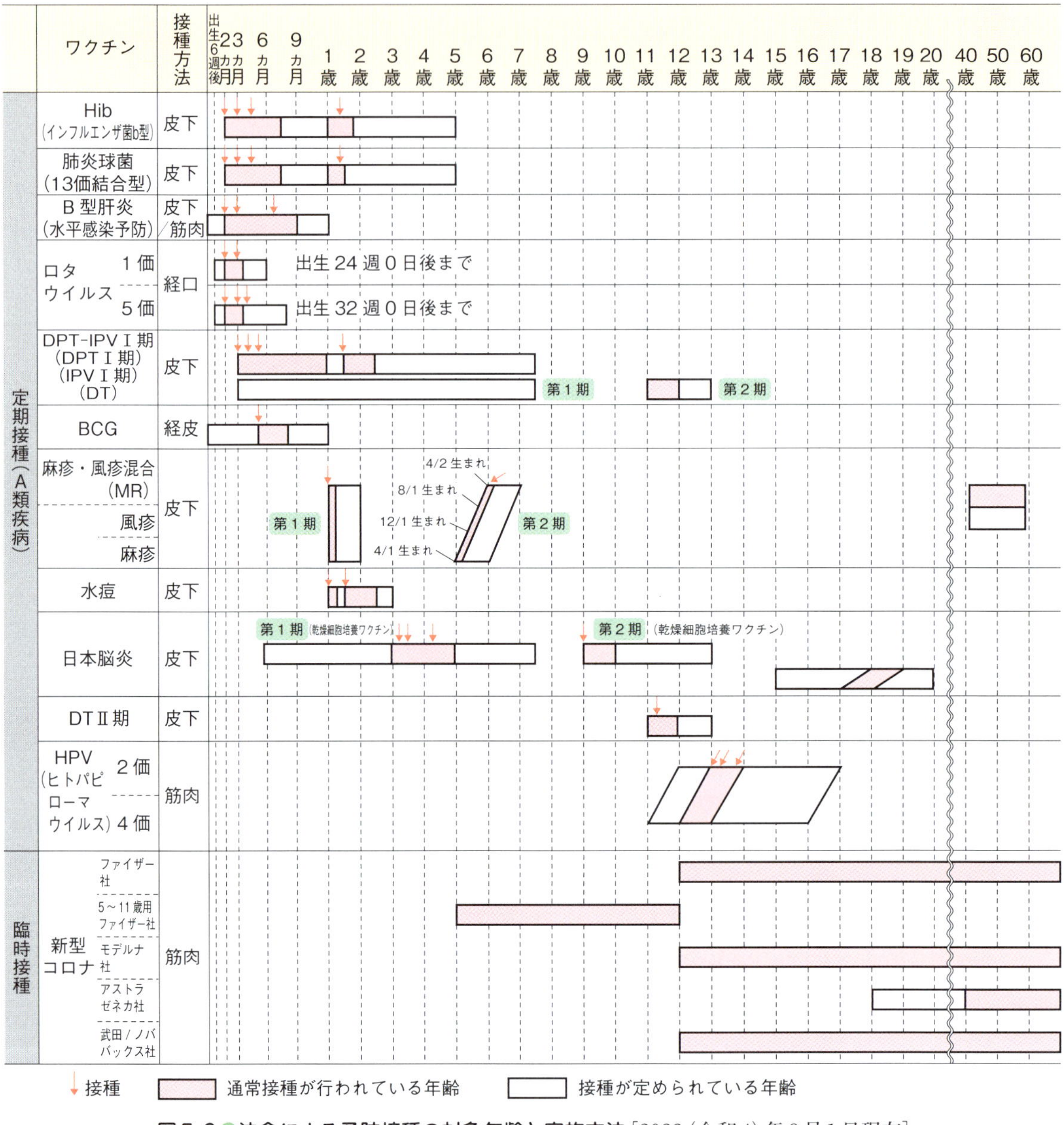

図5-2 法令による予防接種の対象年齢と実施方法 [2022(令和4)年8月1日現在]

D：ジフテリア，P：百日咳，T：破傷風，IPV：不活化ポリオ.

[感染症疫学センター：予防接種スケジュール，2022を参考に作成]

d) ヒトパピローマウイルスワクチン

ヒトパピローマウイルス(HPV)ワクチンは，わが国で2013(平成25)年から定期接種化されたが，接種後の激しい疼痛，倦怠感などの副反応の報告が相次ぎ，同年6月より積極的接種を中止した．一方でHPVワクチンの子宮頸がんに対する有効性の報告は多く，またこれら副反応との関連は否定的な調査報告が相次いだ．これらを受け，2022（令和4）年より，HPVワクチンの接種勧奨が再開された．

3）非薬物的対策の実施

感染症の対策において，予防接種や抗菌薬の処方など宿主における感染対策を“薬物による感染対策”PI, pharmaceutical interventionと呼び，一方でマスク・手袋や手洗いなど主に感染経路における感染対策を“薬物に頼らない感染対策”NPI, non-pharmaceutical interventionと呼ぶ．このNPIは，新型コロナウイルス感染症のケースのように，ワクチンも抗ウイルス薬も存在しなかった感染症の流行初期には，中心的な対策方法となった．

a）感染防護具

マスクは感染者から排出されるウイルスの付着した飛沫を飛散させにくくするという効果を持つ．WHOはマスクが感染拡大予防に効果があるという見解を示しており，またわが国の厚生労働省は咳エチケット（咳嗽の際に口元を覆う行為）の推進のため，マスクの装着やハンカチやタオルで口元を覆うように求めている．その他には，医療現場では血液や体液に含まれる病原体の感染経路対策として，耐浸透性の医療用手袋やエプロンを着用する．

b）接触の確率を下げる方法

感受性のあるヒトの集団に感染者が入ると感染症が流行するため，接触の確率を下げることを目的として特定の組織活動を停止することがある．学校組織は感染症が拡大する場所としても知られているため，学校保健安全法に基づき，学校の設置者は必要時に学級閉鎖，学年閉鎖，また学校閉鎖を行うことがある．また，新型インフルエンザ等対策特別措置法では，都道府県の知事は感染の蔓延を防止するために，学校，社会福祉施設，興行場において施設の使用の制限若しくは停止を要請することができると規定されている．輸入感染症では，海港や空港を経由して国内に侵入することを防止するため，検疫所の所長は検疫法に基づき，法に該当する感染症の患者の隔離や感染したおそれのある者の停留を行うことができる．

c）付着した病原体の排除

手指に付着した病原体を取り除くために手洗いを行う．手指表面に付着した病原体は流水で10秒程度洗うだけで100分の1程度まで減少する．併せて一般的な石鹸などを併用すると手洗いの効果は増強する．物質の表面に付着した病原体を失活させるためには，エタノールなどの薬品を用いて消毒や払拭を行う．薬品を使用しない場合は，熱したお湯で煮沸消毒を行うだけでも殺菌効果を得られる．

ⓒ 二次予防

感染症を引き起こす病原体が一次予防を突破した場合，宿主へ侵入して感染が成立する．その場合，いかに早く感染者を発見して対策を講じるかという「早期発見・早期介入（治療）」の二次予防が重要となる．この二次予防では医療の立場からの医学検査と治療が重要であり，臨床医学的な意味合いが強く，本章の範囲外となる部分が多い．したがって，ここでは患者の報告システムや情報共有について説明する．

1）医師の届け出

感染症法において，すべての医師は，1類から4類までそして新型インフルエンザと指定感染症と5類の一部（侵襲性髄膜炎菌感染症，風疹及び麻疹）の感染症と診断された患者や病原体保有者について，全例直ちに，保健所長を通じて都道府県知事にその者の氏名・年齢・性別などを報告しなければならない（➡表5-4）．また5類感染症の一部の疾患（梅毒，AIDS，破傷風など）においては，全例診断後7日以内に，年齢・性別などを同じく保健所長を通じて都道府県知事に報告しなければならない．一方，5類感染症で多数の患者が認められる水痘や手足口病は，全国約3,000ヵ所の小児科医療機関において週単位で保健所に届け出る．また季節性インフルエンザにおいては，全国約5,000ヵ所の小児科医療機関と全国500ヵ所の基幹定点医療機関において週単位で保健所に届け出ることとされている．これらの情報は国立感染症研究所において感染症発生動向調査としてまとめられてウェブサイトなどで情報公開され，感染症対策を行う情報として活用されている．

2）学校組織における感染症流行情報の共有

学校現場では流行を早期に察知して対策を講じることが必要であるため，感染症の情報の共有は早ければ早いほどよい．そこで，国立感染症研究所，感染症疫学センター，日本学校保健会が共同し，素早い情報共有を目的として2009（平成21）年頃より「学校欠席者情報収集システム」の運用が開始された．このシステムは，感染症に関する情報がリアルタイムに共有されるため，学校のみならず，自治体の保健所や医師会の地域医療にも活用され，地域の人々の感染症対策に役立てられる．現在では学校等欠席者・感染症情報システムとして名称が変更され，日本学校保健会が主体となって運用している．

ⓓ 三次予防

感染症対策における三次予防は，感染が発覚した後の流行拡大予防や組織運営，さらに感染者の再発予防と人権保護と社会復帰という観点から取り組むこととなる．

1）事業継続計画

会社などの組織内で感染症が流行した場合，業務規模を縮小しながらでもその活動を継続することが求められる．わが国では地震など自然災害が多く発生することもあり，2005（平成17）年に内閣府が事業継続計画 BCP, business continuity plan のガイドラインを打ち立てた．その後，何度か更新を繰り返し，2021（令和3）年には最新版が示された．具体的には，本部機能の確保，現況の情報発信，安否確認などが含まれる．BCPは，災害対策や感染症対策という目的だけでなく，組織の危機管理対策を目的として普及している．

2）感染者の人権保護

感染症の歴史は，感染者の人権保護および差別との戦いの歴史でもある．過去のわが国の感染症対策において，ハンセン病や薬害HIV感染症などで個人の人権が侵害されたことは反省しなければならない．この経験より，現在の感染症法の前文には「我が国においては，過去にハンセン病，後天性免疫不全症候群等の感染症の患者等に対するいわれのない差別や偏見が存在したという事実を重く受け止め，これを教訓として今後に生かすことが必要である.」と明記され，過ちを繰り返さないような啓発を行っている．この点を克服することで，感染者は社会復帰や職場復帰を行うことが可能となる．

③ わが国および世界における感染症流行と対策

わが国や世界で流行し，現在も課題となっているいくつかの感染症について説明する.

ⓐ 結　核

わが国では，1800年代後半の明治維新以降，昭和20年代頃まで，結核は亡国病や国民病としておそれられてきた．大正時代に制定された旧結核予防法は，1951（昭和26）年に改めて同じ名称の結核予防法として生まれ変わり，抗結核薬の導入，BCGの集団接種，結核患者治療の公費負担制度などを導入して対策が強化され，新規感染者数は順調に減少していった．しかし1980年代に入るとわが国の高齢化が進むことに伴い新規感染者数の減少スピードが鈍化し，1999（平成11）年には結核緊急事態宣言が発せられた．2007（平成19）年に結核予防法は感染症法に統合され，現在は2類感染症として管理されている.

わが国では乳幼児に対するBCGの集団接種が推進され，その死亡率は世界的にも低いレベルを維持しているが，高齢者人口の増加に伴い陳旧性結核が再燃するケースが増加し，わが国の結核死亡率の低下を鈍らせている（**図5-3**）．2021（令和3）年の統計によると，この1年間に11,519人の新規登録患者が報告され，罹患率は人口10万人対9.2人（低まん延国）となったが，欧米の先進諸国と比較していまだ高い状況が続いている.

結核の治療は，わが国においては，**DOTS**（directly observed treatment, short-course）と呼ばれる直接監視下短期化学療法が推進され，医療機関と保健所の連携により患者の処方薬内服を直接見届ける方法が行われている．これは，結核感染が確認されたすべての入院中の患者に対する院内DOTSと，外来通院患者に対する地域DOTSが実施されている.

ⓑ HIV感染症（後天性免疫不全症候群 AIDS, acquired immune deficiency syndrome）

HIV（human immunodeficiency virus）感染によるAIDSは，1980年頃の米国の男性同性愛者の間で原因不明の肺炎として報告されたことに始まる．わが国でも1980年代後半には国内の事例報告が相次ぎ，2000（平成12）年あたりからは年間1,000人以上の新規報告（HIV感染者およびAIDS患者の合計）が続いており，日本では2021（令和3）年に合計33,537人の感染者および患者の累積報告数があった．2021（令和3）年1年間の新規感染者および患者の報告数は1,057件と，この5年は減少傾向を認めている．世界的には，**国連合同エイズ計画**（UNAIDS, The Joint United Nations Programme on HIV/AIDS）の2022年の報告によると，2021年末現在は3,840万人の人々がHIVに感染している．そのおよそ7割がアフリカ大陸のサハラ砂漠以南の地域に集中し，アジア地域においても増加中である.

現在，国内発生例はほとんどが性行為によるものである．性の概念の急激な変化により，初めての性交の低年齢化や，不特定多数のパートナーとの無防備な性行為が大きな要因と考えられている．本疾患は潜伏期間が平均10年と長く，発病前にパートナーなどに二次感染を引き起こすため無自覚の感染伝播を起こしている可能性が高く，実際には報告数を上回る感染者の存在が疑われている．1980年代には，血友病の患者が使用する血液製剤にHIVが混入していたことから，薬害によるHIV感染症として社会的に問題となった．これらの経緯により，2003（平成15）年には薬事法の改正により医薬品等の製造販売後安全管理の基準に関する省令を定め，製薬会社には

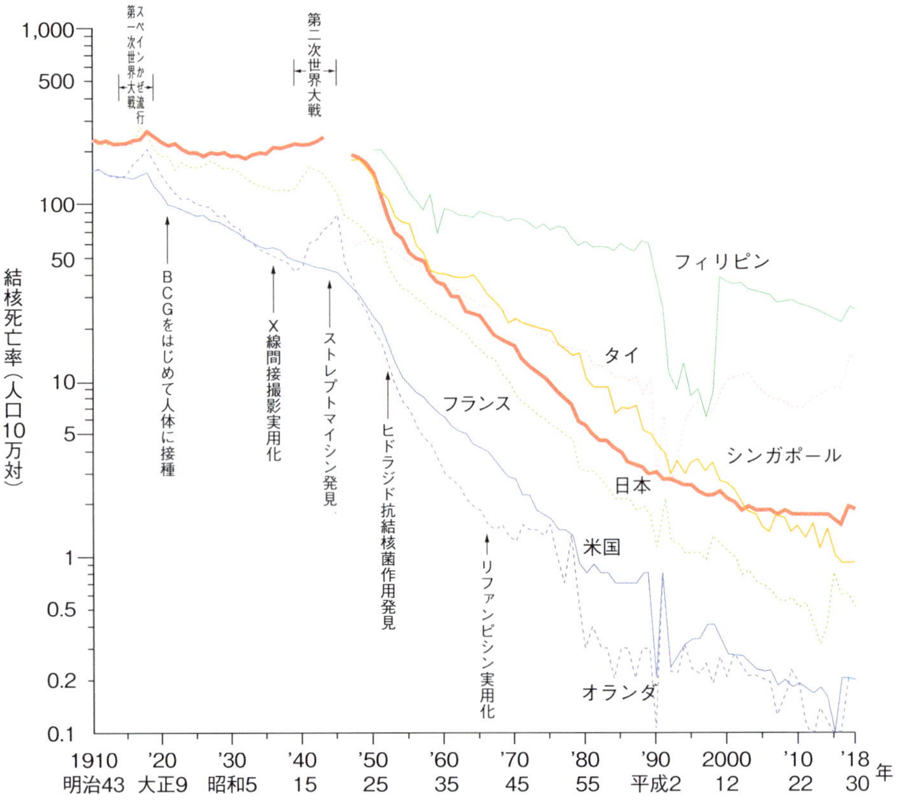

図5-3 ●結核死亡率の年次推移――各国の比較

資料　結核予防会結核年報第5集；結核予防会結核研究所国際結核情報センター：世界の結核1993年度版；WHO Mortality Database；WHO：Global Tuberculosis Report 2019.

日本の結核死亡率は，国をあげての結核対策が効果を上げ，戦後順調に減少を認めていたものの，近年は主として結核患者中に占める割合の高い高齢者の死亡率を反映している．2017（平成29）年の日本では，結核死亡率は人口10万対1.9と上昇し，グラフのように欧米諸国に比較すると依然高い水準である．

国によっては年次変動が大きい部分があるが，図で示されている死亡率の一部はWHOの推定値であること，途上国では死亡統計の質が確立していないことなどが影響していると考えられる．年次推移観察・比較等のさいには注意が必要である．

副作用などの情報の報告などを義務づけた．

数種類の抗ウイルス薬を組み合わせた治療は抗ウイルス療法ART, anti-retroviral therapyと呼ばれている．この治療法の導入により患者の予後は著しく改善され，とくに早期の治療開始がさらなる予後の改善に有効であることが明らかになっている．

ⓒ 新型インフルエンザ

新型インフルエンザはその名の通り，これまでにないタイプのインフルエンザを意味しており，予防法がないために，季節性インフルエンザと取り扱い方法が著しく異なる．近年では2009（平成21）年に，豚由来のインフルエンザA/H1N1型が世界でパンデミックを引き起こした．

過去のパンデミックの周期よりこの新型インフルエンザの出現はある程度予想されていたが，想定よりも**致死率** case fatality rateが高くなく，感染拡大状況に比べて死亡者数は多くなかった．その後，このA/H1N1型は2011（平成23）年に季節性インフルエンザに吸収された．しかし2013（平成25）年には中国でA/H7N9型が出現し，ヒト-ヒト感染を起こすなど，またいつパンデミックを起こすようなインフルエンザが出現するかわからない状況が続いている．

ⓓ ウイルス性肝炎

現在A，B，C，D，E型の5種類の肝炎ウイルスが知られている．感染経路は，B，C型は血液や体液を介した感染であり，性行為や集団予防接種時の注射器の使いまわし，入れ墨，薬害，医療行為などの原因が報告されている．ウイルス性肝炎は国内最大の感染症ともいわれ，とくにB型とC型は合計350万人の感染者，60万人の患者がいると推計されている．B型肝炎は母子感染によるものが多いと報告されており，わが国ではB型肝炎母子感染防止対策事業が展開され，感染妊婦から出生した児には免疫グロブリンやワクチンの接種が行われている．過去の集団予防接種や医原性および薬害による肝炎が問題視され，2009（平成21）年には肝炎対策基本法が成立した．またフィブリノゲン使用による医薬品被害のC型肝炎感染者の救済対策を定めた特定C型肝炎ウイルス感染者救済特別措置法が2008（平成20）年に施行され，感染者の救済が進められている．

ⓔ 性感染症 STD, sexually transmitted diseases

性的接触により感染するものを総じて**性感染症**という．感染症の5類に分類される性器クラミジア感染症，尖圭コンジローマ，梅毒，淋病のほか，ウイルス肝炎，HIV感染症，ヒトパピローマウイルス，アメーバ赤痢なども性感染症となりうる．このうち，性器クラミジア感染症は若年女性の感染により不妊症の原因となり，梅毒，性器ヘルペス感染症は母子感染により先天感染の原因ともなる．国立感染症研究センターの報告によると，2013（平成25）年頃より梅毒の症例が男女ともに増加し，2021（令和3）年にはこれまででもっとも多い約7,000例の報告を認めた．この背景には，近年のSNSの発達とともに性行為の多様化が進んだことが一因としてあげられている．また検査を受けない事例や保健所への届け出を怠る事例も疑われ，さらに多くの症例が社会に存在すると考えられている．これらの感染症は，個人情報の保護への配慮という観点から公衆衛生対策上の難しさがある．したがって，学校教育の推進に加えて無防備な性行為を防止するという一次予防の取り組みが極めて重要となる．

ⓕ 麻疹，風疹

麻疹，風疹，いずれも感染症法5類の全数把握疾患である．風疹は妊娠初期の免疫のない女性が感染することで**先天性風疹症候群** congenital rubella syndrome（CRS）という障害を持つ児が生まれる可能性が高まるため，予防対策が重要な課題となっている．2012（平成24）年と2013（平成25）年には，20～40歳代の成人男性を中心とした風疹の流行を認め，風疹の予防接種が男女ともに定期接種化される以前の免疫力の低い世代に広がったと考えられている．わが国では，厚生労働省が，流行拡大の防止のために2019～2024（令和元～6）年度末まで昭和37～54年生まれの男性を対象に風疹の抗体検査と予防接種を行うことを発表し，居住区の市区町村で実施が進められている．

ⓖ 新型コロナウイルス感染症

2019（令和元）年末に中国の武漢で発生した新型コロナウイルス感染症は現在も世界的な流行が続いている．わが国では，2020（令和2）年2月に感染症法が適用され，政令により指定感染症として2類感染症に準じた対応がとられた．以降は発生動向調査，患者の就業制限と入院，また積極的疫学調査という強力な感染対策が進められてきた．続いて同年2月には検疫法が政令により準用され，海港または空港において病原体保有者は隔離，また感染の恐れのある者は停留されて水際対策を強化することとなった．流行が拡大し始めた4月には新型インフルエンザ等対策特別措置法を適用し，わが国で初めて緊急事態宣言が発令され，自治体を単位としたイベントの自粛や医療機関の確保が行われた．この効果により流行の第1波は5月にピークを越え，その後に宣言が解除され，これ以降，流行の拡大と縮小に合わせて宣言と解除が繰り返されてきた．また，期限の定めなく対策を講じられるよう，2021（令和3）年2月には指定感染症から新型インフルエンザ等感染症に移行した．

このウイルスの自然史をみると，発病前に感染性のピークを認めるため感染を防ぐことが難しいという特徴がある．2022（令和4）年8月現在，世界で5億7,000万人を超える感染者と640万人を超える死亡者が報告（ジョンズ・ホプキンズ大学集計）され，なお増加中である．2021（令和3）年初より，新たに開発された遺伝子ワクチンの接種が欧米諸国を中心に進められ，その接種割合の増加と共に流行はいったん収束傾向を示した．しかしながら，2021（令和3）年末頃より感染力の強いウイルスの変異株が登場すると再び世界で流行が拡大し始めた．これに伴い，わが国では，保健所における積極的疫学調査が感染者数の増加に追い付かず，また保健所の他の業務が圧迫されてしまうなど，保健衛生業務に著しい支障をきたした．またワクチン接種による発熱や倦怠感などの副反応が忌避感を生み，主に若者において3回目のワクチン接種割合が低下するという，感染対策を停滞させる問題も生じた．引き続き，非薬物的対策であるマスク装着や手洗いを徹底し，同時に世界でワクチンの接種が推進されることが重要であり，また一刻も早い治療薬の普及が望まれる．

5-2 循環器系の疾患の予防

1 循環器系の疾患の分類と疫学

ⓐ 循環器系の疾患の分類と死亡状況

循環器系の疾患 diseases of the circulatory system は，WHOの国際疾病分類（ICD-10）では**表5-8**のように大きく5群に分類される．急性・慢性リウマチ熱，高血圧性疾患，虚血性心疾患およびその他の心疾患，脳血管疾患，およびその他（動脈・静脈疾患など）に分けることができる．

日本における主要な死亡原因となっている循環器系の疾患は，心疾患および脳血管疾患である．**図5-4**に示すように，脳血管疾患は1980（昭和55）年まで死亡順位の第1位を占めてきた．心疾患による死亡は，1985（昭和60）年に第3位から第2位になった．1995，1996（平成7，8）年の

表 5-8 WHO 第10回修正国際疾病分類（ICD-10）*による循環器系疾患の分類

疾　患	基本分類コード
1 急性・慢性リウマチ熱	I 00-I 09
2 高血圧性疾患	I 10-I 15
3 虚血性心疾患・その他	
虚血性心疾患	I 20-I 25
肺性心疾患および肺循環疾患	I 26-I 28
その他の型の心疾患	I 30-I 52
4 脳血管疾患	I 60-I 69
5 その他	I 70-I 99

表 5-9 主要死因の死亡数，死亡率（人口10万対）および死亡割合

［2021（令和3）年］

死亡順位	死　因	死亡数	死亡率	死亡割合（%）
第1位	悪性新生物	381,505	310.7	26.5
第2位	心疾患	214,710	174.9	14.9
第3位	老衰	152,027	123.8	10.6
第4位	脳血管疾患	104,595	85.2	7.3
	全死因	1,439,856	1,172.7	100.0

資料　厚生労働省：「人口動態統計」

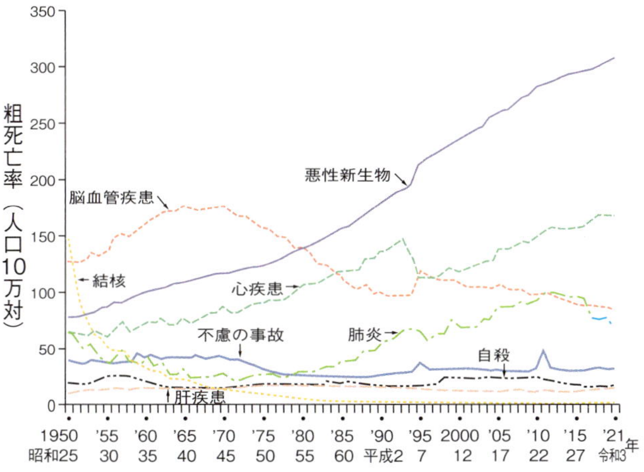

図 5-4 主要死因別にみた死亡率（人口10万対）の年次推移（➡図 2-2）

資料　厚生労働省：「人口動態統計」［2021（令和3）年は概数］

2年間は，一時的に第3位となったが，再び第2位となり現在にいたっている（➡**図 2-2**）．

表 5-9に示す主要死因の中で，2021（令和3）年における心疾患による死亡は第2位で214,710人，死亡率は174.9（10万対），脳血管疾患による死亡は第4位で104,595人，死亡率は85.2（10万対）である．死亡総数（1,439,856人）に占める割合は，心疾患死亡が14.9%，脳血管疾患が7.3%であり，両疾患あわせると全死亡の約1/4である．高血圧性疾患は，1971（昭和46）年までは第7位の死亡順位であった．高血圧性疾患による死亡は，もっとも多かった1974（昭和49）年で20,117人であり，経年的に減少し，2021（令和3）年には10,223人にまで減っている．直接的な死因としての意義は小さく，死亡総数に占める割合は0.7%にすぎない．

日本の循環器系疾患による死亡率を諸外国のデータ（WHO：Global Status Report 2014）と比較すると，**図 5-5**に示すように世界人口に基づき標準化を行った場合，死亡率はロシアなどの旧ソ連諸国で高く，次いでフィリピンなどの東南アジア諸国，ブラジルなどの中南米諸国，ケニ

* 死因や疾病の国際的な統計基準として使用されるICD-10では，まずアルファベットによって示される21の大分類に分けられ，さらに続く数字によって中分類に区分けされている（➡35頁）．

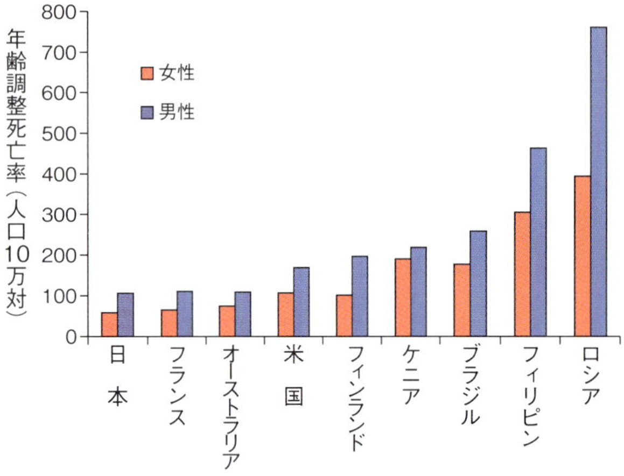

図5-5 循環器系疾患の年齢調整死亡率（男女別人口10万対）の諸外国との比較

資料　WHO：Global Status Report 2014.

表5-10 循環器系の疾患の入院および外来の推計受療率（人口10万対）とそれぞれの全体に占める割合（%）

疾患	入院(%)			外来(%)		
	男性	女性	合計	男性	女性	合計
総数	910	1,007	960	4,971	6,308	5,658
循環器	151 (16.6)	163 (16.2)	157 (16.4)	609 (12.3)	693 (11.0)	652 (11.5)
高血圧	2 (0.2)	5 (0.5)	4 (0.4)	418 (8.4)	522 (8.3)	471 (8.3)
心疾患	44 (4.8)	48 (4.8)	46 (4.8)	112 (2.3)	94 (1.5)	103 (1.8)
脳血管	94 (10.3)	101 (10.0)	98 (10.2)	61 (1.2)	57 (0.9)	59 (1.0)

資料　厚生労働省：「令和2年患者調査」，2022.

アなどのアフリカ諸国の順であり，さらにオセアニアや欧米諸国の順で低い．欧米諸国の中でもフランスがもっとも低く日本はフランスをやや下回る死亡率で，日本の循環器系疾患による死亡率は国際的にはもっとも低いものとなっている．

ⓑ 循環器系の疾患の罹患状況

2020（令和2）年の患者調査では，**表5-10**に示すように人口10万対の入院受療率（総数）は960，外来受療率は5,658である．すなわち，人口の0.96%が調査日に入院中であり，5.66%が外来を訪れていたことになる．このうち，循環器系の疾患による入院は157人/10万で，全入院の16.4%を占めている．疾患別では，精神および行動の障害（188人/10万）に次いで第2位である．循環器系の疾患による外来受療者は652人/10万で，外来受療全体の11.5%を占めており，これは消化器系の疾患（1,007人/10万）に次いで第2位である．

② 高血圧性疾患

ⓐ 高血圧の分類

高血圧は，明らかな原因を持たない本態性高血圧と，明らかな原因を有しその原因によって血圧が上昇する二次性高血圧とに分類される．高血圧の90%以上を本態性高血圧が占める．

ⓑ 本態性高血圧の要因

本態性高血圧に関与する要因には，遺伝的要因，食生活など生活様式に関連した要因，社会環境要因などがあげられている．

1）遺伝的素因

高血圧発症の候補遺伝子として，昇圧や降圧に関与するホルモンや酵素などの遺伝子について検討が行われている．生体内の水やナトリウム代謝に関与しているレニン-アンギオテンシン系の遺伝子群の中では，アンギオテンシンの前駆体であるアンギオテンシノーゲン遺伝子の多型やアンギオテンシン変換酵素遺伝子多型のDD型が高リスクであることが示されている．

2）塩分の過剰摂取

国や地域ごとの食塩摂取量と高血圧割合との間には明確な関連性が示されている．食塩をほとんどとらないブラジル高地民やパプアニューギニアなどのいわゆるno-salt communityでは高血圧者はみられない．食塩摂取量が増加するにつれ，その地域で高血圧を示す者の割合が増えるが，食塩による血圧への影響の程度は個人ごとに大きく異なっており，日常生活レベルでの減塩でも血圧の低下がみられる食塩感受性高血圧者と，明確な血圧低下がみられない食塩非感受性高血圧者に分けることができる．

3）肥　満

肥満は血圧上昇を促進する因子の1つである．脂肪細胞に脂肪が蓄積するに伴い，脂肪細胞からアンギオテンシノーゲンが分泌されることが明らかにされている．体格指数（BMI）と血圧値との間に正の相関関係がみられる．また，肥満者に対する減量指導では，1 kgの体重減少に対して収縮/拡張期血圧0.43/0.33 mmHgの降圧効果が得られている．

4）運動不足

運動の血圧への影響についてのメタアナリシス*では，運動を行うことによって収縮期血圧で10.8 mmHg，拡張期血圧で8.2 mmHgの降圧が得られている．また，運動は高血圧者における血圧を降下させるだけでなく，加齢に伴う血圧値の上昇やストレスによる血圧上昇を抑制するといわれている．

5）アルコール摂取

疫学調査でアルコールの大量摂取と血圧値の上昇との関連が報告されている（➡72頁）．

6）ストレス

血圧は，精神的緊張やストレスによって著しく上昇する（➡338頁）．

---

*当該研究領域における文献を網羅的に集め，それらを統合して分析することによってある統一した見解を導きだそうとする統計手法［コクラン共同計画参照，https://www.cochrane.org（2023年1月アクセス）］（➡51頁）．

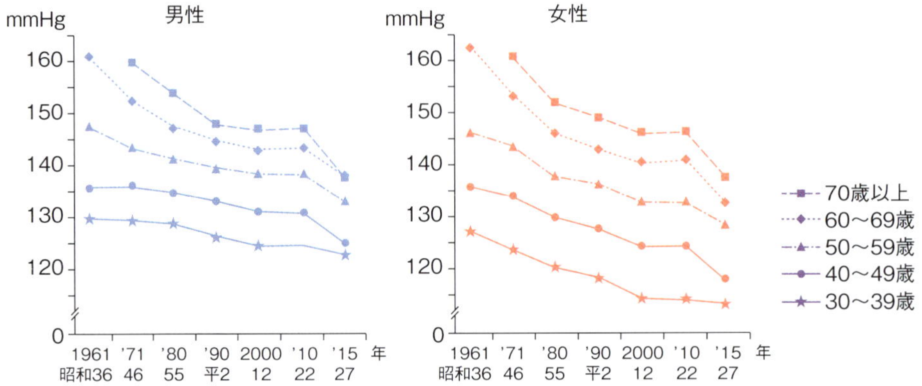

図5-6 性別・年齢階級別血圧値（収縮期）の平均値の経年的変化

資料 「成人病基礎調査」1961・1971,「循環器疾患基礎調査」1980・1990・2000,「国民健康・栄養調査」2010・2015.

7）加　齢

図5-6 に示すように集団における血圧の平均値は加齢とともに上昇する．すべての人が加齢とともに徐々に血圧が上昇するわけではない．本態性高血圧では前述したさまざまな要因によりいったん血圧が上昇すると治療以外で下降することはまれで，集団内で高血圧の人が次第に累積していくため平均値が上昇する．経年的にみると加齢に伴う上昇がゆるやかになってきている．降圧薬による治療の効果と減塩などの予防活動の効果によるものと考えられる．

8）社会環境要因

地域社会における相互の助け合いや周囲からの支援など社会の親和性 social cohesion が健康に影響を及ぼしている．血圧に対しても貧困や教育などの社会環境要因やソーシャル・キャピタル（➡232頁）が影響を及ぼしていることが明らかにされつつある．

ⓒ 二次性高血圧の発症要因

1）腎性高血圧

糸球体腎炎，慢性腎盂腎炎，多発性嚢《のう》胞腎などで腎機能が低下すると，塩分（ナトリウム）や水分を排泄する腎機能が低下し血圧が上昇する．また，腎動脈の先天異常や動脈炎による狭窄などによって腎血流量が低下すると，腎臓から昇圧作用のあるレニンが放出されて高血圧となる．

2）内分泌性高血圧

腎に作用し塩分（ナトリウム）・水分を身体にためることで血圧を維持するアルドステロンが過剰に分泌され高血圧となる原発性アルドステロン症や，心臓や血管に作用し血圧を上昇させるカテコールアミンが過剰に分泌され高血圧となる褐色細胞腫がある．

ⓓ 高血圧とメタボリックシンドローム

メタボリックシンドローム（➡123頁）において血圧の上昇がみられる．内臓脂肪の蓄積により脂肪細胞から昇圧物質であるアンギオテンシノーゲンが分泌される．

表5-11 ●成人における診察室の血圧値の分類（日本高血圧学会 JSH 2019）

	血圧値の分類	収縮期血圧（mmHg）		拡張期血圧（mmHg）
	正常血圧	＜120	かつ	＜80
	正常高値血圧	120〜129	かつ	＜80
	高値血圧	130〜139	かつ/または	80〜89
高血圧	Ⅰ度高血圧	140〜159	かつ/または	90〜99
高血圧	Ⅱ度高血圧	160〜179	かつ/または	100〜109
高血圧	Ⅲ度高血圧	≧180	かつ/または	≧110
高血圧	（孤立性）収縮期高血圧	≧140	かつ	＜90

［日本高血圧学会高血圧治療ガイドライン作成委員会編：高血圧治療ガイドライン2019，ライフサイエンス出版，18頁，2019より許諾を得て改変し転載］

ⓔ 日本高血圧学会による高血圧の評価と治療

1）血圧値の分類

日本における血圧値の分類として日本高血圧学会（JSH）によるガイドラインがある．5年ごとに改正され，現在JSH 2019高血圧治療ガイドラインが用いられている（**表5-11**）．高血圧の基準は140/90 mmHg以上であり久山町研究（➡114頁）などの疫学研究成果から，高血圧領域の分類としてⅠ度，Ⅱ度およびⅢ度高血圧という名称が使われている．また，家庭血圧測定による診断を診察室血圧より優先させるべきことについても2014（平成26）年から明確に示されている．

JSH 2014から高血圧に伴う心血管疾患発症リスク評価に糖尿病や慢性腎臓病などの合併の有無を重要な要素として取り入れ，低・中等・高リスク群に分類して，高リスク群ではただちに治療を開始するが，中等リスク群では，1ヵ月，低リスク群では3ヵ月以内の生活指導を行い，降圧がみられない場合に治療を開始するとしている．生活習慣の修正項目として**表5-12**に示す6項目があげられている．

2）家庭血圧

血圧測定時には，さまざまな要因による血圧値の上昇に注意を要する．とくに医療機関で測定される場合，被検者の緊張による血圧値の上昇（平均して5 mmHg程度）がしばしば観察される．これを白衣効果 white coat effectという．こうした被検者の精神的な緊張による血圧上昇を避けるため，自宅における血圧測定が勧められる．家庭血圧は予後予測能をはじめとする臨床的価値が診察室血圧より高いことが日本の「大迫研究」をはじめとするコホート研究で示されており，また，日本では家庭血圧計の保有率も高いことから，JSH 2014からは，家庭血圧をより重要視することとした．家庭血圧測定における高血圧の基準は135/85 mmHg以上である．測定方法についても，朝晩の2回，1機会に2度測定を行いその平均値を用いること．朝は起床後1時間以内の排尿後・朝食（服薬）前に，晩は就寝前に座位で測定することと明示された．

3）高血圧による疾患（合併症）

高血圧が長期間続くと，左室肥大に引き続いてうっ血性心不全や高血圧性腎疾患になる．また，高血圧は虚血性心疾患や脳血管疾患などの循環器疾患のリスク要因となっている．その他，高血圧により動脈硬化が起こり，大動脈瘤，腎硬化症，眼底出血などをもたらす．

表5-12 生活習慣の修正項目

1. 食塩制限6 g/日未満
2. 野菜・果物の積極的摂取* 飽和脂肪酸，コレステロールの摂取を控える 多価不飽和脂肪酸，低脂肪乳製品の積極的摂取
3. 適正体重の維持：BMI［体重(kg)÷身長(m)^2］25未満
4. 運動療法：軽強度の有酸素運動(動的および静的筋肉負荷運動)を毎日30分，または180分/週以上行う
5. 節酒：エタノールとして男性20〜30 mL/日以下，女性10〜20 mL/日以下に制限する
6. 禁煙

生活習慣の複合的な修正はより効果的である.
*カリウム制限が必要な腎障害患者では，野菜・果物の積極的摂取は推奨しない．肥満や糖尿病患者などエネルギー制限が必要な患者における果物の摂取は80kcal/日程度にとどめる.
［日本高血圧学会高血圧治療ガイドライン作成委員会編：高血圧治療ガイドライン2019，ライフサイエンス出版，64頁，2019より許諾を得て転載］

4）高血圧治療の目的

高血圧を治療する目的は，高血圧による合併症を予防することである．合併症としての脳血管疾患はその後の生活の質 QOL, quality of life や日常生活動作 ADL, activity of daily living を著しく損なう．高血圧の適切な治療は，これらの疾患の一次予防として非常に大切である.

5）初診時の治療計画

血圧値の程度やその他のリスク要因の有無により治療計画をたてる．リスクごとに1〜3ヵ月のライフスタイル改善 life-style improvement を行い，140/90 mmHg以下に下がらない場合にはじめて服薬を開始する．ライフスタイル改善として，食塩制限，体重の適正化，アルコール制限，運動療法，禁煙などを指導する.

6）血圧の目標値

JHS2019における治療による降圧目標は，JHS2014よりさらに引き下げられ，合併症の有無によっても異なるが75歳以上で140/90 mmHg未満，75歳未満で130/80 mmHg未満に設定されている.

7）降圧薬

生活習慣の改善だけで目標の血圧まで低下しない場合には降圧薬を用いる．第1選択薬として降圧メカニズムの異なる6種類の降圧薬［カルシウム拮抗薬，ACE(アンギオテンシン変換酵素)阻害薬，AT-II(アンギオテンシン-II)受容体拮抗薬，利尿薬，α遮断薬およびβ遮断薬］がある.

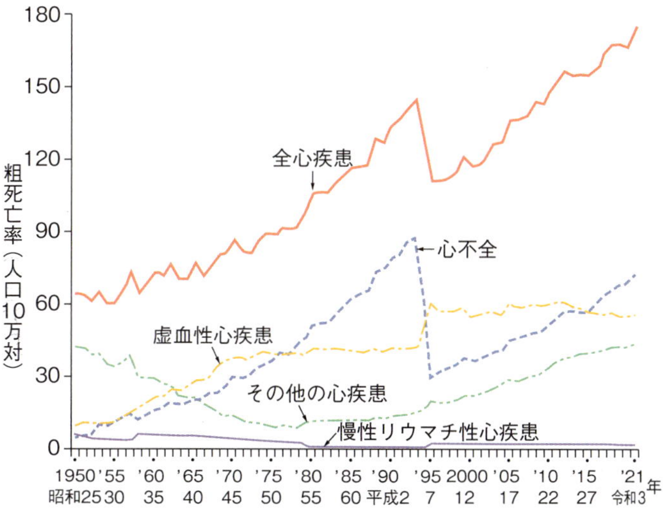

図5-7 心疾患の死因別死亡率（人口10万対）の推移

注 1)「その他の心疾患」は，「全心疾患」から「虚血性心疾患」「心不全」「慢性リウマチ性心疾患」を除いたものである．
2) 2021（令和3）年は概数である．
資料 厚生労働省：「人口動態統計」

③ 心 疾 患

ⓐ 心疾患の分類と死亡の状況

心疾患はICD-10において**表5-8**のように分類される．心筋梗塞や狭心症のような冠動脈病変による心筋の虚血性疾患，合併症として弁膜症が起こるリウマチ性疾患，さらに心不全その他の心疾患が含まれる．その他には，心膜炎，心内膜炎，弁障害，心筋炎，心筋症，不整脈などが含まれる．なお，高血圧に伴う心肥大や心不全は高血圧性疾患として別に分類される．

心疾患の死因別死亡率を**図5-7**に示す．全心疾患による死亡率は戦後から1994（平成6）年にかけて徐々に上昇を続けてきた．内訳でみると心不全が増えてきたためであり，虚血性心疾患による死亡率は1970年代以後横ばい状態で推移してきた．1995（平成7）年のICD-10導入に伴い，「心不全」という死因を避けるなど，死亡診断書の記載についての行政指導によって，心疾患の死因別死亡率に大きな変化がみられ，心疾患全体では死亡率が減少し，脳血管疾患の死亡率が増加した（➡**図5-9**）．また，虚血性心疾患による死亡率は，やや少なめに見積もられていたことが明らかとなったが，それ以後は再び横ばい状態で推移している．

ⓑ 虚血性心疾患の有病状況

虚血性心疾患の推計受療率は，外来，入院受療率ともほぼ一定であるが，若干の低下傾向がみられる．2020（令和2）年の患者調査では，人口10万人に対する虚血性心疾患の入院受療率は9で，全入院（960/10万）の0.9%，循環器系の疾患全体の入院（157/10万）の5.7%にしかすぎない．虚血性心疾患の外来受療率は42であり，これは，外来全体（5,658/10万）の0.7%であり，循環器系の疾患の外来全体（652/10万）の6.4%であった．

ⓒ 虚血性心疾患死亡の国際比較

虚血性心疾患の死亡率を国際比較のため世界人口に基づき標準化したデータ（American Heart Association 2019）を**図5-8**に示す．日本は国際的にみて虚血性心疾患死亡率の比較的低い国の

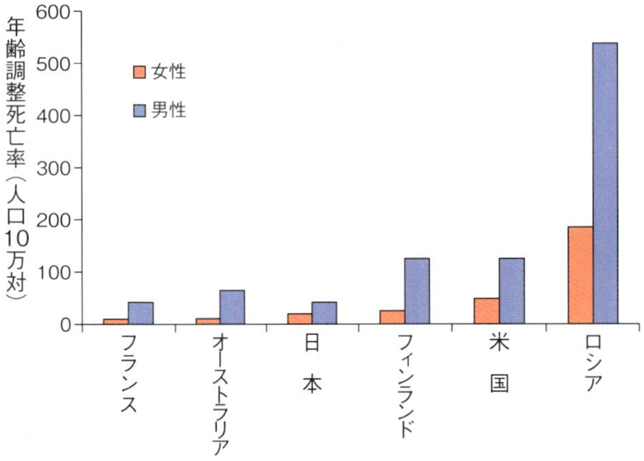

図5-8 虚血性心疾患による年齢調整死亡率（人口10万対）の諸外国との比較

資料 American Heart Association 2019.

うちの1つである．循環器系疾患全体での国際比較（➡図5-5）でみたように虚血性心疾患死亡率も男女ともにロシアなどの旧ソ連諸国がもっとも高く，米国，フィンランドが続く．次いで東南アジア諸国，アフリカおよび中南米諸国が続き，さらにオセアニアやヨーロッパ諸国の順で低い．ヨーロッパ諸国の中でもフランスがもっとも低く，日本はフランス，オーストラリアとともに死亡率が低い国の1つである．

ⓓ 虚血性心疾患のリスク要因に関する疫学調査

1）フラミンガム研究 Framingham Study

米国東海岸マサチューセッツ州ボストン西方のフラミンガム（人口約3万人）において1948（昭和23）年に開始されたフラミンガム研究（対象約5千人）では，虚血性心疾患の発症確率を高める要因として高血圧，高コレステロール，喫煙が3大リスク要因であることが示された．その他，耐糖能異常や左心室肥大があげられた．また，その後の追加検討で，HDL コレステロールが防御因子となっていることも示された．フラミンガム研究はオリジナルコホートといわれる最初の集団のみならず，その子・孫の世代まで3世代にわたって追跡が継続され，世代間における虚血性心疾患発症リスク要因の差異など，現在も数多くの成果を生み出し続けている．

2）7ヵ国研究 Seven Countries Study

国際比較として1958（昭和33）年に開始された7ヵ国研究の対象国は，ユーゴスラビア，フィンランド，イタリア，オランダ，ギリシャ，米国および日本であった．虚血性心疾患による死亡率がもっとも高かったのはフィンランドであり，ついで米国であった．日本における死亡率はそれらの国のおよそ1/7であった．

ⓔ 虚血性心疾患の直接的なリスク要因

こうしたさまざまな疫学調査の結果をまとめると，虚血性心疾患の直接的なリスク要因として，年齢，収縮期血圧，拡張期血圧，血清総（あるいは，LDL）コレステロール，喫煙，心電図上の左心室肥大，血糖値，肥満などがあげられる．またMONICAプロジェクト*で高い心疾患

*心疾患の国際比較を目的として21ヵ国17万人を対象にWHOが1983（昭和58）年から行っているMONICA《モニカ》, monitoring of cardiovascular disease研究では，イギリス，フィンランドで虚血性心疾患発生率が高い．

表5-13 ●脳血管疾患のICD-10分類

基本分類コード	疾　患
脳血管疾患(I60-I69)	
I60	くも膜下出血
I61	脳内出血
I62	その他の非外傷性頭蓋内出血
I63	脳梗塞
I65-69	不完全な梗塞などその他

死亡率を示したフィンランドでは，セレン欠乏が1つの要因となっていることが示された．虚血性心疾患の防御的な要因としてはHDLコレステロールの増加や身体活動などがあげられている．

ⓕ 虚血性心疾患の予防

国民全体の血圧平均値の低下のための一次予防対策として，ナトリウムの摂取量を減少させるとともに，野菜・果物などに多く含まれるカリウムの摂取量を増加させる必要がある．また，肥満者の減少および多量飲酒者の減少も重要である(➡表5-12)．この他，運動習慣の普及，喫煙率の低下，脂質異常症・糖尿病の増加傾向の抑制などが求められている(➡図5-12)．

二次予防では，健康診断として血圧測定，心電図，胸部X線検査が実施されている．また，眼底検査により動脈の硬化性変化や高血圧性変化を知ることができる．血液生化学検査として血清総(あるいは，LDL)コレステロール値，HDLコレステロール値，中性脂肪(トリグリセライド)，耐糖能検査などが行われている．さらに，二次予防と健康意識の普及を兼ねて家庭における血圧測定の普及・向上が望まれる．

4 脳血管疾患

ⓐ 脳血管疾患の分類と死亡状況

脳血管疾患は，**表5-13**のように，くも膜下出血，脳内出血，脳梗塞などに分類される．

これら脳血管疾患による死因別死亡率の年次推移をみると，**図5-9**のように，脳内出血の死亡率が高値であったが，1960年代から次第に低下し脳梗塞が増えてきた．1980年代からは両者とも減少している．これは，近年の高血圧管理の進歩，食生活の改善によるものである．これに対し，くも膜下出血は漸増し続けてきたが，最近になって横ばいとなっている．脳梗塞：脳内出血：くも膜下出血：その他の脳血管疾患が脳血管疾患の中に占める割合はそれぞれ55：30：11：4%である．

ⓑ 脳血管疾患死亡率の国際比較

脳血管疾患の死亡率の国際比較を**図5-10**に示す．世界人口に基づき標準化を行ったデータ(American Heart Association 2019)である．循環器系疾患全体での国際比較(➡図5-5)では，日本は死亡率の比較的低い国であったが，脳血管疾患の死亡率においても男女ともにロシアなどの旧ソ連諸国，東南アジア諸国，アフリカおよび中南米諸国より低く，オセアニアや欧米諸国と

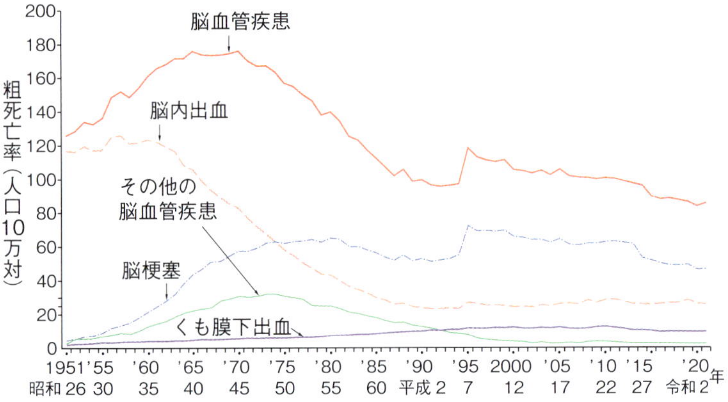

図5-9 ●脳血管疾患の病類別にみた死亡率（人口10万対）の推移

注 1) 1994（平成6）年以前の「脳血管疾患」には一過性脳虚血を含む.
2) 1978（昭和53）年以前の「脳内出血」には非外傷性頭蓋内出血を含む.

資料 厚生労働省：「人口動態統計」

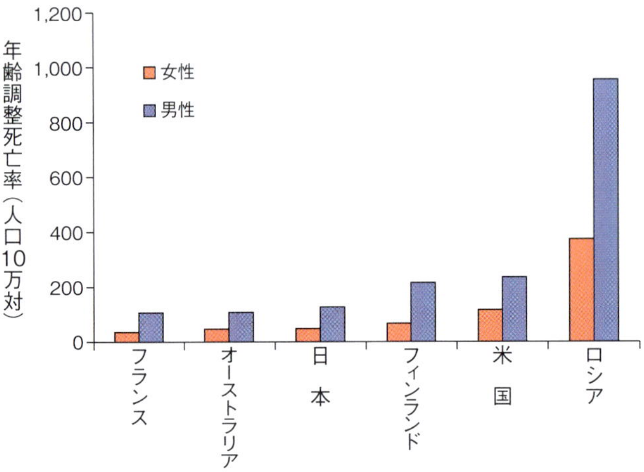

図5-10 ●脳血管疾患による年齢調整死亡率（人口10万対）の諸外国との比較

資料 American Heart Association 2019.

ならんで死亡率が低い国の1つである.

ⓒ 脳血管疾患の有病状況

2020（令和3）年の患者調査によると，脳血管疾患の推計入院受療率は人口10万対98であり，全入院（960/10万）の10.2％および循環器系の疾患による入院（157/10万）の62.4％を占め，入院の原因疾患として脳血管疾患は重大である．また，介護が必要となった原因の16.1％［2019（令和元）年国民生活基礎調査］を占めている.

脳血管疾患の推計外来受療率は，59（人口10万対）であった．これは，全外来（5,658/10万）の1.0％，循環器系の疾患外来全体（652/10万）の9.0％である．経年的にみてみると，1980年代から1990年代にかけて若干の上昇がみられたのち，横ばい状態から減少に転じている.

ⓓ 脳血管疾患の発症要因

脳血管疾患の発症要因はそれぞれ異なり，**表5-14**に示すようにまとめることができる.

1）脳内出血

脳内出血がよく起こる血管は，脳実質内の穿通枝動脈と呼ばれる血管壁の弱い動脈である．主

表5-14 主な脳血管疾患の分類と成因

疾　患	発症要因
脳内出血 部位　脳穿通枝動脈	主要因：高血圧 (高血圧→血管内皮傷害→血管壊死・破裂) 高血圧の要因：食塩など(➡105頁) その他の要因：家族歴，加齢，冬期寒冷，肉体労働，低コレステロール値，高度飲酒
脳梗塞 1）塞栓症	心原性脳塞栓症(心房細動，弁膜症) 頸動脈アテローム(粥状)硬化に起因する塞栓
2）血栓症 アテローム性脳梗塞	皮質枝動脈のアテローム(粥状)硬化 脂質異常症，運動不足，糖尿病，肥満，喫煙
ラクナ梗塞	脳穿通枝動脈の高血圧性病変 高血圧，食塩摂取など
くも膜下出血	遺伝的な素因 生活習慣要因：喫煙，高血圧，および大量飲酒 動脈瘤(90%以上)，脳動静脈奇形，ウィリス動脈輪閉鎖症(モヤモヤ病)

な原因は高血圧であり，脆弱な血管壁に長年にわたり負担がかかることによって血管内皮細胞の傷害が起こり微小動脈瘤が形成され，最終的にはこの微小動脈瘤の薄い壁が破れることによって出血が起きる．これが1965(昭和40)年以前に多くみられた伝統的な日本の脳卒中である．血圧以外の要因として血管の脆弱性に関与する低コレステロール値，蛋白質摂取不足，低アルブミン血症，生活要因として血圧上昇を伴う筋肉労働，夜勤労働，食塩，過度の飲酒，寒冷，排尿などがあげられている．

2）脳梗塞

脳梗塞は，塞栓によるものと血栓によるものの2つに分けられる．塞栓とは，脳以外の場所で形成された血液のかたまり(栓子)が血流によって運ばれ，脳内動脈の内腔を塞ぐもので，栓子は心房細動に伴う心房内血栓，弁膜症や心筋梗塞後の壁在血栓，頸動脈などのアテローム(粥《じゅく》状《じょう》)硬化などとして形成される．

血栓による脳梗塞は，発生部位によってさらに2つに分類される．1つは，皮質枝動脈など，比較的太い脳実質動脈に生じる血栓で，高コレステロール血症など動脈(粥状)硬化に関与する要因がリスクとなっている．もう1つは，ラクナ梗塞と呼ばれる小さな梗塞で，脳内出血が起こる部位と同じ穿通枝系動脈に起こる．高血圧などの要因がリスクとなる．高血圧予防対策と治療が普及し重症高血圧が減少するとともに脳内出血は減少したが，出血はしないまでも血管壊死が起こり，その病変部に血栓が生じることによってラクナ梗塞が起こる．

3）くも膜下出血

先天的な血管病変部(動脈瘤，脳動静脈奇形やウィリス動脈輪閉鎖症など)からの出血である．

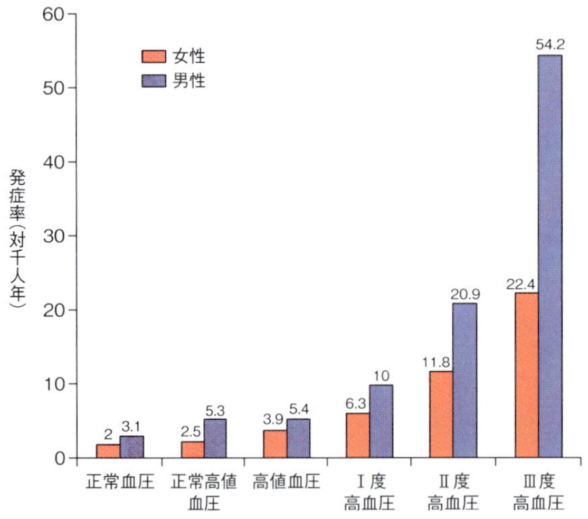

図5-11 久山町研究における血圧値のカテゴリー分類ごとの脳血管疾患発症率（対千人年）

注）血圧値のカテゴリー分類については表5-11参照（➡107頁）

[Arima H et al.: J Hypertension 2009; 27: 2437-43. を参考に作成]

このうち動脈瘤が原因の90%以上を占めており，先天的な血管壁の脆弱性および物理的要因により脳動脈の分岐部に生じやすい．動脈瘤を生じる遺伝子異常として，血管壁を構成するコラーゲン線維や弾性線維エラスチンの遺伝子異常が指摘されている．また，生活習慣要因としては，喫煙，高血圧，および大量飲酒の3つがあげられている．好発年齢は他の循環器系の疾患と異なり，より若い40，50歳代から死亡率が徐々に高まる．予防対策として希望者に対し脳ドックでの病変部の発見が行われている．日本脳ドック学会により未破裂脳動脈瘤診療のガイドライン（脳ドックのガイドライン2019）が示されている．

ⓔ 日本における代表的な調査研究

1）久山町研究

久山町《ひさやま》研究は，九州大学医学部が1961（昭和36）年に九州地方福岡市に隣接した久山町で開始した疫学調査で，対象住民の追跡率が高い（99%）こと，および死亡原因を明らかにするために行う剖検率が高い（80%）ことに特徴がある．当初は脳卒中の実態とその原因究明を課題として調査が始められたが，心疾患，がん，糖尿病および高血圧などテーマをひろげている．また，発症要因を遺伝子レベルからも解析するため，分子生物学的解析を用いた分子疫学的研究も行っている．

図5-11は，血圧値のカテゴリーごとにその後の脳血管疾患の発症率（対千人年）を比較したもので，血圧値が高いほど，とくにⅠ度高血圧の140 mmHg以上の群で発症率が有意に高くなることが示されている．こうした研究成果が高血圧治療ガイドラインのエビデンスとなっている．

2）NIPPON DATA（ニッポンデータ）

循環器疾患基礎調査として行われた断面調査結果をベースとしてその後の予後などについて追跡調査を実施したものがNIPPON DATA（National Integrated Project for Prospective Observation of Non-communicable Disease And its Trends in the Aged）である．1980（昭和55）年の循環器疾患基礎調査については，その後，14年後［1994（平成6）年］および19年後［1999（平成

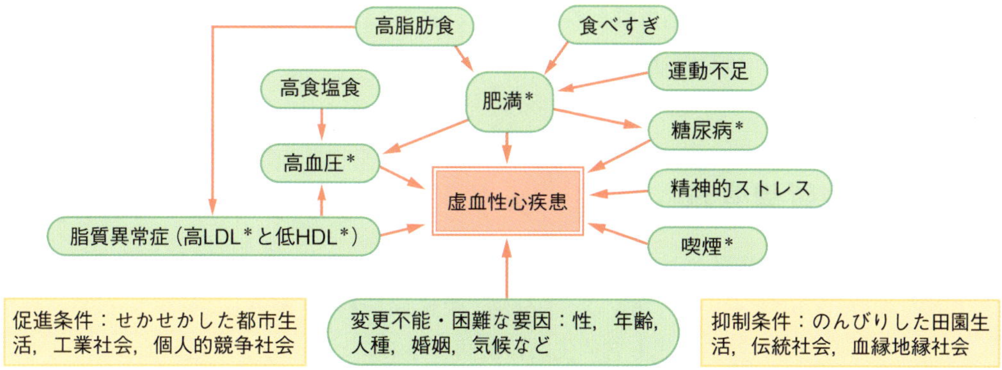

図5-12 虚血性心疾患のリスク要因の構成（鈴木庄亮原図）
*メタボリックシンドロームの判定項目．
［鈴木庄亮（監），辻　一郎，小山　洋（編）：シンプル衛生公衆衛生学2019，南江堂，2019］

11）年］に調査が行われ，約10,000人のデータが得られている（NIPPON DATA 80）．1990（平成2）年の循環器疾患基礎調査については5年後，10年後に約8,000人の追跡調査（NIPPON DATA 90）が行われている．成果として，血圧値が120 mmHg未満の至適血圧から区分が上がるごとに循環器疾患による死亡リスクが高くなること，血清総コレステロール値の増加に伴い段階的に冠動脈疾患のリスクが増すこと，喫煙の健康影響，リスクの重積と循環器疾患との関連などが示されている．また，NIPPON DATAの3番目のコホートとして2010（平成22）年国民健康・栄養調査に基づきNIPPON DATA 2010が新たにスタートした．随時尿中のNa/K比の健康影響など新たなエビデンスが期待されている．

5 循環器系の疾患の予防

ⓐ 脳卒中・循環器病対策基本法

2018（平成30）年12月に健康寿命の延伸を目的とした脳卒中・循環器病対策基本法が成立した．循環器病の①予防啓発，②迅速な医療の提供，③研究の推進の3つを基本理念として，今後，国が循環器病対策基本計画を策定し，都道府県も地域の状況に合わせ循環器病対策推進計画を策定する．

ⓑ 社会環境病としての循環器系の疾患

図5-12に示すように，生活習慣が疾病と関連しているだけでなく，生活習慣が社会環境の中で形成されていること，社会環境自体も循環器系の疾患と深くかかわっていることなどから，循環器系疾患の予防対策を考えるうえで社会環境全体についての視点が重要である．車社会での運動不足が自然に解消されるようなサイクリング・歩行社会への変換，ストレスの少ない社会システムの構築など，社会環境の整備による循環器系の疾患の予防対策が模索されつつある．

また，高血圧，心筋梗塞，脳梗塞などは，生活習慣とのかかわりが指摘され生活習慣病と呼ばれるようになった．しかし，生活習慣とのかかわりが強調されすぎるあまり，患者個人への偏見や差別が助長されないよう特別な注意が必要である．

5-3 糖尿病・脂質異常症・痛風・メタボリックシンドロームの予防

糖尿病・脂質異常症・痛風および新たな疾患概念である**メタボリックシンドローム**は，WHOの国際疾病分類（ICD-10）において「第Ⅳ章：内分泌，栄養および代謝疾患」に分類される（➡表3-1）．日本ではがんや循環器系疾患も含め**生活習慣病**と呼ぶことがあるが，遺伝的な因子や環境要因の影響もあり，一概に生活習慣が悪いためにこれらの疾患に罹患するということではない．患者や疾患に対する偏見に注意するべきである．なお，脂質異常症は，ICD-10ではリポ蛋白代謝障害と呼ばれている．

① 糖尿病

ⓐ 糖尿病の定義と分類

糖尿病は，耐糖能異常によって高血糖状態を示す病態で，耐糖能を司るインスリンの分泌や作用に障害が起こるために生ずる．血糖値が高いと尿中に糖が漏れでるため尿糖が出現し，また浸透圧利尿により尿量も増えるため diabetes（多尿症）mellitus（甘い）と名づけられた．症状としては，多尿の他，口渇，多飲がみられ，進行に伴い体重減少，重篤になればケトアシドーシスを起こし，高血糖に脱水が加われば高浸透圧性昏睡にいたる．合併症として細小血管症が起こり，その障害の部位によって腎症，網膜症および末梢神経障害が引き起こされる（三大合併症）．また，膀胱炎などの尿路感染症や蜂窩織炎《ほうかしきえん》などの皮膚感染症にかかりやすくなる（易感染性）．

日本では，2010（平成22）年7月から日本糖尿病学会の診断基準（**表5-15**）が用いられることとなった．この診断基準にはヘモグロビン A1c《エーワンシー》（**HbA1c**）の基準も設けられ，3種類の血糖値［空腹時血糖値，75g糖負荷試験（**OGTT**）2時間後血糖値，随時血糖値］およびHbA1cの検査結果で判定が行われる．

インスリンの分泌や作用の障害にはさまざまな成因がある．WHO［1998（平成10）年］や日本糖尿病学会［1999（平成11）年］では，その成因ごとに糖尿病を，以下のように大きく4つに分類している．

①1型糖尿病：膵β細胞（インスリン産生細胞）の破壊による糖尿病
②2型糖尿病：インスリンの分泌低下・インスリン抵抗性による糖尿病
③その他の疾患：遺伝子異常やその他の疾患に伴う糖尿病
④妊娠糖尿病：妊娠中に発病あるいは発見された耐糖能異常

①の1型糖尿病はIDDM, insulin dependent diabetes mellitusとも呼ばれ，膵β細胞が破壊されることによってインスリンが分泌されなくなるために起こる．小児期に罹患することが多く，インスリン療法が必須である．破壊の原因としては，ウイルス感染によるものや膵β細胞を攻撃

表5-15 糖尿病の診断基準

	空腹時血糖値（mg/dL）	75gOGTT 2時間後血糖値（mg/dL）	随時血糖値（mg/dL）	HbA1c（%）（NGSP値）
糖尿病型	126以上	200以上	200以上	6.5%以上

［日本糖尿病学会：糖尿病の分類と診断基準に関する委員会報告（国際標準化対応版）．糖尿病 2012；**55**（7）：485-504．を参考に作成］

する自己抗体が認められるものがある．

②の2型糖尿病はNIDDM, non-insulin dependent diabetes mellitusとも呼ばれる．インスリンは分泌されているが，その分泌能の低下やインスリンの作用部位である筋，肝，脂肪細胞におけるインスリンに対する感受性の低下（インスリン抵抗性）により起こる．遺伝的要因と生活習慣が関与すると考えられ，とくに肥満や脂肪肝ではインスリン抵抗性が増大する．

③のその他の機序による糖尿病のうち，遺伝子異常については後述する．他の疾病に伴うものとしては，血糖値の調整に関与するグルカゴン，成長ホルモンおよびアドレナリンなどを異常分泌する産生腫瘍，クッシング症候群，原発性アルドステロン症，肝硬変，慢性膵炎，筋緊張性ジストロフィーおよびヘモクロマトーシスなどに伴うもの，薬剤性としてサイアザイド系利尿薬，フェニトイン，糖質コルチコイド（ステロイド）などの長期服用に伴う続発性糖尿病がある．また，歯周病では口腔細菌感染により炎症性サイトカインの分泌が惹起されるため，糖尿病や心筋梗塞などのリスクを高めることが明らかにされている．

④の妊娠中は耐糖能が低下するため高血糖をきたしやすく妊娠糖尿病と呼ばれる．一般的には出産後改善するが，妊娠高血圧症候群や早産などの危険や胎児に対しては巨大児や先天異常などのリスクが高まるので注意が必要である．

ⓑ 糖尿病の遺伝的要因

2型糖尿病の遺伝的な原因としては，グルコース刺激による膵β細胞からのインスリン分泌に関与するシグナル伝達系遺伝子（*KCNJ11*）の異常，脂肪細胞のインスリン感受性を亢進させるアディポネクチンの産生を促進させる核内受容体（PPARγ）の遺伝子異常などを有する人では，同じような生活習慣を送っていても，糖尿病が起こりやすくなる傾向があることがわかってきている．

遺伝性糖尿病として遺伝子異常が同定されたものとしては，以下の疾患が知られているが，いずれも頻度は非常に低い．

1）若年発症成人型糖尿病 MODY, maturity onset diabetes of young

常染色体優性遺伝を示す．遺伝子の変異部位が異なる6種類の病型（MODY1-6）が知られている．糖尿病のみを発症し，内服薬による治療が奏効する場合が多い．

2）ミトコンドリア遺伝子異常

ミトコンドリアの遺伝子異常により糖代謝障害が引き起こされる．母方のみから遺伝する．難聴を伴う型（MIDD），最重症型で脳卒中・乳酸アシドーシスなどをきたす型（MELAS）など多彩な病像を呈する．

3）インスリン受容体異常症

インスリン受容体をコードする遺伝子の異常である．黒色表皮腫や体毛が濃いなどの特徴的な体格がみられる．糖尿病として診断されるのはヘテロ接合型の患者であり，ホモ接合型では乳児期以降まで生存しない．さらに，インスリン自体の遺伝子異常も報告されているがきわめてまれである．

ⓒ 糖尿病の疫学

日本における糖尿病による死亡者数は2021（令和3）年において総計1万4,356人で，死因順位としても男女とも10位以内には入っておらず，増加傾向はみられていない．しかしながら，糖尿病は脳血管疾患や心疾患などのリスク要因であり，また糖尿病性腎症や視覚障害の原因ともなっている．

2020（令和2）年患者調査においては，糖尿病患者数は男性で338万5,000人，女性で240万600人となっており合計579万1,000人と推計されている．

2019（令和元）年の国民健康・栄養調査では，**図5-13**に示すように「糖尿病が強く疑われる人」は20歳以上男性で19.7％，20歳以上女性で10.8％であり，男性では2006（平成18）年の12.3％から上下動がみられるが，傾向としてはこの間，やや増加傾向である．女性も2006（平成18）年の8.2％から上下動がみられるもののやや増加傾向にある．年齢階級別にみると**図5-14**に示すように加齢に伴って「糖尿病が強く疑われる人」の割合が上昇しており，男性では70歳以上の約4人に1人，女性では約6人に1人の割合で糖尿病の疑いがある．

ⓓ 糖尿病の予防と管理

2型糖尿病では遺伝的な素因も関連するが肥満との関連が強い．一次予防としては肥満予防が重要であり，適切な食習慣や運動習慣が大切である．また，勤労者では過重労働により運動するための余暇時間の確保が困難であったり，ストレスによって過食・拒食に陥ったりなど，適切な生活習慣を支える社会環境の整備，さらにはプールや公園，サイクリングロードなどの運動習慣を支える生活環境の整備も重要である．

糖尿病の予防・管理としては，食事療法，運動療法そして薬物療法の3つが主体となる．食事からの栄養摂取の目安として「**日本人の食事摂取基準（2020年版）**」が示されている．食事摂取基準は，健康人（高血圧，脂質異常，高血糖，腎機能低下で保健指導レベルの者を含む）を対象として栄養素欠乏症の予防や生活習慣病の発症予防と重症化予防などを目的としたものである．糖尿病患者の食事療法については，日本糖尿病学会から「**糖尿病食事療法のための食品交換表**」がだされている．各食品を80カロリー（1単位）ごとに組み合わせ，患者自身が総カロリーを把握しながら，食事ができるよう工夫されたものである．

糖尿病を予防するための身体活動や運動習慣については，「**健康づくりのための身体活動基準2013**」が示されている．糖尿病だけでなく身体活動の増加でがんや運動器の障害によるロコモティブシンドロームおよび認知症のリスクも低減できる（➡69頁）．

薬物療法は食事・運動療法で十分血糖が下がらないときに行われる．薬物療法には，経口血糖降下薬とインスリン療法がある．経口血糖降下薬は膵臓からのインスリン分泌が保たれている場合に用いられる．作用機序から大きく3つ（①インスリン分泌促進，②インスリン抵抗性改善，③糖質吸収遅延剤）に分類される．インスリン注射は，膵臓からのインスリン分泌がほとんどな

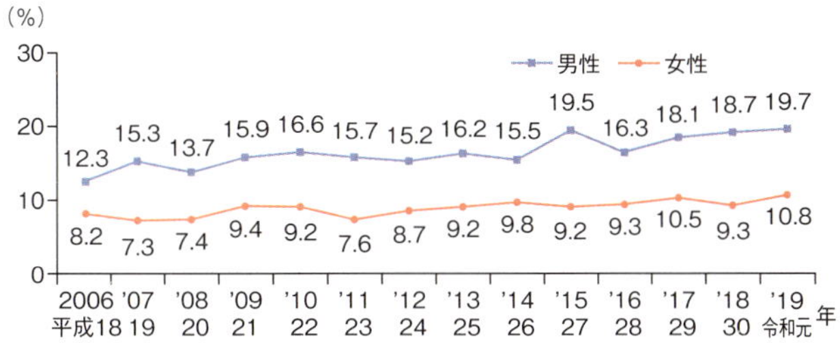

図 5-13 ● 20 歳以上の男女別「糖尿病が強く疑われる人」の割合の年次推移［2006〜2019（平成 18〜令和元）年］

注）「糖尿病が強く疑われる人」：ヘモグロビン A1c が 6.5% 以上，または，糖尿病治療ありと回答した人.

資料　厚生労働省：「令和元年国民健康・栄養調査」，2021.

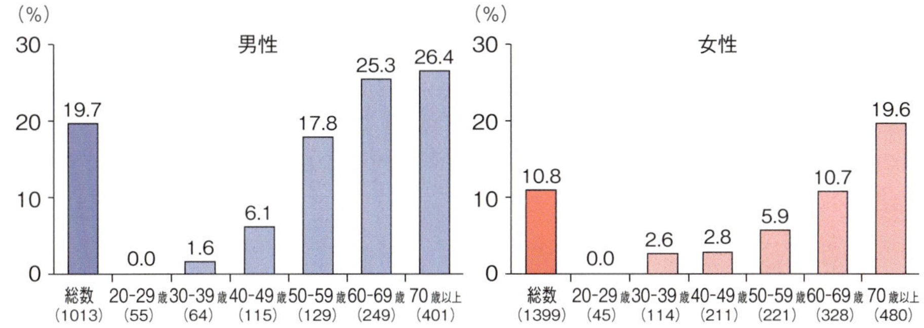

図 5-14 ● 性別年齢階級別の「糖尿病が強く疑われる人」の割合

資料　厚生労働省：「令和元国民健康・栄養調査」，2021.

い場合に行われるが，膵臓を一時的に休ませることを目的に比較的短期間実施する場合もある．インスリン製剤には，作用持続型や速効型などがあり，投与方法にも自己注射ができるペン型や持続皮下注射などがある．

ⓔ 糖尿病の重症化予防対策

糖尿病の一次予防も大切だが，重症化，とくに糖尿病性腎症の合併を予防していくことも重要な課題となっている．「糖尿病が強く疑われる人」の推計値と患者調査から得られる有病患者推計値との間に大きなギャップがみられることから，多くの未治療者や治療中断者の存在が推定される．健康日本 21 においても治療継続者の割合を現在の 63.7% から 75%［2022（令和 4）年］へと上昇させ，糖尿病性腎症による新規透析導入患者数 16,247 人［2010（平成 22）年］を 2022（令和 4）年には 15,000 人に減少させることを目標としている．さらに重症化予防を医療関係者と都道府県・市町村が連携して全国的に進めていくための協定が日本医師会，日本糖尿病対策推進会議および厚生労働省の間で 2016（平成 28）年に締結され，糖尿病性腎症重症化予防プログラムを策定し，全国展開が進められつつある．重症化予防プログラムでは，国保データベース（KDB）の健診・レセプトデータを活用し，各都道府県・市町村において糖尿病性腎症者・ハイリスク者の抽出と早期の受診勧奨・保健指導，およびプログラムの経年的評価を行うことが推奨されている．

表 5-16 脂質異常症診断基準

LDL コレステロール	140 mg/dL 以上	高 LDL コレステロール血症
	120～139 mg/dL	境界域高 LDL コレステロール血症**
HDL コレステロール	40 mg/dL 未満	低 HDL コレステロール血症
トリグリセライド	150 mg/dL 以上（空腹採血時*）	高トリグリセライド血症
	175 mg/dL 以上（随時採血*）	
Non-HDL コレステロール	170 mg/dL 以上	高 non-HDL コレステロール血症
	150～169 mg/dL	境界域高 non-HDL コレステロール血症**

* 基本的に10時間以上の絶食を「空腹時」とする．ただし水やお茶などカロリーのない水分の摂取は可とする．空腹時であることが確認できない場合を「随時」とする．
** スクリーニングで境界域高 LDL-C 血症，境界域高 non-HDL-C 血症を示した場合は，高リスク病態がないか検討し，治療の必要性を考慮する．
・LDL-C は Friedewald 式（TC－HDL-C－TG/5）で計算する．（ただし空腹時採血の場合のみ）．または直接法で求める．
・TG が 400 mg/dL 以上や随時採血の場合は non-HDL-C（＝TC－HDL-C）か LDL-C 直接法を使用する．ただしスクリーニングで non-HDL-C を用いる時は，高 TG 血症を伴わない場合は LDL-C との差が＋30 mg/dL より小さくなる可能性を念頭においてリスクを評価する．
・TG の基準値は空腹時採血と随時採血により異なる．
・HDL-C は単独では薬物介入の対象とはならない．
［日本動脈硬化学会編：動脈硬化性疾患予防ガイドライン 2022 年版，日本動脈硬化学会，22 頁，2022 より許諾を得て転載］

② 脂質異常症

ⓐ 脂質異常症の定義と分類

血清中の脂質としては，コレステロール，中性脂肪（トリグリセライド：TG），リン脂質，遊離脂肪酸（FFA）などがある．脂質異常症とは，これらの脂質の血清中濃度が過剰もしくは不足している状態をいう．FFA 以外の血清脂質は血液中で数種の小さな粒（リポ蛋白）の状態で存在し，各リポ蛋白は比重ごとに VLDL，LDL，HDL と呼ばれる．脂質異常症は ICD-10 では E78 リポ蛋白代謝障害に分類されている．脂質異常症は動脈硬化のリスク要因として重要であるが，脂質のうち HDL コレステロールについては高いことが予防因子として重要である．

日本動脈硬化学会では「動脈硬化性疾患予防ガイドライン 2022 年版」において**表 5-16** の診断基準を示している．ここでは，高トリグリセライド血症の基準として空腹時採血値に加え随時採血値の基準が新たに示されている．

また，『動脈硬化性疾患予防ガイドライン 2022 年版』では，動脈硬化性心血管疾患の発症リスクごとの管理が示され，LDL-C も含めて 6 項目（性別，喫煙，収縮期血圧，HDL-C，LDL-C，糖代謝異常）から算出される久山町スコアを導入し，年齢階級（10 歳）ごとに低リスク，中リスク，高リスクを判定する方式を採用している（**図 5-15**）．学会から提供されるアプリで簡単に計算可能で，**図 5-15** に示すように算出された今後 10 年間における動脈硬化性心血管疾患発症リスクが 2% 未満の場合，低リスクと判断される．2～10% 未満は中リスク，10% 以上は高リスクと判定される．このスコア方式を採用したことにより，どの項目をどのように改善するとスコアやリスクがどのように変化するか簡単にシュミレーションできる利点がある．

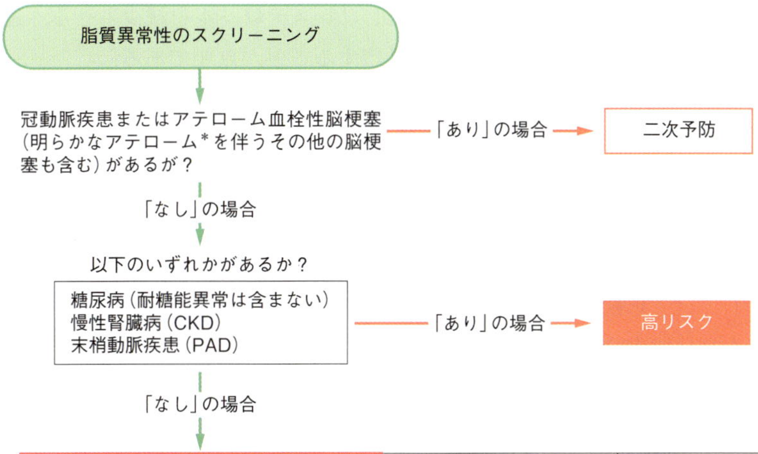

久山町研究によるスコア				予測される10年間の動脈硬化性疾患発症リスク	分類
40～49歳	50～59歳	60～69歳	70～79歳		
0～12	0～7	0～1	－	2%未満	低リスク
13以上	8～18	2～12	0～7	2～9%未満	中リスク
－	19以上	13以上	8以上	9%以上	高リスク

久山町研究のスコアに基づいて計算する.

*頭蓋内外動脈に50%以上の狭窄，または弓部大動脈粥腫（最大肥厚4 mm以上）

注：家族性高コレステロール血症および家族性Ⅲ型高脂血症と診断された場合はこのチャートは用いずに第4章「家族性高コレステロール血症」，第5章「原発性脂質異常症」の章をそれぞれ参照すること.

図5-15 動脈硬化性疾患予防から見た脂質管理目標設定のためのフローチャート

［日本動脈硬化学会編：動脈硬化性疾患予防ガイドライン2022年版，日本動脈硬化学会，69頁，2022より許諾を得て転載］

ⓑ 脂質異常症の疫学

2020（令和2）年に行われた患者調査の結果では，脂質異常症について主傷病として治療を行っている患者は4万人，副傷病として治療を受けている患者を含めても98万4千人と推定されている.

ⓒ 脂質異常症の予防と管理

食事内容では，摂取エネルギーの制限，とくに脂肪からのエネルギー摂取割合の制限が重要である．また，脂肪酸の種類として動物性脂肪などに含まれる飽和脂肪酸を抑え，オリーブ油などに含まれる一価不飽和脂肪酸や，魚類に含まれる *n*-3系多価不飽和脂肪酸の適切な摂取が望まれる.

2013（平成25）年に米国の学会（ACC/AHA）から，コレステロール摂取量を低減することがLDLコレステロールの低下につながるという十分なエビデンスがないというレポートが出され，一般人における脂質異常症の予防対策として食事中コレステロールの制限は推奨されないこととなった．これを受け，日本人の食事摂取基準2015年版に続き，2020年版でもコレステロールの目標値（上限値）は示されないこととなった.

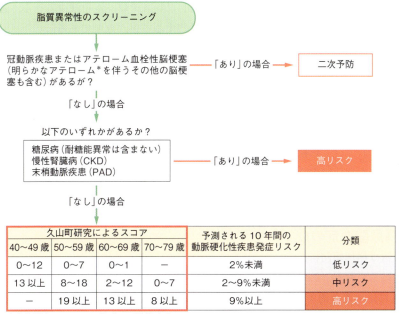

運動は，HDLコレステロールを高め，喫煙はHDLコレステロールを減少させる．運動習慣と禁煙，そして内臓脂肪の増加を予防し適正体重を維持することが重要である．

③ 痛 風

ⓐ 痛風・高尿酸血症の定義

痛風goutとは高尿酸血症を基礎疾患として発症する激烈な痛みを伴う急性関節炎である．高尿酸血症の定義としては，年齢・性別を問わず，血清中の尿酸値が7.0 mg/dLを正常上限とし，これを超えるものを高尿酸血症としている．

成因ごとに，尿酸排泄低下型，尿酸産生過剰型，混合型に大別される．病型分類には，尿酸クリアランスおよびクレアチニンクリアランスの測定が行われる．

ⓑ 痛風・高尿酸血症の疫学

痛風の患者数は増加傾向にある．2019（令和元）年の国民生活基礎調査では，全国で約125.4万人が痛風で通院しており，これは1995（平成7）年の42.3万人と比べると約3.0倍，1986（昭和61）年の25.4万人に比べると約4.9倍となる．女性患者は患者全体の約5%を占めるにすぎず，圧倒的に男性の疾患である．

また痛風の基礎疾患である高尿酸血症の状態にある者の頻度も増加傾向にあり，成人男性における高尿酸血症の状態の者の頻度は1960年代に約5%，1970年代～1980年代前半に15%，1980年代後半～1990年代には約20%と増加がみられたが，2019（令和元）年度国民健康・栄養調査における測定結果で血清尿酸値7.0 mg/dL以上を示した者の頻度は，男性で16.8%，女性で1.3%であり，経年的には横ばいあるいは微減傾向がみられる．

男性では30～40歳代で高尿酸血症の者の頻度が高く，女性では60歳代以降でやや高くなる傾向がみられる．

ⓒ 痛風・高尿酸血症の予防と管理

日本では尿酸排泄低下型が60%，産生亢進型が20%，混合型が20%を占める．高尿酸血症予防の3本柱は，食事療法，飲酒制限および適度な運動である．アルコールをとると尿酸の排泄が阻害され尿酸値を上昇させる．水分を十分とって尿量が増加すると尿酸の排泄量が増加する．日本痛風・核酸代謝学会による高尿酸血症・痛風の治療ガイドライン（第2版2012年追補版）では，砂糖入り飲料や果糖の摂取量が多い群およびBMIの高い群で痛風発症のリスクが高いこと，とくにアルコールでは，摂取量依存的に痛風発症のリスクを高めることが指摘されている．予防的な要因としては，コーヒー摂取量が多く適度な運動を日常的に行う集団ではリスクが低い．

④ メタボリックシンドローム

ⓐ メタボリックシンドロームの定義

1980年代後半から肥満を伴った高血圧，糖尿病および脂質異常症では死亡率が高いことが注目されるようになり，これら4つの疾患が重なった場合には死の四重奏と呼ばれていた．肥満，

表5-17 メタボリックシンドロームの診断基準の比較

	日　本	米　国	W H O
出　典	メタボリックシンドローム診断基準検討委員会（2005）	米国 NCEP-ATPⅢ改訂版（2004）	WHO 報告書（1999）
肥　満 ウエスト	男性　85 cm 以上 女性　90 cm 以上	男性　102 cm 以上 女性　88 cm 以上	男女　BMI* 30以上 and/or ウエスト/ヒップ比 男性　0.90以上 女性　0.85以上
脂質異常症	トリグリセライド 150 mg/dL 以上 HDL コレステロール 40 mg/dL 未満	150 mg/dL 以上 男性　40 mg/dL 未満 女性　50 mg/dL 未満	150 mg/dL 以上 男性　35 mg/dL 未満 女性　39 mg/dL 未満
高血圧	血圧　130/85 mmHg 以上	130/85 mmHg 以上	140/90 mmHg 以上 or 服薬中
腎機能	—	—	マイクロアルブミン尿症
糖尿病	空腹時血糖値　110 mg/dL 以上	100 mg/dL 以上	110 mg/dL 以上 インスリン抵抗性
判　定	ウエストが必須 残り3項目のうち2項目以上	5項目のうち3項目以上	糖尿病が必須 他項目のうち2項目以上

* BMI（body mass index）：体重（kg）÷身長（m）^{2}で算出される体格指数．健康診断での異常所見率がもっとも低いBMI＝22が基準とされ，身長から求める適正体重の算出（＝22×身長（m）×身長（m））に用いられる．BMIの標準範囲は18.5以上から25.0未満とされている．

とくに内臓脂肪の蓄積により脂肪細胞から昇圧物質であるアンギオテンシノーゲンや，壊死因子（TNF-α）などが分泌されることによる一連の病態であることが明らかにされてきた．1998（平成10）年にWHOが metabolic syndrome（メタボリックシンドローム）という名称とその診断基準を発表した（**表5-17**）．米国では米国高脂血症治療ガイドライン［2001（平成13）年］に診断基準が示されている．日本では，さらに独自の診断基準［2005（平成17）年］が出された．日本の基準では肥満が必須条件で，ウエストの基準を男性で85 cm，女性で90 cm以上としている．WHOではインスリン抵抗性を重視している．これらの基準に対しては反対意見もあり，基準にのみとらわれてレッテルを貼ることには異議が出されている．

ⓑ メタボリックシンドロームの疫学

2019（令和元）年の国民健康・栄養調査では，**図5-16**に示すようにメタボリックシンドロームが「強く疑われる者」と「予備群」を合わせた合計では，男性では急激な増加がみられる40歳代で約40%，50歳代以降では約50%がそのカテゴリーに含まれる．これに対して女性では，60歳代以降で約20%程度である．

ⓒ メタボリックシンドローム対策（特定健康診査・特定保健指導）

2008（平成20）年4月開始の医療制度改革では，生活習慣病の予防が最重要課題とされ，被保険者に対する生活習慣病に着目した健診および保健指導を医療保険者（市区町村，全国健康保険協会，健康保険組合など➡387頁）に行わせることを義務づけている．メタボリックシンドロ

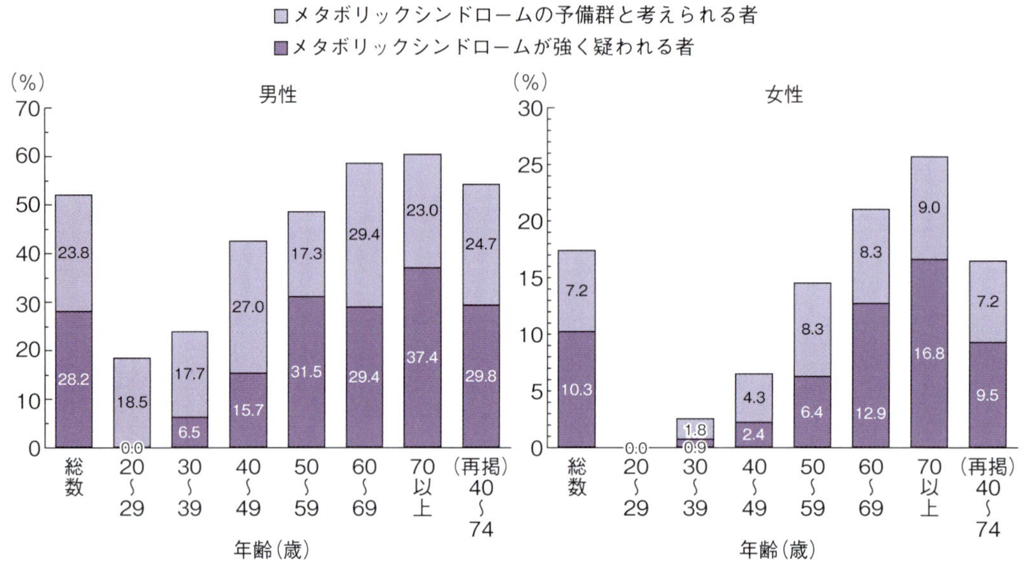

図5-16 メタボリックシンドロームの状況

資料　厚生労働省：「令和元年国民健康・栄養調査」, 2021.

表5-18 特定健康診査の項目

［必須項目］
- 質問票(服薬歴, 喫煙歴など)
- 身体計測(身長, 体重, BMI, 腹囲)
- 理学的検査(身体診察)
- 血圧測定
- 血液検査
  - ・脂質検査(中性脂肪, HDLコレステロール, LDLコレステロール)
  - ・Non・HDLコレステロール(中性脂肪≧400 mg/dL以上または食後採血)
  - ・血糖検査(空腹時血糖 または HbA1c)
  - ・肝機能検査(AST, ALT, γ-GTP)
- 検尿(尿糖, 尿蛋白)

［詳細な健診の項目］*
- 心電図検査
- 眼底検査
- 貧血検査(赤血球数, 血色素量, ヘマトクリット値)
- 血清クレアチニン検査(eGFR含む)

*一定の基準の下, 医師が必要と認めた場合に実施.

ームに着目した保健指導対象者の効率的な抽出のための健診および健診データを有効的に活用する保健指導内容を柱とした「標準的な健診・保健指導プログラム」が定められている. 特定健診の検査項目を**表5-18**に示す.

健診受診後は, 健診成績をもとに, そのリスクの程度に応じて受診者を, **情報提供レベル・動**

ステップ1　● 内臓脂肪蓄積に着目してリスクを判定

・腹囲　男性で85 cm以上，女性で90 cm以上　→(1)
・腹囲　(1)以外　かつ　BMI≧25 kg/m^2　→(2)

↓

ステップ2　● 追加リスクの数の判定

① 血糖高値　a. 空腹時血糖100 mg/dL以上 または b. HbA1cの場合5.6% [国際標準(NGSP)値]以上 または c. 薬剤治療を受けている場合(質問票より)
② 脂質異常　a. 中性脂肪150 mg/dL以上 または b. HDLコレステロール40 mg/dL未満 または c. 薬剤治療を受けている場合(質問票より)
③ 血圧高値　a. 収縮期血圧130 mmHg以上 または b. 拡張期血圧85 mmHg以上 または c. 薬剤治療を受けている場合(質問票より)
④ 質問票　喫煙歴あり(①～③のリスクが1つ以上の場合にのみカウント)

↓

ステップ3　● ステップ1，2の結果を踏まえて，保健指導対象者をグループ分け

(1)の場合	①～④のリスクのうち			
	追加リスクが	2以上の対象者は	積極的支援レベル	
		1の対象者は	動機づけ支援レベル	
		0の対象者は	情報提供レベル	とする.
(2)の場合	①～④のリスクのうち			
	追加リスクが	3以上の対象者は	積極的支援レベル	
		1または2の対象者は	動機づけ支援レベル	
		0の対象者は	情報提供レベル	とする.

↓

ステップ4　● 以下の条件を踏まえて保健指導レベルを確定

・年齢：前期高齢者(65歳以上75歳未満)は，積極的支援の対象となった場合でも動機づけ支援とする.
・服薬中の者(医療保険者)：血圧降下剤などを服薬中の者への保健指導は医療機関が行うので，医療保険者による特定保健指導の対象としない.
・服薬中の者(市町村の一般衛生部門)：市町村の一般衛生部門は，主治医の依頼・了解の下に必要に応じて服薬中の者に保健指導を行うべきである.
・管理料・指導料の活用：医療機関では，生活習慣病管理料，管理栄養士による外来栄養食事指導料，集団栄養食事指導料などを活用することが望ましい.

図5-17 ● 特定保健指導対象者の選定と階層化

機づけ支援レベル・積極的支援レベルの3段階に階層化して，保健指導を行う．その選定基準を**図5-17**に示す．情報提供では，生活習慣病の特性や生活習慣の改善に関する基本的な理解を支援する．動機づけ支援では，生活習慣の改善に関する動機づけを支援し，自助努力による行動変容を支援する．そして積極的支援では，医師，保健師，管理栄養士などの関与により，直接的に行動変容を支援する．これらにより，メタボリックシンドロームをはじめとする生活習慣病がさらに予防されることが期待されている．

5-4 がんの予防

1 がんの定義と自然史

がん cancer（悪性新生物 malignant neoplasm，悪性腫瘍 malignant tumor）は，体のほとんどすべての細胞から生じる．がん細胞は，無制限に細胞増殖を続け，正常組織へ悪影響（隣接部位への浸潤，圧迫，遠隔転移）を及ぼし，最終的にはその個体を死にいたらしめる．

がん細胞は，遺伝子の突然変異により生じる．正常な細胞の中で本来の機能（主に細胞増殖の促進や抑制など）を担っている遺伝子が突然変異すると，細胞増殖の制御に異常が生じて，その細胞はがん化する．正常細胞ががん化するには複数回の遺伝子変異が起きると考えられている（多段階発がん説）．

宿主の正常細胞ががん化して増殖発育し，がん死にいたる一連の過程をがんの自然史 natural history of cancer と呼ぶ．がんは1個の細胞から始まる．30回目の細胞分裂で，がん細胞は10億個（直径1 cm，重量1 g）に達し，なんらかの検査で早期発見可能なレベルとなる．さらに10回の細胞分裂を経ると，細胞数は1兆個（直径10 cm，重量1 kg）となり，個体はがん死を迎える．この間，数年から十数年を要すると考えられている．

2 がんの死亡と罹患状況

1981（昭和56）年から，がんが日本の死因の第1位である．2021（令和3）年のがん死亡者数は38万1,505人であり，全死亡者数の26.5％を占めている．生涯でがんで死亡する確率は，男性約26.7％，女性約17.7％である．全悪性新生物の年齢調整死亡率は，男性では1996（平成8）年より減少し，女性では約半世紀にわたって減少を続けている（**図5-18**）．一方，がん死亡者数は1981（昭和56）年から2021（令和3）年までの間に倍増した（全悪性新生物の粗死亡率も同期間で人口10万対142.0から310.7へ約2倍になった）．これは主に人口の高齢化を反映したものである．

がん年齢調整死亡率（**図5-18**）について部位別に増減の傾向をみてみよう．長期にわたって減っているのは，胃がんである．大腸がんと肝がんも，1990年代後半より減少している．肺がん死亡率も，男性では1997（平成9）年より，女性では1999（平成11）年より減少に転じた．子宮がん死亡率は長期減少の後，横ばいとなったが近年増加傾向にある．

医療技術（早期発見・治療・再発予防）の進歩により，がんの生存率は改善し，完治例も増えている．したがって，がんの現状を記載するには，死亡統計だけでは限界がある．そこで，罹患統計が必要となる．そのためには，ある地域で診断されたすべてのがん患者に関する情報を収集・集計するシステムが必要となる．これを地域がん登録といい，がん罹患率や生存率を把握できるので，がん対策の立案や評価に有益である．がん登録推進法により，日本でも2016（平成28）年1月から全国がん登録が始まり，がん患者の情報を都道府県に届け出ることがすべての病院に義務づけられた（診療所は希望する所のみ）．これにより，国内のがんの罹患・診療・転帰

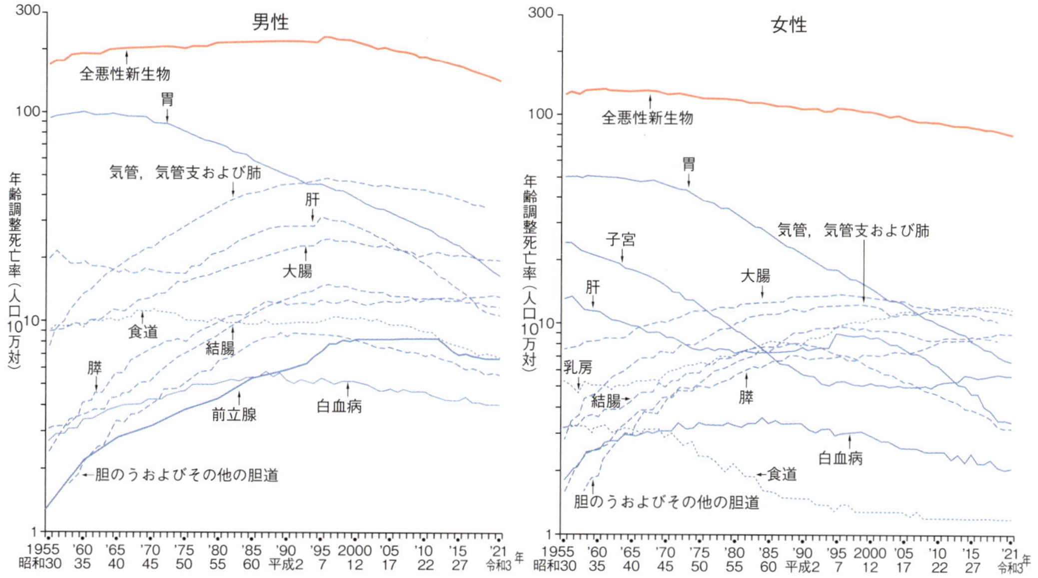

図5-18 部位別にみた悪性新生物の年齢調整死亡率（人口10万対）の推移

注 1）大腸は，結腸と直腸S状結腸移行部および直腸とを示す．ただし，1965（昭和40）年までは直腸肛門部を含む．
2）結腸は，大腸の再掲である．
3）肝は肝と肝内胆管である．
4）年齢調整死亡率の基準人口は「1985（昭和60）年モデル人口」である．

資料　厚生労働省：「人口動態統計」

表5-19 部位別のがん罹患数の順位 [2019（令和元）年]

	1位	2位	3位	4位	5位
男性（罹患数）	前立腺 94,748	大腸 87,872	胃 85,325	肺 84,325	肝 25,339
女性（罹患数）	乳房 97,142	大腸 67,753	肺 42,221	胃 38,994	子宮 29,136

資料　厚生労働省：「全国がん罹患数2019年報告」，2022.

表5-20 部位別のがん死亡数の順位 [2021（令和3）年]

	1位	2位	3位	4位	5位
男性（死亡数）	肺 53,278	大腸 28,080	胃 27,196	膵臓 19,334	肝臓 15,913
女性（死亡数）	大腸 24,338	肺 22,934	膵臓 19,245	乳房 14,803	胃 14,428

資料　厚生労働省：人口動態統計.

（治癒・再発・死亡）などが把握されるので，がんの罹患率や治療の実態，そして生存率などが高い精度で明らかとなる．

2019（令和元）年のがん罹患数（上皮内がんを除く）*は，99万9,075人（男性56万6,460人，女性43万2,607人）であった．74歳までの累積罹患率は，男性37.3%，女性28.6%である．がん罹患数，死亡数の多い部位順に**表5-19，20**に示す．罹患数，死亡数がもっとも多い部位は，それぞれ男性は前立腺がん，肺がん，女性は乳がん，大腸がんである．

*男女および性別不詳の合計である．

表5-21 ●日本人のがん罹患の原因

原　因	集団寄与危険割合	
	男　性	女　性
喫煙（能動）	29.7%	5.0%
喫煙（受動）	0.2	1.2
感染性要因	22.8	17.5
飲酒	9.0	2.5
塩分摂取	1.9	1.2
過体重・肥満	0.8	1.6
果物摂取不足	0.7	0.8
野菜摂取不足	0.7	0.4
運動不足	0.3	0.6
外因性ホルモン使用		0.4
合計（重複分は調整済み）	53.3	27.8

［Inoue M et al.：Ann Oncol 2012；23：1362-69. を参考に著者作成］

③ がんの一次予防

がんの発生そのものを予防することが，**がんの一次予防**である．そのため，がん発生の原因となる要因（**危険因子**または**リスク要因** risk factor）を同定して，その除去や減少を目指す．

日本国内のコホート研究データをもとに，日本人のがんの原因を推定した結果を**表5-21**に示す．男性でもっとも多い原因は喫煙（能動）で感染性要因が次いだ．女性では感染性要因が最大の原因となっている．これは，胃がん，子宮頸がん，肝臓がんなど，感染による割合が高いがん（➡**表5-23**）が日本人で多いことによる．また，男性では2分の1以上，女性では4分の1以上のがん罹患が予防可能であることは注目に値する．

国立がん研究センターの研究班は，日本人を対象とするがん疫学研究の結果を取りまとめ，さらに国内コホート研究のメタアナリシスを行って，さまざまな生活習慣要因と発がんとの関連について総合評価を行っている（**表5-22**）．

ⓐ 喫　煙

能動喫煙により，肺・肝・胃・大腸・食道・膵・子宮頸部・頭頸部・膀胱の発がんリスクが上がることは「確実」，血液（急性骨髄性白血病）では「ほぼ確実」，乳房では「可能性あり」と判定された．5つの国内コホート研究のメタアナリシスでは，非喫煙者に対する喫煙者のがん全体の

※注）食事からの摂取，血中レベルの研究に基づく（サプリメント摂取についての研究は含まない）．
↓↓↓：リスク低下は「確実」，↓↓：リスク低下は「ほぼ確実」，↓：リスク低下の「可能性あり」，↑↑↑：リスク上昇は「確実」，↑↑：リスク上昇は「ほぼ確実」，↑：リスク上昇の「可能性あり」，●データ不十分．
「確実である」：疫学研究の結果が一致していて，逆の結果がほとんどない．相当数の研究がある．なぜそうなるのか生物学的な説明が可能である．
「ほぼ確実である」：疫学研究の結果がかなり一致してはいるが，その方法に欠点（研究期間が短い，研究数が少ない，対象者数が少ない，追跡が不完全など）があったり，逆の結果も複数あったりするために決定的ではない．
「可能性がある」：研究は症例対照研究または横断研究に限られる．観察型の研究の数が十分でない．疫学研究以外の，臨床研究や実験結果などからは支持される．確認のために，もっと多くの疫学研究が実施され，その理由が生物学的に説明される必要がある．
「十分ではない」：2，3の不確実な研究があるにとどまる．確認のために，もっと信頼性の高い方法で研究が実施される必要がある．
資料　科学的根拠に基づく発がん性・がん予防効果の評価とがん予防ガイドライン提言に関する研究，http://epi.ncc.go.jp/cgi-bin/cms/public/index.cgi/nccepi/can_prev/outcome/index（2023年1月アクセス）

表5-22 ● 日本人におけるさまざまな生活習慣要因と発がんとの関連に関する総合評価

		全部位	肺	肝	胃	大腸			乳房	食道	膵	前立腺	子宮頸部	子宮内膜	卵巣	頭頸部	膀胱	血液
							結腸	直腸										
喫煙		↑↑↑	↑↑↑	↑↑↑	↑↑↑	↑↑↑			↑	↑↑↑	↑↑↑	●	↑↑↑	●	●	↑↑↑	↑↑↑	↑↑ 急性 骨髄性 白血病
受動喫煙		●	↑↑↑	●	●	●	●	●	↑	●	●	●	●	●	●	●	●	
飲酒		↑↑↑	●	↑↑↑	↑↑ (男) ● (女)	↑↑↑	↑↑↑	↑↑↑	↑↑ 閉経前 ● 閉経後	↑↑↑	●	●	●	●	●		●	
体型	肥満	↑ BMI 男18.5未満 女30以上	●	↑↑↑	●	↑↑			↑ 閉経前 BMI30以上 ↑↑↑ 閉経後	●	↑ (男) BMI30以上 ● (女)	●	●	↑	●			
体型	高身長					↑↑	↑↑	●	●			●						
運動		●	●			↓↓	↓↓	●	↓			●	●	●	●			
感染症			↑ 肺結核	↑↑↑ HBV,HCV	↑↑↑ H.ピロリ菌 ● EBV								↑↑↑ HPV16,18 ● HPV33,52,58 クラミジア					
その他	治療・ワクチン			↓↓↓ HCV 肝炎治療	↓↓↓ ピロリ菌 除菌治療								↓↓↓ HPV ワクチン					
その他	糖尿病と関連マーカー	↑	●	↑↑ 糖尿病	●	↑			●	●	↑↑	●	●	↑	●			
その他	メタボ関連要因	●	●	●								●						
その他	女性関連要因								↓ 授乳 ↑ 閉経前 ホルモン 補充療法 ● 閉経後 ホルモン 補充療法				● 授乳	● 授乳	● 授乳			
その他	社会心理学的要因	●	●		●				●	●	●							
その他	化学物質(IARC Group1)		↑↑ 職業性 アスベスト	● 砒素	● EBV				● ホルモン 補充療法									
その他				● 服薬歴									● 服薬歴	● 服薬歴	● 服薬歴			
食品	野菜	●	●	●	↓	●	●	●	●	↓↓	●	●	●	●	●			
食品	果物	●	↓	●	↓	●	●	●	●	↓↓	●	●	●	●	●			
食品	大豆		●	●					↓	●		↓						
食品	肉	●	●	●	●	↑(女)	● 加工肉／赤肉		●	●	●	●	●	●	●			
食品	魚	●	●	●	●	●	●	●	●	●	●	●	↓	●	●			
食品	穀類		●	●	↑	●	●	●	●	●		●	●	●	●			
食品	食塩・塩蔵食品				↑↑													
食品	牛乳・乳製品	●	●	●	●	●	●	●	●	●	●	●	●	●	●			
食品	食パターン				●	●	●	●	●				●	●	●			
飲料	緑茶	●		●	●(男) ↓(女)				●			●	●	●	●			
飲料	コーヒー			↓↓		●	●(男) ↓(女)	●					●	↓	●			
熱い飲食物										↑↑								
栄養素(※注)	食物繊維					↓												
栄養素(※注)	カルシウム					↓						●						
栄養素(※注)	ビタミンD					●	●	●										
栄養素(※注)	葉酸		●			●	●	●	●	●		●	●	●	●			
栄養素(※注)	イソフラボン	●	●	●	●	●	●	●	↓	●	●	↓	●	●	●			
栄養素(※注)	ビタミン	●	●	●	●	●	●	●	●	●	●	●	●	●	●			
栄養素(※注)	カロテノイド	●	●	●	●	●	●	●	●	●	●	●	●	●	●			
栄養素(※注)	脂質		●		●	↓ 魚由来の不飽和脂肪酸			●			●						

※表についての補足は前頁の下部を参照.

罹患リスクは1.5倍(男性1.6倍，女性1.3倍)と推定された．国際がん研究機関IARCは，上記の他に腎臓・尿管も能動喫煙により発がんリスクが上がると判定している．

受動喫煙により，肺の発がんリスクが上がることは「確実」，乳房では「可能性あり」と判定されたが，他の部位については「データ不十分」との評価であった．

喫煙は日本人のがんの最大の原因であり，喫煙・受動喫煙をなくすことがもっとも有効ながんの一次予防である．なお受動喫煙の防止は健康増進法第25条で規定されている．

ⓑ 飲酒・肥満・身体活動・食事

飲酒で肝・大腸・食道の発がんリスクが上がることは「確実」，男性の胃と女性の乳房(閉経前)では「ほぼ確実」と判定された．

肥満は，肝がんと乳がん(閉経後)のリスクを上げることが「確実」，大腸がんでは「ほぼ確実」と判定された．一方，成人期になってから体重が減った者ではこれらのがん発生リスクが低下することが欧米の疫学研究で示されている．

運動は大腸がんの発生リスクを下げることが「ほぼ確実」と判定された．

食事では，野菜・果物による発がんリスクの低下は，食道で「ほぼ確実」，肺と胃で「可能性あり」という判定であった．食塩(とくに高塩分食品)は胃がんリスクを「ほぼ確実」に上げる．熱い飲食物は食道がんのリスクを「ほぼ確実」に上げる．コーヒーで肝がんリスクが下がることは「ほぼ確実」である．

ⓒ 感　染

日本人のがん罹患のうち感染の占める割合は，男性で22.8%，女性で17.5%と推定されている(➡表5-21)．日本人では，肝・胃・子宮頸部のがんで感染によるリスク上昇が「確実」と判定されている．関連性が科学的に解明されている主なものを**表5-23**に要約する．

以上の総合評価をもとに，国立がん研究センターの研究班は，「日本人のためのがん予防法」を提唱している(**表5-24**)．

ⓓ 遺伝子異常・遺伝子多型

遺伝子異常によってがんが高率に発生する家系(**がん家系症候群** cancer family syndrome)が存在する．例えば家族性大腸ポリポーシスや網膜芽細胞腫などである．これは家系内に多発し，発症年齢も若く，常染色体優性遺伝形式をとる．

遺伝子多型 polymorphismとは，遺伝子を構成しているDNAの配列の個体差と定義される．いわば遺伝子の個人差を形作る要因であり，それが生体内の物質代謝(例えば発がん物質の除去や蓄積)などに影響を与える．喫煙・飲酒・肥満といった生活習慣の発がん影響には個人差があり，遺伝子多型がその要因の1つと考えられる．これを**遺伝-環境相互作用**という．今後さらに研究が進めば，個々人の遺伝子多型に応じた個別の一次予防が可能になると期待されている．

4 がんの二次予防

がんの二次予防は，がんを早期に発見し適切な治療を行い，がん死亡を防ぐものであり，そのために**がん検診**が行われる．現在，がん検診は2003(平成15)年に施行された健康増進法を根拠

表 5-23 ウイルス・感染症・寄生虫と発がんとの関連（主なもの）

病原体	がん
B型およびC型肝炎ウイルス	肝細胞がん
ヒトパピローマウイルス（HPV）	子宮頸がん
ヒトTリンパ球性ウイルス（HTLV）	成人T細胞白血病（ATL）
エプスタイン・バー（EB）ウイルス	バーキット・リンパ腫，鼻咽頭がん
ヘリコバクター・ピロリ（細菌）	胃がん
住血吸虫症（寄生虫）	膀胱がん
肝吸虫症（寄生虫）	胆管がん

表 5-24 日本人のためのがん予防法

喫煙	たばこは吸わない．他人のたばこの煙を避ける． ［目標］たばこを吸っている人は禁煙しましょう．吸わない人も他人のたばこの煙を避けましょう．
飲酒	飲むなら，節度ある飲酒をする． ［目標］飲む場合は1日あたりアルコール量に換算して約23g程度まで．日本酒なら1合，ビールなら大瓶1本，焼酎や泡盛なら1合の2/3，ウイスキーやブランデーならダブル1杯，ワインならボトル1/3程度．飲まない人，飲めない人は無理に飲まないようにしましょう．
食事	偏らずバランスよくとる（塩蔵食品・食塩の摂取は最小限にする，野菜や果物不足にならない，飲食物を熱い状態でとらない）． ［目標］食塩は1日あたり男性8.0g，女性7.0g未満，とくに高塩分食品（例えば塩辛，練りうになど）は週に1回未満に控えましょう．
身体活動	日常生活を活動的にする． ［目標］例えば，歩行またはそれと同等以上の強度の身体活動を1日60分行いましょう．また，息がはずみ汗をかく程度の運動は1週間に60分程度行いましょう．
体形	成人期での体重を適正な範囲に管理する． ［目標］中高年期男性の適正なBMI（body mass index肥満度）は21～27，中高年期女性では21～25．この範囲になるように体重を管理しましょう．
感染	肝炎ウイルス感染検査と適切な措置を行う．機会があればピロリ菌感染検査を行う． ［目標］地域の保健所や医療機関で，一度は肝炎ウイルスの検査を受けましょう．感染している場合は専門医に相談しましょう． 機会があればピロリ菌の検査を受けましょう．感染している場合は禁煙する，塩や高塩分食品のとりすぎに注意する，野菜・果物が不足しないようにするなどの胃がんに関係の深い生活習慣に注意し，定期的に胃の検診を受けるとともに，症状や胃のくわしい検査をもとに主治医に相談しましょう．

資料　日本人のためのがん予防法，2017年8月1日改訂版，https://epi.ncc.go.jp/can_prev/93/7957.html（2023年1月アクセス）

表5-25 国が指針で定めるがん検診の内容

部位	対象者 性別	対象者 年齢	受診間隔	検査方法*1
胃がん*2	男女	50歳以上	隔年	胃部X線検査または胃内視鏡検査
肺がん	男女	40歳以上	毎年	胸部X線検査，喀痰細胞診*3
大腸がん	男女	40歳以上	毎年	便潜血検査
子宮頸がん	女	20歳以上	隔年	視診，子宮頸部の細胞診および内診
乳がん	女	40歳以上	隔年	乳房X線検査（マンモグラフィ）

*1 すべての検診で問診を含む
*2 当分の間，胃部X線検査は40歳以上を対象に毎年実施してもよいとされた
*3 対象者は原則として50歳以上で喫煙指数（1日本数×年数）600以上であることが判明した者とする
資料 厚生労働省：「がん予防重点教育及びがん検診実施のための指針」

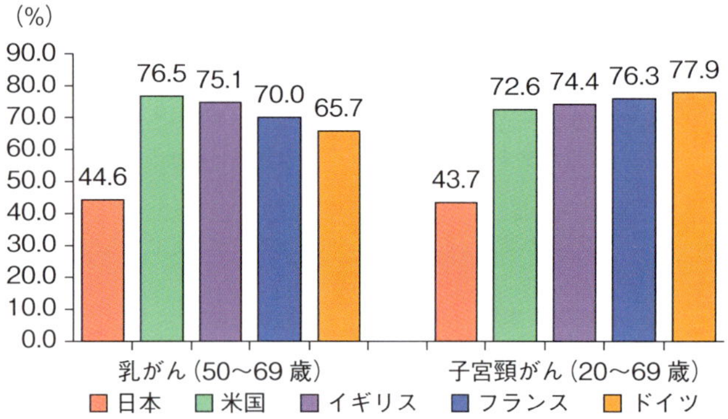

図5-19 日本と諸外国のがん検診受診率の比較（2019年）

注）日本，アメリカ，フランス，ドイツは調査データ，イギリスは事業データに基づく推計値

資料 OECD Health Statistics 2022, https://stats.oecd.org/Index.aspx?DataSetCode=HEALTH_PROC （2023年1月アクセス）

に行われている．市区町村が実施するがん検診の内容について国が示した指針を**表5-25**に示す．欧米諸国と比べると，日本のがん検診受診率は**図5-19**に示すように低い．そのため後述の「がん対策推進基本計画」では個別目標の1つとして，がん検診の受診率を50％以上とすることが掲げられている．

がん検診の評価でもっとも重要なのは検診による死亡率減少効果の評価である．国立がん研究センターのがん検診ガイドラインにおいて，死亡率減少効果を示す「十分」または「相応」の根拠があって住民に対する検診が推奨されているのは以下の通りである．

・胃がん検診（胃X線検査，胃内視鏡検査）
・大腸がん検診（便潜血検査）
・肺がん検診（非高危険群に対する胸部X線検査，高危険群に対する胸部X線検査と喀痰細胞診併用法）
・乳がん検診（40〜74歳を対象としたマンモグラフィ単独法，40〜64歳を対象としたマンモグラフィと視触診の併用法）

第1 全体目標

「がん患者を含めた国民が，がんを知り，がんの克服を目指す.」
①科学的根拠に基づくがん予防・がん検診の充実，②患者本位のがん医療の実現，③尊厳を持って安心して暮らせる社会の構築

第2 分野別施策

1. がん予防	2. がん医療の充実	3. がんとの共生
(1) がんの1次予防 (2) がんの早期発見，がん検診（2次予防）	(1) がんゲノム医療 (2) がんの手術療法，放射線療法，薬物療法，免疫療法 (3) チーム医療，(4) がんのリハビリテーション，(5) 支持療法 (6) 希少がん，難治性がん（それぞれのがんの特性に応じた対策） (7) 小児がん，AYA（※）世代のがん，高齢者のがん （※）Adolescent and Young Adult：思春期と若年成人 (8) 病理診断，(9) がん登録 (10) 医薬品・医療機器の早期開発・承認等に向けた取組	(1) がんと診断された時からの緩和ケア (2) 相談支援，情報提供 (3) 社会連携に基づくがん対策・がん患者支援 (4) がん患者等の就労を含めた社会的な問題 (5) ライフステージに応じたがん対策

4. これらを支える基盤の整備
(1) がん研究，(2) 人材育成，(3) がん教育，普及啓発

第3 がん対策を総合的かつ計画的に推進するために必要な事項

1. 関係者等の連携協力の更なる強化
2. 都道府県による計画の策定
3. がん患者を含めた国民の努力
4. 患者団体等との協力
5. 必要な財政措置の実施と予算の効率化・重点化
6. 目標の達成状況の把握
7. 基本計画の見直し

図5-20 第3期がん対策推進基本計画の概要

資料 厚生労働省：「がん対策推進基本計画の概要（第3期）〈平成30年3月〉」，https://www.mhlw.go.jp/file/06-Seisakujouhou-10900000-Kenkoukyoku/0000196974.pdf（2023年1月アクセス）

・子宮頸がん検診（細胞診，HPV検査単独法，HPV検査単独法は浸潤がん罹患率減少効果）

5 日本のがん対策

日本ではがん対策として1984（昭和59）年から三次にわたる「がん対策10か年戦略」が立案・実施された．さらに，がん患者中心の地域格差のないがん医療（がん医療の均てん化）を基本理念とする**がん対策基本法**が2006（平成18）年に制定された．がん対策基本法に基づいて国はがん対策の基本的な方向を「がん対策推進基本計画」において定めている．「がん予防」「がん医療の充実」「がんとの共生」を柱とした2017（平成29）年度からの第3期基本計画の概要を**図5-20**に示す．

地域ごとのがん医療の診療連携や均てん化に向けて中心的役割を担う都道府県がん診療連携拠点病院が選定され，おおよそ二次医療圏ごとに指定される複数の地域がん診療連携拠点病院からなる診療連携ネットワークが構築されつつある．これらの拠点病院では，がん相談支援センターの設置が義務づけられており，その病院を受診しているかどうかにかかわらず，誰でも（匿名でも）相談できる．

がんの罹患数の増加および治療成績の向上により，がんと診断されて生活している人（がんサバイバー）の数は増加している．がんサバイバーは，治療の副作用などの身体的問題，再発の不安などの精神的問題に加えて，治療と就労との両立の困難さ，治療費などの経済的問題を体験することも多い．そこで「がん対策推進基本計画」は，がんサバイバーの支援を重視している．

5-5 腎疾患の予防

① 腎疾患の死亡・罹患の状況

ⓐ 腎不全による死亡状況

腎疾患は，WHOの国際疾病分類（ICD-10）では腎尿路生殖系疾患（XIV章）に含まれ，糸球体腎炎や腎硬化症など多種多様な原因や病態に分類される．多くの場合，緩徐に腎機能障害が進行する．腎機能とは身体内の老廃物を排泄するために尿を生成することであり，腎機能が障害された状態を腎不全という．腎不全は放置されれば死にいたる重篤な病態である．2021（令和3）年における腎不全死亡者数は28,688人，死亡率は23.4（人口10万対）で死亡順位の第8位を占めている．

ⓑ 慢性腎臓病と罹患状況

腎機能障害が進行して最終的に腎不全の状態となっていく疾患全般を，**慢性腎臓病CKD**, chronic kidney diseaseという．さまざまな腎疾患のほか，糖尿病や高血圧によっても腎機能障害が進行する．日本腎臓学会から『エビデンスに基づくCKD診療ガイドライン2018』が出されており，慢性腎臓病の診断は，

1）検査における腎障害を示す所見（尿異常，画像診断，血液，病理学診断，蛋白尿など）

2）糸球体濾過量GFR, glomerular filtration rate：60 mL/分/1.73 m^2 未満

上記のいずれか，または，両方が3ヵ月以上持続した場合である．

CKDの重症度は，原疾患（C），GFRの低下（G）および蛋白尿（A）の程度によるCGAステージ分類が行われている．GFRの低下についてはG1からG5までの分類があり，ステージG5は腎不全の状態で生命維持のため腎代替療法が必要である．これには人工透析療法と臓器移植がある．人工透析療法を行っている患者数は1990（平成2）年の103,296人から毎年約1万人ずつ増加しており，2020（令和2）年末において347,671人（日本透析医学会）となっている（**図5-21**）．うち糖尿病を基礎疾患とする人工透析患者は40.7%を占める．

臓器移植については1997（平成9）年に臓器移植法が施行され，脳死や心停止者からの献腎については日本臓器移植ネットワークが斡旋事業を行っている．2020（令和2）年の腎移植件数は全体で1,711件で，うち生体腎1,570件，献腎141件であった．生体腎移植・献腎ともに2019（令和元）年までは増加傾向が認められたが，2020（令和2）年は大幅に減少し，新型コロナウイルス感染症の影響が指摘されている．

② 腎疾患の対策

慢性腎臓病に対しては根治療法がないため，腎機能障害の進行を遅らせることが重要である．各ステージにあわせた食事指導や生活指導がある（**表5-26**）．これらの療法は腎機能障害の進行を遅延させることが目的であり，健康診断などの尿検査で早期に発見し，早めにこれらの療法を開始する必要がある．こうした予防対策に関する認知度を高めるため，普及啓発が急務である．

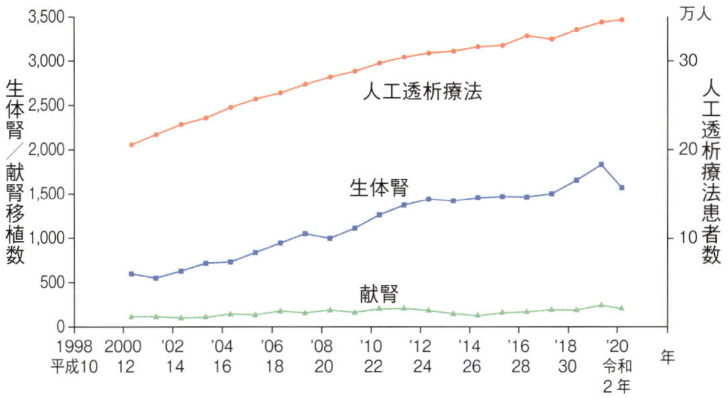

図 5-21 人工透析療法患者数および腎移植（生体腎・献腎）件数の推移

資料　日本透析医学会：2020年末の慢性透析患者に関する集計；日本移植学会：臓器移植ファクトブック2021.

表 5-26 慢性腎臓病に対する食事指導・生活指導（エビデンスに基づくCKD診療ガイドライン2018）

慢性腎臓病の生活指導・食事指導	
生活指導	・過激な運動や過労を避ける ・肥満の是正に努める（BMI<25を目指す） ・禁煙 ・適正飲酒　男性：20～30 mL/日（日本酒1合）以下 女性：10～20 mL/日以下
食事指導	・適切な水分補給 ・食塩摂取：3 g/日以上6 g/日未満 ・摂取エネルギー量：25～35 kcal/kg体重/日 ・摂取蛋白質量 ステージG1～G2：過剰にならないように注意 ステージG3a：0.8～1.0 g/kg体重/日 ステージG3b～G5：0.6～0.8 g/kg体重/日 ・カリウム摂取制限

［日本腎臓学会編：エビデンスに基づくCKD診療ガイドライン2018，東京医学社，2018を参考に作成］

また，腎臓専門医も少ないため2009（平成21）年度より慢性腎臓病特別対策事業として，地域における講演会や医療従事者に対する研修会が実施されている．

5-6 アレルギー疾患の予防

1 アレルギー疾患とは

アレルギーとは「過剰な免疫反応が身体に害を与えてしまう状態」と定義される．免疫反応自体は，外部からの異物（抗原）を排除するための生理的な反応である．しかし，その反応が過剰

表5-27 アレルゲンの代表例

食物性：牛乳，卵，大豆，肉類，魚介類，蕎麦など
吸入性：花粉，ハウスダスト（室内じん），動物の毛，カビなど
薬剤性：鎮痛・解熱剤，抗生物質など
刺咬性：ハチに刺されるなど
接触性：薬物，漆（うるし），金属，化粧品など

に起こると，さまざまな健康障害が生じてしまう．アレルギー反応には，皮膚や粘膜の発疹・かゆみ，呼吸器症状，消化器症状などがあり，もっとも重篤なものはアナフィラキシーショック（詳細は後述）まで，さまざまである．アレルギー反応を引き起こす原因物質のことを**アレルゲン** allergen という．アレルゲンの代表例を**表5-27**に示す．

厚生労働省が2011（平成23）年8月31日に発表した「アレルギー疾患対策の方向性等」によると，わが国の全人口の約2人に1人がなんらかのアレルギー疾患に罹患している（気管支喘息が約800万人，花粉症を含むアレルギー性鼻炎は国民の4割以上，アトピー性皮膚炎が同約1割）．また，児童生徒4.5%に食物アレルギーの既往がある（➡285頁）．

それを受けて，アレルギー疾患対策の推進を国などに義務づけるアレルギー疾患対策基本法が2014（平成26）年に成立した．同基本法ではアレルギー疾患の重症化の予防，および症状軽減のために生活環境の改善を図り，また医療の体制を整備することともに，学校，児童福祉施設，障害者支援施設などに対し，アレルギー疾患を有する児童に適切な医療的，教育的配慮をしなければならないとしている．

2 主なアレルギー疾患の原因と症状

アトピー性皮膚炎：主としてアトピー素因のある者に生じる慢性の皮膚の湿疹病変である．アトピー素因とは，アレルゲンに曝されるとIgE抗体を生じやすい体質のことをいい，気管支喘息やアレルギー性鼻炎の発生とも関連する．

気管支喘息：アレルゲンの吸入により気管支が収縮し，呼吸困難，咳などの症状があらわれる．

花粉症：アレルゲンである花粉が鼻や目などの粘膜に接触することにより，鼻水・くしゃみ・目のかゆみなどの症状があらわれる．原因花粉は，スギ，ヒノキ，ブタクサ，ヨモギなどである．

じん麻疹：皮膚の発疹とかゆみを主症状とする．アレルゲンや刺激（外部からの圧迫，温熱や寒冷，日光曝露など）により，皮膚の肥満細胞からヒスタミンが分泌されることから発症する．

アナフィラキシー：アレルゲンの曝露により，急速な血圧低下（ショック），呼吸困難，消化器症状などがあらわれ，致死率も高い．ハチ毒，食物，薬剤などが原因となる．学校給食でアナフィラキシーの発生を防ぐために原因食を摂取しない措置の徹底に加えて，アナフィラキシーを起こした場合に自己注射薬（アドレナリン筋注）の使用が求められている．

職業アレルギー疾患：職場でのアレルゲン曝露により皮膚障害や喘息などを発症するもの．その原因物質は多岐にわたる（➡304頁）．

③ アレルギー疾患の治療と予防

アレルゲンへの対処が最大の治療（予防）となる．そのため感作試験を行ってアレルゲンを同定したうえで，それ以降はアレルゲンとの接触を避ける工夫，あるいは脱感作療法（アレルゲンを長期にわたり少量ずつ注射してアレルギー反応を緩和させること）を行う．しかしアレルゲンが同定されない場合も多く，その場合は対症療法が行われる．また，ストレスや疲労，心理的な因子がアレルギー反応を増強させるので，全般的な心身の健康管理も重要である．

また，上に述べたように，アナフィラキシーを発生するおそれのある者に対しては，アレルゲン曝露を徹底して防ぐとともに，万一アナフィラキシーを発生した場合の対処（自己注射を含む）を定めておく必要がある（➡142頁コラム）．

5-7 不慮の事故と自殺の防止

不慮の事故や自殺・他殺などのいわゆる外因死の死亡数は，2021（令和3）年は66,706人で全死亡の4.6％を占めている．年齢階級別では，15～24歳で73.7％，25～34歳で58.1％と，青少年死亡の主因となっている（➡400頁）．

① 不慮の事故の現状とその防止

2020（令和2）年の不慮の事故による死亡数は38,133人（死亡率は人口10万対30.9）で，死因としては7番目に多く，全死亡の2.8％を占めている．その死亡率は，1950（昭和25）年では39.5で，その後1972（昭和47）年までは40前後で横ばいを続けていたが，それから低下傾向となり，1987（昭和62）年には23.2にまで下がった．それから増加に転じたが，1996（平成8）年以降は31前後で横ばいとなっている．

年齢階級別にみると，死亡数も死亡率も年齢とともに上昇する．不慮の事故で死亡した者のうち，半数以上が75歳以上であった（**表5-28**）．一方，死亡総数に対する不慮の事故による死亡の割合は，15～19歳階級が最高（18.2％）で，85歳以上は2.4％と低い（**表5-28**）．これは，死亡数が年齢階級で大きく異なることを反映したものである．

不慮の事故による死亡原因でもっとも多いものは，転倒・転落・墜落（9,585人）であり，全体の25.1％を占めた．それについで，窒息（20.8％），溺死および溺水（19.2％），交通事故（9.8％）の順であった．その順位を年齢階級別にみると，乳児と1～4歳では窒息，5～9歳では交通事故，10～14歳では溺死及び溺水，15～59歳では，交通事故がもっとも多い．とくに15～24歳では，ほぼ6割が交通事故によるものである．一方，60～84歳では溺死および溺水が，85歳以上では転倒・転落・墜落がもっとも多い．

職場での不慮の事故（労働災害）については産業保健の項を参照されたい（➡296頁）．

表5-28 年齢階級別にみた不慮の事故による死亡の状況 ［2020（令和2）年］

	総数[1)]	0歳	1～4	5～9	10～14	15～19	20～24	25～29	30～34	35～39
総数	38,133	58	57	49	53	230	286	217	250	280
死亡率[2)]	30.9	6.9	1.6	1.0	1.0	4.1	4.8	3.6	3.9	3.9
総死亡数に占める割合（%）	2.8	3.8	12.2	16.0	12.4	18.2	13.1	9.7	8.6	6.4
				死		亡		数		
交通事故	3,718	2	20	22	13	133	162	97	81	100
転倒・転落・墜落	9,585	3	2	3	4	19	31	28	29	37
溺死及び溺水	7,333	6	8	11	24	44	45	34	31	32
窒息	7,841	42	21	4	5	10	10	9	27	37
煙，火及び火炎	903	—	3	6	4	4	1	3	11	6
中毒	493	—	0	1	1	7	16	23	38	37
その他	8,260	5	3	2	2	13	21	23	33	31

	40～44	45～49	50～54	55～59	60～64	65～69	70～74	75～79	80～84	85歳以上
総数	360	600	777	932	1,199	2,110	3,414	4,711	6,262	16,268
死亡率[2)]	4.4	6.2	9.1	11.9	16.3	25.8	37.4	67.0	116.3	266.0
総死亡数に占める割合（%）	4.7	4.3	3.9	3.4	3.0	2.9	2.8	2.9	2.9	2.4
				死		亡		数		
交通事故	110	178	216	172	213	313	394	497	466	529
転倒・転落・墜落	45	80	101	161	190	308	485	840	1,355	5,863
溺死及び溺水	49	74	86	142	226	487	930	1,272	1,557	2,270
窒息	36	70	120	167	223	403	625	919	1,310	3,802
煙，火及び火炎	16	22	30	47	56	84	113	111	138	239
中毒	42	43	51	34	31	31	30	21	28	59
その他	62	133	173	209	260	484	873	1,051	1,408	3,506

注 1）年齢不詳を含む． 2）0歳の死亡率は出生10万対．他の年齢階級は人口10万対である．

資料 厚生労働省「人口動態統計」

② 自殺の現状とその防止

2021（令和3）年の自殺死亡数は20,291人で，死亡全体の1.4%を占めた．自殺死亡者数は，1958（昭和33）年の23,641人をピークに減少し，1960年代後半には15,000人程度となった．1983（昭和58）年から1986（昭和61）年にかけて25,000人前後に増加したが，それ以降は20,000人台前半で推移した．しかし戦後最悪の経済状態（不況・倒産・失業・デフレなど）に陥った1998（平成10）年に急増して以来，約20年間にわたり，30,000人前後のレベルにあった．その後2009（平成21）年の30,707人から10年連続して自殺者数は減少していたが，2020（令和2）年の自殺者数は前年比1,457人増（7.5%増）となり，女性での増加の影響と考えられた（**図5-22**）．2021（令和3）年はわずかに減少したものの，ほぼ横ばいであった．自殺死亡数の変動は経済状況と大きく関連し，好景気（1960年代後半の高度経済成長や1980年代後半のバブル景気）では減少し，不況では増加する傾向がある．2020（令和2）年以降の増加はコロナ禍の影響が考えられている．

性・年齢階級別の自殺死亡率の推移を**図5-23**に示す．男女とも，1950（昭和25）年や1960（昭和35）年には20歳代で1つのピークがあり，さらに50歳以上では年齢とともに高くなるという

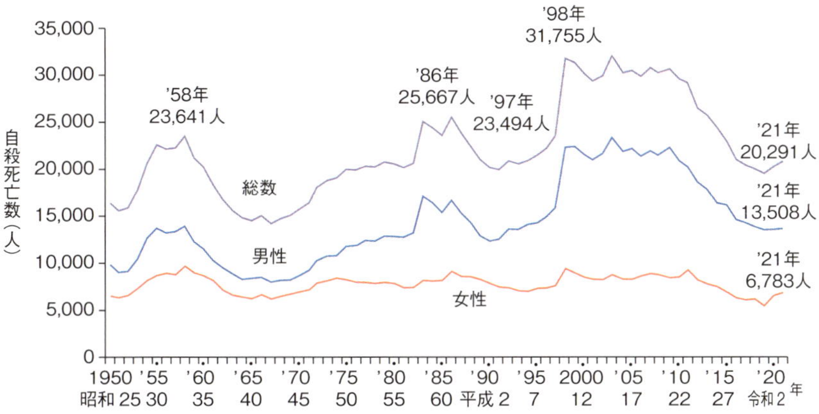

図5-22 自殺死亡数の年次推移

資料　厚生労働省：「人口動態統計」

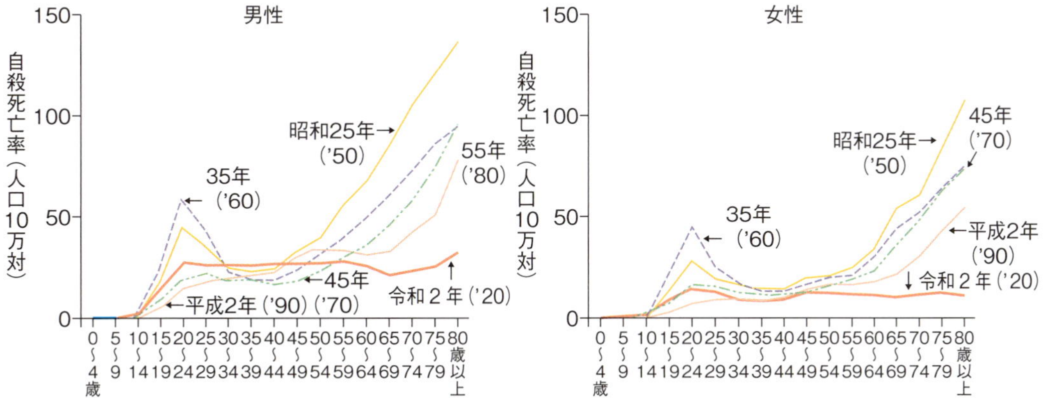

図5-23 性・年齢階級別自殺死亡率（人口10万対）の推移

資料　厚生労働省：「人口動態統計」

パターンがみられた．しかし，20歳代での山は年次とともに低くなったが，平成に入って以降，10歳代で自殺死亡率が上昇している．2020（令和2）年の自殺死亡率上昇は，20歳代（前年比，男性13％増，女性33％増）と30歳代の女性（同19％増）で著しい．これはコロナ禍による経済的な困難や孤立という問題がその性，年齢層で顕著であったことによると考えられている．

警察庁生活安全局「2021（令和3）年中における自殺の状況」によると，自殺全体のうち71.8％で自殺の原因・動機が推定できたという．**自殺の原因・動機**は，男性では健康問題（自殺全体の40.7％）や経済・生活問題（同21.7％）が，女性では健康問題（同59.5％）や家庭問題（同18.5％）が多い．経済・生活問題は中高年男性で多く，健康問題は男女とも年齢とともに増加する．自殺前の言動を詳細に調べて自殺者の心理状況を推測する研究（「心理学的剖検研究」）によると，中高年の自殺者のうち約7割で**気分障害**（**うつ病**），2割以上で**物質関連障害**（アルコール依存など）があったという．このような観点から，地域におけるうつ対策や職場でのメンタルヘルス対策が活発に行われるようになった(➡295，354頁)．

2006(平成18)年に**自殺対策基本法**が成立した．この法律は，自殺を個人の問題としてのみとらえるのではなく，社会問題としてとらえるべきとの立場に立って，国に自殺総合対策大綱の作成を，都道府県と市町村に自殺対策計画の策定と実施の責務を課した．その基本施策として，調査研究の推進，医療提供体制の整備，自殺未遂者に対する支援，自殺者の親族などに対する支援などが定められている．その成果が各地であがっている．例えば秋田県では，うつ病や自殺対策に関する情報提供・啓発活動，悩みを抱えた人たちに対する地域での相談体制の確立，一般医を対象としたうつ病研修などによるモデル事業を実施した6町では自殺率が減少(近隣の町村では横ばい)している．自殺は防止可能な健康課題であり，公衆衛生関連職種の積極的なかかわりが期待されている．

ミニ・レポートの課題

1. 感染症はなぜ拡大するのか考えてみよう．また，その拡大を防ぐためにどのような対策をすればよいか考えてみよう．
2. 感染症法制定の社会的・医学的理由とその意義について述べてみよう．
3. 高血圧と動脈硬化の発生のメカニズムを調べ，生活習慣との関連について考察してみよう．
4. 日本人の脳卒中の危険因子の特徴を調べ，その予防対策について考察してみよう．
5. 脳血栓と脳梗塞のそれぞれの発生メカニズムを説明し，共通する予防対策およびそれぞれに特有の予防対策について考察してみよう．
6. メタボリックシンドローム対策についてヘルスプロモーション(オタワ憲章)の観点からどのような対策が行われるべきか述べてみよう．
7. 日本人の悪性新生物で，年齢調整死亡率が増えている部位をあげ，それぞれについて増加の原因を述べてみよう．
8. 不慮の事故による死亡の原因を年齢階級別にまとめて，各年齢階級でどのような予防策が必要であるか述べてみよう．
9. 地域と職域のそれぞれにおける自殺予防対策の現状と課題についてまとめてみよう．

アレルギー疾患の増加：衛生仮説から旧友仮説へ

花粉症などのアレルギー疾患の増加は，近年における衛生状態の改善によるものなのか．英国の子供たち17,414人を対象とした疫学調査でストラチャン Strachan は，花粉症罹患率と家族数，同胞数とが負の相関関係を示すことを明らかにし，同胞数が少ないと兄姉からの感染機会が減るのではないか，そうした幼少時における衛生状態の変化がアレルギー疾患の増加に関与しているという衛生仮説 hygiene hypothesis を1989年に提唱した．その後，多くの疫学研究が積み重ねられ，日本でも少子化による同胞間の感染機会の減少や清潔志向などにより，花粉症をはじめとするアレルギー疾患の増加が起きているのではないかと考えられるようになってきた．

この仮説を支持する免疫学的なメカニズムとしてリンパ球のヘルパー T (Th) 細胞のサブタイプである Th1 細胞と Th2 細胞のバランスが注目されてきた．Th 細胞が2つのサブタイプに分類されることを提唱したのは Mosmann と Coffman (1986) で，2つは全く異なったサイトカインを産生する．Th1 細胞は細胞障害性のある TNF (腫瘍壊死因子)-β などを産生し細菌やウイルスに対する殺菌・防御機構を担い，Th2 細胞は炎症性サイトカイン (IL-4, IL-5, IL-6 など) を産生し寄生虫に対する防御を担うと共に，過剰になればアレルギー反応を引き起こす．

ヒトは，Th2 細胞優位の状態で生まれ，その後，乳幼児期にさまざまな細菌やウイルスに感染することで Th1 細胞の数や機能が亢進し，免疫系全体としての Th1/Th2 バランスが整えられていく．ところが，生後，細菌やウイルスへの感染機会が少ないと Th1 が未発達のまま Th2 優位の状態が続き，アレルギー疾患の発症を引き起こしやすくしているものと考えられている．

幼少時における感染機会の減少によって Th1 が未発達のままとなったバランスは，その後，取り戻すことはできるだろうか．Th 細胞は胸腺から出てきたときは Th1，Th2 いずれにもなりうるニュートラルな細胞であることが明らかにされた．Th1，Th2 細胞へのその後の分化を決定するのは Th 細胞周囲の環境であり，具体的にはサイトカイン環境によって分化が決定される．Th1 細胞の分化に必須なのは IL-12 で，マクロファージなどが産生する．Th2 細胞の場合は IL-4 が分化に必須で，好塩基球が産生すると共に Th2 細胞自身も産生する．つまり生体内のサイトカイン環境を変えていくことが重要であり，各種サイトカインの増減に影響を及ぼす腸内細菌や皮膚の常在菌などの役割が見直されてきている．

2012 (平成24) 年に行われた家庭衛生に関する国際科学フォーラムでは，衛生仮説の検証が行われ，アレルギー疾患増加の原因は幼少時における細菌感染の減少ではなく，旧来，ヒトと共生してきた微生物 (旧友：old friends) との触れ合いがなくなり，ヒトが接する微生物の種類が減少し変わってきてしまったことが原因であると結論づけられた．例えば，乳酸菌などのプロバイオティクスの投与により，アレルギー反応の軽症化などが報告されている．これまでヒトと共生してきた旧友 (腸内細菌や皮膚・口腔内の常在菌，古えから触れて合ってきた発酵食品，水生や土壌中のさまざまな微生物) たちと，今後，どのように関係を取り戻し，共生していくのかが問われている．

アナフィラキシーショック

2012（平成24）年のクリスマス直前，悲しい出来事が起きた．小学校５年生の女の子Ｓさんが，給食後体調を崩して間もなく意識を失い，救急搬送されたが死亡が確認された．死因は食物アレルギーによるアナフィラキシーの疑いということであった．

事故は給食のおかわりによって起きた．「おかわり用」の「じゃがいものチヂミ」を担任の先生が教室内を配って歩き，Ｓさんは「欲しいです」と先生に声をかけ，おかわりを12時50分前頃受け取り食べた．しかし，Ｓさんには牛乳・乳製品にアレルギーがあり，受け取ったチヂミには食べてはいけない粉チーズが含まれていた．おかわりの前に食べたチヂミは，食物アレルギー対応としてＳさん用に粉チーズ抜きで調理したアレルゲン除去食（以下，除去食）だった．

給食が終わり清掃の時間になった13時22分頃，自席で息苦しそうに「先生，気持ちが悪い」と訴えた．養護教諭の判断で救急車が呼ばれ，校長先生が13時36分にアドレナリン自己注射製剤（エピペン®）を打ち，AED（自動体外式除細動器）を使用しようとしたが，既に心肺停止状態であった．

Ｓさんには喘息の持病とともに食物アレルギーがあり，保育園の時に救急搬送されたこともあるため，市や学校の方針に従い，小学校ではＳさん専用の食器とトレイの使用，母親と栄養士らでのアレルギーを起こす食材についての確認と提供する除去食の打ち合わせ，保護者・担任・栄養士および調理員それぞれ専用の除去食一覧表の作成などを行っていた．

この事故を受けて市が設置した事故検証委員会は，

（1）調理員がＳさんに給食を手渡す際にどの料理が除去食であるか明確に伝える

（2）おかわりの際に担任が除去食一覧表を確認する

（3）保護者がＳさんに渡した献立表に，チヂミがおかわりできないことを示すマーカー表示をする

（4）症状出現後，もっと早い段階で先生がエピペン®を打つ

といったことのひとつでも実施されていたらＳさんの命を守れたのではないかと考察し，事故防止に向けた提言を行った（「調布市立学校児童死亡事故検証結果報告書」より）．

皆さんには是非考えてほしい．日本にはアナフィラキシーの既往を有する児童生徒が0.3〜0.6％いる．社会の中で，地域の中で，学校で，Ｓさんのような子の発症を防ぐ取り組みはどのように行われているのだろうか．食物アレルギーの致死例では発症から心肺停止までの中央値は30分とされる．気持ちが悪いと訴えるＳさんの近くにあなたがいたとき，エピペン®を打ってあげられるようになるには何が必要だろうか．

Chapter 6

環境保健

さまざまな環境要因がわれわれ（主体）を取り囲みわれわれの健康に影響を及ぼしている，と同時にわれわれの活動によって環境が改変されていく．それら一つひとつを正しく理解したうえで環境対策を講じていく必要がある．また，地球環境問題への取り組みや生態系の中での人の健康についての認識を深めよう．

6-1 人間の環境

1 生活から地球まで

環境 environmentとは，生物を取り巻くすべてのものをいう．

人間の個体（個人）individualは両親から遺伝子を受け継いで発生し，親とその社会は環境の資源を利用してその子どもを育て，教育する．個人が毎日を生きていくため，また子を育てるためには，環境から動物と植物を取り出し食べることが必要である．すべての動物は生きていくために植物を必要とする．植物が生きていくためには，水・空気・日光・土壌を必要とする．

このようにすべての生物はその環境から必要なもの（資源）を取り出し利用しながら生活を続ける存在である．また，その生活を続けることによってその環境を変化させていかざるを得ない．生物は環境に影響されながら成長・生活していく（環境作用 environmental action）が，同時にそこに生活することによって環境を変えていく（環境形成作用 reaction）．生物はその環境との密接な相互関係を持っており，両者は切り離せない1つの系（システム）として存在する．これを**主体環境系** host-environmental systemという．

人間の環境を**図6-1**のように，生活の場 habitat，生活の資源 resource，および環境要因factorの3つに分けて考えてみよう．「生活の場」は，家庭，近隣，学校，職場，乗り物，街路，商店，図書館などの日常生活圏，都市や農村，国，気候帯，地球などである．「生活の資源」は，それが生活の場で消費されることで環境としてとらえられるもので，空気，大気，水，水域，飲食物，住居，衣食住，燃料，生活用品，商品などである．

「環境の諸要因」は，それぞれが健康にどのような影響を与えるかという側面（**環境保健**

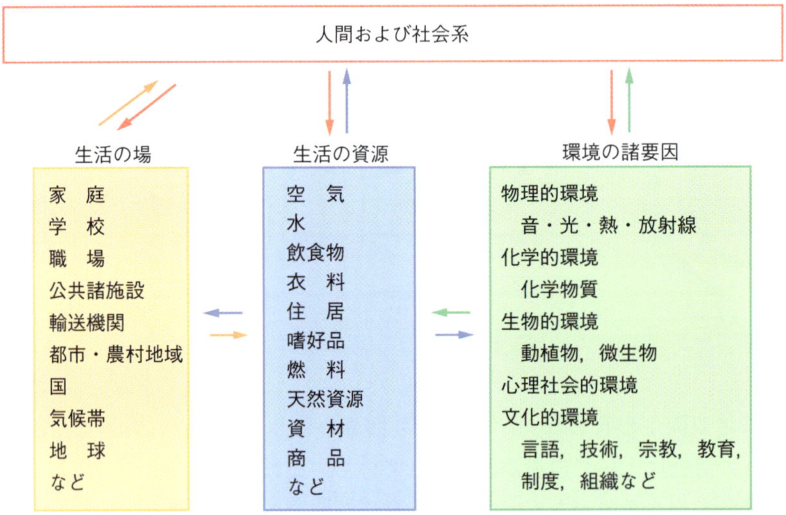

図6-1 ●環境保健の立場からの生活環境の構成
［鈴木庄亮：シンプル衛生公衆衛生学2020，南江堂，2020をもとに改訂］

environmental health）から分類される．環境把握あるいは測定の方法によって，物理的環境，化学的環境，生物的環境，心理・社会・文化的環境などに分類される．これを「環境の要因別理解」という．

本章の6-3, 6-4, 6-5では物理的・化学的・生物的環境要因について述べられている．続いて，6-6，6-7，6-8，6-9では生活の資源の系列である空気・水・衣食住の衛生について述べられている．

個人にとっての環境（主観的環境）を考慮することはさまざまな場面で重要である．例えば，至適温度は個人の遺伝的背景，性別，年齢，身体活動レベルなどで異なる．

人間には，近い環境と遠い環境とがある．親子，兄弟姉妹，家族などが近い環境であるのに対して，知らない人は遠い環境と考えることができる．このようなとらえ方を「**環境の成層的理解**」という．個人は近い環境の中では，安心して，自由に振る舞うことができる．人間は集団をつくってその中で互いに認め合い，安心と価値を見いだす．例えば，日本で生まれ育ったものが，長期間外国に滞在する場合は，味噌，しょう油，のり，とうふなどを欲し，日本語を話したいので日本の仲間や日本人会をつくるという現象がみられる．

人間には，よくわかっている環境（物的・自然的環境）と，知ることのできない**超自然的環境**がある．人間は未来を予知することはできない．運命ということばもある．現代科学は死後のこと，霊的世界などを扱わない．これらの超自然的事項に対して人間は不安をつのらせがちである．不安やおそれに対抗するには，神仏，易断，星占いなどの説明体系を得て，儀式をして「神」に頼って迷いを払い，安心立命《りつめい》を得る．

② 地球生態系

古代インドやギリシャの哲学者は，人間を含め山川草木《さんせんそうもく》のこの世界（自然）が，4つの要素（四《し》大《だい》），すなわち「地，水，火，風」からなると考えた．

インドの仏教では，生き物は四大があるとき因縁によって結び合わされて生まれ，生き物が死ぬのは，因縁がとけてもとの四大に戻ることを意味する．人が亡くなることを「薬石効《やくせきこう》なく四大《しだい》空《くう》に帰す」などという．輪廻転生《りんねてんしょう》の思想は，人間が他の生物と同じく四大をもとにして相互に生まれかわるという考えである．

現代の生態学は，生物を取り巻く圏を，**地圏** geosphere，**気圏** atmosphere，および**水圏** hydrosphere の3つに区分する．四大から「火」を抜いた3つである．地球上の生物の住む場所を**生物圏** biosphere という．生物圏は地圏，水圏，気圏の接点にある（**図6-2**）．つまり緑色植物は，空気，水，土（ミネラル）があるところで，そこから必要なものを取り込んで生活する．四大のうちの「火」は，生態学では太陽エネルギーの放射であり，それを取り込んで気象現象や海流が起こり，生物によるバイオマス（生物量）の生産が行われる．

ⓐ 地圏 geosphere, lithosphere

地球は太陽系の惑星であり，半径6,400 kmの球として約24時間で自転し，その地軸を23.4°傾けて太陽の周囲のやや楕円の軌道を1年で公転している．地球の周囲を衛星である月が回っている．

地球の中心の内核の半径1,000 kmは固体でできている．次の外核2,000 kmは鉄が熔けた高比重の液体でできている．その外側の3,000 kmはマントル mantle で，マグネシウムや鉄に富む岩石からできている．マントルはゆっくり上下に対流している．噴火で地表にでてくる溶岩 lava は沈み込んだ地殻がマントルと反応してできたものである（**図6-2**）．

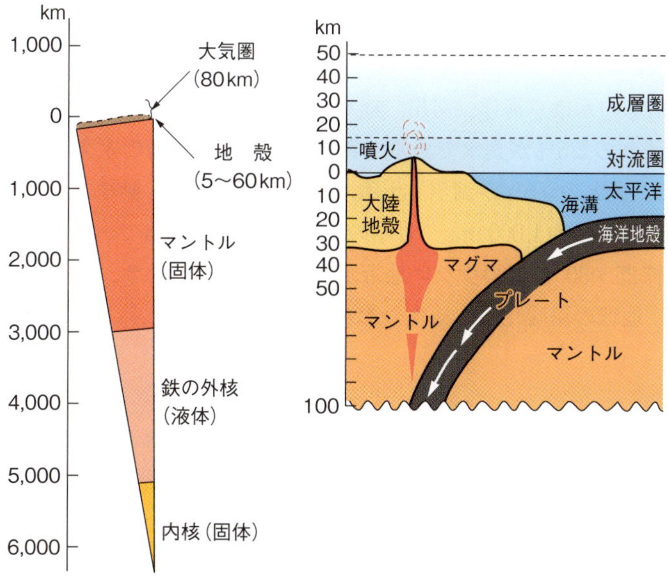

図6-2 ● 地球の断面
地球の半径6,400 km，これに比べて海洋地殻5 km，大陸地殻10～60 km，対流圏13 kmと薄い．海洋プレートが大陸プレートにあたってもぐり込み海溝，地震，火山をつくる．
［鈴木庄亮：シンプル衛生公衆衛生学2020，南江堂，2020をもとに改訂］

マントルの上を薄い地殻が覆っている．地殻はアルミニウムや珪酸《けいさん》に富む岩石からできており，大洋の底では約 5 km と薄い．大陸の厚いところでは60 km もある．地殻は大洋の底の海嶺《かいれい》で上昇してきたマントルが東西に分かれるところで形成される．大洋の底の海嶺では，新しく形成された地殻が1年に2〜9 cm 東西に押しやられる．こうして2億年前に今の南北アメリカ大陸はユーラシア-アフリカ大陸（ゴンドワナ大陸という）から切り離されて西へ西へと移動した（大陸移動説）．

太平洋のハワイの近くにも古い海嶺がある．太平洋の海底で形成された地殻は，太平洋プレートおよびフィリピン海プレートとして日本列島にぶつかり，日本列島の地殻を形成するユーラシアプレートと北米プレートの下にもぐり込む．このとき地殻がきしみを起こしたり（直下型，内陸型，活断層型），沈み込んだ日本列島の地殻が一気に元に戻るのが（プレート型）地震である．地殻が一気に元に戻るとき，海洋水がプレートに添って急激に押し上げられ，海水は洋上に隆起する．これが津波となって押しよせる．東日本大震災はこの典型であった．近い将来に，南海トラフ地震が想定されている．防災・減災の各種対策が必要である．

プレートが沈み込む地殻の上には火山ができる．火山はミネラルに富んだ火山灰などの噴出物を地表にもたらすので，肥沃《ひよく》な土壌ができる．日本列島やジャワ島はそのよい例である．

ⓑ 気圏 atmosphere

地球の表面は薄い大気層に覆われている．海抜13 km までの気象現象でかく拌《はん》される部分を対流圏という．その上 13〜40 km の層をつくっている部分を成層圏という．38億年前に嫌気性の生命が誕生した頃の大気は，酸素をまったく含まない，水素，二酸化炭素，アンモニアなどの還元性ガスからなっていた．20億年前に真核生物があらわれ，二酸化炭素を取り込み酸素を放出するようになり，大気中に酸素が増加した（環境形成作用）．酸素に日光の紫外線があたり上空にオゾン層が形成され，生物に有害な紫外線を吸収したので，植物が陸上に繁茂《はんも》するようになり，大気中の二酸化炭素を減らし酸素を増やした．大気の酸素濃度は約1億年前に15%にまで増えた．植物の繁茂によって大気の酸素はさらに増加し，現在の21%になった．

ⓒ 水圏 hydrosphere

地球上の水のある部分をいう．地球の水は，海洋，河川，極地の氷などとして存在する．地球の水全体の97.5%が海洋にある．残りの2.5%が真水《まみず》である．真水の70.2%は極地の永久氷として，29.3%は地下水として存在する．あとの0.5%が湖沼，土壌水，水蒸気，河川，動植物水として存在する．地表の陸海の年平均降水量は約1,000 mm，日本のそれは約1,600 mm である．人間の生活も降水量に依存する．南北緯25〜30° に雨の少ない地帯がある．ゴビ，サハラ，オーストラリアの砂漠がそれである．現在，地球の温暖化で，極地の氷が溶けて海水面が上昇したり，砂漠が拡大したりするおそれがある．

ⓓ 生物圏 biosphere

生物が生活する地球の部分をいう．液体の水が得られない海抜6,000 m 以上，および酸素が得られない岩石の中や地下数十 m のところでは生物は生活できない．水，酸素，日光，ミネラルの循環があるところが生物圏である．生物圏は地球上のさまざまな生態系 ecosystem に分けられる．

③ 生態系の成り立ち

ⓐ さまざまな生態系

海洋では植物プランクトン，海草・藻，動物プランクトン，魚類，貝類，海鳥が互いに関係してシステムをつくっている．これを海洋生態系 marine ecosystem という（**図6-3**）．栄養塩類の多い干潟，浅瀬，河口はそれぞれ特徴ある生態系をつくる．湖沼・河川生態系もある．陸上の生態系は，草原・森林・サバンナ・砂漠・極地生態系などである．人間はこれら地球上のあらゆる生態系を利用して地球上の各地に生活場所 habitat をひろげた．

ⓑ 生態系の成り立ち

生物の個体 individual は集団をつくって生活する．これを個体群 population という．人間の場合は人間集団あるいは人口という．個体群はその中で再生産が行われる．ある生物種《しゅ》（単に種《しゅ》ともいう）の個体群は他の多くの生物種の個体群と関係を持つ．生物種が食う-食われる関係を結んだものを**食物連鎖** food chain という（**図6-3**）．遠い関係も含めると，ある地域のすべての生物種は関係があり，網目をつくる．これを食物網 food web という．

食物連鎖の出発点は植物である．緑色植物は，空気中の二酸化炭素と水から太陽エネルギーを利用して，有機物を生合成する．したがって植物を**生産者** producer という．

植物を食べて生活する昆虫，イワシ，ヤギのような**草食動物** herbivore（一次消費者 consumer），これを食べて生活する鳥，ハマチ，ワシ，ライオンのような**肉食動物** carnivore（二次消費者）がいる．ハマチを食べるサメなど，より高次の消費者も存在する．

例えば，体重 10 kg のワシのつがいが生存するためには，そのなわばりに体重の 10 倍ほどの量

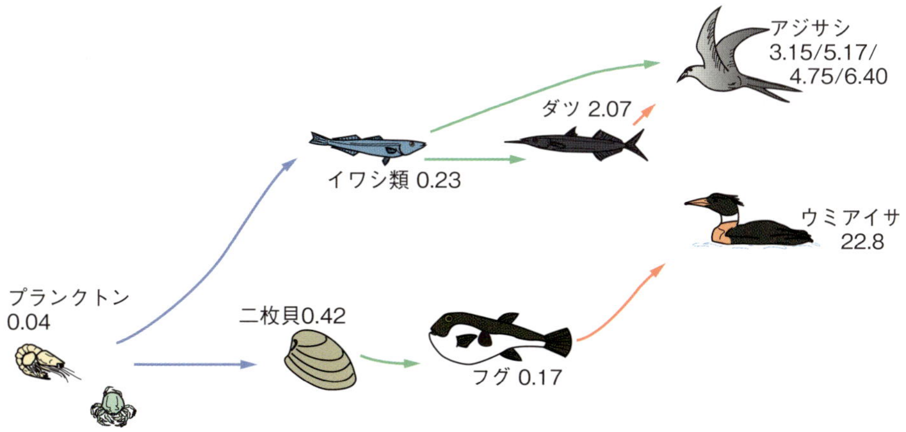

図6-3 米国東海岸ロングアイランド海域での調査例における左の生産者から右の消費者への食物連鎖（食物網）を通じての DDT の濃縮（数値は濃度を示し，単位は ppm. /の前後は個体ごとの測定値）
メチル水銀，ダイオキシン類，環境ホルモン類 EDs の一部も同様である．
［Woodwell GM：Scientific American, March, 1967. を和訳した鈴木庄亮：シンプル衛生公衆衛生学2020，南江堂，2020 をもとに改訂］

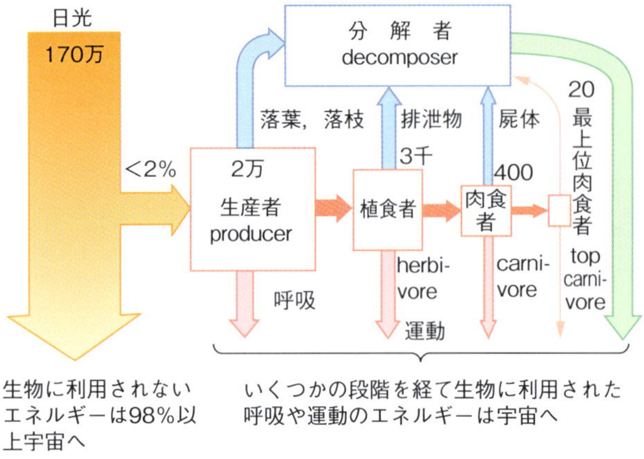

図6-4●生態系の構造とエネルギーの流れ
左から右へ生産者から最上位肉食者まで4段階の栄養段階を経る．数値は各段階で1年間に1 m^2 当たりに生産される生体有機物量（バイオマス）をkcalであらわしたもの（kcal/m^2/年）．浅瀬の生態系での例．
［Odam EP：Fundamentals of Ecology, WB Saunders, Philadelphia, 1971. を和訳した鈴木庄亮：シンプル衛生公衆衛生学2020，南江堂，2020］

のヘビ，カエルなどが存在する必要がある．ヘビ，カエルの生存のためには，その体重の10倍ほどの昆虫，毛虫，ウサギなどが必要である．昆虫，毛虫，ウサギは大量の生産者（植物）を食べて生存している．

この生産者から高次の消費者にいたる関係を，**生態系のピラミッド** pyramid of ecosystem という．栄養段階が上の生物は，栄養段階が下の生物に比較してバイオマス（生物量）がはるかに少ない．穀物中心の食生活から，肉食が増えるとより大量の穀物とそれを生産するための土地が必要になる．排出されにくい有害物質は栄養段階があがるたびに濃縮される（**図6-3**）．

ワシがそのなわばりを死守する習性は生活の必要からである．なわばり内の森林が1/4伐採されれば，そのワシのつがいは生活できなくなり，死滅する．

太陽エネルギーの2%以下が生産者によって有機物として固定され，次々に食べられあるいは分解されて有機物が消費される．生態系のエネルギーは太陽からたえず供給され，生態系や気象現象で消費され，最後には宇宙に逃げていく．これを生態系のエネルギーの流れ energy flow という（**図6-4**）．

生物の落葉・落枝，排泄物，屍体は，細菌，カビなどの**分解者** decomposer によって栄養塩類にまで分解され，再び植物に利用される．このように，物質は閉鎖した生態系を循環する．これを**生態循環** ecological cycle という．元素ごとに，窒素循環 nitrogen cycle，硫黄循環 sulfur cycle，炭素循環 carbon cycle などと名づける．

4 環境汚染から地球環境問題へ

大気でも水域でも，生態系の物質循環がまかなえる（自然浄化過程の）範囲で汚染物質を排出したり，あるいは焼き畑のように数年ずつ順番に下草を焼き払って生態系を利用するのであれば大きな環境問題は生じない．これを**持続可能な生産** sustainable yield という（➡214頁）．

日本では戦後の工業の復興期［1945〜1965（昭和20〜40）年頃］には，炭坑や工場での労働災害と職業病が頻発した．石油産業，鉄工業などの重化学工業がコンビナートとして各地につくられ，工場の汚染物質を外にだし続けた1955（昭和30）年以降は，地域住民の公害健康被害が多発した．四大公害病に含まれる水俣病，四日市喘息，イタイイタイ病などがそれである（➡209頁，6-10）．

労働災害と職業病は，1972（昭和47）年に労働安全衛生法ができて安全衛生管理が進み，また産業の自動化，情報化もあって，徐々に減少した．労災による死亡は1970（昭和45）年の6千人台から1980（昭和55）年以降3千人以下に，2000（平成12）年以降千人前後になった．職業病も激減した（➡298頁）．

1967（昭和42）年の公害対策基本法とそれに続く1972（昭和47）年の汚染物質排出規制と各種事業法が強力に進められた結果，日本の環境汚染と健康被害もおさまり，1980（昭和55）年頃には環境問題は片づいたかにみえた．

しかし，1980年代以降は国境を越えた広域的環境問題，さらに地球環境問題が新たに出現した．

ⓐ 緑の後退と砂漠化

日本の国土面積約37万 km^2 のうち，67％は急傾斜の山岳の森林である．15％は農用地，あとの15％は道路，河川，宅地，市街地などで占められている．日本は世界でも有数の森林国であるが，カナダ，米国および南方から安く質のよい木材を大量に輸入消費している．また，コメと近海の魚を基本とした日本の伝統的な食生活は，トウモロコシなどの穀物を輸入して飼育・生産するウシ・ブタ・トリ肉と輸入小麦粉の消費を増やすものに変わった．このため，カロリーでみた**食料自給率**は38％［2021（令和3）年］と，先進諸国の中では著しく低い．安価な木材と穀物がいつまで安定して確保できるかわからない．

地球の肺といわれ，また生物種のふるさとでもある**熱帯雨林** tropical rain forest は，ブラジルのアマゾン河流域，アフリカのコンゴ河流域，アジアの島々に分布している（陸地の6％）．この熱帯雨林が，商業的に伐採されたり，大規模な畑地の開発などによって毎年12万 km^2 ずつ減少している．これによって貴重な熱帯雨林の生物種（遺伝子資源）が毎年1万種ずつ消滅しているといわれる．

世界全体で毎年15万 km^2（日本の面積の約4割）の森林が失われ，他方で**砂漠化** desertification が進んでいる．緑の被覆をはがし，家畜を過放牧 over-grazing し，傾斜地のまま畑作利用をし，地力の低下をまねく輪作をし土地を放棄する，あるいは塩分の多い水で灌漑《かんがい》するなど人為的原因で砂漠が拡大する．国連の調査によると世界陸地の1/3にあたる3,600万 km^2 で土地劣化が進んでいる．

干潟，低湿地，浅海などが埋めたてられてなくなっている．豊かな**干潟の生態系**が失われて，渡り鳥の中継の餌場がなくなり多くの鳥類が死滅しかねない．国際的取り決めと保護の勧告（ラムサール条約）で湿地の保護がはかられているが，十分ではない．

緑の後退とともに，日本の陸上野生生物のうち，ほ乳類7種，鳥類15種が**絶滅**し，爬虫類などを入れると2020（令和2）年現在なお749種が絶滅の危機にあるとされている（環境省）．

ⓑ オゾンホール ozone hole

1970年代に，成層圏（13～40 km）にあって太陽からの有害な紫外線の大部分を吸収しているオゾン層が南極で著しく薄くなっていることが報告された．オゾン層が消失した原因は，ヘアースプレーや冷蔵庫・エアコンの冷媒に世界中で使われたフロン（クロロフルオロカーボン）類が，上空まで拡散し，$Cl + O_3 \rightarrow ClO + O_2$，および $ClO + O \rightarrow Cl + O_2$ として次々にオゾンを消滅させるためであることが判明した．極地と高緯度地域の上空では紫外線が弱く O_2 から O_3 が形成される量が少なく，フロンによって破壊される量のほうが大きい（Cl原子1個で約1万個の O_3 が破壊される）ため，オゾンホールが形成されやすい．オゾンの減少によって，地表にとどく紫外線が増加すると，植物プランクトンの減少，農作物の減収などをまねき，ヒトで皮膚がんや白内障が増加することが憂慮されている．

フロンの生産は1995（平成7）年で禁止されたが，すでに放出されたものおよび現在製品中に使われているものがあるので，オゾン層の破壊は21世紀半ばまで続くといわれる（➡211，218頁）．

ⓒ 地球の温暖化 global warming

現在，地球環境問題で最大のものが地球の温暖化である．これは21世紀中に，全地球規模で深刻な影響をもたらす，解決のむずかしいわれわれ人類の課題である．この課題はエネルギー利用と関係している．

初期人類は1人1日当たり約2,000 kcalの食物を消費するだけであった．火を利用したホモエレクトスは約5,000 kcal，農耕牧畜者は火に加えて畜力，水車・風車の利用で約12,000 kcal，工業者は石炭，石油，電力の利用で約80,000 kcal，現代の脱工業者は輸送，農産物，工業製品，冷暖房，原子力の利用で約230,000 kcalを消費している．

日本でも1973（昭和48）年の石油ショック以来エネルギー源の多様化が進められたが，福島原発事故で逆戻りし，なお化石燃料が全体の84.8％を占める［2020（令和2）年，資源エネルギー庁］．

20世紀に入って安い化石燃料が工業国で大量に消費された結果，大気中の二酸化炭素が急に増加し始め，19世紀末の290 ppmから2013（平成25）年ついに400 ppmにまで増加した．年約2.3 ppmの増加である．このままでいくと2100年には700 ppm以上になると予測される．

大気中の二酸化炭素は，日光を受けた地球から放射される赤外線を吸収する性質があるため気温を上昇させる．これを温室効果 greenhouse effectという．

国連のIPCC*第6次報告［2021（令和3）年］によると，化石燃料からの排出および土地利用変化によって，大気中の温室効果ガスは工業化以前より大きく増加し，2019（令和元）年の大気中年平均濃度は二酸化炭素が410 ppm（1750年より47％増加），メタンが1,866 ppm（1750年より156％増加）に達した．人間の影響が地球の温暖化に寄与してきたことは疑う余地がなく，19世紀後半（1850～1900年）から2010年代（2010～2019年）にかけての人為的な世界平均気温上昇は0.8～1.3℃の可能性が高い（最良推定値は1.07℃）．今後の温暖化は，経済発展とともに増大する化石燃料の消費量を省エネや，原子力発電，自然エネルギーの利用によってどの程度抑制できるかにかかっている．1850～1900年を基準とした2081～2100年の世界平均気温は，CO_2 排出が今世紀半ばまで現在の水準で推移するシナリオ（SSP2-4.5）では＋2.1～3.5℃，CO_2 排出が2050年頃またはそれ以降に正味ゼロになり，その後は大気中の二酸化炭素濃度が減少する（人為的な回収技術によって）シナリオ（SSP1-2.6）では＋1.3～2.4℃と予想されている．地球温暖化にかかわ

* IPCC, Intergovernmental Panel on Climate Change：気候変動に関する政府間パネル

る問題への対処には，国際的な協力が不可欠であり，国連気候変動枠組み条約締結国会議 COP*などでの合意形成がすすめられている．

気温の顕著な上昇の前に，気象・気候の変動 climate change が激しくなる．最近の集中豪雨，巨大ハリケーンや台風，頻繁な竜巻き，激しい干ばつと水不足，大規模な山火事，豪雨の頻度の増加，洪水リスクの増大などがそれである．

日本の熱帯夜（最低気温25℃以上）の年間数は，1970年代は年平均14夜であったが，2000年代は30夜に増加した．大都市部ではヒートアイランド現象の進行も重なって，この増加傾向が著しい．世界的にも異常な高温の出現が記録されており，例えばパキスタンからインド北部において，2017（平成29）年の5月から6月の2週間の日最高気温の平均が44℃を超え，最高気温が53.5℃に達した地域があったと報告された（パキスタン気象局）．マサチューセッツ工科大学の研究［2018（平成30）年］では，現在4億人が住む中国の華北平野は，2070年には猛暑のために人間の居住が不可能になると予測されている．また，日本の真夏日（最高気温30℃以上）は増加しつつあり，2100年には東日本太平洋側（東京）では105日［1981～2010（昭和56～平成22）年平均値は49日］，西日本太平洋側（大阪）で141日（同じく73日），北日本日本海側（札幌）でも48日（同じく8日）と予測されている［環境省・気象庁，2014（平成26）年］．

温暖化によって，今までの草原，森林の植生は維持できなくなる地域がでてくる．例えば，中部地方のブナ林は枯死してなくなるであろうし，高山植物も多くの地域で消失するであろう．これらに伴って，在来の昆虫類，鳥類，ほ乳類が姿を消す可能性もある．みかんやりんごの味にも影響している．海水に二酸化炭素が溶け込んで，海水の pH が下がり，酸性に傾くことによって海洋生態系にさまざまな影響が及ぶ．サンマの魚体が小さくなることも報告されている．南極と北極の氷が溶けて，海水面が10～100 cm 上昇する．これによって世界の多くの大都市と低湿地は海水面下になる．日本の砂浜の70%が消失する．

化石燃料の使用が二酸化炭素濃度を上げ気温の上昇をまねくことは20世紀のはじめには知られていたが，温暖化防止対策が国際会議で本格的に取り上げられたのは，1988（昭和63）年ジュネーブで開かれた第1回 IPCC セッションであった．1997（平成9）年には京都で第3回 COP（COP3）が開かれ，二酸化炭素の排出量を1990（平成2）年をもとに2010（平成22）年までに，日，米，欧はそれぞれ6，7，8%削減するという目標が設定され採択された．日欧諸国内で削減に向けた各種の対策が計画・実行された．

日本のこの6%削減目標は，森林保全，企業努力，国際取引などにより総合的には達成されたことが判明した．しかし，大量排出国の米国，中国などが参加しておらずグローバルな課題へ向けた取り組みが必要である．

COP19は2013（平成25）年ワルシャワで，COP20は2014（平成26）年リマで開かれ，2020（令和2）年以降の計画が話し合われた．また，気候変動による局地的被害の対応策も話し合われた．2015（平成27）年末，米国，中国，開発途上国など195ヵ国が参加したパリの COP21では，今世紀末の地球の平均気温の上昇を2.0℃未満，できれば1.5℃に抑えること，2020（令和2）年以降の

* COP, Conference of the Parties：国連気候変動枠組み条約締約国会議．この第3回で京都議定書が出された．

表6-1 ●主な気候変動枠組条約締約国会議の開催地とできごと/合意

	開催年	開催地	主なできごと/合意
COP1	1995	ベルリン	第1回会議
COP3	1997	京都	京都議定書の採択. 2008〜2012（平成20〜24）年の温室効果ガスの排出を1990（平成2）年比で5.2%削減することを先進国に義務づけ.
COP6（再会合）	2001	ボン	ボン合意. 京都議定書の実施に係るルールが決定された.
COP8	2002	ニューデリー	途上国の開発優先性をも重視することを念頭に置いた「共通だが差異のある責任」を再確認
COP21	2015	パリ	パリ協定の採択. 2020（令和2）年以降の地球温暖化対策を定めた.
COP24	2018	カトヴィツェ	先進国と途上国が共通のルールで温暖化ガスの削減に取り組むことが合意された.

温暖化ガスの各国の自主削減目標などが協議され，パリ協定が採択された．続いて2016（平成28）年11月モロッコのCOP22でパリ協定締約国会合（CMA）が開かれ，パリ協定が発効し，ルール作りが軌道にのった（**表6-1**）．日本の目標は，2030（令和12）年までに2013（平成25）年比で26%削減することである（➡217頁）．温暖化の防止を目的とするいわゆる「緩和策」に対し，前述したような温暖化の影響を軽減する「適応策」も重視されるようになり，日本でも「気候変動適応法」が2018（平成30）年成立して，国が地方自治体の協力も得て取り組むことが定められた．

5 生活環境の管理

われわれに身近な生活環境とその管理は制度上どうなっているのであろうか．

次の環境項目について，カッコ内の法規が対応して，一定の基準をつくり，国民の安全と保健がはかられるようにしている．

飲み水，上水道，プール（水道法）；食品，食品添加物（食品安全基本法，食品衛生法）；廃棄物，ごみ，一般・産業・医療廃棄物（循環型社会形成推進基本法，廃棄物処理法，4つのリサイクル法）；し尿，汚水・下水（下水道法，水質汚濁防止法）；家庭用品，サービス，販売・ローン契約［消費者基本法，製造物責任法（PL法）］；医薬品，化粧品（医薬品医療機器等法）；建築物屋内環境（建築物衛生法，またはビル管理法）；学校環境（学校保健安全法）；職場環境（労働安全衛生法）；生態系（環境基本法，外来種被害防止法）などである（➡裏表紙見返し）．

自然環境保全，アセスメント，リスクマネジメント，環境基準，環境計画などについては後の節を参照されたい．

6-2 環境の把握とその評価・対策

① 環境の認知

われわれの身体をとりまく環境はさまざまに変化するにもかかわらず，生体はほぼ一定の機能を保っている．これは，ヒトをはじめとする多細胞生物において，生体の基本単位である細胞をとりまく**内部環境**，例えば，深部体温，血漿の pH，水分量，電解質量，糖量，蛋白質量などがほぼ一定に維持されていることによる．このことは19世紀にクロード・ベルナール C. Bernard により内部環境の恒常性として概念づけられ，のちにキャノン W.B. Cannon により**ホメオスタシス** homeostasis と名づけられた．このホメオスタシスの維持には，内部環境の物理的化学的性質が定常状態から外れるとき，それをいち早く検出して元の状態に復元する**ネガティブ・フィードバック** negative feedback と呼ばれる機構が深くかかわっている．

ホメオスタシスを乱す可能性のある生体外環境（以下，単に環境と略す）の状態は，感覚（視覚，聴覚，嗅覚，味覚，触覚，温度覚，痛覚，位置覚，加速度感覚）としてただちに中枢神経系で認知される場合と，紫外線，放射線，空気中の一酸化炭素濃度や酸素欠乏のように感覚器により認知されず，それによる細胞障害や機能障害が生じてはじめて認知される場合とに分けられる．いずれも，生体機能の破綻を生じ得る環境としてなんらかの対処を行う必要がある．現代社会においては，このような環境の変化を機器を用いて定量的に測定し，健康への脅威の程度を客観的に認知する仕組みが存在する．さらに，社会が進歩した現代においては，環境が健康への悪影響をただちにまねく場合はもちろん，より長期的な時間の流れの中で一定の確率で健康障害を生じる可能性があれば，それを**環境リスク**（➡156頁）として認識することが求められている．

ⓐ 認知の対象となる環境

認知の対象となる環境の状態や変化には，気候の温暖化のように地球規模でみられるものもあれば，特定の国の中の地方やある都市，あるいは特定の工場や家屋における汚染物質問題のように，限られた場所での課題もある．また，これまで自然界に存在しなかった新規化学物質が環境中に放出されるタイプの環境汚染もあれば，気温の変動幅や降雨量の変化，あるいは，もともと大気中に存在する二酸化炭素の濃度の増加といった，時間軸の中で観測結果を比較して初めて把握できる変化の場合もある．このように多種多様な環境の様相を正しく認知するには，巨視的，微視的な視点を時間軸の中でバランスよく組み合わせて理解する姿勢が重要である．

ⓑ 社会による環境の状態の認知

環境の定量的な把握は，社会システムを構成する国などの行政，企業やその他の団体，大学・研究機関を中心に，組織的・体系的に行われている．歴史的には，患者や医師・研究者などによって構成される市民団体・消費者団体などが重要な役割を果たした事例もある．こうして把握された環境の状態は，さまざまな手段により情報伝達され，社会で認知される．また，国際的には WHO や EU，環境に関する非政府組織（NGO）などが健康に有害な環境破壊や環境汚染を認知し，警鐘を鳴らしている．

② 環境の状態の把握

われわれを取り巻く環境が，健康を保持するうえで適切な状態にあるかを判断するためには，環境の状態を把握する必要がある．環境の把握方法には以下の2つがある．1つ目は，ある場所における騒音，温熱などの物理的因子や空気，水，土壌などの環境媒体中（食品も環境媒体の1つとしてとらえることができる）の化学物質に着目し，物理的因子や化学物質濃度を測定するアプローチであり，2つ目は，関心のある環境要因に**曝露** exposure される特定の個人に着目し，その人の**曝露量** exposed dose を測定するアプローチである．曝露量とは生体が曝露される物理的因子や化学物質の量を意味し，空気を介しての化学物質への曝露であれば，一定の時間（一般生活環境の場合は1時間，1日，1年など，また，労働環境の場合は8時間など）に吸入する空気中の平均濃度（例えば mg/m^3, ppm）で表すことが多い．また，食物や水を介して経口摂取する物質の曝露量は，体重1 kg当たりの1日当たり摂取量（例えば mg/kg/day）で表される．

これらの測定にあたっては，異なる地点や時点における測定値が比較可能である必要があり，標準化した方法で測定するとともに，ある量の測定値がいつでも同じ値を示すように適切な**精度管理**を行うことが重要である．以下，化学物質の場合を例に述べる．

ⓐ 場所に着目した環境の把握

一定の場所（定点）に測定器を設置し，あるいはその場所の環境媒体を採取してその中に含まれる化学物質濃度を測定することにより，環境の状態を把握する．このアプローチで行う工場内などの労働環境の測定（**作業環境測定**）は，「場（ば）の測定」とも呼ばれる．環境の状態の経時的な比較や他の場所との比較が可能であり，環境の管理に適した把握方法である．例えば，酸素欠乏は数分後に死にいたるような状況でも感覚として認識できないが，そのようなリスクのある場所に酸素濃度警報器を設置することにより，換気や酸素マスク着用の必要性がわかり，事故発生を防ぐことができる．また，大気汚染物質や河川などの水質のモニタリングは，あらかじめ定めた測定地点で行うこととされ，その結果をもとに汚染物質の排出削減などの措置が検討される．

ⓑ 個人の曝露量に着目した環境の把握

一般に，多くの人は1日の中で家から職場や学校へ，あるいは買い物に行くなどしてさまざまな場所を移動し，行った先の空気を吸入する．労働環境では，建物の壁を塗装する作業者を例にとれば，ある壁の前という定点における空気中有機溶剤ガス濃度は，塗装が終わると急速に下がるが，塗装しながら場所を移動する作業者周囲のガス濃度は常に高い．このように，移動する個人の空気汚染物質の曝露量（**個人曝露量**）を決めるのは，1定点の濃度ではない．したがって，個人曝露量を把握するためには，その人の行動を考慮した測定や評価が必要であり手間がかかるが，個人の健康に直接結びつく曝露量の情報は，個人の健康管理や集団としての健康影響の評価に有用である．

③ 環境の評価

環境を把握したら，それが健康に悪影響を及ぼさないものであるかを評価する必要がある．ここでは，環境中の化学物質の評価に必要な基本的概念と評価に用いられる**基準** standardについて述べる．

ⓐ 量-影響関係・量-反応関係

体内に吸収され，全身の臓器に分布した化学物質は，その量が多すぎると内部環境の負担となり，細胞内の恒常性が破綻して障害が生じる．正常な調節機構では復元できない負荷がかかると代償性の調節機構が働くことで生体全体としてバランスを保つが，さらに曝露量が増えれば機能障害，疾病となってあらわれ，影響が全身に及び生命の維持機能が破綻すると個体は死にいたる．これが**中毒**である．必須微量元素のように細胞の内外で生理的最適濃度範囲に維持されている化学物質の場合は，高用量側で起きる中毒に加え，至適用量を下回った**欠乏**状態も疾患の原因となる（**図6-5**）．このように，個体における曝露量と生体影響との関係を**量-影響関係** dose-effect relationship，集団における有害環境因子の曝露量と，それにより有害影響が生じる個体割合との関係を**量-反応関係** dose-response relationshipと呼び（➡168頁），環境保健におけるもっとも重要な基本的概念の1つである．半数の個体が死亡する量を**半数致死量** LD_{50}, lethal dose 50（➡169頁）といい，急性毒性の強さの指標としてしばしば用いられるが，環境の管理という視点で重要なのは，もっとも低用量の曝露で生じる有害影響の予防である．そのような有害影響がみとめられない最大曝露量，すなわち**最大無毒性量** NOAEL, no observed adverse effect levelが以下に述べる基準の設定根拠となっている．悪影響の発現率が統計学的に有意に上昇する最小の量である**最小毒性量** LOAEL, lowest observed adverse effect levelが参照される場合もある．

ⓑ 評価に用いられる基準の設定と適用

把握した環境は，基準と比較して健康に悪影響を及ぼさないものであるかを評価する．基準は多くの場合，根拠となる研究の量-反応関係をもとに必要に応じて**不確実係数**（安全係数）を乗じて決められる．社会・経済・技術的観点が加味される場合もある．基準には大きく一般生活環境に関する基準と労働環境の基準とがある．

一般生活環境には健康で元気な成人だけでなく，有害因子への防御機構が未発達であることなどにより感受性が高い，あるいは，体力・免疫力が弱いために有害因子の影響を受けやすい，妊

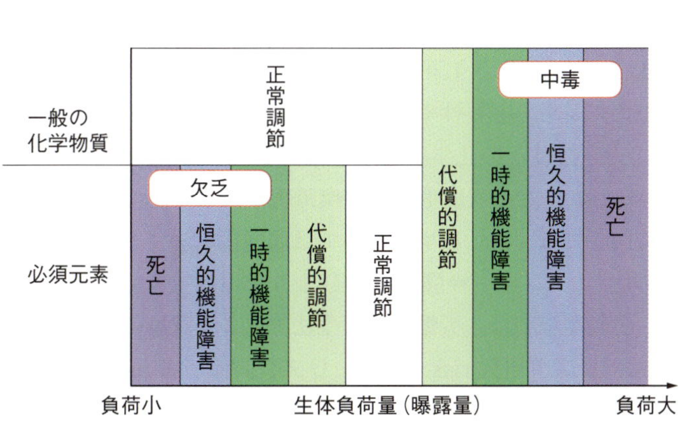

図6-5 ● 量-影響関係
化学物質はすべて生体への負荷量が大きくなると中毒を引き起こすが，生体に必須性のある物質では欠乏も問題となる．

婦，乳幼児および児童，病者，高齢者も暮らしている．人々が日常生活を送る身のまわりの環境を個人の努力で変えることは困難なため，環境の影響を受けやすい人でも安全に暮らせるように基準が設定されている．一方，労働環境は，働ける健康状態にある15歳以上の人が，自らの労働力を商品として雇用主に提供する場であり，その環境が気に入らなければ仕事を変える職業選択の自由がある．そのため，職場における基準は，人が健康を害さないで働き続けることができるように設定されているが，環境が快適であることを必ずしも保証しない．

すなわち，基準にはそれぞれ適用するための前提や条件がある．したがって，一般生活環境における基準を労働環境が満たす必要は必ずしもなく，また，労働環境のための基準を一般生活環境の評価に用いることは適切でない．

1）一般生活環境における基準

環境の質には人為的に変える，改善することができるものとできないものとが存在する．例えば，気圧とともに酸素分圧が低くなる高山環境は呼吸機能の弱い人の居住に適さないが，気圧を制御することは不可能であり大気圧に関する基準値は存在しない．一方，二酸化硫黄や浮遊粒子状物質（➡184～186頁）のような大気汚染物質は，排出源として自動車や工場による化石燃料燃焼などの寄与が明白であり，**環境基準**（➡**表6-5**）や指針値が設定されている．これにより官民での対策が進み，排出される汚染物質量が削減される．また，農作物を保護するために意図的に耕作地に散布する農薬は，作物に残留して食品を通じて人体に取り込まれ得るため，生涯にわたり毎日摂取し続けても健康に悪影響がないとされる**許容1日摂取量** ADI, acceptable daily intake（➡170頁）や，24時間以内の短時間の摂取で健康に悪影響がないとされる急性参照用量ARfD, acute reference doseが曝露量の基準値として設定されている．そして，実際の摂取量がこれを超えないように食品ごとに**残留基準**が設定され，その農薬の定められた使用方法を守れば残留量が基準値を超えることはほぼないことが確認されている．

2）労働環境における基準

労働現場において化学的環境が適切であるか判断するための評価尺度として，厚生労働省が設定する**管理濃度**や日本産業衛生学会が勧告する**許容濃度**などがある（➡308頁）．

4 環境リスク対策

環境の評価にあたってはしばしば**リスク** riskという語が用いられる．環境リスクとは，ヒトの健康や生態系への影響を予防するための対策の必要性や，その優先度を判断するための概念である．健康影響に関しては，リスクの大きさはその化学物質のハザード（健康への有害性）の程度と曝露量という2つの要素により規定され，どの程度重篤な健康障害が対象集団に実際に発生し得るのかを意味する．環境の保全に関しては，生活環境については**環境基本法**によって規定されている環境基準や環境影響評価（環境アセスメント➡**図6-34**）により，環境リスクを同定し必要な対策を講じる仕組みが存在する．労働環境では，労働安全衛生法等により職場のリスク対策がはかられている．**環境リスク対策**は，**リスク研究** risk study，**リスク評価** risk assessment，**リスク管理** risk managementから構成され（**図6-6**），そしてリスク対策についての**リスクコ**

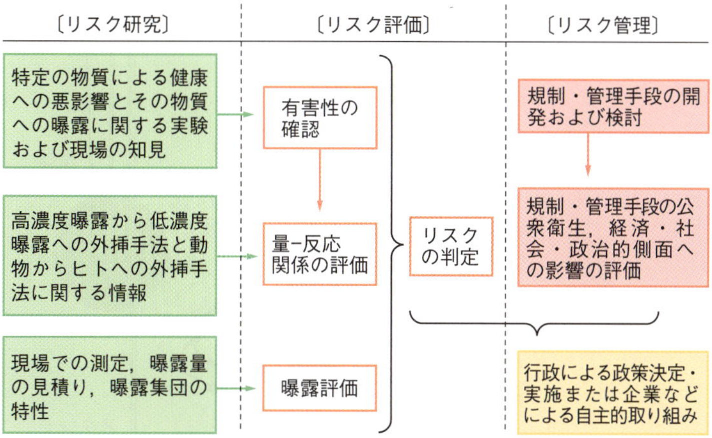

図 6-6 ● 環境リスク対策の枠組み

［Risk Assessment in the Federal Goverment: Managing the process, National Academies Press, 1983；鈴木庄亮：シンプル衛生公衆衛生学 2020，南江堂，2020］

ミュニケーション risk communication も含む概念である．

6-3 物理的環境要因

① 気温，湿度，気流，輻射熱

ヒトの温熱感覚に影響を及ぼす物理学的な要因として気温の他に湿度，気流（気動，風速），および輻射《ふくしゃ》熱が重要であり，これらは温熱の４要素と呼ばれる．温熱感覚には主として温度が関連するが，気温が同じであっても，湿度が高いときよりも低いときのほうが涼しく，また無風よりも気流があるときのほうが涼しく感じるなど，湿度や気流の影響によって温熱感覚は異なってくる．

ⓐ 温熱条件の測定と評価

気温，湿度の測定には乾湿温度計（アスマン通風乾湿計あるいはアウグスト乾湿計）や熱電対デジタル温湿度計，気流の測定にはプロペラ式風速計や熱線式風速計，輻射熱の測定には黒球温度計，熱中症計（WBGT 計）などを用いる（**図 6-7**）．

気温と湿度から，夏の蒸し暑さなどを評価するための不快指数 DI，discomfort index が算定され，日本人では 75 で 9%，85 で 93% が不快を訴えるとされる．建物内の温熱基準としては，ビル管理法（建築物における衛生的環境の確保に関する法律，略称は建築物衛生法）にて，温度 17〜28℃，相対湿度 40〜70%，気流 0.5 m/sec 以下に保つことが定められている．気温，湿度，気流を組み合わせた総合的な温熱評価として，有効温度 ET，effective temperature（または感覚温度）

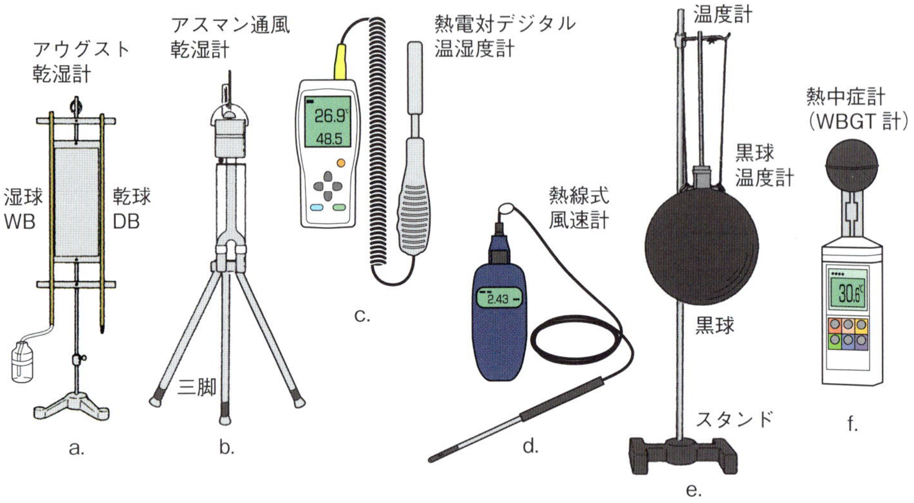

図6-7 ●乾湿温度計（a：アウグスト，b：アスマン），c：**熱電対デジタル温湿度計**，d：**熱線式風速計**，e：**黒球温度計**，f：**熱中症計（WBGT 計）**

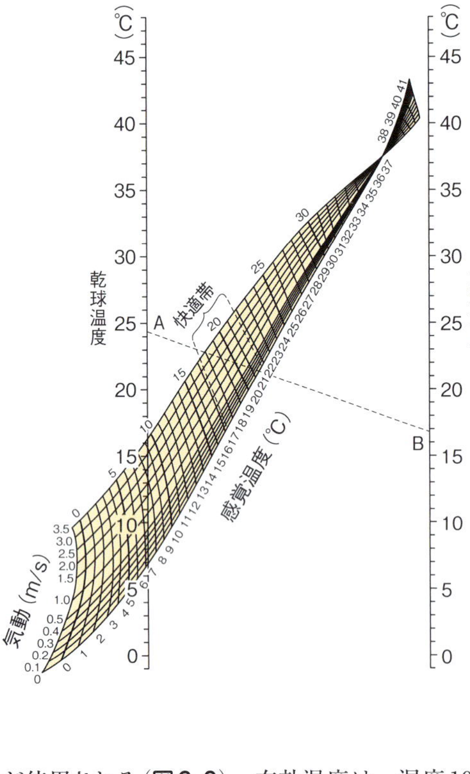

図6-8 ●感覚温度図表（℃）（上衣をつけた場合：軽労作時）

点線は乾球温度24℃，湿球温度16.8℃，気流（気動）1.5 m/secのときのETは20℃であることを示す．ETが体温より高い場合は，気流が増加するとよりETが上昇するため図形がねじれている．

［公益社団法人日本薬学会編：衛生試験法・注解2020，金原出版，1067頁，2020より許諾を得て転載］

が使用される（**図6-8**）．有効温度は，湿度100％で無風のときのヒトの感覚を基準として，湿度と気流が変化したときの温熱感覚の比較を行うもので，湿度50％でのヒトの感覚を基準とした**新有効温度 ET＊**，new effective temperature も提唱されている．また直射日光のあたる場所や

表6-2 ●主な温熱指標と特徴

不快指数(DI)	温度と湿度の組み合わせにより有効温度の近似値を与えるもので，暑さによる不快度を示す DI＝0.72×(乾球温度＋湿球温度)＋40.6
有効温度または感覚温度(ET)	気温，湿度，気流の組み合わせをヒトの主観的判断に基づいて等価温度の図表を作成し，湿度と気流の条件が変化したときの温熱感覚の比較を行う
新有効温度(ET*)	ETは湿度100%を基準としているが，ET*は湿度50%を基準とし，気温，湿度，気流，放射熱，作業強度，着衣量より計算された温度であり，環境を総合的に評価する
修正有効温度(CET)	有効温度を求めるさいに，気温の代わりに黒球温度を用いるもので，輻射熱の影響を考慮して感覚温度を評価する
湿球黒球温度指数(WBGT)	気温，湿度，気流，輻射熱の計測値から，有効温度の近似値を算出する 日射のある屋内外：WBGT＝0.7 WB＋0.2 GT＋0.1 DB 日射のない屋内外：WBGT＝0.7 WB＋0.3 GT WB：湿球温度，GT：黒球温度，DB：乾球温度

［鈴木庄亮：シンプル衛生公衆衛生学2020，南江堂，2020］

溶鉱炉のような高温物体の近辺では輻射熱の影響が大きいので，乾球温度の代わりに黒球温度を用いた**修正有効温度 CET**, corrected effective temperature，あるいは**湿球黒球温度指数 WBGT**, wet bulb globe temperature indexが使用される．WBGTは暑さ指数ともよばれ，暑熱作業職場やスポーツ現場においても，熱中症予防の指標として重要視されており，WBGT 31℃以上では，原則として運動を中止とする(**表6-2**)．

ⓑ 暑熱や寒冷の健康影響

恒温動物であるヒトの体内では**産熱**と**放熱**がバランスのとれた状態にあり，その結果として体温の恒常性(ホメオスタシス)が保たれている．環境温度が上昇すると，皮膚血管が拡張することで血流が増加し，さらに発汗量が増加して放熱作用が亢進し体温の上昇を抑制する．低温環境においては逆に，皮膚血管が収縮し放熱が抑制され，さらに体内での産熱が増加することで体温の低下を防いでいる．しかしながら極度の高温あるいは低温環境に長時間曝露されると，生体の恒常性は破綻し，ときに重篤な健康障害が発生する．

1) 暑熱による健康障害

高温環境における生体の障害は**熱中症** heat disorderとして総称され，高温多湿な環境下において，多量の発汗に伴う塩分(NaCl)の喪失性の脱水が原因で発症する．めまい・失神，筋肉痛・筋肉の硬直，大量の発汗，頭痛・気分の不快・吐き気・嘔吐・倦怠感・虚脱感，意識障害・けいれん・手足の運動障害，高体温などの多彩な症状が出現する．**熱失神**は，多量の発汗により皮膚血流が増え，脳への血流が減少して生じる立ちくらみで，**熱けいれん**は，塩分が不足することで生じる筋けいれんや痛みである．また，全身のだるさや集中力が低下した状態を**熱疲労**と呼ぶ．**熱射病** heat strokeは，高温環境下で体温調節中枢が障害され，体温は40℃以上にも達し，けいれん，意識障害，呼吸不全，ショックを生じ死亡することも多い．近年では，具体的な治療の必要性から熱中症の重症度をⅠ～Ⅲ度に分類している(➡299頁，**表10-4**)．近年，地球温暖化や都市部のヒートアイランド現象などの複合的影響によって熱中症が急増しており，さまざまな対策がとられているにもかかわらず，2021(令和3)年5月から9月にかけての熱中症による救急搬送者の合計は，47,877人（死亡者数80人）に達し，月別では7月が最多で21,372人（死亡者数47人）であった（➡298頁）．2021年からWBGTに基づいた熱中症警戒アラートが，環境省と気象庁により全国を対象に運用されている．

2）寒冷による健康障害

寒冷下における生体の障害として**偶発性低体温症** accidental hypothermiaがある．冬山での遭難，泥酔や薬物の服用下での寒冷曝露などにより，体温が35℃未満となった場合をいう．寒冷下に放置され，体温が30℃以下となると意識消失が起こり**凍死**にいたる．凍死者の多くは酩酊《めいてい》者や体温調節機能が低下している老人であり，環境温度が10℃以下であれば凍死の危険がある．近年，高齢登山者の遭難死亡事故が多発しており，その原因の多くは低体温症によるものである．

2 騒　音

不快や邪魔に感じたり，聴覚障害を起こしたりする好ましくない音 undesired soundを**騒音** noiseという．

ⓐ 測　定

音は空気中を伝わる弾性波（疎密波）であり，単位面積当たりの通過エネルギーで測定される．これが音の強さであり，実際は音圧で表現される．しかし音圧が同じでも，音の周波数（音の高低）によって人間の聴覚の感度が異なる．周波数1,000 Hz《ヘルツ》（ヘルツ Herz，ドイツの物理学者の名をとった単位，1秒間の振動数のこと）を基準にして，それより低い周波数の音では感度が鈍い．1,000 Hz以上では大差がない．音の強さは物理量だが，音の大きさは人間の聴覚に近づけた評価値である．

日常耳にする音の周波数を分析すると，低周波音域成分の多い音や高周波音域成分の多い音などさまざまである．また，モーターの定常音，お寺の鐘の衝撃音，ときどき通る電車の間欠音，街頭の不規則音などさまざまである．騒音の測定には**騒音計**を用いる．

騒音計には，周波数によって異なる耳の感度に近似させた（A特性という）聴感補正回路が組み込まれており，マイクロフォンを通った音はこの回路を経由して，メーターにそのレベルが指示される．これを**騒音レベル** sound levelといい，単位は**dB(A)**（デシベルエイと読む．日本の「**ホン**」は今は使われない）と記すことになっている．これが音の大きさである．

街頭騒音のように騒音レベルが不規則に変動する場合は，騒音計（A特性）によって，数秒ごと（例えば5秒間隔）に50回測定し，測定値の累積度数分布《るいせきどすうぶんぷ》から中央値（50％値のL_{50}）あるいは大きいほうから5％値のL_5や95％値のL_{95}を求める．新しく用いられるようになった評価値である等価騒音レベル L_{eq}《エルイーキュー》 は，一定時間内のdB(A)測定値をエネルギーに換算して加え，その平均値を再びdB(A)に戻したものをいう．つまりL_{eq}は騒音レベルdB(A)のエネルギー平均値である．A特性での測定値なのでわざわざL_{Aeq}と書くこともあるが同じ単位である．

住宅地での夜間屋外の環境基準はL_{eq}で45 dB《デシベル》以下とされており，睡眠が妨げられることはない．1 m離れての対話は65 dBである．となりの人と話すのに大声をだす地下鉄車内では80 dBである（**図6-9**）．

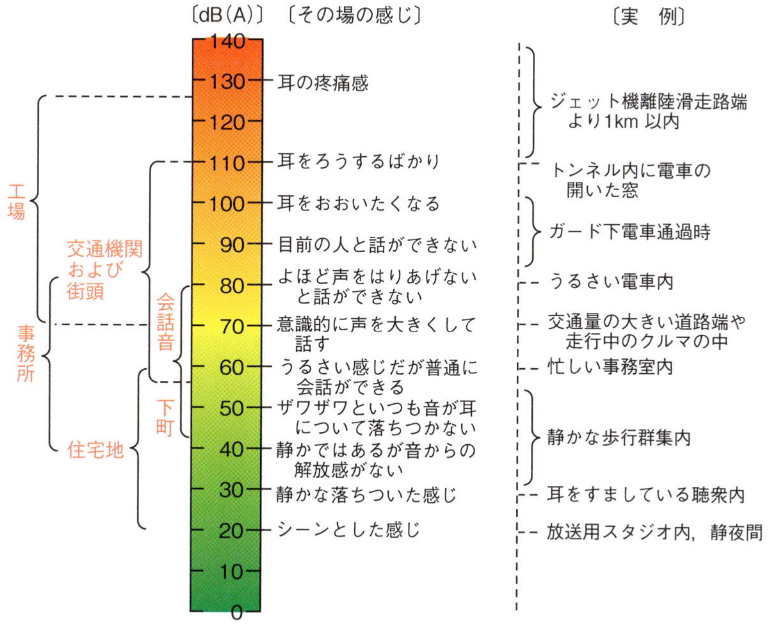

図6-9 いろいろな生活の場での騒音レベル

［田多井吉之介，松岡修吉：新環境衛生測定法，312頁，南江堂，1973；鈴木庄亮：シンプル衛生公衆衛生学2020，南江堂，2020］

ⓑ 騒音の影響

騒音レベルが130 dBくらいになると耳に疼痛を感じ，鼓膜損傷のおそれがある．85 dB以上の騒音に繰り返し曝露されて数年以上経つと，**騒音性難聴**（騒音性永久的閾値移動 NIPTS, noise-induced permanent threshold shift ともいう）が起こる（➡300頁）．

音楽を聴くときには，大きな音でも本人は騒音とは感じない．しかし，80 dB以上では一時的閾値移動 NITTS, noise-induced temporary threshold shift といって一時的に聴こえが悪くなる現象が起こる．またこのようなことを繰り返していると永久的閾値移動を起こす危険性がある．騒音性難聴には，4,000 Hz付近の音がまず聴こえにくくなるという特徴*がある．なお一般に話し声では，4,000 Hzより低い周波数の成分が多いため，騒音性難聴の初期にはそれと気づきにくい．

閾値移動を起こすほどでない騒音レベルでも，睡眠妨害，聴取妨害に加えて，精神的集中が妨げられるとか，イライラする，うるさいなどの心理的影響がみられる．その他にも循環器系や消化器系などの生理学的機能への影響がある．なおこの程度の騒音に対する反応は個人によってかなり異なっており，また同じ人でもそのときの状態によって感じ方が異なる．

*音のドイツ式表記の C^5 付近（4,000 Hz付近）での聴力低下なので，c^5-dip といわれている．

3 放射線・紫外線

放射線には電離放射線と非電離放射線があり，放射線と一般的にいう場合，電離放射線のことをいう．また，非電離放射のうち，紫外線には皮膚でビタミンDを生成する働きがある．放射線と紫外線について説明する．

ⓐ 電離放射線

γ《ガンマ》線，X線などの電磁波およびα《アルファ》線，β《ベータ》線，中性子線などの粒子線は被照射物をイオン化(電離)する性質が強いので，**電離放射線** ionizing radiation という．単に**放射線**といえば電離放射線をさす．可視光線，赤外線，紫外線，電波なども電磁波だが，イオン化する性質がないので**非電離放射線** non-ionizing radiation という．電離放射線が照射されると，元素の電子がはじき出されたり，原子核がこわされたりする．生物の細胞はさまざまな生体高分子を持って機能しているが，これに電離放射線があたると，核酸，DNA，RNAの構造や遺伝子配列が変わることによって細胞の正常な増殖が妨げられる．α線，β線，γ線・X線の本体，透過力などの特徴を**表6-3**にまとめた．

物質とエネルギーは相互に移行する．核融合，核分裂にさいして余った質量分がエネルギーになって放出される．天然に産出するウランは放射線をだして最後には質量の小さい鉛の元素になる．ウラン鉱石に含まれる微量のウラン235に**中性子**をあてると分裂して**セシウム137**や**ヨウ素131**を生成し，同時に中性子を2〜3個放出する．この中性子がさらにウラン235にあたると分裂は自動的に進行するようになる．これを臨界に達したという．

放射線の単位はいくつかある．放射線源の強さの単位は**ベクレル** Bq, becquerel[*1]で，物質に吸収された放射線のエネルギーが物質にあたって吸収される吸収線量の単位は**グレイ** Gy, gray[*1]であらわす．放射線障害防止の立場からは，ヒトの生体影響の大きさを示す**実効線量** effective dose の単位である**シーベルト** Sv, sievelt[*1]が使われる．X線とγ線の場合は，グレイとシーベルトは等しい数値である．α線の場合はグレイを20倍するとシーベルトになる．

普通に生活していると，われわれは自然にラジウム226やラドン222，あるいはカリウム40などの放射性同位元素(アイソトープ)によって体内外から，また，宇宙線や大地からの放射線によって毎日被曝している．これを自然放射線被曝という．地域によって異なるが，自然放射線源からの1人当たりの世界平均年間実効線量は約2.4 mSv(ミリシーベルト)である．日本住民のそれは2.1 mSvと少ない．**自然放射線**世界平均2.4 mSvの内訳はカリウム40などによる**内部被曝量**[*2]が52%ともっとも大きく，大地・建物から20%，飲食物から12%，宇宙から16%である．ふだんの食べ物のカリウム40などの自然放射能は，kg当たりでは，魚・肉100ベクレル，ほうれん

[*1] これらは1970年代に国際会議で決められた「国際単位SI」である．ベクレルはフランス，グレイはイギリス，シーベルトはスウェーデンの物理学者の姓である．それ以前は，それぞれ，キューリ Ci，ラド radおよびレム remという単位が用いられていた．
1 Ci = 3.7×10^{10} Bq，1 rad = 10 mGy，1 rem = 10 mSv (1,000 mSv = 1 Sv) である．

[*2] 岩石，土壌，生物体に広く分布するカリウム K はカリウム39，カリウム40，カリウム41の3種の同位体を持っており，これらのうちカリウム40は常にβ線を放出してアルゴン Arに変化している．飲食物からのカリウム40は全身の細胞に分布して，そこで細胞核などに直接放射線を出す．これを内部被曝という．ポロニウム210やラドン Rnも内部被曝の原因となる自然の線源核種である．

表6-3 各種電離放射線の本態と特性

放射線	記 号	本 体	電 荷	透過力	電離作用
アルファ線*1	α	ヘリウム核*2	(+)	非常に弱い	強い
ベータ線*3	β	電子	(−)	中	中
ガンマ線・エックス線	γ・X	電磁波	なし	強い	弱い

*1 アルファ線を放出する代表的核種としてプルトニウム239がある．
*2 ヘリウム核は，陽子2個と中性子2個から構成される．電子と比べ質量はきわめて大きい．
*3 セシウム135はベータ線をだす．セシウム137はガンマ線をだす．

(単位：mSv/年)

平均10～最高260	*自然放射線＝ラジウム温泉による* イランのラムサール地方 36万人
100	**発がん影響の有無(検出)の境界，発がんリスク1.05**
50	職業的被曝限度/年
平均3.8～最高35	*自然放射線* インドのケララ州20万人
20	国の避難区域の年間被曝限度/年
7～20	CT撮影/回
4	胃のX線/回
6.0	*自然放射線*/日本2.1 mSv＋医療3.87 mSv
3.1	*自然放射線*/世界2.40 mSv＋医療0.61 mSv
1.0	公衆の人為的被曝限度/年(医療以外)
0.6	胃のX線検診(全国民の年平均値)
0.1～0.3	胸部X線検診(同上)

図6-10 自然・人工放射線からの被曝線量

草200ベクレルなどである．ちなみに，人体はkg当たり66ベクレルの強さの放射線を持っている．食品に含まれる放射性セシウムの規制値は，肉・野菜などの一般食品はkg当たり100ベクレル，飲料水10ベクレルなどである．**人工放射線**被曝量のうちでは，検診・医療に伴うものが98%以上を占め，職業上，核実験および原子力発電によるものがあとの2%弱を占める．医療や健診での日本人の医療被曝量は年平均3.87 mSvと高い(**図6-10**)．**放射線業務従事者**の許容される被曝限度は年間実効線量で50 mSv(ただし，5年間の年平均値は20 mSv)，一般公衆のそれは1 mSvと定められている(ICRP*1)(**図6-10**)．

放射線の人体影響は，**図6-11**のように確定的な影響と確率的な影響の2つに分けて考える方法がある．さらに，**図6-10**，**図6-12**のように量-影響関係として，あるいはリスク(危険の確率)として定量的に明らかにされている(➡301頁)．100 mSv未満の被曝では，他の要因による発がんの統計的変動に隠れてしまうために放射線による発がんリスクの増加を疫学的に証明することはむずかしい．

日本では，放射線被曝と環境・健康管理は，次の4つの法令によってなされている．

*1 ICRP: International Commission on Radiological Protection

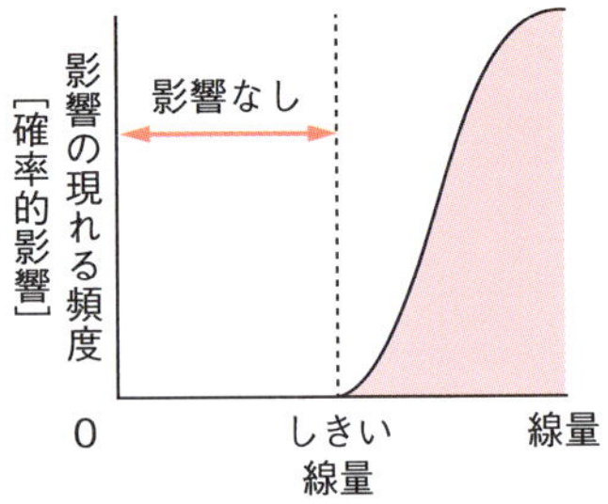

特徴	人体への影響
しきい線量があり，しきい線量を超えると人体への影響の発生率が急激に増加する．	被ばく後，症状が早期にあらわれる急性影響（脱毛・皮膚障害など）と数ヵ月以降にあらわれる晩発影響（白内障など）がある．

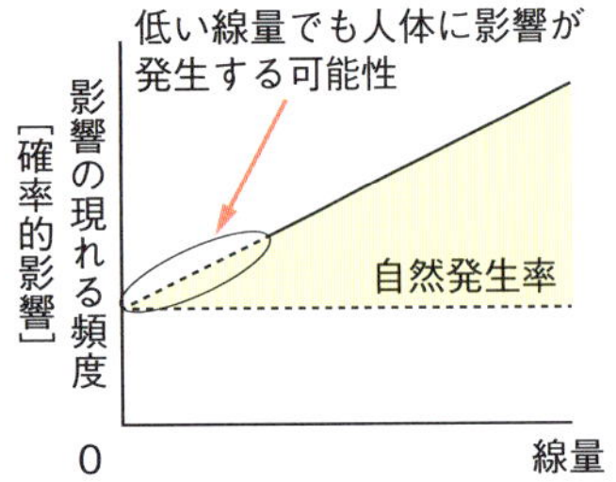

特徴	人体への影響
低い線量でも人体への影響が発生する可能性がゼロではないと考えられている影響．しきい線量がないと仮定して管理が行われている．	細胞の遺伝子が変化することであらわれる影響（がん・白血病・遺伝性影響など）．

図6-11 確定的影響と確率影響の特徴と人体への影響

資料　環境省，放射線による健康影響等に関する統一的な基礎資料（令和3年度版）

(mSv)
7,000 ------- 99%の人が死亡，東海村 JCO 事故
5,000 ------- 眼の照射で白内障
3,000 ------- 50%の人が死亡，皮膚で脱毛
2,000 ------- 5%の人が死亡，出血
1,000 ------- 吐き気，水晶体混濁，がんのリスク1.50に
500 ------- リンパ球・白血球数の減少開始
250 ------- /年，職業的被曝の限度，事故の場合
50 ------- /年，職業的被曝の限度，普段業務で
20 ------- /年，避難区域，福島第一原発周辺で
1 ------- /年，公衆の被曝限度，医療以外の汚染された食品，地面などからの人為的被曝

被曝限度への態度：受入れ OK→我慢できる→受入れられない

図6-12 放射線被曝量と確定的（非確率的）影響

[鈴木庄亮：シンプル衛生公衆衛生学2020，南江堂，2020]

①「放射性同位元素等による放射線障害の防止に関する法律（**放射線障害防止法**）」：原子力規制庁所管

②「労働安全衛生法」→「**電離放射線障害防止規則**」：厚生労働省所管

③「**医療法**」：厚生労働省所管

④「**食品衛生法**」：厚生労働省所管

2011（平成23）年の**東京電力福島第一原発事故**では，**放射能汚染**が200 kmに及び，地表の汚染，食品や人体の汚染をもたらした．2012（平成24）年，今後の安全管理も含めて，専門的な判断と方針を決定する「**原子力規制委員会**」とその行政組織として「**原子力規制庁**」を設け，行政を一元化してあたることになった．これによって，内閣府，経済産業省，文部科学省，環境省などに分担されていた行政部分は統合されることになった．

1946～1958（昭和21～33）年のビキニ環礁での水爆実験，1986（昭和61）年のチェルノブイリ原発事故などの放射能汚染は地球的問題になるので，安全管理には国際基準が欠かせない．そのための国際機関には，IAEA[*1]，ICRP，WHO，ILOなどがある．1996（平成8）年には放射線国際基本安全基準BSS[*2]が，関係国際機関が共同提案して，ICRP勧告をもとにして，IAEAの技術協力モデル・プロジェクトとして策定されている．

ⓑ 非電離放射線（電磁波，電磁界）

波長の短いほうから，紫外線（100～380 nm），可視光線（380～760 nm），赤外線（760～1,000 nm），マイクロ波＝超短波（1 mm～1 m），中・長波（>1 m）などを総称して非電離放射線non-ionizing radiationまたは電磁波electromagnetic waveという．

赤外線の生体への影響は熱作用である．水晶体の蛋白質が熱凝固を起こして白濁することもある．電子レンジなどのマイクロ波も熱作用を利用したものである．

高圧電線などからの低周波電磁波がとくに強い住宅地の小児に白血病を起こすことが日本の疫学調査でも確認された．WHOが各国に対策をとるよう勧告した［2007（平成19）年］ことを受けて日本でもそれを認め，人々の正しい理解に努めることになった．

ⓒ 紫外線の健康影響

紫外線（UV）の波長の長いほうから，UV-A（315～400 nm），UV-B（280～315 nm），UV-C（100～280 nm）に分けられ，生物に与える影響が大きい紫外線はUV-Bである．紫外線の皮膚への影響は，早期に現れる急性障害（皮膚の発赤，日焼けなど）と，長年日光を浴び続けて現れる慢性障害（皮膚がんなど）があるが，紫外線を浴びることにより皮膚でビタミンDが生成されている．

ヒトの皮膚に発赤とその後の日焼けを起こすのは波長280～315 nmの紫外線であり，皮膚がんや白内障を起こすこともある．日本では近年，特に乳幼児のビタミンD欠乏症が増加しており，日焼けを避ける女性が増えたことにより妊婦がビタミンD欠乏状態にあることや，生後の日光浴不足などが重なることがリスク要因と考えられている．ビタミンDが不足すると子どもではくる病，成人では骨軟化症，高齢者では骨粗しょう症などのリスクが高まる．厚生労働省が定める日本人の食事摂取基準（2020年版）では，ビタミンDの摂取目安量が引き上げられ，適度に日光を浴びるよう注釈も追加されている．

---

*1 IAEA: International Atomic Energy Agency
*2 BSS: Basic Safety Standards

4 気 圧

ⓐ 気圧の健康影響

気圧（大気圧）とは万有引力によって大気が地球の中心方向に引き寄せられる結果，単位面積当たりに圧力が生じるもので，通常 mmHg またはヘクトパスカル（hPa）であらわされ，1気圧（atm）は760 mmHg あるいは1,013 hPa である．気圧の測定には水銀気圧計（フォルタン気圧計など）やアネロイド気圧計などが用いられる．気圧は日内変動，季節変動あるいは低気圧や高気圧などの天候に伴う変動を認めるが，その変動幅は小さく直接生理的な影響を認めるほどではない．

海抜0 m で1気圧の大気圧は，高度の上昇に伴って低下し，5,800 m では1/2気圧，エベレストの山頂（8,849 m）においては約250 mmHg とほぼ1/3気圧まで低下する（**図6-13**）．これに対して，水中における圧力（水圧）は水深が10 m 増すごとに約1気圧ずつ増加し，水深10 m においては2気圧，20 m で3気圧となる．よって高所や潜水作業などにおいては，気圧そのものによる健康障害や大気の成分である酸素や窒素による健康障害を起こすことがある．

ⓑ 低気圧および低酸素による健康障害

高山に登山した場合や，与圧装置のない航空機に搭乗した場合，低圧低酸素環境 hypobaric hypoxia に曝されることになる．さらに与圧装置のある航空機に搭乗するさいにも，通常室内の気圧は約0.8気圧（標高2,000 m 相当）に維持されているため，肺疾患，心不全，貧血，狭心症，鎌状赤血球症および先天性心疾患がある患者の場合には障害が生じることがある．低気圧が人体に及ぼす影響は，気圧そのものの低下によるもの（航空中耳炎，肺の過膨張）と，酸素分圧の低下によるものがある．酸素分圧の低下による低酸素血症によって，頭痛，呼吸・脈拍数の増加，めまい，吐き気などの症状が出現し，重篤な場合は意識消失，呼吸停止から死にいたる．1気圧下において酸素濃度が減少したさいには酸素欠乏症 atmospheric hypoxia として低圧低酸素環境と同様の症状があらわれる（➡302頁）．

通常2,500 m 以上の高度に短時間の間に到達したさいに出現する低酸素血症による疾患を急性高山病 acute mountain sickness と呼ぶ．頭痛，睡眠障害，呼吸困難，めまい，食欲不振，吐き

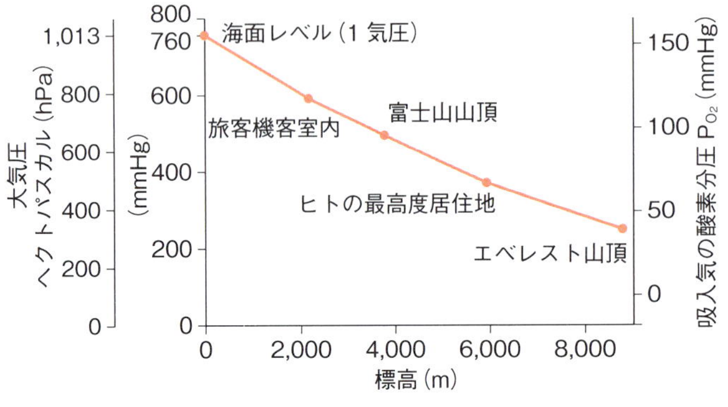

図6-13 大気圧と標高の関係

気などの症状を認めるが，高所順化とともに軽快する．しかし，一部の例では，重症の肺水腫 pulmonary edema および脳浮腫 cerebral edema に進展し，死にいたる場合がある．

ⓒ 高気圧および高酸素による健康障害

高気圧による健康障害は，主として潜函作業や潜水作業などの高気圧作業のさいに認められ，加圧時および減圧時に健康障害が生じる．

加圧時の直接作用として，耳，鼻，歯などに締め付け障害（スクイーズ squeeze）が生じる．加圧時の間接作用としては，加圧による酸素，窒素，二酸化炭素などの分圧が上昇することによって，酸素中毒 oxygen poisoning，窒素酔い nitrogen narcosis，炭酸ガス中毒などが生じる．酸素中毒には肺酸素中毒（呼吸時の痛み，呼吸困難など）と脳酸素中毒（けいれん発作，視野狭窄など）がある．窒素ガスは不活性ガスで麻酔作用を持ち，約4気圧以上になると，行動異常（愉快な気分になる），記憶障害，意識消失などを認める．

減圧時の障害として，息を止めたまま海中から急浮上したさいには，肺の破裂や空気塞栓症が生じる．減圧症 decompression sickness（潜函《せんかん》病 caisson disease）は高圧下で脂肪組織に溶解していた窒素ガスが，減圧によって血液中で気泡化し微小血管を閉塞することにより発症する．急性症状として，皮膚瘙《そう》よう感，呼吸困難や胸内苦悶《きょうないくもん》（チョークス chokes），関節痛（ベンズ bends），神経麻痺などがあり，慢性症状としては骨の壊死性変化がみられる（➡299頁）．

6-4 化学的環境要因

① 化学物質に対する考え方

人間は生存のために常に必要な物質，空気，水，飲食物などを環境から取り込み，エネルギーとして利用し（➡143頁），不要な物質を呼気，し尿などとして環境へ排出している．排出物のうち，呼気中の二酸化炭素は再び植物の光合成《こうごうせい》に利用され，し尿は細菌などにより分解されて二酸化炭素，水，硝酸塩などになる．これらは再び植物に利用され，循環し続ける．

これに加えて現代の人間は人工的にさまざまな化学物質を利用するようになった．農薬，医薬品，食品添加物，塗料，プラスチック類，建材，燃料などである．さらに，環境汚染物質，廃棄物などがある．化学物質の人体影響をどう考えたらよいのであろうか．

ⓐ 吸収・分布・代謝・排泄

化学物質は体内に取り込まれて健康に影響する（**図6-14**）．吸収 absorption の経路には，吸気によるもの，口からの摂取によるもの，皮膚や粘膜との接触によるもの，さらに注射などで直接血管内へ入れるものがある．同じ化学物質であっても侵入経路の違いによりその吸収のされやすさは異なり，同じ吸収経路であっても化学物質の種類により吸収のされやすさは異なる．吸収された化学物質は血管などの循環系を介して全身に分布 distribution する．ほとんどの場合，化学物質の体内での分布は一様ではなく，親和性の高い器官に特異的に蓄積する場合（例えば，甲状腺に蓄積するヨードなど），脂溶性の高い化学物質が脂肪組織に取り込まれる場合（PCBなど），

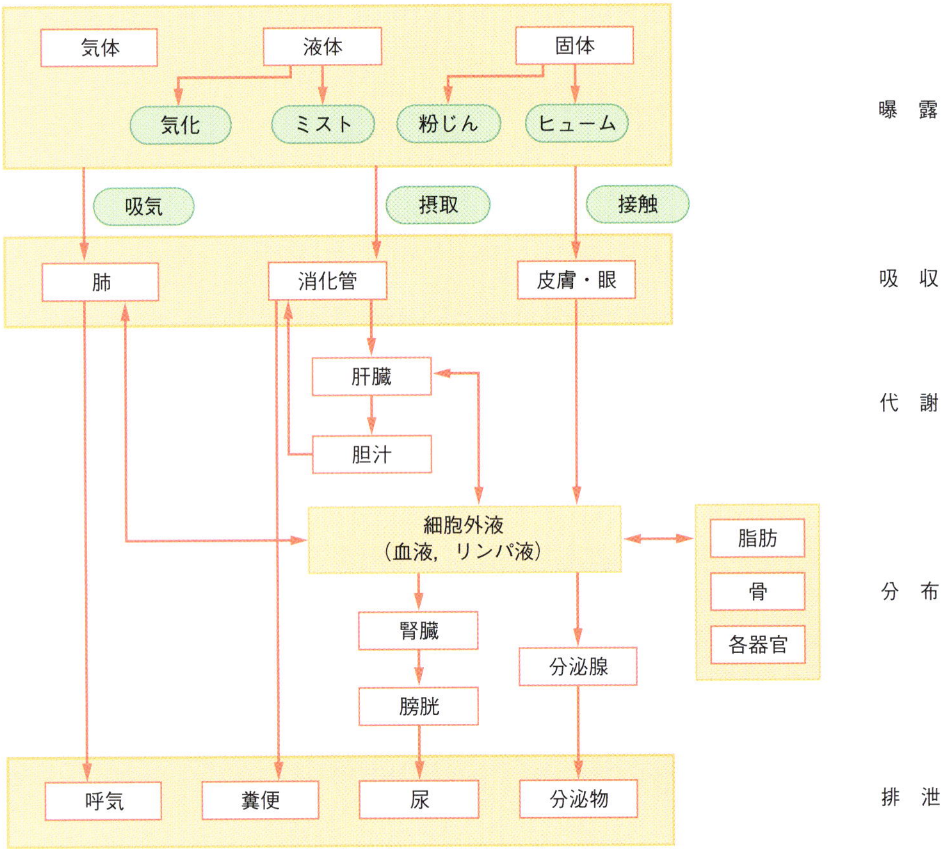

図6-14 化学物質の体内への吸収，代謝，分布，排泄の概要

［圓藤吟史：環境の把握とその評価．シンプル衛生公衆衛生学2016，142頁，2016を参考に作成］

血液脳関門を通過できない化学物質が脳および脳脊髄液に移行できない場合などがある．生体内に吸収され分布した化学物質は，多くの場合，酸化，還元，加水分解，脱アミノ化などにより生体内変化を受け，さらに抱合反応によって水溶性を獲得する．この一連のプロセスを代謝 metabolism という．排泄 excretion の経路には腎臓から尿，消化管から糞便，肺から呼気，さらには，汗，爪，毛の構成成分などがある．

ⓑ 量-影響関係および量-反応関係 dose-effect and dose-response relationship

ある物質の生体に及ぼす影響を調べる場合，さまざまな目安がある．

二酸化硫黄を例にとろう．臭気を感じるのは0.5～1 ppmであり，刺激臭となり不快を感じるのは2～3 ppm，呼吸困難が生じるのは30～40 ppm，生命が危険となるのは400～500 ppmである．このような，曝露量と影響の種類との関係（定性的）を量-影響関係という．その様子をグラフで模式的に示したのが**図6-15**であるが，ここで濃度に幅をもたせたのは個体により感受性に個体差があるためである．ある種の影響に陽性の反応を示した個体数（%）の累積度数は通常シグモイド（S字）型のカーブになる（**図6-15**）．これを量-反応関係という．

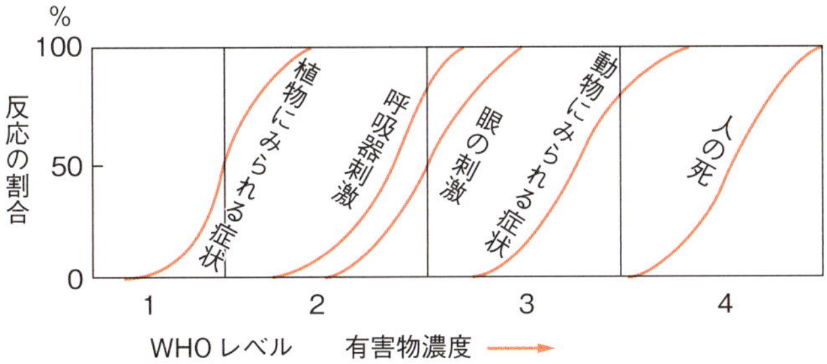

図 6-15 汚染物濃度と 5 種類の影響との関係を量-反応関係として示したもの

[WHO：Tech Rep Ser 271, 1964. を参考に作成；鈴木庄亮：シンプル衛生公衆衛生学2020，南江堂，2020]

ⓒ 毒性および毒性試験 toxicity test or toxicity study

毒性とは生体に障害を及ぼすすべての悪い影響のことであるが，毒性を調べる場合，次のような試験を行う．

1）一般毒性試験

急性毒性試験：急性毒性を評価する指標に **LD_{50} 値**（半数致死量）があり，毒性の強さを示す目安として使われる．この値は物質を実験動物に投与後，数日〜数週間以内に集団の50%の個体を死亡させる，体重1kg当たりの物質量を示す（➡155頁）．

しかし，急性毒性は短期間に発現する影響のみが観察の対象であり，安全性を考えるさいには十分とはいえない．

亜急性毒性試験：数ヵ月間投与を続けたさいの影響を調べるもので，影響が生体のどの部位に発生するかを知るために行われる．この結果から，慢性毒性試験における投与量が決められる．

慢性毒性試験：多数の雌雄の実験動物に長期間（ほぼ一生），投与量を数段階に分けて与え続け，その影響をさまざまな毒性の指標について観察する．この試験によって**最大無毒性量・最大無影響量**（**NOAEL**《ノアエル》）や**最小毒性量・最小影響量**（**LOAEL**《ロアエル》）などのデータが得られる（➡155頁）．

2）特殊毒性試験

生殖能および遺伝毒性試験：雄および雌の実験動物に長期間投与したあと交配させ，生まれる仔について，仔の数，性比，遺伝的影響などを調べる．

催奇形性試験 teratogenicity test：妊娠した動物に投与し，奇形の発生部位と発生率を調べる．

内分泌かく乱化学物質（EDs）試験 endocrine disrupters test：いわゆる「環境ホルモン」に対する試験であり，試験管内で行う試験や生体を用いる方法などがある．

発がん性試験 carcinogenicity test：通常，動物に長期間投与を続け，各臓器におけるがんの発生率を調べる．この試験は慢性毒性試験の一部として行われることが多い．

突然変異試験 mutagenicity test：発がんは遺伝子の突然変異と関係があると考えられており，この試験が広く行われている．試験方法にはいろいろあるが，その主な方法を述べる．DNAに損傷を与える突然変異の強さを調べる方法としてDNA損傷試験と修復試験がある．細菌を用いて突然変異を調べる方法に**エームステスト** Ames testがある．この方法は特定のアミノ酸なしでは生育できない変異株を用い，この株がそのアミノ酸がなくても生育できるようになる（元に戻る）突然変異を利用して，物質の変異原性を調べる．

3）その他の試験

代謝試験や一般生物学試験などがある．代謝試験は物質が体内に取り込まれた場合，代謝されて排泄できるかどうかを調べる．

ヒトの安全性を評価する毒性試験では，2種類以上の実験動物について前記の試験を行う．

このようにして得られた毒性データは，ヒトに対する化学物質の安全性などを評価する場合に利用される．例えば食品添加物の場合，最大無毒性量の1/100〜1/500の量を体重1 kg当たりで表示したものが**許容1日摂取量** ADI, acceptable daily intakeである．

また，ダイオキシン類など汚染化学物質については，**耐容1日摂取量** TDI, tolerable daily intakeがある．これはヒトが生涯にわたり摂取しても問題がないと考えられる量であり，体重1 kg当たりで示される．

ⓓ その他の指標

上に述べた毒性以外に，社会の各分野で応用的に指標として使われているものも多い．例えば一般生活環境では環境基準（➡216頁）があり，職場環境では許容濃度，管理濃度（➡308頁）などの用語が使われている．

ⓔ 環境中の有害物質の測定

物質の毒性についての知見が明らかになると，人間に不都合な物質が環境中にどのくらい存在するかを調べる必要が生じる．汚染物質は通常ごく低濃度の範囲で問題になることが多いので，できるだけ感度のよい，しかも同時に混在する他の物質に影響されない，再現性のよい測定方法が必要となる．さらに，濃度を時間を追って連続的に調べることも必要となるし，経費のかからない方法も求められる．

2 化学的環境要因

われわれの健康と環境中の化学物質とのかかわり合いを考えた場合，人間からみた化学物質はおよそ次のように分類される．

ⓐ 健康と直接関係する物質

1）生存に不可欠な物質

酸素，水，各種の栄養素など．このグループについてわれわれが考えなければならないことは適切な量の問題である．少なすぎても多すぎても問題が発生する．

2）生存に都合のよいときもある物質

医薬品，食品添加物，農薬など．このグループは，使用の目的と必要性に加えて，そのマイナス面をよく検討するべきである．毒性や副作用などに関する情報は不可欠である．

3）生存に不必要な物質

環境汚染物質，発がん物質，内分泌かく乱化学物質，放射性物質など．このグループは，通常人間の意思に反して身体内に取り込まれる．できる限り環境に放出しないようにすることが大切である．そのために，大気汚染防止法，水質汚濁防止法，農薬取締法，水道法，食品衛生法，ダイオキシン対策法，PRTR法（➡223頁，裏表紙見返し），土壌汚染対策法がある．

ⓑ 健康に対して直接的に影響を及ぼす物質

酒，たばこ（➡72，74頁），麻薬，危険ドラッグ，シンナーなどは，それぞれの効果を期待して使用される．これらも化学的環境要因であり，受動喫煙 passive smoking は喫煙者と同室することで巻きぞえで煙を吸わされることである．

ⓒ 健康に対して間接的に影響を及ぼす物質

フロンガス，二酸化炭素など．フロンガスは大気中に放出されると紫外線を吸収するオゾン層を破壊し，その結果地上に達する紫外線が増加する．そのため皮膚がんの増加や農作物に被害を及ぼすなどのおそれがある．二酸化炭素の毒性はほとんどないが，化石燃料の燃焼や生物の呼吸により発生し，その温室効果のため，地球温暖化をもたらす．

ⓓ 通常，健康にほとんど影響のない物質

各種の不活性ガス．例えば，窒素，アルゴン，プロパンなど．

ⓔ 新しい物質

これまで自然界に存在しなかった使用経験のない新しい化学物質が次々と合成されている．このような新物質については1974（昭和49）年から，製造，輸入などの前に，健康に及ぼす影響，自然界における分解性などについて，事前にチェックすることが，法律（通称「化審法」，化学物質の審査及び製造等の規制に関する法律）で義務づけられている．

6-5 生物的環境要因――微生物を中心に

1 人類と微生物のかかわり

人類が地球上に出現してからの歴史は微生物との関わりの歴史であると言っても過言ではない．かつては世界中で多くの小児が肺炎や下痢症といった感染症で死亡し，成人になってからも肺炎や結核などで死亡していた．つまり，感染症が人類の平均寿命を大きく左右していたと考えられている．今もサハラ以南のアフリカなど低・中開発国ではこのようなパターンがみられているが，抗菌薬やワクチンの開発・普及により，先進国では感染症による死亡は激減してきた．

人類に新たに出現した感染症を**新興感染症**と呼ぶ．2019年に出現したと考えられる**新型コロナウイルス感染症（COVID-19）**は典型的な新興感染症であるが，新興感染症の多くは動物に感染する微生物がヒトに感染したものであり，こういった感染症を**人獣共通感染症**と呼ぶ．実は，新興感染症は近代になってからのみ出現しているのではなく，その出現の歴史は非常に長い．例えば，かつて人類にとって大きな脅威であった天然痘は3,000年以上前にヒトに定着したウイルスだと考えられている．エジプトのミイラにも天然痘の痕跡だと考えられている瘢痕の残っているものがある．麻疹も2,000年以上前にウシのウイルスがヒトに定着したものであると考えられている．このような感染症がヒトに定着するようになった背景には，文明の発展の影響があるとされている．農耕や牧畜が始まると，ヒトは集団で暮らすようになり，集団間の交易なども行われるようになった．さらに，いくつかの動物が家畜化され，動物も大きな集団で飼育され，しかも

ヒトの集団の近くで暮らすようになった．こういったことが天然痘や麻疹の出現の背景にはあったと考えられる．中世になると地域を越えての交流が行われるようになり，それがアジアの風土病であったペストが地中海沿岸の都市やヨーロッパに波及し，「黒死病」として壊滅的被害をもたらすことにつながったと考えられている．さらに19世紀になると，ヨーロッパの植民地となった南アジアからコレラがヨーロッパにもたらされ，さらに世界に広がっていったことがわかっている．このように地域を越えて世界がつながるようになって初めてパンデミック（➡176頁）は起こることになる．

21世紀に入り，グローバル化が急速に進展していったことがこのような新興感染症のリスクをかつてないほどに高めてしまっている．世界の人口が急激に増えるとともに，新興国を中心に家畜の数も爆発的に増えており，しかも多くの新興国では必ずしも衛生的な環境で家畜の飼育・取り引きが行われていないことが動物からヒトへの微生物の伝播リスクを高めている．さらに，これまで人が住んでいなかったような場所に人が住むことで新たな微生物に曝露するリスクも増加している．これに加え，航空機網の発達により，膨大な数の人が移動するようになったことが地域を超えての伝播リスクを飛躍的に高めてしまっている．こういったことを背景として，新型コロナウイルス感染症が出現してきたことになる．

② 主な病原微生物

ⓐ 微生物の定義

微生物とは本来は肉眼では見ることのできないほど微細な生物の総称である．しかし，ここでいう生物をどう定義したらよいのであろうか．もともと生物とは，固有の代謝系を持ち自己増殖が可能なものとして定義されていた．微生物として扱われるもののうち，細菌・真菌・原虫などの大半はこの定義にあてはまる．つまり，これらの微生物は増殖に必要な環境中（温度・湿度・酸素濃度など）で適切な栄養を与えれば自己増殖することが可能である．しかし，ウイルスはこの本来の生物の定義を満たさない．ウイルスはゲノム（通常はRNAもしくはDNA）とそれを囲む蛋白質の構造物のみからなり，固有の代謝系を持たない．したがって，ウイルスは生きた宿主細胞の中に侵入し，宿主細胞の代謝系を用いないと自己を複製することができない．すなわち，ウイルスは厳密な意味では生物ではないということになる．ウイルスの発見に伴い，新たな微生物の定義として，固有のゲノムを持ち自己を複製することができるものを生物とする定義が用いられるようになった．しかし，その後プリオンが発見されると，さらに微生物の定義が複雑になる．プリオンは蛋白質のみでゲノムを持たないが，正常プリオン蛋白を異常プリオン蛋白に変えることで自己の複製が可能になる．現在ではプリオンも自己複製ができるという観点から微生物として扱われることが多い．

ⓑ 病原微生物

われわれは通常無数の微生物に囲まれて生活している．土壌中やその他の環境中には数多くの細菌などの微生物が存在する．しかし，環境中に存在する微生物の大半はヒトに感染しない微生物である．さらにヒトに感染しても病気を引き起こさない微生物も数多く存在する．例えばヒト

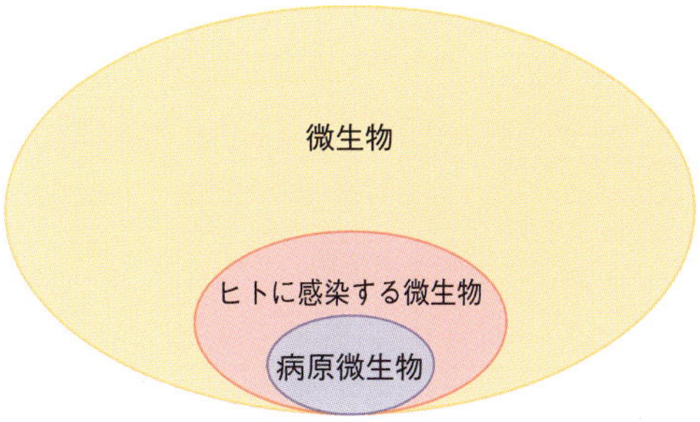

図6-16 ● 微生物と病原微生物

の腸管には多くの細菌が常に存在するが，そのほとんどはヒトに対して病気を起こさない．このような病気を起こさずに，体内に存在している細菌の集団を**正常細菌叢《そう》**という．医学領域で問題になるのは，ヒトに感染し，しかもヒトに病気を起こす微生物である．このようなヒトに感染し病気を起こす能力を持つ微生物を**病原微生物**と呼んでいる．また，このようなヒトに感染して病気を起こす能力を**病原性**と呼ぶ．**図6-16**に示したように，微生物全体からみると，ヒトに感染する微生物はそのごく一部であり，さらにヒトに感染する微生物のうちヒトに病気を起こす能力を持つ病原微生物はその一部にすぎないということになる．

ヒトに対して病原性を持つ病原微生物がヒトに感染しても，必ず発症するわけではない．ヒトの免疫反応が勝れば，発症する前に病原微生物を体内から駆逐できる場合も数多くある．逆に通常はヒトに対する病原性がほとんどない微生物が，宿主の免疫能が低下した場合に重篤な症状を引き起こすこともありうる．このような感染を**日和見《ひよりみ》感染**と呼んでいる．

感染症は病原微生物が宿主の体内に入り，増殖し，宿主の臓器の機能を障害することによって症状が引き起こされる．医学領域の微生物学では，いかにして病原微生物がヒトの体内に侵入し，増殖し，病気を引き起こすかをきちんと理解できることが必要となる．

ⓒ 微生物の分類と主な病原微生物

図6-17に微生物の分類を示してある．まず，微生物は細胞構造を持つ細胞性の微生物と，細胞構造を持たない非細胞性の微生物に分けられる．さらに細胞性の微生物は細胞核を持つ**真核生物** eukaryotesと，細胞核を持たない**原核生物** prokaryotesに分けられる．このうち**原虫**は単細胞の真核生物でヒトに病原性を持つ原虫としてはマラリアの原因であるマラリア原虫やアメーバ赤痢の原因である赤痢アメーバなどが存在する．原虫を寄生虫に分類する場合もあるが，正確には寄生虫は多細胞の蠕虫《ぜんちゅう》をさし，肉眼で観察できるものが多く，原虫とは異なる．蠕虫のなかには住血吸虫などが含まれる．**真菌**はいわゆるカビで，カンジダ症の原因となるカンジダやアスペルギルス症の原因となるアスペルギルスなどがある．真菌感染症は免疫不全のある患者などでは死亡にいたる肺の感染や全身感染を起こすこともある．

細菌は細胞性の原核生物であるが，核小体・ミトコンドリアなどを持たず，一部の例外を除いて細胞壁と呼ばれる構造を持っている．細菌のほどんどは栄養や温度・湿度などの環境条件がそろえば，自己増殖することができる．マイコプラズマは自己増殖できるが，細胞壁を持たない．さらに，クラミジアやリケッチアといった生きた細胞の中でしか増殖できない細菌も存在する

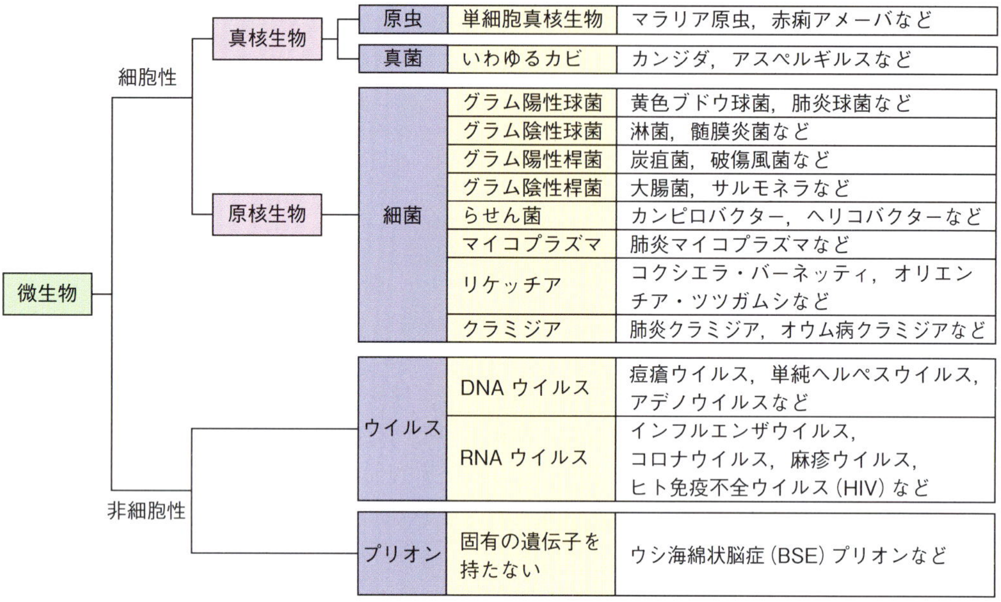

図6-17 微生物の分類と主な病原微生物

（偏性細胞内寄生性細菌）．細菌はその形態から球菌，桿菌，らせん菌に分類される．またグラム染色した場合の染色の違いからグラム陽性菌，グラム陰性菌に分けられる．**ウイルス**は細胞構造を持たず，遺伝子としてはDNAもしくはRNAのいずれかしか持たないものがほとんどである．DNAを遺伝子として持つものをDNAウイルスと呼び，RNAを遺伝子として持つものをRNAウイルスと呼ぶ．DNAウイルスにもRNAウイルスにも非常に多くのヒトに病原性を持つウイルスが存在する．**プリオン**は固有の遺伝子さえ持っておらず，蛋白質としてのみ存在する．異常型プリオンが正常型のプリオンを異常型に変えることによって病気を引き起こすと考えられている．プリオンによって起きるプリオン病の中には，ウシ海綿状脳症BSE, bovine spongiform encephalopathyなどが含まれる．

3 感染症の病態・疫学の基本

感染症の病態・疫学を決定する主な要因として，3つの要因が考えられる．その3つとは感染症の原因である**微生物側の要因**，感染を受ける**宿主側の要因**，さらに**環境要因**である（**図6-18**）．感染症の病態や疫学を考えるうえで，この3つの要因を念頭に置いて理解していくことが常に必要となる．まず，感染症の病態・疫学を決定する要因としての微生物側の因子としては，その微生物の**病原性**や**感染性**があげられる．例えば，大腸菌の多くはヒトの腸管に常在する細菌でありヒトに対して病原性を持っていないが，O157などの腸管出血性大腸菌はヒトに対して非常に強い病原性を持っており，重症化し死にいたる場合もある．また感染性も微生物によって大きく異なる．例えば，コレラを発症するためには数10万から100万個程度の細菌が体内に入る

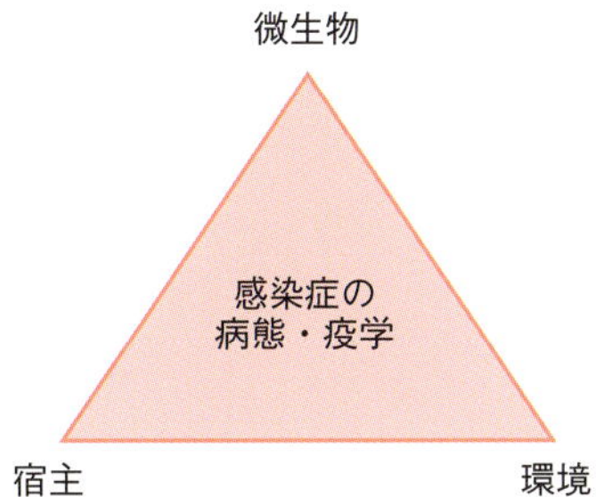

図6-18 疫学の三角形：epidemiological triangle

ことが必要だとされているが，赤痢の場合は数10個から100個程度の細菌で発症するとされている．宿主側の要因としては，宿主がその微生物に対して**免疫**を持っているかどうか，あるいは宿主の免疫状態などがあげられる．例えば，ある集団の中で麻疹に対して90％以上免疫を持っていれば，麻疹の流行は起きにくいとされている（**集団免疫**）．この項で主に扱う環境要因も，とくに感染症の疫学を考えるうえでは非常に重要な要因となる．例えば，いまだに開発途上国ではコレラの大規模な流行が日常的に起きている．このような開発途上国を旅行した日本人がコレラを日本に持ち込むというような事例はしばしばみられる．しかし，日本に持ち込まれたコレラが日本国内で大きな流行を起こすことはない．これは開発途上国と違い，衛生状態の良好な日本ではコレラの流行が起こる可能性は非常に低いことがその理由である．

4 感染症疫学の基本概念

感染症の疫学を理解するためにいくつかの基本的な概念を理解しておく必要がある．ここではいくつかの基本的な概念についての説明をしていく．

ⓐ 病原微生物の感染と感染症の発症

通常は病原微生物に感染した人すべてが同じような症状を呈するわけではなく，その症状の程度には差があることが多い．病原微生物に感染しても明らかな症状がない場合も多くある．このような感染を**無症候性感染**あるいは**不顕性感染**と呼んでいる．また発症する人の中でも，軽症感染から重症感染まで症状の程度には差がみられることが一般的である（**図6-19**）．例えば，インフルエンザウイルスの感染でも，その3割程度は不顕性感染であるとされている．インフルエンザに感染し発症した人の大半は数日の経過で軽快する（**軽症感染**）が，一部の人に肺炎や脳症というような合併症のために重篤な症状を引き起こすこと（**重症感染**）もある．このようにどの程度の症状を起こすかということも，微生物側の要因・宿主側の要因・環境要因によって決まってくる．

ⓑ 感染症の発生状況による分類

感染症の発生状況によって以下のような分類がある，

①**散発的発生** sporadic：地域的にも時間的にも，少数の感染者の発生が散発的にみられる状況をいう．

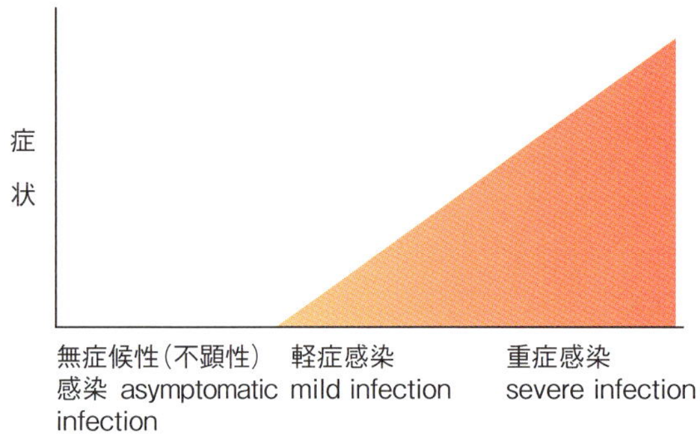

図6-19 病原微生物の感染と感染症の発症

②流行 epidemic あるいは outbreak：流行の定義は，ある地域で一定の期間に通常のレベルを超えて感染者が発生することであり，必ずしも感染者の数だけで規定されるものではない．例えばエボラウイルスの感染者が1例でも日本で確認されれば，流行であるということになる．

③常在 endemic：ある地域に特定の感染症あるいは病原微生物が長期間にわたって存在している状況をいう．例えば，マラリア感染のリスクが常に存在する地域をマラリア常在地域 malaria endemic area というような呼び方をする場合がある．

④世界的流行 pandemic（パンデミック）：流行 epidemic（エピデミック）が特定の地域の枠を越えて世界規模で流行する状況を世界的流行 pandemic（パンデミック）という．パンデミックは新型インフルエンザの世界的流行を意味する，インフルエンザパンデミックとして使われることが多いが，HIV/エイズやコレラなどインフルエンザ以外の感染症に使われることもある．

5 感染経路

感染症の広がり，感染症の疫学に与えるさまざまな要因を考えるためには，病原微生物がどのように伝播していくかという感染経路をきちんと理解することが必要である．感染経路の分類や考え方については，いろいろなものがあるが，ヒトからヒトへの感染の有無を基準として感染経路を考えていきたい．

ⓐ ヒト-ヒト感染を起こす感染症

ヒトの感染症の感染経路を考えるうえでヒトからヒトに感染するかどうかは重要な要素になる．ヒトからヒトに感染するものの中にもその感染経路はさまざまなものが存在する（図6-20）．

1) 直接感染

まず直接感染として，ヒトとヒトの直接の接触により感染するものがある．このような直接感染としては，粘膜の直接の接触によって起こる性行為感染症や母親から子どもに感染する垂直感染，あるいは皮膚などが直接接触することによって起こる接触感染などがある．このうち，垂直感染の感染経路としては母体内で胎盤を経由して感染する経胎盤感染，出産のさいに感染する経産道感染や，出産後母乳などを介して感染する場合などがある．

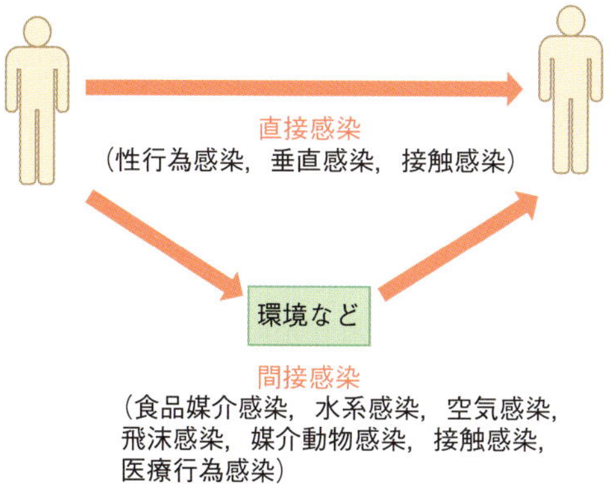

図6-20 ●感染経路：ヒトからヒトへの感染

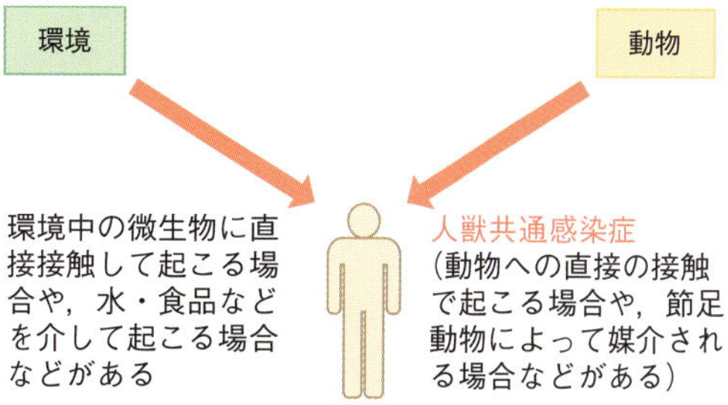

図6-21 ●感染経路：ヒトからヒト以外の感染

2) 間接感染

直接感染に対し，ヒトからヒトに感染するが，その間に環境などを介して起こるのが**間接感染**である．この中には食品を介して感染する**食品媒介感染** foodborne infection，水を介して感染する**水系感染** waterborne infection，くしゃみ・咳などでいったん空気中に排出された微生物を吸い込むことによって起こる**空気感染** airborne infection や**飛沫感染** droplet infection，さらには蚊などの節足動物によって媒介される**媒介動物感染** vector-borne infection，汚染された机・ドアノブなどを介して起こる**接触感染** fomite infection などの感染経路がある．またこれ以外にも，輸血や移植などの医療行為を介して感染する**医療行為感染** medically acquired infection などもある．

下痢症などを起こす腸管感染症の病原体が便中に排出され，排出された病原体が経口的に感染することを**糞口感染** fecal-oral transmission と呼ぶ．また，呼吸器を介して起こる，空気感染（飛沫核感染ともいう）と飛沫感染の違いはその排出される粒子の大きさの違いによるとされている．つまり，微生物を含む粒子の直径が5 μmよりも小さい場合，そのような粒子は空気中を漂い遠く離れた人に対しても感染が起こる可能性がある［空気感染（飛沫核感染）］．これに対して粒子の直径が5 μmより大きな場合には，至近距離（通常は1 m以内）にいる人に対してのみ感染が起こるとされている（飛沫感染）．感染症が空気感染を起こすかどうかはその院内感染対策上も非常に重要である．飛沫感染が主体で空気感染を起こさないのであれば感染者との距離を保つことによって感染を防ぐことができるが，空気感染を起こす場合には陰圧室など厳格な環境に患者を隔離しないと感染は十分に防げないことになる．

ⓑ ヒト-ヒト感染以外の感染症

ヒトからヒト以外の感染経路としては主に環境からの感染と動物からの感染がある（**図6-21**）．環境からの感染としては，環境中の微生物から直接感染が起こる場合や，水・食品などを介して起こる場合などがある．このうち環境中の微生物から直接感染が起こる感染症としては，土壌などに存在する細菌が傷口を介して体内に入ることによって起こる破傷風などがある．コレラは糞口感染としてヒト-ヒト感染を起こすこともあるが，海水など環境中に存在するコレラの原因菌であるコレラ菌が海産物を通してヒトに感染することによっても起こる．また動物の中で伝播している微生物がヒトに感染する場合もある．このように動物からヒトに感染するような感染症を**人獣共通感染症** zoonosisと呼んでいる．この中には，狂犬病のように動物から直接ヒトに感染するものもあるが，節足動物を介するものも存在する．例えば日本脳炎はブタの間で蚊を介して伝播しているウイルスであるが，たまたま感染したブタを吸血した蚊がヒトを吸血することによってヒトに感染する．日本脳炎はかつて日本でも多くの感染者を出していたが，近年は年間の発症数は数例にとどまっている．毎年行われているブタの抗体保有状況の調査により，とくに西日本においてはブタの間では今でもウイルスが伝播していることがわかっている．それにもかかわらず，ヒトでの感染者が激減したのは，ワクチン接種などの効果もあるが，もっとも大きな要因は，ブタの飼育環境の改善や，ヒトの生活域から離れたところでブタが飼育されるようになったことなど，ブタの飼育環境が変わったことであると考えられる．これに対して，アジアの開発途上国ではいまだに多くの日本脳炎患者が出ている．これはこれらの国ではブタの飼育環境がいまだに劣悪で，ヒトの生活域の近くでブタが飼育されているためであると考えられる．

エボラウイルスの自然宿主はおそらくコウモリだと考えられており，通常はコウモリから他の野生動物（チンパンジーやサルなど）を介してヒトに感染すると考えらえている．いったんヒトでの感染が起こると，そこからは院内感染などの形でヒトからヒトへと感染が広がっていく．ヒトからヒトへの感染は，通常は血液などの体液に直接接触することによって起こる．

6 微生物と環境要因

環境要因が感染症の発生に大きく影響することは古くからよく知られていた．微生物が発見される前の欧州では感染症はmiasma（瘴《しょう》気《き》）という地域に漂っている悪霊のようなものが原因であると考えられていた．また，マラリアの語源はmal（悪い）＋aria（空気）であり，特定の地域にマラリアが存在することも広く知られていたと考えられる．実際にマラリアの常在地域を決定するのは，マラリアの媒介蚊であるハマダラカの生息域であり，媒介蚊の生息域を決定するのは，気温やボウフラの生息できる水が存在するかどうかという環境要因である．また，環境を介して感染するような感染症の場合，環境中で微生物が環境要因にどのような影響を受けるかでその疫学像が大きく変わってくる．例えば，食中毒は細菌・ウイルスなどの微生物によって起こる．このうちカンピロバクターやサルモネラといった細菌性の食中毒は夏を中心に起こることが多く，ノロウイルスなどのウイルス性の食中毒は冬を中心にして起こることが多い．これは主に，細菌とウイルスの生物学的特徴の違いによる．細菌は，温度・湿度・栄養などの条件がそろえば**自己増殖**することができる．冬の低温・低湿度の環境では細菌の増殖は起きにくいが，夏の高温・多湿の環境は多くの細菌にとって増殖に適した環境である．このため細菌性の食中毒は夏に多く発生することになる．これに対して，ウイルスは自己増殖をすることができず，ウイルスの増殖のためには生きた細胞が必要である．このため，咳・くしゃみ，あるいは便などから排出されたウイルスは，次の細胞に感染するまでは増殖できず，逆に環境中ではウイルスは徐々に死滅していくことになる．一般に温度が高くなればなるほどウイルスが死滅していくスピードは増していく．このため，ウイルス性の食中毒は環境中のウイルスが早く死滅してしまう夏に少なく，環境中のウイルスが長く感染性を保てる秋から冬にかけてが多いことになる．

⑦ 環境要因と感染症の発生

前述のように感染症の病態・疫学は，微生物・宿主・環境の3つの要因によって規定されている．ここでは近年大きな問題になっているいくつかの感染症についてその環境要因の重要性について説明していく．

ⓐ 新興感染症

世界各地で毎年のように新たな感染症の出現が報告されている（**図6-22**）．このような**新興感染症** emerging infectious diseasesの出現にも，環境要因が深くかかわっている．2003（平成15）年に出現した**重症急性呼吸器症候群 SARS《サーズ》**，severe acute respiratory syndromeは21世紀に入りはじめて流行した新興感染症である．中国南部が起源であると考えられているSARSは，またたく間に世界中に広がり世界を震撼させた．SARSの原因ウイルスであるSARSコロナウイルス（SARS CoV）は本来コウモリが持っていたウイルスであることがわかっている．このような本来の宿主である動物を自然宿主と呼んでいる．自然宿主であるコウモリから他の動物に感染し，その中でヒトに対しての感染性および病原性を獲得したものと考えられる．このようなウイルスが出現した理由としては，中国南部の経済発展・人口増大により野生動物と人間の接触が増大したことなどが考えられている．さらに，SARSが世界中に拡散した理由としては，グローバリゼーションにより人の動きが，以前に比べはるかに増加していることがある．SARSの国境を

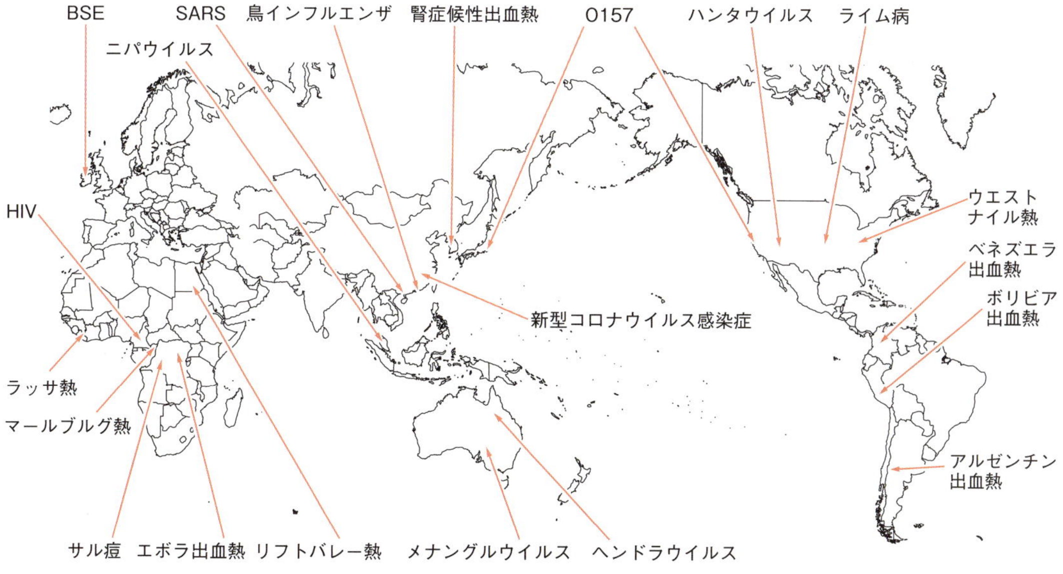

図6-22 ●新興感染症の発生地域

越えての拡散は，香港のホテルで宿泊客が感染し，感染者が航空機に乗ってウイルスをベトナム，シンガポール，カナダなどに広げてしまったことが原因で起こったことがわかっている．また，2012（平成24）年にはSARS CoVと同じコロナウイルスに属する新たなウイルスによる感染症が中東で発見され，中東呼吸器症候群 MERS《マーズ》, Middle East respiratory syndromeと名付けられた．MERSもSARSと同様に致死性の高いウイルス性肺炎を引き起こすことがわかっており，このウイルスの世界への拡散が危惧されており，実際に2015（平成27）年には韓国でも流行が確認されている．MERS CoVもコウモリが本来の自然宿主だと考えられているが，多くのヒトで感染はラクダを介して起きていると考えられるが，一部にヒトからヒトへの感染もみられている．

2019（令和元）年に中国から出現したと考えられている**新型コロナウイルス感染症（COVID-19）**（➡182頁コラム）は，SARS-CoVと近縁のSARS-CoV-2というコロナウイルスが原因ウイルスである．最初の感染者は中国の武漢で2019年末までに確認されているが，その後武漢を含む湖北省で爆発的な流行を起こし，それが中国各地，さらには世界中に広がっていくことなった．2020（令和2）年3月11日にはWHOはこの感染症がパンデミックの状態にあると考えられると発表している．その後も世界中で感染拡大が続き，2022（令和4）年8月の時点で5億8千万人以上の感染者と，640万人以上の死亡者が報告されているが，いずれも実数はこれをはるかに上回ると考えられている．人的な被害だけではなく，社会・経済にも大きな影響を与えているが，このパンデミックが，いつどのような形で収束するのかも見通せない状況が続いている．

ⓑ 地球温暖化と感染症

地球温暖化の進展とともに感染症が増加していくことが懸念されている．とくに問題となっているのは蚊などの節足動物に媒介される**動物媒介感染症**である．例えば，これまでは東南アジアや中南米の熱帯地域にのみ存在していた，蚊によって媒介されるデングウイルスの感染域が近年急速に拡大している（**図6-23**）．アジアではタイ，ベトナム，フィリピンなどの東南アジア諸国のみにみられていたデングウイルスの地域伝播が，中国南部や台湾でもみられるようになっている．これはデングウイルスを主に媒介するネッタイシマカの生息域が温暖化により広がったためだと考えられている．媒介効率は悪いものの日本にも生息するヒトスジシマカでもデングウイルスは媒介される．日本でも，ヒトスジシマカの生息域が東北北部まで広がっていることがわかっている．2014（平成26）年には東京でデングウイルスの国内感染事例が数多く報告されたが，これもヒトスジシマカにより媒介されたものと考えられている．地球温暖化とともにマラリアの感染地域がアフリカの標高の高い地域にも広がっているとするデータもある．コレラも海水温が上昇するとその活動が活発になることが知られており，気候の変化により影響を受ける可能性がある．

ⓒ 自然災害と感染症

2011（平成23）年3月11日に発生した東日本大震災は甚大な被害をもたらしたが，東日本大震災のような大規模災害の発生後には感染症の問題が公衆衛生上の大きな問題として注目されることが多い．その理由は，災害に伴う創傷など直接的な原因だけでなく，被災後に避難所などの衛生状態が悪化する場合が多いこと，とくに避難所において多くの人が密集した生活を余儀なくされていることなどによる．東日本大震災後にも一部の避難所では衛生状況の著しく悪化したところもみられ，インフルエンザやノロウイルスなどの感染症の流行が一部の避難所などでみられた．

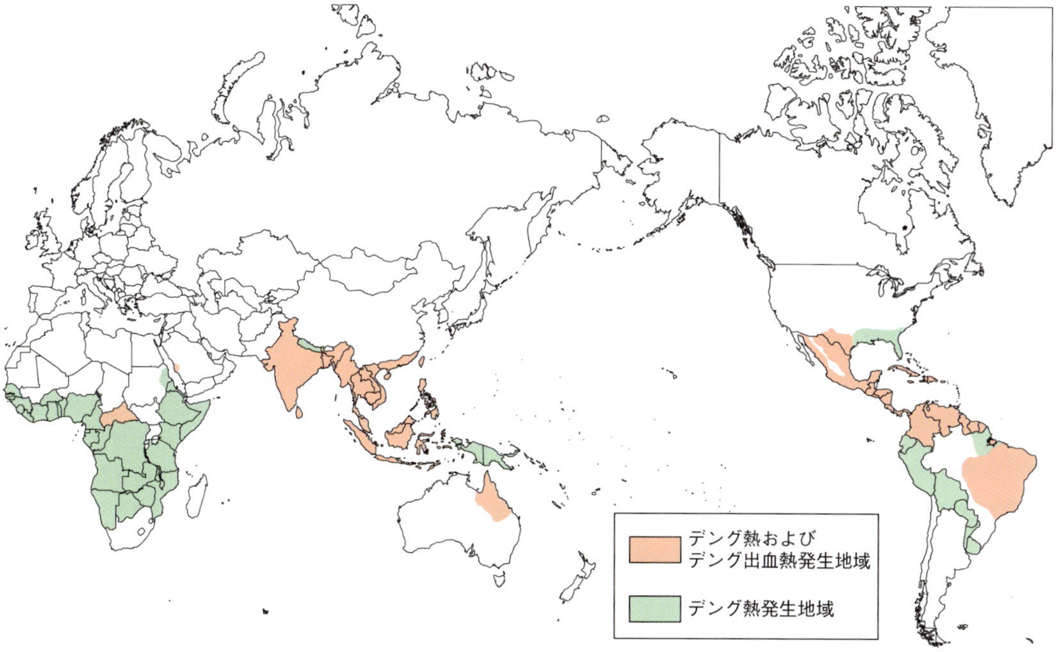

図6-23●デング熱・デング出血熱の発生地域（WHO，CDC資料より作成）

これらも感染症の発生が環境要因によって左右されることを示す例である（➡226頁コラム）.

ⓓ 再興感染症

1990年代に新興感染症への危機感が世界的に高まっていた時期に，いわゆる再興感染症の問題も大きな問題となっていた．再興感染症とは，いったんは制御される傾向にあった感染症が再拡大するようなものをさす．例えば，治療薬の開発により死亡者が減少する傾向にあった結核については，HIV/AIDSの感染拡大にともない，アフリカやアジアなどで急増していき，さらに治療薬に耐性を示す結核菌の問題も拡大していた．マラリアについても地球温暖化による媒介蚊の生息域の拡大や，治療薬に耐性を示すマラリア原虫の拡大や殺虫剤に抵抗性を示す媒介蚊の拡大などの要因から拡大傾向にあった．このようなことを背景として，新興感染症と合わせて再興感染症についても大きな脅威であるとして，新興・再興感染症という形で呼ばれることが多かった．近年問題になっている再興感染症の例としては，成人を含め感染が増加傾向にある百日咳や地球温暖化による媒介蚊の生息域の拡大や新たな森林開発や人の移動の増加によって流行が相次いで起きている黄熱病などがある．

新型コロナウイルス感染症(COVID-19)と環境要因

2003(平成15)年に世界的な流行を起こしたSARSの原因ウイルスであるSARS-CoVも新型コロナウイルス感染症(COVID-19)の原因ウイルスであるSARS-CoV-2も自然宿主はコウモリだと考えられている.SARS-CoVはコウモリからハクビシンなどの他の動物に感染し,それがヒトに伝播したものだと考えられている.SARS-CoV-2もコウモリ以外の何らかの動物が介在し,ヒトに感染した可能性が指摘されているが,どのようにしてヒトに感染したのかは正確にはわかっていない.このようなウイルスが相次いで中国から出現してきている背景には,中国で野生動物を人の食用として飼育し,それを市場などで生きたまま取り引きしていたこととも関連している可能性がある.

SARS-CoVは主に下気道でウイルスが増殖していたと考えられている.このため多くの感染は下気道のウイルスを体外に放出してしまうような気管内挿管などの医療行為を介して起きていた.一方で上気道のウイルスの増殖はあまり起こらず,このために市中感染は少なかったとされている.これに対してSARS-CoV-2は上気道でも効率よく増殖することがわかっている.このためSARSと同様にウイルス肺炎を起こし重症化する例がある一方で,主に上気道でウイルスの増殖が起きような感染者も多く,このような感染者では症状は軽度であるにもかかわらず,他の人への感染性が高いということが大きな課題となっている.さらに,SARSでは重症化してからしか感染性を示さなかったのに対し,COVID-19では発症前の潜伏期間やまったく症状を示さないような無症候感染者にも感染性があることも明らかになっていて,こういった特徴がCOVID-19の制御を非常に難しいものにしている.

これまでインフルエンザなどの呼吸器ウイルスの感染経路としては,①咳やくしゃみなどでの飛散した大きな粒子を直接吸い込むことで,短距離で起こる飛沫感染,②飛沫の水分が蒸発して小さな粒子になったものが長距離に飛散して起こる飛沫核感染(空気感染),③汚染された手指などで口・鼻などを触ることで感染が起こる接触感染,というような主に3つの感染経路で起こると考えられてきた.しかし,咳やくしゃみがなくても通常の呼気中や会話の際には多くの粒子が排出されており,それらの粒子は感染性のあるウイルスを含むことが示されてきている.従来の飛沫感染や飛沫核感染というような考え方では呼吸器ウイルスの感染経路を説明できないことから,排出されているさまざまな粒子径のものを総称してエアロゾルとすべきだという考え方が提唱されていた.大きな粒子の多くは排出直後に落下していくので,長距離の感染を起こす可能性は低いが,小さな粒子も時間とともに拡散していくので短い距離の方が粒子の密度が高く,近距離のエアロゾル感染がより重要だと考えられる.

日本では流行初期からクラスター(患者の集積)に注目して対策を行ってきたが,これは8割近い感染者は誰にも感染させていない一方で,ごく一部の感染者が多くの人に感染させているというこの感染症の疫学的特徴に基づくものである.このようなクラスターを数多く解析した結果,クラスターが起こる場に共通する環境要因を特定することができた.つまり,「密閉した環境」「人が密集する環境」「人と人が近接した距離で会話などをするような環境」という3つの環境要因である.これが現在,「3密」と呼ばれるものである.「3密」の環境が伝播のリスクを増大させており,換気が重要だということもエアロゾル感染が重要な感染経路であるということがその理由となっている.さらにエアロゾルの排出量は咳やくしゃみだけではなく大声を出したり歌を歌ったりすることでも増加することが示されている.これが大声になりやすい飲酒をともなう会食やカラオケなどでクラスターが多くみられる原因だと考えられている.

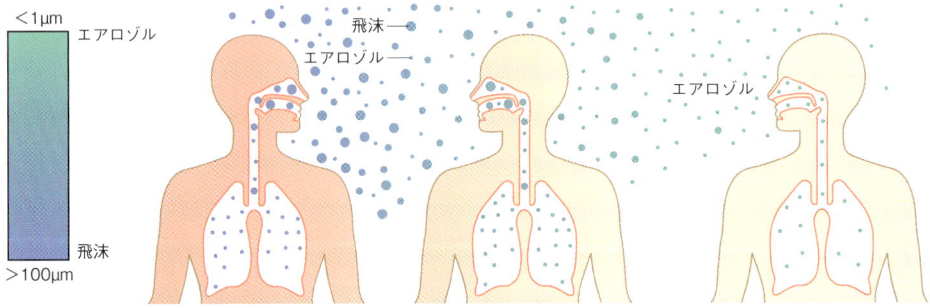

6-6 空気の衛生と大気汚染

1 空気と人間

通常われわれ人間は気圏の底で生活しているが，「空気のような」という表現があるように空気の存在を意識することは少ない．しかし，われわれは生存のために空気から酸素を取り入れ利用しており，また代謝により発生した熱を放散し，体温を一定に保っている．気圏の底では空気の重さにより，1気圧程度の圧力がかかっており，厚さ約13 kmの空気の層（対流圏）は太陽や宇宙からの直接の影響を防いでくれる．また空気には，有害物質の拡散や希釈作用もあり，さらに，音や匂いを伝える媒体として，人間や動物のコミュニケーションにも役立っている．

2 体温調節に及ぼす空気の影響

われわれの体内では代謝により常に熱が発生し，この熱をうまく空気中へ放散することにより，体温を一定に保っている．熱の放散は，体内で発生した熱を主として血流により体表面へ運び，対流，伝導，輻射，水分蒸発などによって行われる．熱の放散が不足すると暑いと感じ，放散しすぎたときは寒いと感じる．

暑さ寒さに関与する空気側の要因は気温，湿度，気流，輻射熱などであり，身体側では運動量，着衣状態，栄養摂取状況，寒がり・暑がりの個体差などである（➡157頁）．

3 気　候

気候 climate とは気温，湿度，気流，日照，雲量，降水量など，大気の総合的な状態をいい，一定の土地で長期間の大気現象の平均的な状態をいう．

日本の気候は温帯性の気候であり，四季がはっきりしている．四季と疾病との間にはかなり関連があり，冬季には呼吸器系の感染症が多く，春季には花粉症，梅雨期には体温調節機能がうまく働かず体の抵抗力が低下する，夏季には熱中症が増加するなどが知られている．

4 空気の成分

ⓐ 空気の正常成分

正常な空気は無色透明で無臭の複数の気体の混合物であり，その成分は**表6-4**に示されるように窒素，酸素，二酸化炭素の3主要成分とその他の微量成分に分けられる．窒素は高圧下で過ごした後の減圧により血液中で気泡化し減圧症（➡299頁）の原因となる．酸素は未熟児に対する過度な酸素供給で未熟児網膜症を生じる．また，産業現場での酸素欠乏（➡302頁，**図10-8**）に対して注意が必要である．呼気中酸素濃度は16％であり，人工呼吸に使用可能である．二酸

表6-4 空気の正常成分

窒 素	78%	不活性ガス 減圧症(潜水病,潜函病 ➡299頁)
酸 素	21%	呼吸,呼気中16% 新生児酸素中毒(失明) 酸素欠乏症(➡302頁)
二酸化炭素	0.04% (400 ppm) 呼気中4%	建築物環境衛生管理基準0.1% (室内空気汚染の指標)
その他	水蒸気0〜4% (湿度として測定)	不活性ガス(アルゴン0.9%,ネオン0.002%, ヘリウム0.0005%)

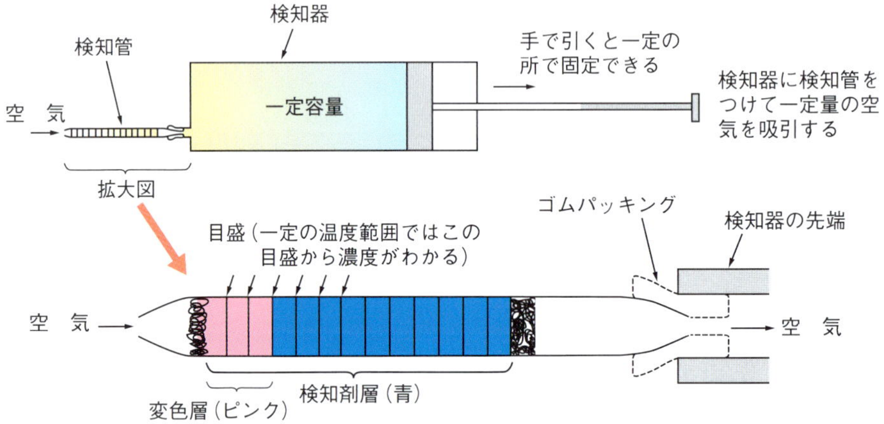

図6-24 検知器および検知管(二酸化炭素の場合)

化炭素は室内では空気汚染や換気の指標として用いられ,大気中では地球温暖化の原因となる温室効果ガス(➡210頁)として排出の低減(➡217頁)が求められている.

二酸化炭素濃度の簡易測定には検知管法(**図6-24**)が用いられる.

検知管法:一定量の空気を吸引できる検知器に二酸化炭素用検知管を取りつけて吸引する.空気中の二酸化炭素濃度に応じて検知管内の試薬が反応して変色し,その変色した部分の長さから濃度を知る方法.検知器があれば,各種ガス用の検知管が発売されているため,応用範囲も広い.ガス濃度を測定するための簡便で安価な測定法であり,よく利用されている.

ⓑ 空気の汚染成分

正常な空気の成分以外に,空気中にはさまざまな有害物質が混入してくる.このような有害物質は室内など閉鎖空間の汚染として問題になることもあるが,大気汚染物質として公害の原因となることが多い.これらについては,1969〜1973(昭和44〜48)年にかけて5項目について環境基準が設けられ,2009(平成21)年に微小粒子状物質(PM2.5)にかかる環境基準が加わった(**表6-5**).さらに1997(平成9)年以降,VOCに関する4項目(**表6-6**)が追加され,ダイオキシン類対策特別措置法(➡212頁)によるダイオキシン類の環境基準も加わり(**表6-7**),現在,大気成

表 6-5 ● 大気汚染に係る主な環境基準（日本）

大気汚染物質	環境基準値	備考
二酸化硫黄 (SO_2)	1時間値の1日平均値が0.04 ppm以下であり，かつ1時間値が0.1 ppm以下であること	①浮遊粒子状物質とは，大気中に浮遊する粒子状物質であって，その粒径が10μm以下のものをいう ②微小粒子状物質は①のうち粒径が2.5μm以下の細かい粒子をいう．PM2.5と略される．主な発生源は船舶，自動車，ばい煙発生施設等 ③光化学オキシダントとは，オゾン，パーオキシアセチルナイトレート，その他の光化学反応により生成される酸化性物質をいう
一酸化炭素 (CO)	1時間値の1日平均値が10 ppm以下であり，かつ1時間値の8時間平均値が20 ppm以下であること	
浮遊粒子状物質 (SPM)	1時間値の1日平均値が0.10 mg/m^{3}以下であり，かつ1時間値が0.20 mg/m^{3}以下であること	
微小粒子状物質 (PM2.5)	1年平均値が15μg/m^{3}以下であり，かつ1日平均値が35μg/m^{3}以下であること［2009（平成21）年環境省告示］	
二酸化窒素 (NO_2)	1時間値の1日平均が0.04 ppmから0.06 ppmまでのゾーン内またはそれ以下であること	
光化学オキシダント	1時間値が0.06 ppm以下であること	

［環境省：大気汚染に係る環境基準，https://www.env.go.jp/kijun/taiki.html（2023年1月アクセス）より引用］

表 6-6 ● 新規環境基準［1997（平成9）年以降］

項目	設定年	環境基準の概要
トリクロロエチレン	2018（平成30）	1年平均値　0.13 mg/m^{3}以下
テトラクロロエチレン	1997（平成9）	1年平均値　0.2 mg/m^{3}以下
ベンゼン	1997（平成9）	1年平均値　0.003 mg/m^{3}以下
ジクロロメタン	2001（平成13）	1年平均値　0.15 mg/m^{3}以下

資料　環境省：「大気汚染に係る環境基準」

表 6-7 ● ダイオキシン類対策特別措置法［2000（平成12）年］のポイント

1. ダイオキシン類の範囲
   1) ポリ塩化ジベンゾフラン
   2) ポリ塩化ジベンゾ-パラ-ジオキシン
   3) コプラナーポリ塩化ビフェニル
2. 耐容1日摂取量
   人の体重1 kgあたり，4ピコグラム（pg）以下
3. 環境基準の設定
   1) 大気汚染に関する環境基準　0.6 pg-TEQ*/m^{3}以下（年平均値）
   2) 水質汚濁に関する環境基準　1 pg-TEQ/L以下（年平均値）
   3) 土壌汚染に関する環境基準　1,000 pg-TEQ/g以下
4. 排出ガスおよび排出水に関する規制

* TEQ：toxic equivalents（毒性等量）．ダイオキシン類の量を，急性毒性のもっとも強い2, 3, 7, 8-TCDDに換算し合計した量，毒性等量（TEQ）として表す．

分の環境基準は全11項目となっている.

1）一酸化炭素 CO, carbon monoxide

一酸化炭素は有機物が不完全燃焼したときに発生する．無色，無臭，無味，無刺激性のガスで，人間の感覚器でその存在を感じることは困難である．

その有害作用は，赤血球のヘモグロビンと強く結合し（酸素の約250倍），脳などで酸素の利用を妨げることにある．空気中の一酸化炭素濃度が10 ppmを超すと精神活動の低下がみられ，100 ppm程度で頭痛やめまいが生じ，5,000 ppmでは1時間以内に死亡する（➡302頁）.

一酸化炭素中毒は換気が悪い場所で都市ガス，練炭，灯油などを燃やしたり，自動車の排気ガスの混入でよく発生する．大気汚染物質としては1970（昭和45）年頃は一般環境で2～3 ppmであったが，排ガス規制の結果，この30年は0.5 ppm程度に減少している．

2）硫黄酸化物 SOx, sulfur oxides

SO_x《ソックス》ともいわれ，二酸化硫黄（亜硫酸ガス），三酸化硫黄（硫酸ガス）などの総称である．石炭，重油，木材など硫黄を含む物が燃焼したときに発生する．工場，ビルや火力発電所，活火山などの固定発生源から排出される．

二酸化硫黄（SO_2）は亜硫酸ガスとも呼ばれ，無色で刺激臭があり，水に溶けやすい．吸入すると鼻粘膜，喉頭，気管支など上気道を刺激し，長時間吸い続けると慢性気管支炎や喘息を起こす．また酸性雨 acid rainの原因物質としても知られる．酸性雨は森林を枯死させるのみならず，湖沼を酸性化して環境に悪影響を与える．

日本では高度経済成長時代に大量の重油が脱硫されずに燃焼され大気中に放出された結果，四日市市など各地で健康被害をもたらした．しかし，排出規制が進むに従い急速に改善され，1967（昭和42）年の全国平均値0.059 ppmが，1980（昭和55）年に0.01 ppm，1990（平成2）年以降0.005 ppm程度になっている．

3）窒素酸化物 NOx, nitrogen oxides

窒素酸化物の総称で，NO_x《ノックス》ともいわれ，毒性などから問題となるのは一酸化窒素（NO）と二酸化窒素（NO_2）である．空気中で物が燃焼するさいに発生し，燃焼温度が高いほど発生量も多い．

大気汚染物質としての窒素酸化物は自動車など主として移動発生源から発生する．窒素酸化物は刺激性であるが，水にあまり溶けないため，吸入すると肺の深部にまで到達し，慢性気管支炎や肺気腫を起こす．また，NO_2は光化学オキシダントや酸性雨の主要な原因物質である．

日本の大気中の窒素酸化物は，1960，70年代に産業と車社会化によって濃度が高くなったが，その後の対策でほぼ半減し，1992（平成4）年の自動車NO_x・PM法もあって最近は沿道では漸減しつつあり，一般環境ではほぼ横ばいに推移している．

4）浮遊粒子状物質 SPM, suspended particulate matter

大気中に浮遊する微粒子のうち粒径が10μm以下のものを総称していう．その成分は煙，粉じん，石綿，病原体，ディーゼル排気粒子 DEP, diesel exhaust particulatesなどさまざまなものがある．微粒子の量とともに，その成分や大きさも健康に重要な関係がある．微小粒子状物質（PM2.5）は粒子が2.5μm以下と小さいので肺胞まで到達しやすく，有害性が強い．PM2.5は自動車，船舶などから排出される一次生成粒子と，大気中でSO_x，NO_x，後述のVOCなどが光やオゾンと反応してできる二次生成粒子とからなる．中国からの越境汚染による影響も注目されている（➡219頁）．国は1993（平成5）年から自動車の排出規制を開始し，国内での発生の低減をはかってきた（**表6-5**）．

5）光化学オキシダント photochemical oxidants

これまで述べた汚染物質が一次汚染物質といわれるのに対し，これらは二次汚染物質と呼ばれる．二酸化窒素や炭化水素を原料として太陽光のエネルギーにより生成される，刺激性の強いオゾンやアルデヒド類を総称している．目や喉を刺激する他，植物などにも被害を及ぼす．

6）揮発性有機化合物（VOC）

職場で使う**有機溶剤**やシンナー遊びの**シンナー**などは**揮発性有機化合物 VOC，volatile organic compounds**と呼ばれ，重要な管理対象である．常温で揮発して大気中に拡散する有機化合物で，トルエン，キシレン，ベンゼン，トリクロロエチレン，テトラクロロエチレン，メチルエチルケトン，ホルムアルデヒド，プロパン，ガソリン，石油ベンジンなど100種類以上ある．

これらの多くは，建築物や製品の**塗装**，**印刷**，**接着**，**洗浄**，**乾燥**，**スプレー**製品，ドライクリーニング，殺虫剤などで使われ，役目の終わったVOCは空気中に揮発・蒸発させることになる．回収されずに大気中に拡散するガスはごく低濃度なので直接の人体影響はないが，**光化学オキシダント**の発生を高め，**PM2.5**の形成にも関与する．全国の大気への排出・拡散量はこの20年間で半分以下となり，環境省検討会の報告では，2019（令和元）年度には1年間に約63万トンと推計されている．

VOCの排出を減らすため，大量に使う工場からの化合物ごとに，排出規制が2006（平成18）年から行われている．少量使用については，自主的な低減への取り組みが各地でなされている．消費者にも低減に寄与する行動が要請されている（➡206頁「シックハウス症候群」，212頁「化学物質，内分泌かく乱化学物質」）．

6-7 水の衛生と水質汚濁

① 水と健康

ヒトの体重の約2/3は水で構成されており，体内におけるさまざまな化学反応に水は必要不可欠である．正常成人の1日水分排出量は，尿として1,400 mL，糞便中の水分として100 mL，皮膚（不感蒸泄）から600 mL，呼気から400 mLの合計約2,500 mLである．したがって生命維持に必要な**水の生理的必要量**は1日当たり2,500 mL前後とされている．ヒトは生命維持以外にも，洗顔，入浴，洗濯，調理などの生活用水の使用が不可欠である．2018（平成30）年度の1人1日当たりの水の平均給水量は331 L/日/人，最大給水量は375 L/日/人となっており，近年は減少傾向を示している．

地球上の水は循環しており，汚染された水が自然界の微生物による分解を経て浄化される自浄作用が存在するが，産業革命以降の工業化の進展，人口の都市への集中などによって，水の汚染は急速に進行した．このため現在では上水道が設けられ，浄水操作を加えて安全な水を供給するとともに，使用後の排水については，下水道を設けて下水処理を施したあとに，河川や海洋に戻すようになっている．

② 上　水

ヒトが飲用するために供給される水を上水という．日本における近代的水道施設は1887（明治20）年の横浜水道に始まり，1890（明治23）年には「水道条例」が制定・公布された．その後，全国的に上水道の整備がはかられ，2020（令和2）年度末には水道の普及率は98.1％に達している．健康な生活を営むための上水の条件としては，①人体に安全であること（病原微生物，有害物質などを含まない），②使用上不便がないこと（着色，硬度など），③不快感がないこと（臭気，濁りなどがない）があげられ，さらにおいしい水であることも重要である．

ⓐ 水質基準

日本では上水道に関する法律である水道法に基づいて水質基準が定められ，飲水としての適，不適を判断している．2003（平成15）年には水道水の水質管理の徹底をはかるために，水質基準の全面的な見直しが実施され，水質基準項目の拡大（50項目）の他に，新たに水質管理上留意すべき項目である水質管理目標設定項目，および引き続き検討が必要である要検討項目が新設された．また，クリプトスポリジウムなどの耐塩素性病原微生物対策の強化のための濾過など，病原微生物の除去措置が義務づけられた．その後も水質基準の数次の改正が実施され，水質基準項目の追加，変更および基準値の強化，水質管理目標設定項目および要検討項目の追加，変更などが実施されており，2014（平成26）年4月には亜硝酸態窒素が追加されて51項目となり，2015（平成27）年4月にはジクロロ酢酸およびトリクロロ酢酸の基準値が，2020（令和2）年4月には六価クロム化合物の基準値が強化された（**表6-8**）．これらの水質基準項目の中で大腸菌，塩化物イオン，硝酸態窒素および亜硝酸態窒素などは，し尿などによる汚染の指標として重要である．

ⓑ 上水道の機構

上水道は水源（天水，地表水，地下水）よりの取水，導水，浄水場での浄水，送水，配水の各施設により構成される．水源としては河川，湖沼，貯水池などの地表水が約7割，地下水や伏流水が約3割を占めるが，近年では有機物や有害化学物質による汚染が問題となっている．

ⓒ 浄水法

浄水場では，沈殿–濾過–消毒の順に浄水操作が実施される．濾過法には緩速濾過と急速濾過があり，急速濾過の場合は薬品沈殿を併用しあらかじめ微粒子を凝集沈殿処理しておくことで濾過速度を上げることができる．日本では，現在はほとんどの都市で濾過能力の高い急速濾過が用いられている．濾過によってほとんどの細菌は除去されるが，完全な消毒および配水中の再汚染防止を目的にして，通常は塩素（Cl_2）による消毒を行う．水に添加された塩素の一部は有機物と反応し，反応しない塩素は HOCl（次亜塩素酸）および OCl^-（次亜塩素酸イオン）を生じ，これらは遊離残留塩素と呼ばれ強い殺菌力を有する．水中にアンモニアが存在するときはアンモニアと次亜塩素が反応し，NH_2Cl（モノクロラミン），$NHCl_2$（ジクロラミン）を生じる（結合型残留塩

表6-8 ●水道法の水質基準 ［2020（令和2）年4月1日施行］

番号	項目	基準値
1	一般細菌	集落数100/mL以下
2	大腸菌	検出されないこと
3	カドミウムおよびその化合物	0.003 mg/L以下
4	水銀およびその化合物	0.0005 mg/L以下
5	セレンおよびその化合物	0.01 mg/L以下
6	鉛およびその化合物	0.01 mg/L以下
7	ヒ素およびその化合物	0.01 mg/L以下
8	六価クロム化合物	0.02 mg/L以下
9	亜硝酸態窒素	0.04 mg/L以下
10	シアン化物イオンおよび塩化シアン	0.01 mg/L以下
11	硝酸態窒素および亜硝酸態窒素*	10 mg/L以下
12	フッ素およびその化合物	0.8 mg/L以下
13	ホウ素およびその化合物	1.0 mg/L以下
14	四塩化炭素	0.002 mg/L以下
15	1, 4-ジオキサン	0.05 mg/L以下
16	シス-1, 2-ジクロロエチレンおよびトランス-1, 2-ジクロロエチレン	0.04 mg/L以下
17	ジクロロメタン	0.02 mg/L以下
18	テトラクロロエチレン	0.01 mg/L以下
19	トリクロロエチレン	0.01 mg/L以下
20	ベンゼン	0.01 mg/L以下
21	塩素酸	0.6 mg/L以下
22	クロロ酢酸	0.02 mg/L以下
23	クロロホルム	0.06 mg/L以下
24	ジクロロ酢酸	0.03 mg/L以下
25	ジブロモクロロメタン	0.1 mg/L以下
26	臭素酸	0.01 mg/L以下
27	総トリハロメタン	0.1 mg/L以下
28	トリクロロ酢酸	0.03 mg/L以下
29	ブロモジクロロメタン	0.03 mg/L以下
30	ブロモホルム	0.09 mg/L以下
31	ホルムアルデヒド	0.08 mg/L以下
32	亜鉛およびその化合物	1.0 mg/L以下
33	アルミニウムおよびその化合物	0.2 mg/L以下
34	鉄およびその化合物	0.3 mg/L以下
35	銅およびその化合物	1.0 mg/L以下
36	ナトリウムおよびその化合物	200 mg/L以下
37	マンガンおよびその化合物	0.05 mg/L以下
38	塩化物イオン	200 mg/L以下
39	カルシウム，マグネシウム等	300 mg/L以下
40	蒸発残留物	500 mg/L以下
41	陰イオン界面活性剤	0.2 mg/L以下
42	ジェオスミン	0.00001 mg/L以下
43	2-メチルイソボルネオール	0.00001 mg/L以下
44	非イオン界面活性剤	0.02 mg/L以下
45	フェノール	0.005 mg/L以下
46	有機物［全有機炭素（TOC）の量］	3 mg/L以下
47	pH値	5.8以上8.6以下
48	味	異常でないこと
49	臭気	異常でないこと
50	色度	5度以下
51	濁度	2度以下

青字は2014（平成26）年に追加された項目および2015（平成27）年以降に基準値が変更された項目.

*（亜）硝酸態窒素と（亜）硝酸性窒素の関係：「水質基準に関する省令の制定及び水道法施行規則の一部改正等について」［2003（平成15）年10月］より項目名について，旧厚生省令の「硝酸性窒素及び亜硝酸性窒素」は，「硝酸態窒素及び亜硝酸態窒素」に名称を改めた．なお，環境省では「水質汚濁に係る環境基準」項目として，「硝酸性窒素及び亜硝酸性窒素」を使用している（➡**表6-10**）.

素）．クロラミンも殺菌力を持つが，次亜塩素酸よりは弱い．給水栓末端で遊離残留塩素が**0.1 ppm以上**（結合型残留塩素の場合は0.4 ppm以上）を保つように塩素注入を行う．遊離塩素と水中（水道原水）の有機物質（フミン質）とが反応してトリクロロメタン（$CHCl_3$）などの**トリハロメタン**が生成され，その変異原性や発がん性が問題となっている．その他の消毒法として，オゾン，紫外線，煮沸，重金属を用いた殺菌などがあるが，オゾン殺菌を除くと大規模な消毒には不適である．

③ 下　水

下水は**生活排水**（**家庭排水**）および**産業排水**などの汚水，および雨水からなる．汚水はトイレなどの生活排水からの病原微生物や産業排水からの有害物質を含み，汚水を環境中に直接戻すと環境汚染を引き起こす．さらに都市部では豪雨による浸水事故が起こるため，下水を排除し処理するために設けられた排水施設，処理施設などのシステムとしての**下水道**が整備されている．日本における下水道事業は1900（明治33）年に下水道法が制定されたことに始まるが，歴史的にし尿が肥料としての価値が高かったことなどが原因で下水道の整備が遅れ，2020（令和2）年度末においても下水道処理人口普及率は80.1％と低く，環境汚染上の問題となっている．

ⓐ 下水処理

下水の排水方式については，①合流式（汚水と雨水を同じ下水管で流す），②分流式（汚水と雨水を別々の下水管に流す），③混合式（分流式に雨水の一部を入れる）があるが，合流式では大雨のときに，雨水と汚水の混合水の一部を未処理で河川に放流するので，最近では主として分流式が取り入れられている．

下水処理は一～三次処理に分けられるが，その中心となる二次処理は**嫌気性処理**と**好気性処理**に大別される．嫌気性処理では嫌気性微生物により有機物を分解するが，アンモニア，硫化水素ガスの発生や処理に長時間を要する欠点があり，小規模な処理に用いられている．好気性処理の代表として**活性汚泥法**（**図6-25**）があり，この処理法では一次処理した下水に活性汚泥（好気性菌を多数含む泥状物）を加えて，曝気《ばっき》槽（二次処理）で空気を送り込んでかく拌《はん》し，好気性菌による分解を行う．その後，下水は沈殿槽に送られ，上澄みは塩素消毒後に放流し，沈殿物は再び活性汚泥として利用される．活性汚泥法は大量の下水を短時間に効率よく処理でき，都市下水の大規模処理に広く用いられている．

二次処理の終わった下水は塩素消毒後に環境中に放流されるが，水中の窒素やリンなどは完全には除去できない．近年では，富栄養化の防止，下水処理水再利用のために，オゾン酸化，イオン交換などを用いて**高度処理**（**三次処理**）が行われることも多い．

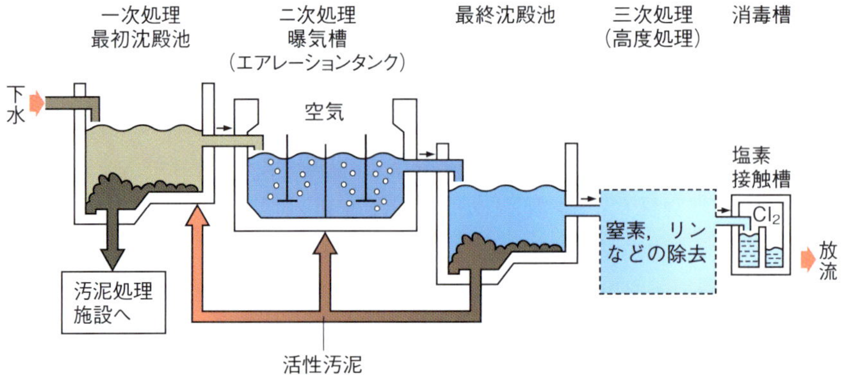

図6-25 活性汚泥法による下水処理の過程

表6-9 ●主な水質汚濁の指標

指　　標	内　　容
水素イオン濃度(pH)	水の酸性，アルカリ性の指標．一般の都市下水は7.0前後
浮遊物質(SS, suspended solid)	水に溶けない懸濁性の物質(直径2 mm以下)．水の濁りの原因となる
溶存酸素(DO, dissolved oxygen)	水に溶解している酸素量．DOが小さいと硫化鉄が発生し水が黒色となる(死の川)
生物化学的酸素要求量(BOD, biochemical oxygen demand)	水中の有機物が，好気性菌によって酸化分解されるのに必要な酸素量．BOD高値は水の汚れの程度が大きいことを意味する
化学的酸素要求量(COD, chemical oxygen demand)	水中の有機物などの還元性物質が過マンガン酸カリウムなどの酸化剤で酸化されるのに必要な酸素量．COD高値は水の汚れの程度が大きいことを意味する

ⓑ 下水の水質指標

下水の水質の主な指標として，透明度，**水素イオン濃度**(pH)，**浮遊物質** SS, suspended solid, **溶存酸素** DO, dissolved oxygen，**生物化学的酸素要求量** BOD, biochemical oxygen demand，**化学的酸素要求量** COD, chemical oxygen demand, 有害物質，一般細菌，大腸菌などがある(**表6-9**)．

4 水質汚濁

汚染された水を飲用したり食物とともに摂取したりするとさまざまな健康障害が引き起こされるだけでなく，汚染された水が環境中に排出されると広範囲の**環境破壊**が引き起こされる．水質汚濁の原因のほとんどは人為的原因であり，工場・鉱山などからの無処理排水，生活排水や都市下水の不完全処理排水，廃棄物の河川・海洋などへの投棄，タンカー・海底油田の事故などでの油による海洋汚染などがあげられる(➡211頁)．

ⓐ 水質汚濁による健康障害と環境破壊

水の汚染が原因となる健康障害として，赤痢などの病原微生物による水系感染症の流行がある．また有害物質による健康障害として，工場排水中の**有機水銀**が生物濃縮された魚介類を摂取したことで発症した**水俣病**《みなまた》(熊本県水俣湾および新潟県阿賀野川流域)や，鉱山の廃水中に含まれる**カドミウム**が蓄積した農作物を摂取したことなどで発症した**イタイイタイ病**(富山県神通川流域)が代表的である．その後，新しく問題となった有害物質として，ダイオキシン類(➡185頁)，内分泌かく乱化学物質(環境ホルモン)，有機塩素系溶剤(トリクロロエチレン，テトラクロロエチレン)などによる，河川水や地下水の汚染による健康障害や環境破壊が懸念されている(➡208, 212頁)．

ⓑ 水質汚濁に関する環境基準

水質汚濁による健康障害や環境破壊の発生を防ぐために，水質汚濁に関する**環境基準** environmental quality standardが定められている．環境基準は公共用水の水質について達成し維持することが望ましい基準を定めたものであり，ヒトの健康の保護に関する環境基準(健康項目)(**表6-10**)と生活環境の保全に関する環境基準(生活環境項目)からなっている．健康項目については，

表6-10 人の健康の保護に関する水質環境基準項目および基準値——公共用水域

［環境省，2022（令和4）年現在］

項目	基準値	項目	基準値
カドミウム	0.003 mg/L以下	1,1,2-トリクロロエタン	0.006 mg/L以下
全シアン	検出されないこと	トリクロロエチレン	0.01 mg/L以下
鉛	0.01 mg/L以下	テトラクロロエチレン	0.01 mg/L以下
六価クロム	0.05 mg/L以下	1,3-ジクロロプロペン	0.002 mg/L以下
砒素	0.01 mg/L以下	チウラム	0.006 mg/L以下
総水銀	0.0005 mg/L以下	シマジン	0.003 mg/L以下
アルキル水銀	検出されないこと	チオベンカルブ	0.02 mg/L以下
PCB	検出されないこと	ベンゼン	0.01 mg/L以下
ジクロロメタン	0.02 mg/L以下	セレン	0.01 mg/L以下
四塩化炭素	0.002 mg/L以下	硝酸性窒素および亜硝酸性窒素	10 mg/L以下
1,2-ジクロロエタン	0.004 mg/L以下	フッ素	0.8 mg/L以下
1,1-ジクロロエチレン	0.1 mg/L以下	ホウ素	1 mg/L以下
シス-1,2-ジクロロエチレン	0.04 mg/L以下	1,4-ジオキサン	0.05 mg/L以下
1,1,1-トリクロロエタン	1 mg/L以下		

2009（平成21）年に1,4-ジオキサンが新たに追加され，現在は27項目となっており，2020（令和2）年度の基準達成率は99.1%である．また，2011（平成23）年にはカドミウム，2014（平成26）年にはトリクロロエチレンの基準値がそれぞれ強化された．この他に，ダイオキシン類対策特別措置法に基づくダイオキシン類の環境基準が定められている（➡184頁）．

生活環境項目に関する環境基準は河川，湖沼，海域の別に定められており，pH，BOD（河川），COD（湖沼および海域），SS，DO，大腸菌群などの項目が定められている．代表的な有機物汚染の水質指標であるBOD（あるいはCOD）の達成率は近年改善されつつあり，2020（令和2）年度の達成率（河川）は93.5%まで上昇しているが，湖沼（49.7%），内湾，内海などの閉鎖性水域では達成率が低い．

ⓒ 放射性物質を含む処理水の海洋放出

2021（令和3）年4月に，福島第一原子力発電所の廃炉処理のプロセスで蓄積したALPS処理水［事故で発生した放射性物質を含む汚染水を浄化してトリチウム（重水素）以外の放射性物質を規制基準以下まで浄化処理した水］を海洋放出する方針が決定された．処理水に含まれる放射性物質であるトリチウムの濃度基準は1,500ベクレル/L以下とされている．これはWHOの定める飲料水水質ガイドライン（10,000ベクレル/L）よりもはるかに低い濃度である．しかしながら，農漁業者を中心に風評被害への懸念が大きく，適切なリスクコミュニケーションのありかたが問われている．

6-8 廃 棄 物

日常生活や産業活動に伴って生じる廃棄物は，国民生活の向上と産業活動の拡大に伴って膨大な量に上っており，廃棄物の3R，すなわち発生抑制（リデュース），再利用（リユース），再生利用（リサイクル）などの適切な処理は公衆衛生上の重要な問題となっている．1970（昭和45）年に成立した「廃棄物の処理及び清掃に関する法律」（廃棄物処理法）では，廃棄物は「ごみ」「粗大ごみ」「燃えがら」「汚泥」「ふん尿」などの汚物または不要物とされ，一般廃棄物と産業廃棄物に区分される．産業廃棄物には，事業活動に伴って生じた廃棄物のうち，「汚泥」「動物のふん尿」など法律で定められた20種類がある．一般廃棄物は産業廃棄物以外の廃棄物で，主に家庭から発生する「家庭系ごみ」「し尿」と事業所から発生する「事業系ごみ」がある．近年，廃棄物の適正処理の困難，不法投棄などの問題が多発し，それに対応するために数次にわたって廃棄物処理法が改正され，廃棄物の発生抑制，リサイクルの推進，排出者責任の強化，不適正処理に対する罰則強化などの措置が講じられている．廃棄物・リサイクル対策の総合的な推進のため，2000（平成12）年には「循環型社会形成推進基本法」が制定された．

① 一般廃棄物

ⓐ 一般廃棄物（ごみ）の処理の状況と課題

ごみ処理は市町村が実施し，2020（令和2）年度におけるごみの総排出量は4,167万トン，1人1日当たりのごみ排出量は901 gで，2000（平成12）年をピークにして近年は減少傾向にある．ごみの排出割合では，生活系ごみが約70％，事業系ごみが約30％となっている．また，ごみ処理にかかる経費は，2020（令和2）年度で，2兆1290億円に上っている．

ごみの処理方法は，直接資源化，焼却などの中間処理，および直接最終処分に分類される．近年，直接資源化および中間処理されるごみの割合は増加し，2020（令和2）年度では総処理量の99.1％を占める一方で，直接最終処分されるごみは0.9％に減少している．中間処理施設としては，焼却施設，資源化施設，堆肥《たいひ》・飼料の製造施設，メタンガス回収施設などがある．中間処理施設に搬入されたごみは，処理後に再生利用されるが，直接資源化されたごみや集団回収されたごみと合わせた量（総資源化量）のごみの総処理量に対する割合（リサイクル率）は，1990（平成2）年度の5.3％から2007（平成19）年に20％台へと増加したが，その後は横ばいまたは減少傾向である（図6-26）．

ⓑ し尿の処理

し尿の衛生的処理は，水洗便所から排出されたものを下水道終末処理施設またはし尿浄化槽で処理する方法と，汲み取ったし尿をし尿処理施設または下水道終末処理施設に運搬して処理する方法がある．水洗化人口（公共下水道人口と浄化槽人口の合計）は年々増加しており，2020（令和2）年度では1億2,120万人で総人口の95.6％である．下水道の整備が遅れている地域では，し尿浄化槽が普及しているが，浄化槽には合併処理浄化槽（し尿と生活雑排水の同時処理）と単独処理浄化槽（し尿のみの処理）がある．汚濁負荷の大きい単独処理浄化槽の廃止を推進するために，2001（平成13）年に浄化槽法が改正され，単独処理浄化槽の割合は減少している．なお，下水道終末処理施設から下水処理の過程で排出される下水汚泥は産業廃棄物として扱われる．

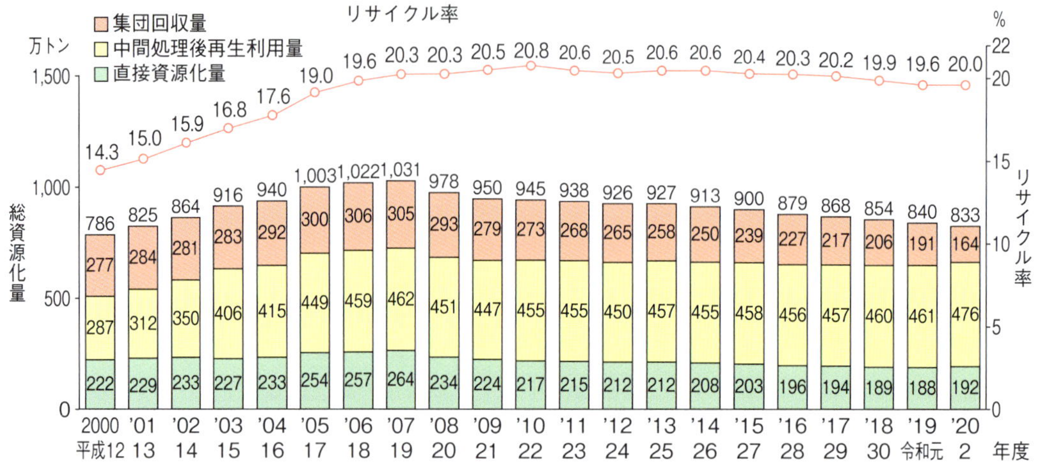

図6-26●総資源化量とリサイクル率の推移

資料　環境省廃棄物・リサイクル対策部：「日本の廃棄物処理」

② 産業廃棄物の現状と処理

産業廃棄物は事業活動に伴って生じた廃棄物で，2019（令和元）年度における全国の産業廃棄物の総排出量は3億8,596万トンであり，前年に比べて約713万トン増加している．産業廃棄物排出量を種類別にみると，「汚泥」の排出量が約4割と最多であり，ついで「動物のふん尿」「がれき類」で，これら3種類で総排出量の約8割を占める．また業種別排出量では，もっとも多い業種は電気・ガス・熱供給・水道業で，ついで農業・林業，建設業となっており，この3業種で総排出量の約7割を占める．

2019（令和元）年度における産業廃棄物の処理については，直接の再利用（19.7％），脱水，焼却，破砕などの中間処理（79.1％），直接最終処分（1.2％）となっている．中間処理施設にて中間処理された産業廃棄物の**再生利用量**は全体の33％で，直接の再利用と合わせると産業廃棄物全体の53％が再生利用されており，最終処分量は産業廃棄物全排出量の2.4％と少ない．産業廃棄物の処理にあたっては，排出事業者責任が明確にされており，排出者自らの処理や産業廃棄物処理業者への委託など，それぞれ処理方法や処理施設の基準が詳細に定められている．

下水道事業において発生する汚泥（**下水汚泥**）は，近年は横ばい傾向にあり，2020（令和2）年度で全産業廃棄物発生量の約2割を占めるが，中間処理による減量化や再生利用によって，最終処分量は総発生量の約0.4％で再利用化が推進されている．下水汚泥は有機物に富むことから肥料として用いられる．また汚泥を焼却・溶融処理することで，セメント原料，ブロックなどの建設資材として利用される．汚泥のエネルギー利用として，発酵処理過程で発生するメタンガスなどを用いた発電や，汚泥自体の燃料化，汚泥焼却熱の利用などがある．

これまでの大量生産・消費の社会から，廃棄物を出さない社会への転換のために，廃棄物の再利用（リサイクル）の推進を目的としたさまざまな法律が制定されている．主なものを以下に示した．

容器包装リサイクル法［1995（平成７）年］：ガラスびん，ペットボトル，プラスチック・紙製容器包装などの廃棄物に関して分別収集および再商品化が義務づけられている．

家電リサイクル法［1998（平成10）年］：廃家電製品のうち，エアコン，ブラウン管テレビ，冷蔵庫・冷凍庫，洗濯機の4品目について，製造業者などに一定の水準以上の再商品化が義務づけられている．

建設リサイクル法［2000（平成12）年］：一定規模以上の工事について使用されるアスファルト・コンクリート塊や建設発生木材の再資源化などが義務づけられている．建設汚泥の有効利用については，2006（平成18）年に「**建設汚泥の再生利用に関するガイドライン**」が制定されている．

食品リサイクル法［2000（平成12）年］：加工食品の売れ残りや，食べ残しなどの食品廃棄物について，食品関連事業者に対して発生の抑制，減量化，再生利用を促している．

自動車リサイクル法［2002（平成14）年］：使用済み自動車の処理によって発生するシュレッダーダストが主な廃棄物であり，自動車のリサイクル・適正処理を推進するために製造業者などに適切な役割分担を義務づけている．

パソコンリサイクル法（通称）［2003（平成15）年］：2003年に改正された資源有効利用促進法のパソコンに関する追加条項により，メーカーによる回収とリサイクルが義務づけられた．パソコンに含まれる樹脂や金属の再資源化を目的とする．

小型家電リサイクル法［2013（平成25）年］：使用済みのデジタルカメラや小型電子機器などに含まれるアルミ，貴金属，レアメタルなどの再資源化を促進することを目的に制定された．

3 不法投棄の現状と対策

産業廃棄物の処理コストの高騰や処理方法の複雑化によって，不法投棄や不適正処理の増加が懸念されているが，数次にわたる廃棄物処理法の改正を通じて，廃棄物処理の許可要件や罰則の強化が実施された．その結果，近年の産業廃棄物の不法投棄は減少しており，2020（令和2）年度における不法投棄件数は139件，投棄量は5.1万トンであった（**図6-27**）．

産業廃棄物の種類別の不法投棄では，がれき類，木くずなどの建設系廃棄物が投棄量の70.5%と最多となっている．不法投棄対策としては，未然防止，早期発見，拡大防止をはかること，さらに不法投棄された場合は原状回復を行う必要がある．投棄者が不明の場合が多いため，原状回復のための多額な費用は，都道府県が負担することになる．2003（平成15）年に**特定産業廃棄物に起因する支障の除去等に関する特別措置法**が成立し，原状回復のための経費支援が行われている．

4 有害廃棄物の越境移動の管理

有害廃棄物が先進国から開発途上国に輸出された結果，環境汚染などの問題が生じたことから，1989（平成元）年に「有害廃棄物の国境を越える移動及びその処分の規制に関するバーゼル条約」（**バーゼル条約**）が採択された．これを受けて，日本でも1992（平成4）年に「特定有害廃棄物等の輸出入等の規制に関する法律」（**バーゼル法**）が制定され，廃棄物の輸出入の規制を行ってい

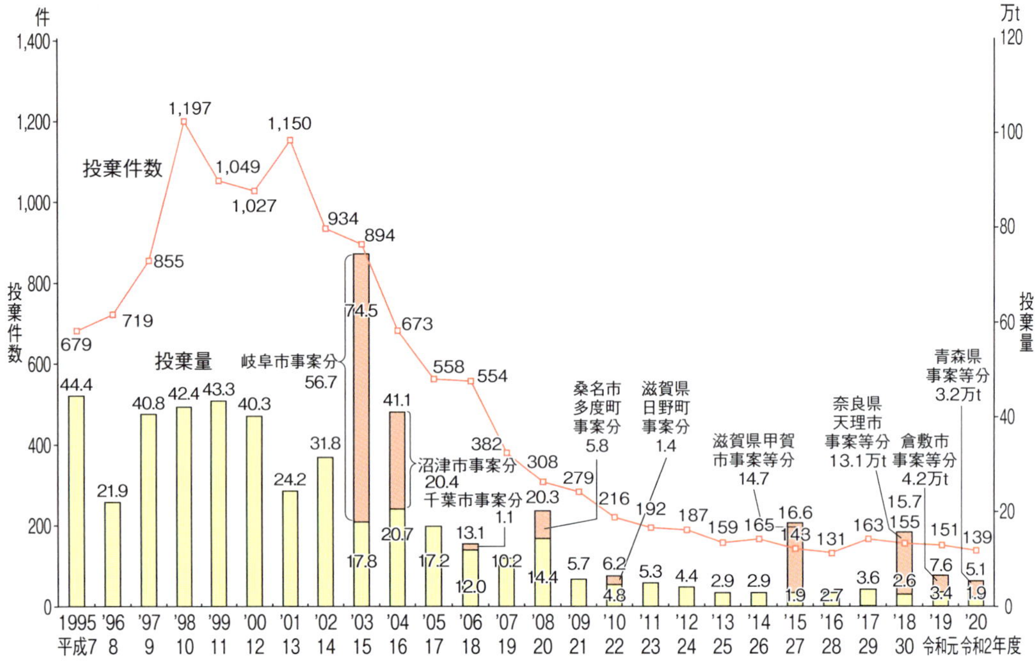

図 6-27 ● 不法投棄件数および投棄量の推移

注）棒グラフ白抜き部分について，岐阜市事案は 2003（平成 15）年度に，沼津市事案は 2004（平成 16）年度に判明したが，不法投棄はそれ以前より数年にわたって行われた結果，当該年度に大規模な事案として判明した．

資料　環境省：「環境白書・循環型社会白書・生物多様性白書」

る．近年，経済活動のグローバル化に伴って，リサイクルを目的とした循環資源の国際移動が活発化しており，有害廃棄物の越境移動の管理の重要性が増している（➡ 219 頁）．

5 マイクロプラスチックによる海洋汚染

私たちの日常生活でつかわれているプラスチックのうち，不適切な処理により海洋に流出したものが地球レベルの環境問題を引き起こすことが懸念されている．とくに，マイクロプラスチック（5 mm 以下のプラスチック類）は北極・南極域，深海，海底などを含むあらゆる海域を汚染している．既に，さまざまな海洋生物の体内からマイクロプラスチックが検出されており，プラスチックそのものの毒性のほか，製造時に添加された化学物質および海水から吸着した疎水性の化学物質が，海洋生態系に影響することが懸念されている．海洋中のマイクロプラスチックの分布実態，生態系への影響，魚介類を介した人間への健康影響などを解明するための研究がすすめられている一方で，レジ袋の有料化など，プラスチックの海洋流出の抑制するための政策的な取り組みも始まっている．

6-9 衣食住の衛生

① 衣食住の位置づけ

衣食住は，ヒトという生物にとって，自ら作り出し，あるいは改変した直近の生活環境であり，その衛生を保つことは，ヒトの健康な生存のために必須である．住 Shelter と食 Food が，オタワ憲章（1986年）の「健康の前提条件」prerequisites for health に含まれていることからも，このことは古くから自明であった．

② 衣の衛生

衣服にはさまざまな機能がある．衛生面では，少なくとも，衣服下の気候をヒトにとって快適な状態に保つ機能，汗や皮脂を吸着して皮膚の清潔維持に役立つ機能，機械的外力や紫外線や昆虫の刺咬などの有害作用から体を守る機能の3つがある．比較的長い時間皮膚に密着しているため，人体にとって有害でないことも重要である．

ⓐ 衣料用繊維の性質

繊維の吸湿吸水性，放湿性，通気性，帯電性に加え，繊維から布を作る際の織り方の組み合わせにより，衣服下の気候がどのような状態になるかは違ってくる．例えば，綿や麻のように有機物に対する吸着性，吸湿吸水性，放湿性，通気性が良い繊維は，皮膚から汗や皮脂を除去する効果をもつし，ナイロンやポリ塩化ビニルのように汚染物が付着しにくく，かつ透過しにくい繊維は，外部からの汚染を防ぐ．

織り方のきめが粗い布には汚染物が付着しやすいし，きめが細かい布には汚染物が付着しにくい．マスクに良く使われる不織布は，きめが細かいだけでなく，帯電性を上げることによって，空気中の飛沫や微小粒子を吸着しやすくしている．逆に，肌着に使えるように静電気の発生を抑える目的で，原料の高分子化学物質に親水性の薬剤を加えて成型した制電性繊維も，ナイロン，アクリル，ポリエステルなどについて開発されている．

ⓑ 化学物質による衣服の加工と関係制度

衣料用繊維の大部分は防縮，防虫，防菌，防カビ，染色など加工済みである．防縮加工の過程で使われるホルムアルデヒドは発がん物質なので，衣類については，1973（昭和48）年に制定され翌年施行された「有害物質を含有する家庭用品の規制に関する法律」（有害物質規制法または家庭用品法と呼ばれる）によって溶出試験が義務づけられている．

この法律は，ホルムアルデヒドや有機水銀化合物などを規制しており，家庭用品に使用される化学物質について，変異原性試験，亜急性毒性試験，皮膚刺激性・皮膚感作性試験，細胞毒性試験が基本的な毒性項目として実施され，生殖・発生毒性試験や吸入毒性試験が追加実施されることもあると定めている．抗菌剤では有機水銀化合物，トリブチル錫化合物，トリフェニル錫化合物の製造・使用が規制されている．

衣料用繊維の性質のうち，はっ水性については「家庭用品品質表示法」に「はっ水（水をはじきやすい)」または「撥水《はっすい》(水をはじきやすい)」と表示すると規定されているが，レインコートのようなはっ水性を必要とするコート以外の場合は必ずしも表示する必要はないとされている．

抗菌防臭加工，制菌加工，光触媒抗菌加工，抗かび加工，消臭加工，光触媒消臭加工，防汚加工，抗ウイルス加工，紫外線遮蔽加工といった機能加工については，繊維工業会が，繊維評価技術協議会(JTETC)を設け，自主的に認証ガイドラインを設けている．認証を通った製品はSEKマークを付すことができる．

3 食の衛生

ⓐ 食品衛生の基本枠組み

食品の管理は，食品を安全に食べられるようにし，食中毒などを起こさないことが基本であり，食品そのものや添加物について，厚生労働省所管の**食品衛生法**によって大枠が定められている．また食品表示については2013(平成25)年6月に成立し公布された**食品表示法**が2015(平成27)年4月1日に施行され，消費者庁食品表示課が表示規制事務を一元管理することとなった．

さらに，リスク科学の視点から**食品安全基本法**が制定され，2003年5月以降，食品のリスク管理は従来通り農水省や厚労省が所管するが，リスク評価とリスクコミュニケーションは，それらと独立して内閣府に設置された**食品安全委員会**が所管することとなった．

ⓑ いわゆる「健康食品」についての法律と制度

食品に対して安全に栄養を取る以上の働きを求め，特別の用途や効能を期待して開発・販売されているのが，いわゆる「健康食品」である．古くから中医の思想にある「医食同源」以来，特定の食品に健康の維持改善効果を期待することは広く根付いてきた考え方だが，それが産業化され，広く流通するようになると，行きすぎた「健康食品」への傾倒(フードファディズムと呼ばれ，例えば「納豆が身体に良い」というテレビ番組の後でスーパーの納豆が売り切れる現象は，その現れといえる)によって逆に健康被害や経済的負担などの問題が生じ，医薬品ほどではないにしてもレギュレーションが必要になったのは当然である．

いわゆる「健康食品」のレギュレーションとしては個別の申請と消費者庁長官の許可を要する「**特定保健用食品**(**トクホ**)」や，「**特別用途食品**」．*n*-3系脂肪酸，6種類のミネラル，13種類のビタミンについて，基準を満たしていれば，許可や届け出なく成分表示を行うことができる「**栄養機能食品**」に加え，2014(平成26)年から取り入れられた「**機能性表示食品**」がある．機能性表示食品は，規制緩和によって取り入れられた制度であり，安全性及び機能性の根拠に関する情報，健康被害の情報収集体制など必要な事項が，商品の販売前に，事業者から消費者庁長官に届け出られ，形式的に整っていれば企業等の責任において科学的根拠のもとに機能性を表示できる(➡243頁)．

ⓒ 食品表示法による食品表示の一元管理

食品表示法は2013(平成25)年6月に成立・公布され，2015(平成27)年4月1日に施行された(➡242頁)．消費者の権利の尊重と消費者の自立の支援という消費者基本法の基本理念を踏まえ，表示義務付けの目的を統一し拡大するという主旨で制定された．表示義務付けの主な目的は，食品を摂取する際の安全性に関する情報を提供することによって，一般消費者の自主的かつ合理的な食品選択の機会を確保することである．

食品表示には，賞味期限と消費期限という2つの期限のいずれかが含まれている．消費者庁「食品の期限表示について」，食品安全委員会用語集等によると，賞味期限とは，おいしく食べることができる期限（best-before）のことで，この期限を過ぎてもすぐに食べられないということではない．一方，消費期限とは，期限を過ぎたら食べない方がよい期限（use-by date）であり，年月日で表示される．弁当・サンドイッチ・生めん等，日持ちのしない食品について表示される．

アレルギー物質の表示については，特定原材料7品目とそれに準ずる20品目について表示義務がある．食品衛生法違反に基づくリコールについては食品衛生法に行政機関への届出義務が規定されているが，食品表示法違反にはこの規定がなかったことが国会で問題となり，2018（平成30）年12月から食品表示法が改正され，食品表示法違反に基づく食品リコール情報の行政機関への届け出が義務付けられた．なお，2020（令和2）年4月1日から，個別の原材料や添加物へのアレルゲン表示をすることが義務づけられている．

ⓓ 食品添加物について

食品添加物とは，保存料，甘味料，着色料，香料など，食品の製造過程または加工・保存目的で使われるものをいう．食品衛生法により，原則として厚生労働大臣が指定した食品添加物のみ使用可能（天然物か人工物かによらない）という，いわゆるポジティブリスト方式がとられている．

食品衛生法に規定されている食品添加物は，指定添加物，既存添加物，天然香料，一般飲食物添加物の4種類からなる．

食品安全委員会による指定添加物の安全性確認手続きは，「添加物に関する食品健康影響評価指針（2021年9月改正）」による．食品添加物に関するリスク管理機関である厚生労働省との役割分担は，**図6-28**の通りである．

ⓔ 食中毒

食中毒対策は，食品衛生法に規定されている（**図6-29**）．食中毒患者の診断または死体検案を行った医師は直ちに保健所に届け，保健所長は知事に報告・調査し，知事は規模が大きい場合に

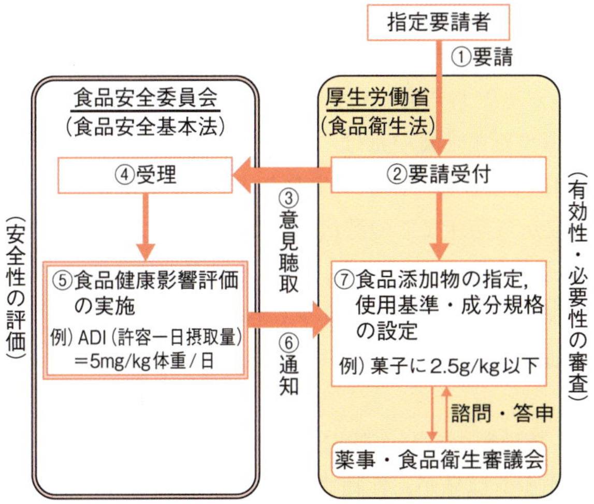

図6-28 指定添加物の安全性確認手続き
［内閣府食品安全委員会，http://www.fsc.go.jp/iinkai/mission.html（2023年1月アクセス）より引用］

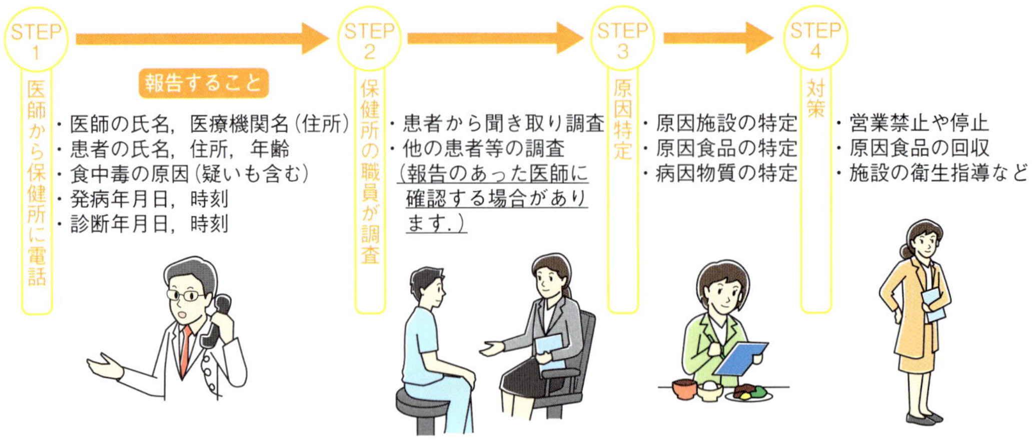

図6-29 食中毒届出の流れ

［厚生労働省：「食中毒を疑ったときには」より引用］

は厚生労働大臣に報告せねばならない．知事は食中毒による死亡が疑われる死体を遺族の同意を得て解剖に付する権限（場合によっては同意がなくても通知のみで可能）をもち，大規模な食中毒発生の際には厚生労働大臣が関係知事等に調査と結果報告を求める権限をもつ．

食中毒を原因によって分類すると，食品成分自体，時間経過や調理時や胃内での化学反応による毒物生成，寄生生物，生物が生成あるいは濃縮した毒物，重金属や難分解性有機化合物や残留農薬などの化学物質等による食品汚染に大別できる．**図6-30**に示す日本の月別食中毒統計では，病因として細菌，ウイルス，寄生虫，化学物質，自然毒，その他・不明という区分で患者数が集計されている．一般的な分類を**表6-11**に示す．季節性としては，夏は細菌性，冬はウイルス性（ほぼすべてノロウイルス）が多い年が普通だったが，近年は通年型に近づいている．2021（令和3）年は，件数ではアニサキスが半数を占める．患者数では4月にノロウイルス，6月に細菌（主に腸管出血性以外の病原性大腸菌）のピークがあった．

細菌性食中毒は，感染型と毒素型に分かれる．感染型には，細菌が腸上皮で増殖して炎症を起こすこと自体が症状を起こすもの（狭義の感染型）と，腸管内で細菌が産生したエンテロトキシンが症状を起こすもの（生体内毒素型）があるが，どちらも一般には食前加熱を十分にすれば細菌が死滅するため予防可能である．一方，毒素型細菌性食中毒は，多くの場合，レトルトパウチのように密封され嫌気的に保存された飲食物中で増殖した菌が産生した毒素（胃で分解されないタイプ）を摂取することで発生するため，摂取から発症までの潜伏期間は短く，食前加熱は無効なものが多い．ボツリヌス菌による食中毒のうち，ハチミツ摂取による乳児ボツリヌス症（2017年，日本では28年ぶりに発症し，初の死亡例となった）は，ハチミツに含まれているボツリヌス菌の芽胞（成人では腸内細菌の働きにより腸管に定着できない）が腸管内で増殖し産生するボツリヌス毒素による生体内毒素型である．

カビ毒（マイコトキシン）による食中毒は，数種類のカビが特定の生育環境条件下で代謝・生成する毒素によって起こる．中でもアフラトキシンは発がん性物質として知られ，穀類，落花生，

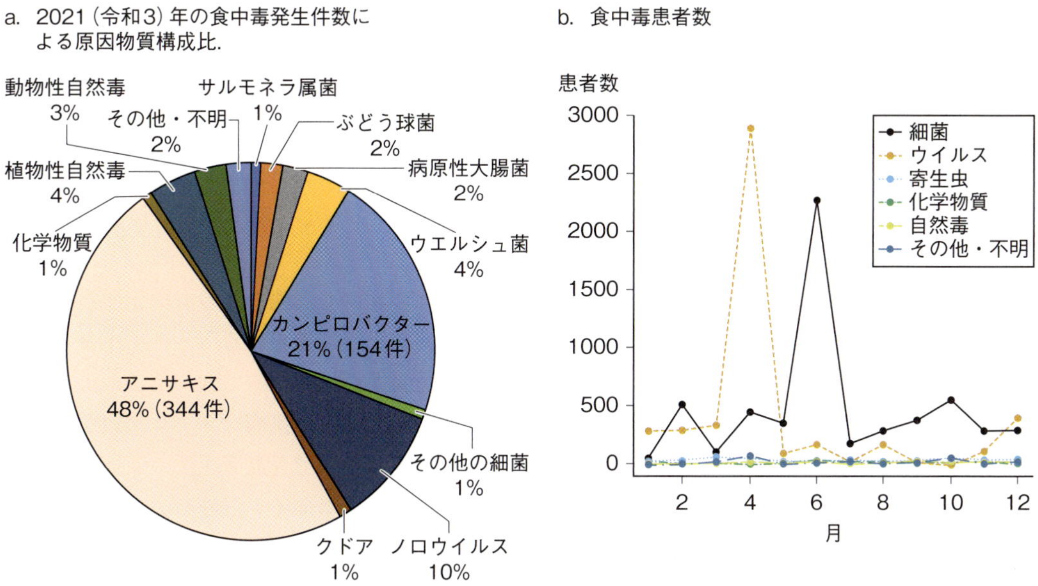

図6-30 病因別食中毒発生患者数の月次推移および発生件数による原因物質構成比(2021年)

資料 厚生労働省:「食中毒統計」

表6-11 食中毒の分類

自然毒による食中毒		微生物による食中毒	
動物性	フグ(テトロドトキシン), ホタテなどの二枚貝(有毒プランクトンによる貝毒)1)	細菌性感染型	サルモネラ属菌, 腸炎ビブリオ菌, カンピロバクター菌
		細菌性生体内毒素型	腸管出血性大腸菌, ウエルシュ菌
植物性	キノコ, ジャガイモの芽(ソラニン)など植物に含まれる有毒成分	細菌性毒素型	ブドウ球菌, ボツリヌス菌
		ウイルス性	ノロウイルス
化学物質による食中毒		**寄生虫による食中毒**	
残留農薬	有機リン系殺虫剤など2)	寄生虫	クドア, サルコシスティス, アニサキス
有害物質	PCB(ポリ塩化ビフェニル), ヒ素		
食品変性	アフラトキシン, ヒスタミン		

1) 原因プランクトンの検査と貝毒検査, 2) ポジティブリスト制度による管理

ナッツ類, とうもろこし, 乾燥果実などに寄生するアスペルギルス属(Aspergillus, コウジカビ)の一部が産生する何種類かのカビ毒を指し, 食品から検出される主要なものとして B_1, B_2, G_1, G_2 の4種類に加え, 乳に含まれる M_1, M_2 がある. B_1 の毒性がもっとも強く, 遺伝毒性も含め肝臓がんのリスクを上げることが知られている. 食品衛生法では, B_1, B_2, G_1, G_2 を合計した総アフラトキシンとして10 μg/kgを超える場合と, 乳に含まれる M_1 が0.5 μg/kgを超える場合に第6条第2号違反となり, 販売や輸入が禁止される.

自然毒による食中毒は, 動物性と植物性に大別される. 動物性にはシガテラ, フグ毒

(tetrodotoxin)，貝毒(saxitoxin)などが含まれる．シガテラは有毒鞭毛藻から始まる食物連鎖でブダイなど南洋の大型肉食魚に蓄積したシガトキシンにより起こる．フグ毒はフグに共生している細菌が産生してフグの組織に蓄積するもので，多く蓄積している卵巣，肝臓，腸，皮膚を適切に除去すれば，他の部分は食用にできる．適切な除去は難しいため，都道府県ごとにフグ調理師免許制度とフグ調理施設の届出制度が設けられている．植物性にはジャガイモの芽(ソラニン)，青梅(シアン化合物)などが知られている．毒キノコは菌類であって生物学的には植物ではないが，日本では毒キノコの中毒も植物性に分類されている．

化学物質による食中毒は，砒素や水銀，カドミウムなどの元素や農薬などの有機化学物質が飲料水や食物を汚染し，それを摂取することで起こる．公害病として知られる，イタイイタイ病，水俣病，第二水俣病は，化学物質により汚染された食品を長期間にわたって食べたことによる慢性の食中毒である．イタイイタイ病はカドミウム米，水俣病と第二水俣病はメチル水銀が蓄積された魚介類の長期摂取によることがわかった時点から，枠組みとして食品衛生法の適用は可能だったはずだが，適用されなかった．人為的な汚染がなくとも，近年のインドやバングラデシュ，台湾などの深井戸の飲料水による砒素中毒も慢性の食中毒といえる．

食品製造・消費過程における汚染も食品衛生上大きな問題である．製造過程における異物混入としては，動物性異物，鉱物性異物，化学物質等があるが，消費者からの苦情が多いのは毛髪である．容器包装材や食器成分の溶出も食品汚染を起こすことがあり，ガラス，ホウロウ引きの顔料などから溶出した鉛やカドミウム，プラ容器包装から溶出した可塑剤なども食中毒の原因になりうる．製造工程の管理不十分による汚染は大規模な食中毒事件を起こす場合があり，例えばPCBによるカネミ油症事件や黄色ブドウ球菌による雪印乳業食中毒事件が典型的である．

ⓕ 総合衛生管理製造過程とHACCP

食品衛生法第7条の3に，**総合衛生管理製造過程**について，「製造又は加工の方法及びその衛生管理の方法について食品衛生上の危害の発生を防止するための措置が総合的に講じられた製造又は加工の工程をいう」と定められている．実際には，**HACCP**(Hazard Analysis and Critical Control Point)(日本では「ハサップ」と発音し，危害分析・重要管理点システムと訳される)による衛生管理及びその前提となる施設設備の衛生管理等を行うことにより，最終的な食品の検査ではなく，総合的に衛生が管理された食品の製造又は加工の工程を意味する．HACCPは元々，NASAの宇宙食管理から出発した考え方で，宇宙に食物をもっていくには究極のセキュリティが要求されるため，手順が厳密に定められた．

食品の製造販売に関わる事業者がHACCPを導入しやすくするため，「食品の製造過程の管理の高度化に関する臨時措置法」(HACCP支援法)が，1998(平成10)年から制定・施行された．当初5年間の時限法であったが，4回延長されている．2021年6月1日からすべての食品等事業者に衛生管理計画策定が義務づけられ，大規模事業者にはHACCPに基づく衛生管理が義務化されている．

国際的な政府間機関であるコーデックス委員会がガイドラインとして示している，HACCPによる衛生管理の7原則12手順は，**表6-12**の通りである．手順1から手順5が危害要因分析の準備段階，手順6以降が実際の危害要因分析とプランの作成に相当する．

表6-12 HACCPによる衛生管理の7原則12手順

手順1 ：HACCPチームの編成
手順2 ：製品についての記述
手順3 ：意図する用途の特定
手順4 ：製造工程一覧図の作成
手順5 ：製造工程一覧図の現場での確認
手順6 ：危害要因の分析（原則1）
手順7 ：重要管理点（CCP）の決定（原則2）
手順8 ：管理基準の設定（原則3）
手順9 ：モニタリング方法の設定（原則4）
手順10：改善措置の設定（原則5）
手順11：検証方法の設定（原則6）
手順12：文書化及び記録の保持（原則7）

ⓖ トレーサビリティ

HACCPによって安全な食品を製造しても，人々の口に入るまでに長い経路がある．そのため，消費から生産へ追跡できる（トレーサブルである）ことが必要である．狩猟採集生活をしていた頃から自給自足農業をしていた頃まで，生産と消費は切り離されていないのが普通だったが，都市生活をする「消費者」の出現によって，生産と消費が切り離されてトレーサビリティという問題が生じた．トレーサビリティは，大規模流通によって切り離された生産と消費をつなぐことができるが，何らかの基準で取捨選択された情報だけがつながれている点に注意が必要である．

コーデックス委員会は，食品のトレーサビリティを，「生産，加工及び流通の特定の一つ又は複数の段階を通じて，食品の移動を把握できること」と定義している．具体的には，食品の移動ルートを把握できるよう，生産，加工，流通等の各段階で食品を取り扱ったときの記録を作成・保存しておくことで，食品事故等の問題があったときに食品の移動ルートを書類等で特定し，遡及・追跡して，原因究明や商品回収等を円滑に行えるようにする仕組みである．

法律としては，牛と牛肉についての牛トレーサビリティ法，米と米加工品についての米トレーサビリティ法に加え，食品衛生法でも，食品全般の仕入元及び出荷・販売先等に係る記録の作成・保存（基礎トレーサビリティ）が食品事業者の努力義務として規定されている．

ⓗ 遺伝子組換え食品

現在日本で流通している遺伝子組換え食品には，①遺伝子組換え農作物とそれから作られた食品，②遺伝子組換え微生物を利用して作られた食品添加物，がある．

食品衛生法により安全性審査を受けることが義務づけられており，食品安全基本法に基づいて内閣府食品安全委員会に設けられた遺伝子組換え食品等専門調査会が審査を実施する．2001（平成13）年4月1日以降，安全性審査を受けていない遺伝子組換え食品又は原材料に用いた食品は，輸入，販売等を法的に禁止することとなった．

遺伝子組換え表示については，食品表示法に基づく食品表示基準によって定められている．安全性審査を経て流通が認められた9農産物（大豆，とうもろこし，ばれいしょ，なたね，綿実，

表6-13 ●食品をより安全にするための5つの鍵(WHO)

1. 清潔に保つ
2. 生の食品と加熱済み食品とを分ける
3. よく加熱する
4. 安全な温度に保つ
5. 安全な水と原材料を使用する

アルファルファ，てん菜，パパイヤ，からしな)とそれを原料とする33の加工食品群について，分別生産流通管理をして遺伝子組換え農産物を区別している場合及びそれを加工食品の原材料とした場合は遺伝子組換え農産物である旨を表示し，分別生産流通管理が適切にできていない場合は分別されていない旨を表示する義務がある.

米国は遺伝子組換え食品の規制に消極的であるのに対して，ヨーロッパ諸国は警戒姿勢をとっており，EU議会では遺伝子組換え作物(Genetically Modified Organismを略してGMOと書く)や遺伝子組換え食品についてトレーサビリティの必要性が提案され，2002(平成14)年秋に採択されている.

2022(令和4)年6月9日現在，「安全性審査の手続を経た旨の公表がなされた遺伝子組換え食品及び添加物」は食品9品目330品種(わたは食用ではないが「食品」に含まれている)，添加物73品目である.

ⓘ WHOによる食品衛生の5つの鍵

WHOは，多くの食品由来疾患の原因となる病原体の伝播を予防するため，食品衛生におけるGood Hygiene Practice(優良衛生規範)の実施により，政府，業界および消費者すべてが安全な食品を保証する責任を共有することを求めている．そのため，2001(平成13)年に**表6-13**の5項目を提唱している.

4 住居の衛生

オタワ憲章の冒頭に挙げられている「健康の前提条件」の2番目にshelterが入っていることからもわかるように，安全で衛生的な住居は，健康な生存に必須である.

屋内の温熱条件，明るさ，音，空気，広さ，構造，設備などが，そこに居住するヒトの心身の機能性，快適性，安全性を左右する(**図6-31**)．気温，湿度，降水量，日照などの屋外の自然環境条件に合わせて，屋内に必要な環境を満たすための住居の構造や機能は異なってくる．法的には，建築物衛生法，建築基準法，バリアフリー法，消防法などで規定されている．十分な住居が計画的に供給されるようにするためには，都市計画法や住生活基本法が定められている.

ⓐ 建築物衛生法による屋内環境規制

住居内の空気環境について，大規模な建物については，「建築物における衛生的環境の確保に関する法律」(略称は，建築物衛生法またはビル管理法)によって規制されている．屋内空気が満たすべき条件として，粉塵の絶対濃度0.15 mg/m^{3}未満，CO_2 濃度1,000 ppm未満等が示されている他，給排水，清掃，ねずみ等(ねずみ，昆虫その他の人の健康を損なう事態を生じさせるお

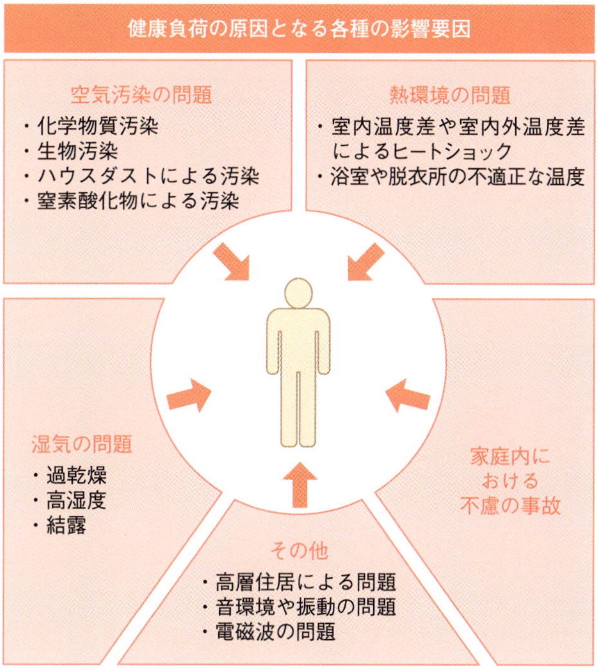

図 6-31 ● 人体に影響を及ぼす住居の要因
［国土交通省：健康維持増進住宅の研究より引用］

表 6-14 ● ビル管法に定められている防除措置

措置内容	措置回数
ア　ねずみ等の発生場所，生息場所及び侵入経路並びにねずみ等による被害の状況について統一的に調査を実施すること．	6ヵ月以内ごとに1回
イ　アの調査結果に基づき，ねずみ等の発生を防止するため必要な措置を講ずること．	その都度
ウ　ねずみ等の防除のため殺そ剤又は殺虫剤を使用する場合は，薬事法の規定による承認を受けた医薬品又は医薬部外品を用いること．	

それのある動物）の防除なども規定されている．防除とは，発生・侵入の防止と駆除を指し，**表 6-14** の措置が求められている．また，厚生労働大臣が定める「空気調和設備等の維持管理及び清掃等に係る技術上の基準」に従うことになっている．

建築物衛生法（ビル管理法）に基づく建築物環境衛生管理基準における「ねずみ等の防除」には，総合的有害生物管理（Integrated Pest Management＝IPM）による防除体系の概念が取り入れられている．IPMとは，「害虫等による被害が許容できないレベルになることを避けるため，もっとも経済的な手段によって，人や財産，環境に対する影響がもっとも少なくなるような方法で，害虫等と環境の情報をうまく調和させて行うこと」と定義されていて，生息状況調査を重視した防除体系をいう．

ここでいう「ねずみ等」はいわゆる衛生害虫も含んでいる．衛生害虫とは，ヒトに対して直接

表6-15 衛生害虫，不快害虫，不快動物の分類

	分類	例
衛生害虫	吸血昆虫	アタマジラミ，ケジラミ，コロモジラミ，ネコノミ，イヌノミ，チカイエカ，アカイエカ，コガタアカイエカ，ヒトスジシマカ，トコジラミ
	刺咬昆虫	アシナガバチ，ミツバチ，スズメバチ，キイロスズメバチ，シバンムシアリガタバチ，ハナバチの仲間
	痒みを起こすダニ類	ツメダニ，トリサシダニ
	アレルギーの元となるダニ類	ヒョウヒダニ，コナダニ，チリダニ
	疾病を媒介するダニ類	イエダニ，スズメサシダニ，マダニ，ヒゼンダニ，ツツガムシ
	細菌付着昆虫	チャバネゴキブリ，クロゴキブリ，イエバエ，チョウバエ
	接触昆虫	ドクガ，チャドクガ，有害な甲虫類，イラガ，ヤネホソバ
不快害虫		チャタテムシ，シミ，カメムシ，ユスリカ，アリ
不快動物		ヤスデの仲間，ムカデ，セアカゴケグモ，ハイイロゴケグモ

的な被害を及ぼす虫を指す．ヒトに対して疾病を起こさないものも含めて，痒みや痛みを生じさせる原因となる虫を含めた広義の意味で使用される．一方，ヒトが生活する上で存在を不快に感じる虫を不快害虫（不快動物）と呼び，衛生害虫とは区別されている（**表6-15**）．

一般住居の大気環境については，アルミサッシや断熱技術などの普及によって気密性が上がったため，屋内大気汚染による**シックハウス症候群**が問題となっている．シックハウス症候群とは，建材や家具から発生する揮発性の有機化学物質（VOC），屋内で繁殖したカビやダニ，不十分な換気下でのストーブの使用による二酸化炭素，一酸化炭素，窒素酸化物などに曝露することで生じる健康障害の総称である．揮発性の有機化学物質への対策としては，建築基準法により，建材から揮発するホルムアルデヒドを一定レベル以下に抑えるための内装の制限や換気設備の義務付けと，シロアリ駆除に用いられるクロルピリホスの使用禁止が定められている他，住宅性能表示制度や室内環境配慮マークなどが作られている．また，厚生労働省は，「シックハウス（室内空気汚染）問題に関する検討会」の中間報告を受け，2019（平成31）年1月17日に**表6-16**に示す13物質と総揮発性有機化合物（TVOC）について室内濃度指針値を示している．

ⓑ 建築物の構造についての基準

建築基準法が，建築物の敷地，構造，設備及び用途に関する最低基準を定めている．防災の観点から耐火性，防湿性，避雷設備，耐震性などについても定められている．建築資材がアスベストを含まないことや，採光，換気，便所，浄化槽などについても定められている．

バリアフリー法（正式名称「高齢者，障害者等の移動等の円滑化に関する法律」）は，2006年12月に施行された法律で，施設とその移動経路，移動手段に対して一体的，総合的にバリアフリー施策を推進することを目的とし，高齢者と障害者のみでなく，すべての人が暮らしやすいユニバーサル社会の実現を目指すとされている．この法律により，建築物に関しては，学校，病院，劇場等の特定建築物や，不特定多数または主に高齢者や障害者が利用する特別特定建築物を新築ま

表6-16●室内空気中化学物質の室内濃度指針値

物質名	指針値	物質名	指針値
ホルムアルデヒド	100 $\mu g/m^3$（0.08 ppm）	テトラデカン	330 $\mu g/m^3$（0.04 ppm）
アセトアルデヒド	48 $\mu g/m^3$（0.03 ppm）	クロルピリホス	1 $\mu g/m^3$（0.07 ppb）
トルエン	260 $\mu g/m^3$（0.07 ppm）	フェノブカルブ	33 $\mu g/m^3$（3.8 ppb）
キシレン	200 $\mu g/m^3$（0.05 ppm）	ダイアジノン	0.29 $\mu g/m^3$（0.02 ppb）
エチルベンゼン	3800 $\mu g/m^3$（0.88 ppm）	フタル酸ジ-n-ブチル	17 $\mu g/m^3$（1.5 ppb）
スチレン	220 $\mu g/m^3$（0.05 ppm）	フタル酸ジ-2-エチルヘキシル	100 $\mu g/m^3$（6.3 ppb）
パラジクロロベンゼン	240 $\mu g/m^3$（0.04 ppm）	TVOC	400 $\mu g/m^3$

たは修繕する場合に，建築物移動等円滑化基準に適合するようにすることが求められている．公共施設や高層建築物や地下街及びその設備は，防火対象物として，消防法で制度や基準が定められている（例えば，カーテンが基準以上の防炎性能を有するものでなければならないなど）．

ⓒ 屋内の熱環境

極端な高温や低温から身体が受けるストレスを減らすため，人が衣服の外側に作り出した環境である住居の温度を調節することは有効である．

屋内が低温になると，血圧上昇，喘息症状，悪い精神状態などが増加し，高齢者では呼吸器疾患と心疾患がともに増加する．ヨーロッパ11カ国で行われた研究によると，屋内の寒さによる冬季の超過死亡が年間38,200人（人口10万当たり12.8人）という報告がある．これまでの研究から得られた知見に基づき，WHOは寒冷期の屋内温度を18℃以上に保つことを推奨している．

熱波を含む地球温暖化とともに高温による健康障害への関心は高まっており，屋内における適切な冷房設備の使用は必須である．日本では，総務省消防庁の集計によると，2017（平成29）年から2021（令和3）年までに熱中症によって救急搬送された事例の60％以上が屋内での発生である．子供や高齢者は生理的体温調節機能が健常成人より弱いため熱中症のリスクが高く，救急搬送事例の半数以上が高齢者である．2021年の東京23区における熱中症死亡者の8割以上が高齢者であり，そのうち約9割は屋内で死亡していて，さらにその約9割はエアコンを使っていなかったと報告されている．高齢になると暑さや喉の乾きを感じにくくなるため，家族がエアコン使用を促すことが推奨されている．

ところが，2020年から世界を襲っているCOVID-19パンデミックに対して換気が推奨されたため，換気によってビル管理法で定める居室内の温度及び相対湿度の基準（28℃，70％）を超えてしまい熱中症リスクが上がるという矛盾が生じている．厚生労働省は，28℃，70％を維持できる範囲内で2方向の窓を常時開放するとともに循環式エアコンの温度はできるだけ低く設定することや，窓を開けられない場合はHEPAフィルタを備えた空気清浄機を併用するといった換気のガイドラインを提示している．

ⓓ 屋内の事故予防

WHO Housing and health guidelines（2018）は，「家屋は，安全器具（煙報知機や一酸化炭素

報知機，階段の手すりや窓の柵）を備えるべきであり，不慮の外傷につながるハザードを減少させる手段をとるべきである」ことを強く推奨している．屋内での外傷は，転倒・転落，火傷，毒物や異物の誤嚥，煙の吸入，浴室での溺死，切創，家具が壊れて圧し潰された結果としての骨折などを含むが，もっとも割合が高いのは転倒・転落である．世界では毎年42万人以上がこれによって死亡しており，3700万人以上が医療を受けている．2019（令和元）年国民生活基礎調査によると，骨折・転倒が要支援や要介護が必要となった主な原因の12.5%を占めて第4位となっている．2021（令和3）年の人口動態統計によれば，家庭における不慮の事故による死亡数は13,352人であり，そのうち2,486人が転倒・転落・墜落によっていて，その多くは高齢者である．居間，寝室，玄関，階段，廊下，浴室には，カーペットの下に滑り止めを置く，手すりをつける，床に物を置かない，段差を小さくする，足元を照明で照らす，といった対策が推奨されている．転倒・転落以外の家庭における不慮の事故による死亡の原因としては，不慮の溺死および溺水が5,398人，その他の不慮の窒息（その多くは誤嚥）が3,317人と大半を占め，いずれもほぼ高齢者に起こっている．溺死・溺水は，冬季に浴槽内で起こるケースが多く，冷えた体で長時間浴槽に浸かることで意識が遠のき溺死するリスクが指摘されており，脱衣所を温めることや住宅自体の断熱化を推進することでリスクが軽減されると期待されている．

6-10 公害と環境問題

1 公害の概念と歴史

公害 public nuisanceとは，人口増加，都市化などによって，エネルギーや資源の消費が増大することで環境中への排出物が増加し，広い範囲にわたりヒトへの健康被害あるいは生活環境汚染が生じることをいう．公害の概念はもともとイギリスで生じたものであり，公害によって人々の生活や健康が被害を受けたときには，法律によって救済しようとするものであった．

日本では，古くは江戸時代の別子銅山鉱毒事件（愛媛県）や明治時代の足尾銅山鉱毒事件（栃木県）などが有名であるが，公害が大きな社会問題となってきたのは，戦後の1950年代からである．1967（昭和42）年に公害対策基本法が制定され，**大気汚染**，**水質汚濁**，**土壌汚染**，**騒音**，**振動**，**地盤沈下**，**悪臭**が**典型７公害**（**図6-32**）とされ，環境基準が設定された．また1971（昭和46）年には環境庁が発足，1972（昭和47）年に自然環境保全法が制定され，国の環境保全に対する基本的方向が示された．その後，環境政策の対象は国内から国際的に広がり，また規制的な環境対策から，地球規模の環境汚染の未然の防止や良好な自然環境の積極的な保全への転換が必要となり，1993（平成5）年に公害対策基本法と自然環境保全法を統合して**環境基本法**が制定された．また2001（平成13）年の省庁再編により環境庁は**環境省**となり，新たに「廃棄物の処理及び清掃に関する法律」を所管することとなった．

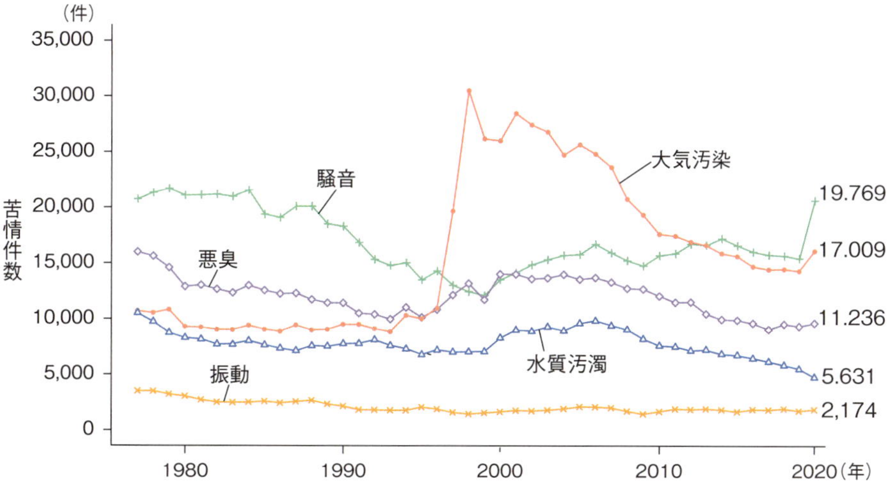

図6-32 典型7公害の苦情件数の推移(土壌汚染と地盤沈下は件数が少ないため除く)
2020(令和2)年の苦情件数の合計は56,123件で,近年においては減少傾向を示してきたが,2020(令和2)年に急増した.騒音が35.2%と最多で,次いで大気汚染が30.8%を占める.
資料 総務省:「公害苦情調査」

2 日本における公害問題

日本における代表的な公害問題としては,工場,火力発電所,自動車排気ガスや粉じんによる大気汚染,河川,湖沼,海洋における水質汚濁,重金属,化学物質,農薬による土壌汚染,工場・事業所や自動車・航空機からの騒音,建設工事や交通機関による振動,地下水の汲み上げによる地盤沈下などがある.以下に日本における代表的な公害問題を取り上げたが,これらの地域においては住民が訴訟を起こし(いわゆる公害裁判),とくに,熊本の水俣病,新潟水俣病,イタイイタイ病,四日市喘息の裁判は四大公害訴訟と呼ばれている.いずれも住民側が勝訴したが,現在でも未認定患者の問題などが尾を引いている.

水俣病:1956(昭和31)年に熊本県の水俣湾沿岸地域で,また1965(昭和40)年には新潟県阿賀野川流域で患者が確認された.工場排水に含まれる有機水銀(**メチル水銀**)が生物濃縮を受けた魚などを長期に摂取したことが原因で,四肢末梢の感覚障害,異常歩行,視野狭窄などを特徴とする中枢神経障害を発症した.母体が汚染魚介類を摂取することで出生児の知能障害,運動機能障害があらわれる胎児性水俣病も発生した.政府が公式に有機水銀を原因と認めたのは1968(昭和43)年であり,2022(令和4)年3月末までの認定患者は熊本・鹿児島と新潟を合わせて2,999人にのぼっている.2004(平成16)年の関西水俣病訴訟の最高裁判決では,水俣病の被害を拡大させたことに対する行政責任が認定された.国および県は,未認定患者を含めて神経症状などを有する者を対象にして,医療手帳や保健手帳を交付し,医療費などを支給する総合対策医療事業を実施し,2005(平成17)年には給付内容を拡充した保健手帳の交付申請を開始し,保健手帳の新規交付者は,2010(平成22)年7月末で28,364人となった.また2009(平成21)年7月には,未認定患者への一時金などの支給を定めた**水俣病特別措置法**が成立し，2012(平成24)年7月末までに65,151人が申請受付を行った．特措法に基づく救済対象者認定は，2014(平成26)年8月に終了したが，その後も救済から漏れた1,500人以上の患者が訴訟を続けている．

イタイイタイ病：富山県神通川流域で第二次世界大戦後から多発した全身の骨の痛みを訴える疾患で，当初は原因不明だった．後に判明した原因は鉱山からの排水中の**カドミウム**による水質汚濁と水田からコメへの汚染であり，これを長期にわたり摂取したことで腎障害，骨軟化症，骨折による激痛を生じた．2022(令和4)年末までの認定患者の総数は200(うち生存者1)人である．

慢性ヒ素中毒：1970年代に宮崎県土呂久地区および島根県笹ヶ谷地区において鉱山から排出された亜ヒ酸によって，近隣地域住民に慢性ヒ素中毒，すなわち皮膚障害(皮膚がん，色素沈着，角化症)，視力障害，末梢神経障害などが発症した．2022(令和4)年3月までの土呂久での認定患者は215人(うち生存者42)である．

2003(平成15)年，茨城県神栖町(現神栖市)で井戸水から環境基準値(0.01 mg/L)の450倍にあたる高濃度の有機ヒ素(ジフェニルアルシン化合物)が検出され，井戸水の利用者の毛髪からも，高濃度のヒ素が検出された．汚染源については，旧軍毒ガス弾由来の有機ヒ素化合物の可能性が指摘されたが，2007(平成19)年の調査報告では，1993(平成5)年以降に投棄された有機ヒ素に汚染されたコンクリート様の塊が地下水汚染源である可能性が高いとされている．

四日市喘息：1960(昭和35)年頃から三重県四日市市の，石油コンビナートから排出される二酸化硫黄などを多量に含んだ有害ガスが原因で，住民に気管支喘息や慢性気管支炎が多発した．被害者は幼児と40歳以上の中高年層に多発した．発生源企業や原因化学物質から発症のメカニズムを特定する前に，疫学的証拠によって賠償責任が認定された点が画期的であった．

3 地球規模の環境問題

近年，加速度的な文明の発達によって地球上の人々は大量に物質を消費し，あるいはこれまで地球上に存在しなかった物質を大量につくり出すことで地球規模の環境にも深刻な影響を及ぼしつつある．以下に環境基本法に記されている地球規模の環境問題について述べる．

ⓐ 地球温暖化

近年の人間活動の拡大に伴って，二酸化炭素(CO_2)，メタンやフロンなどの**温室効果ガス**が大量に大気中に排出されるようになった結果，地球全体の平均気温や海面水位が上昇する現象である(**図6-33**)．とくにCO_2の温暖化への寄与度は約64％ともっとも高い．地球温暖化の健康影響に関しては，IPCCでも報告されているが，WHO主導で行われた**世界の疾病負荷 Global Burden of Diseases**の計算の中で，気候変動によるものが公表されている．1960～1990(昭和35～平成2)年を基準として，すでに2000(平成12)年には温暖化の影響があらわれており，死亡数でみると，人口の大きい東南アジア，死亡率でみるとアフリカがもっとも大きな影響を受けている．直接の死因としては低栄養，下痢性疾患が多い(➡150頁)．近年，小島嶼《しょうとうしょ》開発途上国 SIDS, small island developing statesにおいて，地球温暖化の影響として海面上昇に伴う居住地の減少や，気象災害の頻度増加と激甚化が問題となっており，国連も対策の焦点の1つとしている．

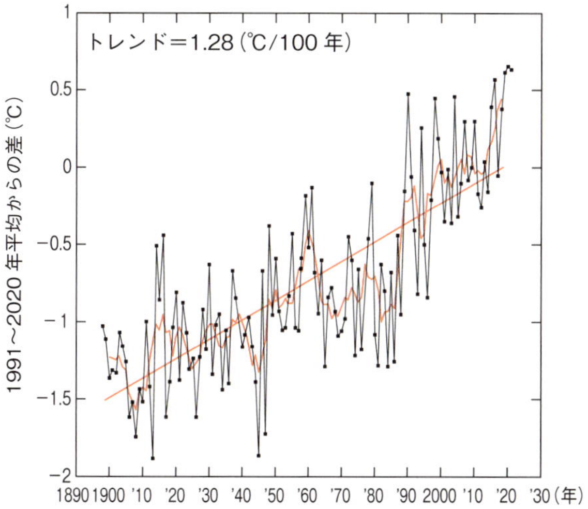

図6-33 日本における年平均地上気温の平年差の経年変化［1898～2021（明治39～令和3）年］

注）折線グラフは各年の値．青の折線は各年の値の5年移動平均を，斜線は長期傾向を示す．
日本の平均気温は，100年あたり約1.28℃の割合で上昇している．

資料　気象庁

ⓑ 酸性雨

大気汚染物質である硫黄酸化物（SO_x）や窒素酸化物（NO_x）が雨水に溶解して硫酸（H_2SO_4）および硝酸（HNO_3）などの強酸に変化し，その結果，雨のpHが低下し，酸性雨となる．日本ではpH 5.6以下のものを酸性雨と呼ぶ．酸性雨による土壌や湖沼の酸性化や樹木の衰退などが懸念されている（➡218頁）．

ⓒ オゾン層の破壊

オゾン層の破壊によって，地表に到達する有害紫外線が増加することで，皮膚がんや白内障などの増加が懸念されている．**オゾン層保護のためのウィーン条約**が1985（昭和60）年に，また**オゾン層を破壊する物質に関するモントリオール議定書**が1987（昭和62）年に採択された（➡149，218頁）．

ⓓ 砂漠化

地球の陸地の約25%は砂漠であり，毎年その面積は拡大している．砂漠化は深刻な干ばつとそれに基づく飢餓をもたらし，人々は生存のために自然資源の過剰採取を行わざるを得ないという悪循環が生じる．砂漠化の要因としては，過放牧，過耕作，薪炭材の過剰採取などがあり，背景としての，貧困，人口増大，食料不足などを解決する必要がある（➡149頁）．

ⓔ 海洋汚染

海洋は地球の全表面積の4分の3を占め，大きな浄化力を持っているが，汚染物質の海洋投棄や船舶からの油や有害物質の流出，海底油田の開発などに伴う海洋汚染が問題となっている．日本は，廃棄物などの投棄による海洋汚染防止に関するロンドン条約を1980（昭和55）年に批准した．また1994（平成6）年に発効した国連海洋法条約では，海洋環境保全についての必要な措置を講じることが求められている（➡219頁）．

ⓕ 残留性有機汚染物質（POPs）

化学物質のうち，①環境中で分解されにくい，②生物体内に蓄積しやすい，③地球上で長距離を移動して離れた地域で影響を及ぼすおそれがある，などの性質を持ったものを**残留性有機汚染物質 POPs**, persistent organic pollutants と呼ぶ．代表的な物質として，PCB，DDT，ダイオキシンなどがあり，地球規模の汚染が懸念されている．国際的に協調して POPs の廃絶，削減などを行う必要があり，2001（平成 13）年に「**残留性有機汚染物質に関するストックホルム条約**」が採択された（➡220 頁）．

4 最近の環境問題

ⓐ ディーゼル排気粒子

1990 年代に，大気汚染物質であるディーゼル排気粒子 DEP, diesel exhaust particulates による発がん性および気管支喘息が注目された．ディーゼル排気ガスなどによる公害問題に関しては，尼崎市と名古屋市で争われていた 2 つの大気汚染訴訟（尼崎公害裁判および名古屋南部公害訴訟）が，2000（平成 12）年にいずれも原告である住民側の勝訴となった．同じく東京大気汚染訴訟は 2007（平成 19）年，11 年ぶりに和解した．またディーゼル大型車の DEP 排出規制が 2003（平成 15）年に施行された．

ⓑ 化学物質

現代のわれわれの生活は化学物質を原材料とした製品により支えられており，日本国内だけでも流通している化学物質は 5 万種類にのぼるとされる．環境中に放出された化学物質は，食物連鎖を通じて生物の体内に蓄積される場合もあり，ヒトの健康や生態系に有害な影響を及ぼすおそれ（リスク）がある．PCB により健康被害や生態系への悪影響が発生することに後になってから気づいた反省から，新たに合成された化学物質を流通・使用前に審査する法律（化審法，➡223 頁）が制定された．今日では，多種の低濃度の化学物質に複合的に長期間曝露されることで生じる健康影響が懸念されており，例えば**ダイオキシン類***および**内分泌かく乱化学物質**（いわゆる環境ホルモン）による環境汚染問題が生じている．これらの対策として，ダイオキシン類については 2000（平成 12）年に「**ダイオキシン類対策特別措置法**」（いわゆるダイオキシン法）が施行され，規制と監視の対策が進められている（➡表 6-7）．また同年には **PRTR 制度**（汚染物質排出移動登録制度）と **SDS**（安全データシート）制度を柱とする，「**特定化学物質の環境への排出量の把握等及び管理の改善の促進に関する法律**」（いわゆる**化管法**）が制定された（➡図 6-3，171，223 頁）．

ⓒ 内分泌かく乱化学物質 EDs, endocrine disrupting chemicals；environmental hormones

内分泌かく乱化学物質の定義については，化学物質と内分泌系との相互作用が必ずしも解明されていないことなどから，国際的に議論が続けられている．日本では環境庁が 1998（平成 10）年に策定，2000（平成 12）年に改定した「環境ホルモン戦略計画 SPEED'98」において，内分泌かく

---

*ダイオキシン法では，ダイオキシン類とは，75 種類の異性体を持つポリ塩化ジベンゾ-パラ-ジオキシン（PCDDs）および 135 種類の異性体を持つポリ塩化ジベンゾフラン（PCDFs）および十数種類のコプラナーポリ塩化ビフェニル（コプラナー PCB）の総称をいう．ダイオキシン類は合成化学物質の中でもっとも毒性が高く，1998（平成 10）年から廃棄物焼却施設などから排出されるダイオキシン類による汚染が全国的に大きな問題となった．

表6-17 内分泌かく乱化学物質の関与が疑われるヒトへの健康影響

1. 女性生殖器系および乳腺への影響
   子宮がん，子宮内膜症，乳がん
2. 男性生殖器系への影響
   精子数の低下，前立腺がん，精巣がん，尿道下裂，停留精巣などの先天奇形
3. 甲状腺ホルモン低下
4. 知能指数の低下，学習障害・精神障害
5. 自己免疫性疾患，アレルギー

乱化学物質とは「動物の生体内に取り込まれた場合に，本来，その生体内で営まれている正常ホルモンの作用に影響を与える外因性の物質」とされ，「内分泌かく乱物質として疑われる化学物質」として65物質をあげている．それらには，ダイオキシン類やポリ塩化ビフェニル（PCB）の他，医薬品のジエチルスチルベステロール（DES）などの合成ホルモン剤，DDTなどの有機塩素系の殺虫剤，アルキルフェノール類（合成洗剤），フタル酸エステル類（プラスチック可塑剤），トリブチルスズ，植物性エストロゲンなどがある．

内分泌かく乱化学物質のヒトへの影響については，男女生殖器系，甲状腺，視床下部や下垂体などへのさまざまな影響が指摘されており，またその影響は，次世代にも及ぶことが危惧されている（**表6-17**）．

ⓓ 石綿（アスベスト）による健康被害

石綿（アスベスト）は，繊維状のケイ酸塩鉱物の総称で，スレート材，ブレーキライニングやブレーキパッド，防音材，断熱材，保温材などに使用されてきたが，重度の健康障害として，**じん肺**（**石綿肺**），**悪性中皮腫**，肺がんなどを誘発することが明らかとなっている．石綿による健康被害は，曝露されてから長い潜伏期間（中皮腫で平均35年）を経て出現する．日本では1995（平成7）年に石綿のうち青石綿（クロシドライト）と茶石綿（アモサイト）の使用が禁止され，さらに2004（平成16）年には白石綿（クリソタイル）の使用も原則禁止となった．しかしその後，石綿による健康障害は急増し，2008（平成20）年の1年間に石綿の吸入が主な原因とされる悪性中皮腫で死亡した人は，過去最多の1,170人に達した．また，石綿による疾病（石綿肺を除く）にかかわる労災認定件数は2021（令和3）年度には1,278件（ただし，そのうち支給決定件数は1,011件）となった（➡**図10-9**，305頁）．加えて，石綿肺の支給決定が64件あった．予防対策として，2005（平成17）年7月に**石綿障害予防規則**が施行され，さらに2006（平成18）年に地域住民に発生した石綿による健康被害者を救済するため，悪性中皮腫や石綿が原因の肺がん患者に医療費などを支払うことを定めた**石綿健康被害救済法**が施行された．

6-11 環境の管理

① 環境管理：その必要性と変貌

人間の健康にかかわるリスクには，個人の意思で排除できるものとできないものの二種類が存在する．例えば，糖尿病はカロリーの過剰摂取により症状が悪化するが，個人の意思でカロリー摂取を制限することが可能である．一方，都市部に住んでいる人たちは，自宅のまわりから車の排気ガスを個人の意思で排除することはできない．環境要因の多くは，個人の意思で排除できない要因であるため，それらの環境要因を国などが適切に管理することが必要になる．

公害問題においては，原因企業・原因物質を特定し，企業に指示してその化学物質の規制をしていた．あるいは自動車からの排ガスでも，交通量の多い道路を持つ国や地方自治体が，大気汚染レベルの環境基準を設け，大型ディーゼルなどの都市部への流入を規制することなどで対処が可能であった．ところが，地球環境問題のうち，もっとも大きな問題である地球温暖化問題では，全人類が加害者として生存の基盤である地球環境に大きな影響を与えている．しかも，管理が失敗した場合の最悪のシナリオでは人類の滅亡さえ描かれている．これは，将来世代をも含む全人類が被害者になり得るということを示している．

公衆衛生行政の一部門としての環境保健の枠組みの中で行われていた環境管理ではあったが，地球環境までも対象として含むようになると，「**持続可能性**」をキーワードとして，将来にわたって人類が健康で文化的な生活を営むことを可能にすることも含めた環境管理が必要とされる．そのためには，1つの自治体や国レベルではなく，全地球的な協調のもとに問題解決を目指していかなくてはならない．また，健康関連の専門家のみでなく，生態系・農業など多くの専門家の協力が不可欠であり，政治学・経済学的な側面も重要となる．このような多分野の協調が必要な状況の中で，可能な政策から行動を選択するときに，人間の健康が損なわれることのないよう，健康関連の専門家の果たす役割は，ますます重要になってきている．

環境管理について，ここでは，一般的な考え方を中心に述べ，その後に，地球温暖化を例として，現状および今後の管理について説明する．

② 環境管理の方法

ⓐ モニタリングとサーベイランス

一般的な環境管理の流れを**図6-34**に示す．環境管理の第一歩は環境を知ることである．そのためには，環境の**モニタリング**，あるいは健康に関する**サーベイランス**を行って，問題の芽を見逃さないようにする．これは，広い意味では環境要因の有害性評価という環境アセスメントの第一段階とも考えられるが，モニタリング，サーベイランスからの情報によって，新たに有害性を持つ要因の可能性が見いだせることから，リスク評価とは別に示した．例えば，気象学者がオゾンホールを発見したのは，紫外線による健康影響を懸念(➡149，211頁)してのことではなかっ

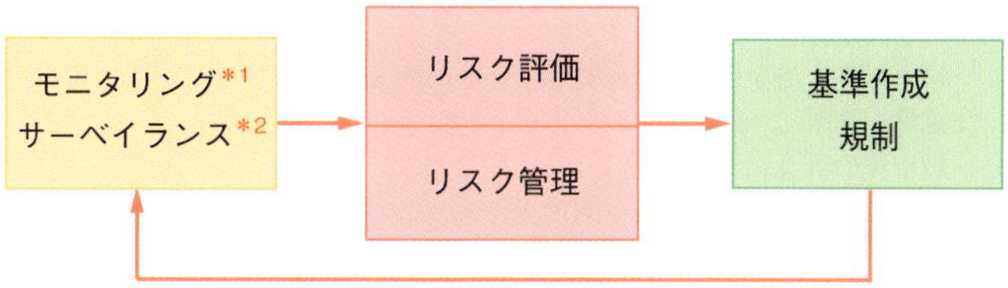

図6-34 環境管理の流れ

*1 モニタリング monitoring：環境の情報を継続的に監視して変化を見逃さないようにすること.

*2 サーベイランス surveillance：やはり継続的な監視であるが，環境保健の分野では，疾病などの健康に関する情報について用いられる用語である.

たし，2003（平成15）年に茨城県神栖町で起きた有機ヒ素による中毒事件（➡210頁）も，最初は原因不明の神経疾患が多発したことから解明が始まった．環境の変化による健康影響は多様なので，行政による既存の継続的監視システムから市民団体の行う生態観察までさまざまなモニタリングが利用される．なお，現時点で実施されているモニタリング，サーベイランスは，すでに明らかになった環境問題に対して行われるもので，環境管理の第一歩である（➡222頁）.

ⓑ リスク評価

モニタリングとサーベイランスの情報が得られた後，リスク評価へと進む（➡156頁，**図6-6**）．通常は，量的なリスク評価の4ステップ，すなわち有害性の確認，量-反応評価，曝露評価，リスク判定によって環境要因のリスクを判定し，その情報をもとにリスク管理へと進む.

ⓒ リスク管理，リスクコミュニケーション

リスク評価によって有害性が確認された環境要因に関しては，リスク管理が必要になる．リスク管理は，リスク評価の結果に他の必要な情報を組み合わせて，最適な方法を選択するためのプロセスである.

ただし，リスク管理は事業の必要性なども勘案し，所掌官庁が行政として責任をもって進めることになるが，そのさいにリスク評価を下部組織に担当させず独立性を保つことがきわめて重要である．日本では食品のリスク評価を，リスク管理を所掌する農林水産省や厚生労働省とは独立した食品安全委員会が担うことや，原子力のリスク評価を，リスク管理を所掌する経済産業省の下部にあった原子力安全・保安院から環境省の外局として設置された原子力規制庁に移したことで，リスク評価の独立性が改善された.

ある化学物質が非常に有害で，しかも多くの人が曝露を受けるのに対し，安価でまったく安全な代替物質があれば，意志決定は簡単である．しかし，代替物質Aは高価だがリスクが低く，代替物質Bは安価だがある程度のリスクがある場合，どちらかを選択するのか，あるいは高曝露群にはA，中程度以下の曝露群にはBなどとするのかといった決定は簡単ではない．また，どの地域でも同じ結論になるとは限らない．例えば，日本において，殺虫剤の一種であるDDTは製造も使用も禁止されているが，アフリカのマラリア流行地域では，現在でもDDTの使用が認められている.

このようなリスク管理で非常に重要なことは，曝露を受ける一般市民が利害関係者として決定

表6-18 EPA（米国環境保護庁）のリスクコミュニケーション7つの鉄則

1. 一般市民を正当なパートナーとして受け入れよ
2. 注意深く計画し，自分自身の努力を評価せよ
3. 一般市民の懸念に耳を傾けよ
4. 正直で，隠しごとをせず，公明正大であれ
5. 他の信頼できる情報源と協調・協力せよ
6. メディアの要望に応えよ
7. 思いやりを持って明瞭に話せ

プロセスに参加することである．とはいえ，一般市民は専門的な知識を持っていないので，リスクコミュニケーションが重要である．そのための鉄則をEPA（米国環境保護庁）が公表している（表6-18）．

リスクコミュニケーションの問題は，専門家でない一般市民の集団と科学者の集団ではリスクの考え方に大きなギャップがあることである．例えば，年間のリスクと生涯リスクの相違などの区別が一般市民にはわかりにくいといわれている．

なお，以前は許容の目安として「生涯リスクで1万分の1から100万分の1」が用いられていたが，現在は同じ曝露であっても，曝露人口など多くの要因を考えて，地域ごとに容認できるリスクレベルを決めることも行われている．

ⓓ 環境基準，規制

以上のような手続きを経て，どの程度のリスクを容認するかが決まれば，それに基づいて環境基準が設定される（➡155頁）．また，その基準を守れるようさまざまな規制を実行していく．

この段階が，環境管理の最終段階であるが，実は，その規制の実行にあたっても図6-35（➡222頁）の最初の段階，モニタリングとサーベイランスが行われる．ある物質の環境基準が守られているかどうかをモニタリングし，またその物質によって引き起こされると懸念される疾病の発生状況が変化していないかを継続的にサーベイランスによって確認し，問題があれば対処することで市民の健康を守り続けていく．これが環境の管理の最終的な目的である．

ただし，例えば，急性毒性に基づいて環境基準を設定していたのに，その基準よりもはるかに低いレベルで生殖毒性が起こることが明らかになれば，環境基準を再設定する場合もある．それ以外にも，安全で安価な代替物質が開発されれば，環境基準の設定による規制から，使用禁止へと向かうこともある．

3 国際的取り組み

近年，地球温暖化，オゾン層破壊など，地球レベルの環境問題が大きく取り上げられるようになっている（➡210頁）．オゾン層破壊に関しては，メカニズムが解明され，健康影響が明らかで，しかも代替物質も比較的簡単に製造できることから，国際協調がうまく進んだ．しかし温暖化対策は，以下に述べるように多くの困難を抱えている．

ⓐ 地球温暖化に対する取り組み

1）歴史的経緯

地球温暖化に対する国際社会の対応は早く，1992（平成4）年，ブラジルのリオデジャネイロで行われた**地球サミット**（**国連環境開発会議**）において，**気候変動枠組み条約 UNFCCC**, United Nations Framework Convention on Climate Changeが締結され，1994（平成6）年に発効した．この条約の究極目標は，「気候系に対して危険な人為的干渉を及ぼすことにならない水準において大気中の温室効果ガス濃度の安定化をはかること」とされた．この地球サミットにおいて科学的な不確実性が高くても，ことが起こる前に対策をとるべきであるという「**予防的原則**あるいは**予警的原則** precautionary principle」が認められた点は高く評価される．

また，先進国は現在の温室効果ガス濃度の上昇に大きく寄与しているため，先進国の削減を開発途上国よりも厳しくすることが求められた．これは「共通だが差異のある責任原則」と呼ばれる．この原則は重要であるが，この原則ですら発展を望む開発途上国の抵抗はいまだに大きい．

2）締約国会議（COP）

気候変動枠組み条約の最高決定機関は**締約国会議 COP**《コップ》, Conference of the Partiesと呼ばれ，その第3回会議（COP3）が1997（平成9）年に京都で行われた．ここでは，1990（平成2）年を基準として日本は6%，米国は7%，EUは8%の温室効果ガスを削減する，という数値目標をはじめて盛り込んだ，いわゆる**京都議定書 Kyoto Protocol**が採択された．数値目標が盛り込まれたことで，対策の具体化が大きく進んだ点は画期的であった．また，排出抑制のために，京都メカニズムと呼ばれる新たな対策をとった．京都メカニズムには「クリーン開発メカニズム」「排出量取引」「共同実施」の3つのメカニズムが含まれる．クリーン開発メカニズムは，それぞれ先進国と途上国が，そして共同実施は先進国同士が協力して削減を行うもので，貢献に応じた削減排出枠が認められる．排出量取引とは，先進国の間で，排出枠の獲得・取引を行う仕組みであり，削減義務以上に削減した国から，削減義務に満たない国が排出枠を購入できる（➡150頁）．2015（平成27）年には，COP21において**パリ協定** Paris Agreementが採択された．その中で画期的だったのは，途上国を含むすべての国が削減目標を5年ごとに提出・更新することが盛り込まれたことである．これを受け，わが国でも温室効果ガスを2050年に80%削減することなどを含む「地球温暖化対策計画」が閣議決定された．

3）気候変動に関する政府間パネル（IPCC）

1990（平成2）年のCOP3で量的な目標が設定できた背景には，科学的な知見の収集に特別の方式をとったことがある．その方式が**気候変動に関する政府間パネル IPCC**, Intergovernmental Panel on Climate Changeである．

IPCCは世界気象機関WMO, World Meteorological Organizationと国連環境計画UNEP, United Nations Environment Programmeのもとに設置される政府間組織であり，各国から集められた温暖化に関する専門家が科学的に温暖化を評価するために設立された．IPCCは3つの作業部会からなり，第一作業部会は温暖化のメカニズム，第二作業部会は温暖化の影響と適応，第三作業部会は温室効果ガス削減戦略を扱う．

1988（昭和63）年に最初の会合が開かれ，1990（平成2）年に第一次評価報告書が出された．

2013（平成25）年から2014（平成26）年にかけて出版された第五次評価報告書*では以下のように述べられている．①近年の気温上昇の原因が人間活動に伴う温室効果ガス排出によるものであることは，ほとんど疑いの余地がない，②気温の高い日の増加，降水量が増加する地域と減少する地域の存在，台風の強大化など，気候全般に影響がある，③人類に大きな影響が起こる可能性が低いレベルに気温上昇を抑制するためには，温室効果ガスの排出を，2050年までに2010（平成22）年と比べて40～70％削減し，21世紀末はほぼゼロにする必要がある．このように，従来よりも厳しい削減が必要になったことが，上述のCOP21におけるパリ協定採択を後押しした．

上記報告書と同年に，世界保健機関から気候変動による健康影響の将来予測が報告された．これによると，食料生産の低下による栄養不足，下痢，マラリア，デング熱，洪水の他に，暑さによる死亡者数も増加すると考えられている．

わが国の影響は，2014（平成26）年，環境省による研究成果が報告された．それによると，ブナ林の生育適地の減少，洪水や高潮被害の増加，暑さによる死亡の増加など，広範な影響が予測されている．また，デング熱を媒介するヒトスジシマカの棲息域が北上し，東北などでもデング熱が流行する可能性がある．

ⓑ その他の地球環境問題への取り組み

地球規模の環境問題への取り組みでは，国際機関の関与（条約や議定書の締結・発効）や多くの科学者の協力が必要であること，先進国と開発途上国で異なった対応がなされていることなどの共通の特徴がみられる．

1）オゾン層破壊

国連環境計画（UNEP）が中心となって1985（昭和60）年にウィーン条約が採択された．この条約では，国際的に協力してオゾン層やオゾン層を破壊する物質についての研究およびオゾン層の保護に関する研究，観測，情報交換を進め，オゾン層に影響を及ぼす人間活動を規制する措置を講じることが決定された．より具体的な措置については，1987（昭和62）年に採択されたモントリオール議定書に盛り込まれている（➡150，211頁）．

2）越境大気汚染

欧州および北米では1979（昭和54）年に世界ではじめて**長距離越境大気汚染条約**が締結され，加盟国には酸性雨などの越境大気汚染の防止対策が義務づけられた．また，酸性雨などの被害影響の状況の監視・評価や，原因物質の排出削減対策，国際協力の実施，モニタリングの実施，情報交換の推進などが決定された．この条約に基づく大気汚染物質の排出抑制は，二酸化硫黄に対して1985（昭和60）年の「ヘルシンキ議定書」で，窒素酸化物に対しては1988（昭和63）年の「ソフィア議定書」でなされている．

上記の条約に，日本は参加していないが，1980年代から大陸起源の酸性雨に関する懸念は持たれていた．環境庁（当時）は，「東アジア酸性雨モニタリングネットワーク構想」を提唱し，東アジア各国および関係国際機関の専門家の参加を得て，1993（平成5）年から**東アジア酸性雨モニ**

---

*第六次評価報告書は，2021年8月に第一作業部会の『気候変動―自然科学的根拠』，2022年2月に第二作業部会の『気候変動―影響・適応・脆弱性』，2022年4月に第三作業部会の『気候変動―気候変動の緩和』が公表された．

タリングネットワークEANETに関する専門家会合を開催するなど，その実現に向けて努力してきた．2005（平成17）年以降，カンボジア，中国，インドネシア，日本，韓国，ラオス，マレーシア，モンゴル，フィリピン，ロシア，タイ，ベトナム，ミャンマーの13ヵ国が参加している．

近年，中国などで経済発展が進み，各地で石油・石炭などの燃焼によって生じるPM2.5の濃度が高くなっている．例えば中国の北京などでは日によって死亡や呼吸器疾患の患者数を増加させるほどの濃度に達している．そのPM2.5が日本のとくに九州地方北部にも影響を与えていることが明らかになりつつある．日本においても環境基準を超えることがあるので，発生源の中国などと協力して濃度を低下させる取り組みを行うことが重要である．

3）海洋汚染

船舶，海洋施設，航空機からの陸上発生廃棄物の海洋投棄や洋上での焼却処分を規制するため，1972（昭和47）年ロンドン条約が採択され，1975（昭和50）年に発効した．日本は1980（昭和55）年に批准し，2007（平成19）年時点での締約国は30ヵ国である．1996（平成8）年に議定書（96年議定書）が採択された．以前は投入禁止リストによって規制されていたが，この議定書では，「リバースリスト」と呼ばれる投入可能なもののリストを用いることになった．また，それらの物質の廃棄にさいして一連の厳格な管理と影響評価のための手続規定である「廃棄物評価フレームワーク」が導入された．

近年，太平洋の真ん中に，海流によって運ばれた大量のプラスティックが集積している．太平洋ゴミベルトGPGP，great pacific garbage patchが発見されたことを契機として，海洋のプラスティック汚染が問題となり，2018（平成30）年のG7サミットで海洋プラスティック憲章が議論されたが，日本と米国が署名を拒んだため成立しなかった．日本は代替的に2018（平成30）年6月に海洋漂着物処理推進法を改正し，企業に対して微細プラスティック粒子の使用を抑制させた．

4）有害廃棄物の越境移動

有害廃棄物の国境を越える移動および，その処分によって生じる人の健康または環境にかかわる被害を防止することを目的として，1989（平成元）年UNEPによって，「有害廃棄物の国境を越える移動及びその処分の規制に関するバーゼル条約」が採択された（➡195頁）．

5）生物多様性の減少

生物多様性を保全するにはさまざまな取り組みが必要となる．まず，1971（昭和46）年に，国際協力により湿地の保全や賢明な利用（ワイズユース wise use）を進めることを目的として採択されたのが「特に水鳥の生息地として国際的に重要な湿地に関する条約」（ラムサール条約）である．締約国には，国際的に重要な湿地の登録や，登録地の保全と国内湿地の適正利用促進計画の作成，湿地管理者への研修の促進，国際協力の推進などが求められる．

1973（昭和48）年には，野生動植物種の国際取引がそれらの存続を脅かすことのないよう規制することを目的として，「絶滅のおそれのある野生動植物の種の国際取引に関する条約」（ワシントン条約）が採択された．2022（令和4）年9月現在の締約国数は184ヵ国および地域である．かつてはめずらしい野生生物の生体取引や，象牙・べっ甲・毛皮などの装飾品や医薬品原料の取引などが主たる問題であった．しかし近年では身近な食材，例えばキャビアがとれるチョウザメ類が対象となっており，マグロ類，ヨーロッパウナギの稚魚（シラスウナギ）なども対象とするよう議論が進められている．

地球サミット［1992（平成4）年，➡217頁］以降，森林問題を協議する場として，1995（平成7）年に森林に関する政府間パネル IPF，Intergovernmental Panel on Forests，1997（平成9）年には森林に関する政府間フォーラム IFF，Intergovernmental Forum on Forests が設置された．IFF の責務は，①IPF の行動提案の実施を促進，②持続可能な森林管理の進捗状況の把握，③資金・技術移転など，IPF での未解決事項のさらなる検討，④森林条約などの国際メカニズムの検討とコンセンサスづくりの促進などである．これを受け，2001（平成13）年，持続可能な森林経営を推進していくために**国連森林フォーラム UNFF**，United Nations Forum on Forests が設けられた．2020（令和2）年には，第15回会合が開催され，2017（平成29）年から2030（令和12）年の戦略実現手段とモニタリングの必要性を中心に検討された．2021（令和3）年の第16回会合では，共同声明「森林減少に歯止めをかけるための課題と機会」が発表された．

6）砂漠化

国際的に連帯と協調をすることによって，砂漠化の深刻な影響を受けている国々，とくにアフリカ諸国の砂漠化を防止するとともに，干ばつの影響を緩和することを目的として砂漠化対処条約が1996（平成8）年に発効し，2015（平成27）年，その第12回締約国会議（COP12）において土地の劣化の中立性に関する定義が決定された．2019（令和元）年の第14回締約国会議では，土地保有を条約の新たな主題分野として認定した．

7）残留性有機汚染物質（POPs）

POPs（➡211，212頁）に対して，2001（平成13）年に以下の5項目を定めたストックホルム条約が採択された．

①アルドリン，ディルドリン，エンドリン，ヘプタクロル，クロルデン，マイレックス，トキサフェン，ヘキサクロロベンゼン，PCB の9物質については，製造・使用・輸出入を原則禁止．DDT については，マラリア予防の必要な国以外での製造・使用を原則禁止．

②意図せず生成してしまうダイオキシン類，ヘキサクロロベンゼン，PCB はできるかぎり廃絶することを目標として削減．

③POPs を含むストックパイル（在庫）や廃棄物の適正管理および処理．

④上記項目の①〜③などの POPs 対策に関する国内実施計画の策定．

⑤条約に記載されている12物質と同様の性質を持つ他の有機汚染物質の製造や使用を予防するための措置，POPs に関する調査研究・モニタリング・情報提供・教育，および開発途上国に対する技術・資金援助の実施など．

国内では，上記9物質についてはすでに製造・使用・輸出入を禁止している．国際的には2004（平成16）年に条約が発効し，2019（平成31）年には第9回締約国会議が開催された．その際，新たにジコホルとペルフルオロオクタン酸（PFOA）とその塩及び PFOA 関連物質の廃絶に取り組むことが決定され，2021（令和3）年現在，POPs 条約附属書 A に，製造・使用の禁止対象となっている物質は30となった．

④ 国内での取り組み

ⓐ 国内動向

国内での取り組みは，まず石油コンビナートなどの固定発生源における公害対策として始まり，移動発生源である自動車由来の公害に移り，最近では大量生産・消費・廃棄活動の拡大による問題，便利な生活の裏返しとしての多種多様な化学物質への曝露という問題などが大きな課題となってきている．また，地球規模の問題にも目を向けなくてはならないことが明らかとなってきた．

このような中で，わが国の環境政策も1967（昭和42）年制定の公害対策基本法に基づく公害対策から脱却し，持続可能な社会に向けて環境を保全する，という立場から，1993（平成5）年制定の**環境基本法**を柱とする法体系へと変貌を遂げた（**図6-35**）．環境基本法が目指すのは，現在および将来の世代の人間が環境の恵みを受けることである．そのために，図中に「循環・共生・参加・国際」と示したように，

①循環を基調とした社会・経済システムを目指す．

②自然と人間が共生できている現在の環境を保全する．

③国，地方公共団体，民間企業などの組織だけでなく，国民一人ひとりも，環境への負担の少ない持続的発展が可能な社会をつくり上げていかなくてはならない．

④国際的な協調によって積極的に地球環境も保全していかなくてはならない．

といった目標が明記されている．この目標のために，**環境基本計画**の策定，環境基準の設定，公害防止計画の策定などについて定められ，環境保全のための具体的な施策が行われていく．

環境基本計画は，環境保全に関する基本的な計画であり，5年程度をめどに見直しをすることとされている．第一次［1994（平成6）年］では，環境政策の理念として，循環，共生，参加，国際的取り組みが取り上げられ，環境政策のリストアップと体系化が行われた．最新の第五次［2018（平成30）年］では，国連による持続可能な開発目標（SDGs）（➡366頁）の考え方を踏まえ，地域がそれぞれの特徴を生かしながら協力して，最大限の活力を発揮できるような「地域循環共生圏」の創造を目指すこととなった．

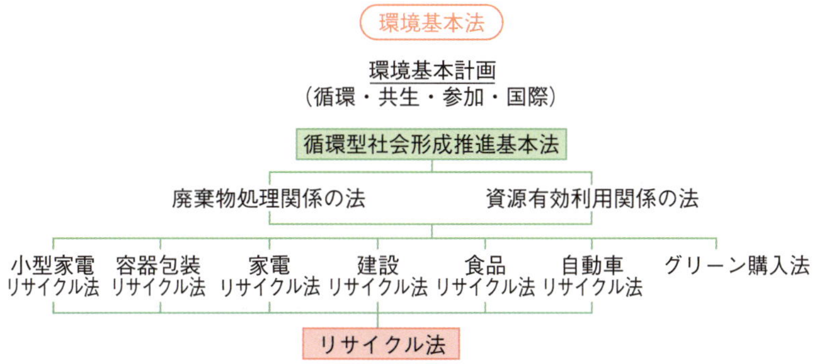

図6-35 持続可能な社会づくりと地球環境保全のための日本の法体系
［鈴木庄亮：シンプル衛生公衆衛生学2020，南江堂，2020］

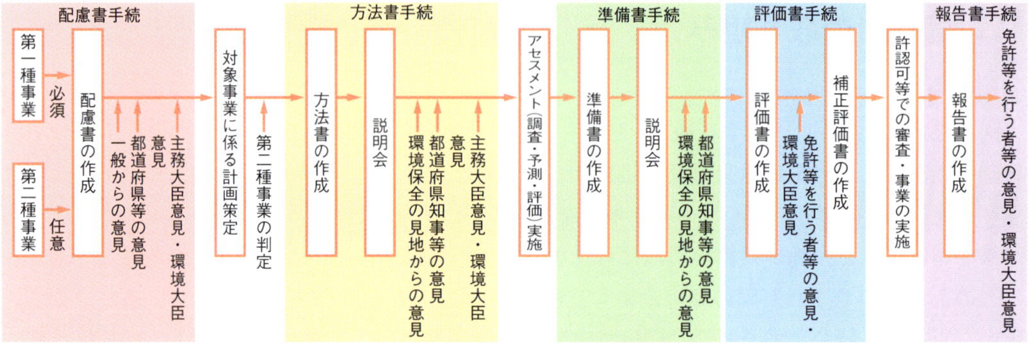

図6-36●環境アセスメントの手続き

対象となる事業は，道路，河川，鉄道，飛行場，発電所，廃棄物最終処分場，埋立て・干拓，土地区画整理事業，新住宅市街地開発事業，工業団地造成事業，新都市基盤整備事業，宅地の造成，交付金事業の14種で，一定規模以上のものを必ず環境影響評価を行う第一種事業とし，それに準ずる規模の事業は第二種事業として，評価を行う必要があるかどうかを個別に判断(スクリーニング)する．

個別の法律としては，

①「循環」に関しては循環型社会形成推進基本法，各種のリサイクル法(容器包装リサイクル法，家電リサイクル法など)が制定され，循環を基調とした環境負荷の低減がはかられている．循環型社会形成推進基本法に基づき，Reduce，Reuse，Recycleの3R戦略が進められている．

②「共生」に関しては1997(平成9)年に環境影響評価法が成立し，**環境アセスメント**の制度が強化された．これにより，持続可能性を脅かすような大規模な事業への歯止めをかけることが可能となった．施行後10年を経て浮かび上がってきた新たな課題への対応や生物多様性の保全など，環境政策課題の多様化・複雑化の中でアセスメントが果たす役割の変化などを踏まえて2011(平成23)年に環境影響評価法が改正され，**図6-36**に示す手続きが確立した．また，2008(平成20)年には生物多様性基本法が成立した．これによって全球的な取り組みである生物多様性条約に協調するとともに，国内的にも戦略的環境アセスメント(事業計画が固まる前の段階で行われる)の導入などによって取り組みを強化する枠組みがつくられた．

③「参加」に関しては，この**図6-36**を一例として，さまざまな場面で積極的な住民の参加が求められるようになってきている．

④「国際的取り組み」に関して，環境省内に地球環境局を設けて，地球温暖化防止，オゾン層保護などに取り組むとともに，環境省に関わる問題について，国際機関や外国との交渉・協力を行っている．

ⓑ 環境モニタリング

現在行われている環境モニタリングには，大気汚染防止法によって行われている**大気環境モニタリング**，水質汚濁防止法によって行われている**水質汚濁モニタリング**(➡191頁)があり，それぞれ**表6-19**に示した物質を対象としている．微小粒子状物質は，2009(平成21)年に環境基準(➡186頁)が告示されたことを受けてモニタリングが開始された．これ以外にも，化学物質などのモニタリングが行われている．

表6-19 日本で行われている環境モニタリング調査とその対象物質

環境モニタリング	対象物質
大気環境モニタリング 水質汚濁モニタリング	一酸化炭素　窒素酸化物　硫黄酸化物　浮遊粒子状物質　微小粒子状物質 化学的酸素要求量(COD)　生物化学的酸素要求量(BOD)　その他有害物質
化学物質環境汚染実態調査 初期環境調査13物質 曝露量調査6物質群 モニタリング調査10物質(群)	エピクロロヒドリン　ブロモメタン　クロロジフルオロメタン 1,2-ジクロロベンゼン　ペルフルオロオクタンスルホン酸　ベンゾ[a]ピレン POPs類(8種)　有機スズ化合物

2020(令和2)年時点で，大気環境基準の達成状況は以下のようになっている．光化学オキシダントは一般局は0.2%，自排局は0%ときわめて低く，改善のきざしがみられない．浮遊粒子状物質は一般局は99.9%，自排局は100%の達成状況であり，微小粒子状物質(PM2.5)は一般局で98.3%，自動車排出ガス測定局では98.3%と，前年度の98.7%，98.3%から横ばいであった．二酸化窒素，二酸化硫黄，一酸化炭素は，ほとんど100%であった．なお，これ以外に環境基準の設定されている有害大気汚染物質，ベンゼン，トリクロロエチレン，テトラクロロエチレン，ジクロロメタンについては，全国で349〜398地点において環境基準超過地点は皆無であった．また，最近職業曝露が大きな問題となった石綿は，環境省が毎年測定しており，2020(令和2)年度には全国45地点で測定された．解体現場などの発生源周辺地点のいくつかで高い濃度がみられたが，それ以外では問題となる地点はなかった．

ⓒ 化学物質対策

1) 特定化学物質の環境への排出量の把握等及び管理の改善の促進に関する法律

近年になって，使用される化学物質の種類は非常に多くなり，一つひとつについて行政が汚染の状況を把握することが現実的でなくなってきた．また，複数の化学物質の複合的影響，長期的な影響も懸念され，その調査も必要である．一方，環境管理の原則からいえば，行政だけでなく，企業や一般市民なども，こういった影響について関心を持ち，リスク評価・管理を行っていく必要がある．

以上のような視点から1999(平成11)年に制定されたのが「特定化学物質の環境への排出量の把握等及び管理の改善の促進に関する法律」(通称は**化学物質排出把握管理促進法**あるいは**化管法**)である．PRTRとSDSを2つの柱としている．PRTRとは，Pollutant Release and Transfer Register(汚染物質排出移動登録)の略であって，有害性のある多種多様な化学物質が，どのような発生源から，どれくらい環境中に排出されたか，あるいは廃棄物に含まれて事業所の外に運び出されたかというデータを把握，集計し，公表する仕組みのことである．このために，第一種指定化学物質と呼ばれる，人や生態系への有害性(オゾン層破壊性を含む)があり，環境中に広く存在すると認められる物質[2021(令和3)年8月現在462物質]を扱う事業者に，対象化学物質の環境への排出量と廃棄物に含まれて事業所の外に移動する量との届出を義務づけている．移動のさいには有害性に関する情報や取り扱い方法などを記載したSDS(安全データシート)を提供することが事業者に義務づけられている．このような事業者からすべての情報を，一部は都道府県経由で国(環境省)に集め，集計することによって他種類の有害物質の動向を把握する．国は，その結果とあわせ，家庭，農地，自動車などからの排出量も推計して集計し，公表する．

2011（平成23）年度からの届出に関しては，①第一種指定化学物質は当初の354物質から462物質に，特定第一種指定化学物質についても，12物質から15物質に変更され，②届出義務を負う事業者（第一種指定化学物質等取扱事業者）となり得る対象業種に「医療業」を追加，と改訂された．

なお，この法律における指定化学物質の指定について検討が必要とされる物質については，社会的要因から調査が必要とされる物質とともに，初期環境調査と呼ばれる環境残留状況の把握が行われている．2008（平成20）年度は，26物質について水質，底質，大気の調査が行われた．また，第一種指定化学物質のうち，生産量・排出量の多い物質を中心に，50物質について初期リスク評価書が出版された．

2）化学物質の審査及び製造などの規制に関する法律

新たに流通する化学物質について，安全性評価を実施するための法律（通称「**化審法**」）である．1968（昭和43）年の米ぬか油へのPCBの混入に起因するカネミ油症事件や，それに前後して起こったPCBによるさまざまな環境汚染問題から，PCBのような慢性毒性が高く残留性の化学物質が広く使われてしまうことを未然に防ぐことを目的として制定された．

1973（昭和48）年の制定以降に新たに流通した化学物質については事前審査が実施されてきたが，2009（平成21）年に，既存化学物質を含めて事業者からの報告を義務づける改正が公布され，**図6-37**の体系により運用されている．

ⓓ 企業の取り組み

水俣病の発生した時代には，企業が不都合なことを隠蔽するといったことも行われていた．しかし近年，国民，マスコミの目も厳しくなり，企業の社会的責任（CSR，corporate social responsibility）に対する認識が高まったこともあり，とくに大企業は率先して環境対策に取り組み始めている．この企業の変化がなければPRTRなどの実施は困難だったものと思われる．

「ISO14000シリーズ」は，世界共通の規格などを設定する非政府組織である**国際標準化機構ISO**, International Organization for Standardizationが，環境管理および環境監査のために設定した国際規格である．ビジネスが国際化する中で，この「ISO14000シリーズ」を取得する企業も増加している．ただし，企業によっては，古い体質から偽りの報告を行う例もあり，今後とも行政・国民の監視が必要である．

ⓔ 新たな問題

従来の毒性学では対処の困難な事例が出現しており，それらをどのように管理していくかが大きな課題となっている．その1つは，ナノ粒子の問題である．ナノテクノロジーの進歩により多種多様なナノ粒子がつくられ，その健康影響が懸念されている．大気中物質の管理は，従来，量-反応関係に基づき単位体積当たりの重さを問題にしていたが，ナノ粒子の健康影響は表面積の大きさも関連しており，表面積による管理を行う必要性も指摘されている．

もう1つは，従来の量-反応関係であらわされるレベルよりもかなり低いレベルで認められる影響の管理で，一部の感受性者にみられる過敏症など免疫影響がその代表である．従来のなるべく曝露量を減らすという管理では不十分で，感受性者においては無影響レベルまで曝露を減らす必要がある場合もあり，より厳密な管理や個別管理の必要性が生じている．

● 化審法は、化学物質の有する性状のうち,「分解性」,「蓄積性」,「人への長期毒性」又は「動植物への毒性」といった性状や,環境中での残留状況に着目し，上市前の事前審査及び上市後の継続的な管理により，人の健康を損なうおそれ又は動植物の生息・生育に支障を及ぼすおそれがある化学物質による環境汚染を防止することを目的としている.

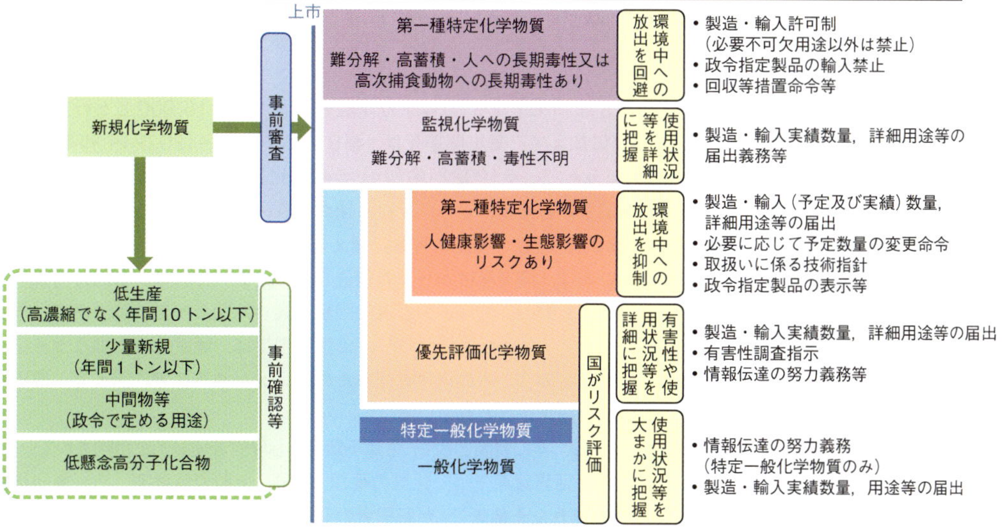

図6-37 化審法の体系

資料 経済産業省:「化審法の体系」.

ミニ・レポートの課題

❶ 人間の環境をどうとらえるか，その方法について調べてみよう.
❷ 二酸化炭素の排出減少につながる行動を5通り以上考え，その行動の利点と欠点を述べてみよう.
❸ 基準が定められている環境要因にどのようなものがあるか述べてみよう.
❹ 近年の熱中症の発症状況とその原因および対策について述べてみよう.
❺ 新型コロナウイルス感染症の広がりやすい環境について考えてみよう.
❻ 日本における浄水法および下水処理法について述べてみよう.
❼ 水質汚濁に関する環境基準について，項目別の達成率を調べてみよう.
❽ 石綿による健康障害の現状と対策について述べてみよう.
❾ 産業廃棄物の発生と処理の現状について説明しよう.
❿ リサイクルに関連する法律にはどのようなものがあるか述べてみよう.
⓫ 最近，患者数が増えている感染症の特徴をまとめ，その流行が起きた要因について，どのようなことが考えられるか述べてみよう.
⓬ 食中毒の諸事例を調べ，それをもとに食中毒の原因と予防対策について考察しよう.
⓭ 自分にとって望ましい住居について住居の要因(➡201頁，**図6-29**)をもとに考えてみよう.
⓮ 環境モニタリングと環境アセスメント制度について具体的に説明しよう.
⓯ 地球温暖化を緩和するために，二酸化炭素削減政策が必要である.この政策に2011(平成23)年の東京電力福島第一原子力発電所の事故が与える影響について考えてみよう.
⓰ 環境管理におけるモニタリング，サーベイランスの役割を述べてみよう.
⓱ そらまめくん(https://soramame.env.go.jp)を使って関心のある地域の大気汚染物質の濃度を調べ，その特徴を述べてみよう.
⓲ 地球温暖化の健康影響は，アフリカと東南アジアで深刻であるといわれている.その理由について考察しよう.

東日本大震災と災害医療システム

東日本大震災被災者の健康課題の変遷

東日本大震災の発生［2011（平成23）年3月11日］から10年余りが経過した．死者15,900名と行方不明者2,523名［令和4年3月9日，警察庁発表］に加えて，震災関連死は1都9県で3,789名［2022（令和4）年3月31日，復興庁発表］，避難者は35,110人に及んでいる［2022（令和4）年4月8日，復興庁発表］．

東日本大震災は，生存者にもさまざまな健康被害を及ぼした．発災直後から数ヵ月間にわたって，肺炎と循環器疾患（冠動脈疾患，心不全，肺塞栓症，脳血管疾患）の罹患が有意に増えた．

睡眠障害や抑うつ・不安が被災者で多いことは，発災直後から多数報告されている．それは，心的外傷後ストレス障害（PTSD）に加えて，震災による失業・家財の喪失などの経済的困窮も大きく関わっている．一方，周囲との人間関係や信頼関係（ソーシャルキャピタル，絆）（➡83頁コラム）の強い者では，睡眠障害や抑うつ・不安が少ないことも明らかになった．そこで，被災者のこころの復興を促すために，メンタルケアに加えて，雇用対策，地域づくりや交流の活発化など，総合的な施策が行われている．

被災地の高齢者では要介護認定率が増えている．その要因として，生活不活発，心理的苦痛などが示唆されている．

避難所や仮設住宅から恒久住宅に転居する生活再建期では，住居の種類（新居，復興公営住宅，防災集団移転など）や転居の範囲（従来の居住地区から遠く離れた土地まで）が転居者の心身の健康にさまざまな影響を及ぼしている．そこで転居先におけるコミュニティづくり（とくにソーシャルキャピタルの醸成，被災者の社会参加・役割の促進）が急務となっている．

このように，大規模災害の発災後の時期に応じて，さまざまな健康課題が浮かび上がっており，震災からの復興は未だ途上である．そのすべてに公衆衛生関連職種がかかわっている．被災地の復興は，被災者の健康から始まる．その意味で，公衆衛生の果たすべき役割は大きい．

災害医療システム

東日本大震災の発災直後には，被災地の医療機能が大きく損なわれたことに加えて，さまざまな情報が交錯して全国からの医療支援もシステマティックとはいいがたい状況があった．そこで災害医療システムにも大きな改善が講じられた．その概要を以下に述べる．

広域災害・救急医療情報システム（EMIS）：災害時に医療機関の稼働状況・患者の受入可否などの情報を都道府県の枠を超えて共有し，被災地域での医療・救護に関する情報の集約・提供を行うもの．各都道府県にセンターを置き，国内2ヵ所の広域災害バックアップセンターと結ぶことにより，災害情報の的確な把握と医療支援体制の最適化をはかる．

基幹災害拠点病院：災害発生時に，被災地の医療機関だけでは適切な医療の確保が困難となった場合，都道府県知事の要請により傷病者の広域的な受け入れや医療救護チームの派遣などを行う病院．

災害派遣医療チーム（DMAT）：災害急性期（おおむね48時間以内）に被災地に展開して，災害時医療（応急治療やトリアージなど）・被災地の病院支援などを行う，専門的な訓練を受けた医療チーム．

災害派遣精神医療チーム（DPAT）：被災した精神科病院の患者対応，被災者のPTSDや精神疾患の予防とケアなどを目的に，都道府県・政令都市により組織される，専門的な研修・訓練を受けた精神医療チーム．

災害時健康危機管理支援チーム（DHEAT）：健康危機管理に必要な情報収集・分析や全体調整などの専門的研修・訓練を受けた都道府県および指定都市の職員により組織される．重大な健康危機が発生したさいに，被災都道府県などに派遣され，被災自治体による災害時の指揮調整機能を補佐する．

災害救助法：災害に際して，国が行うべきことを規定した法律．対象となる活動には，避難所・応急仮設住宅の設置，食品・飲料水の給与，被服・寝具などの給与，医療・助産，被災者の救出，住宅の応急修理，学用品の給与，埋葬，死体の捜索・処理，住宅・周辺の土石などの障害物の除去が含まれる

Chapter 7

地域保健と保健行政

人は一人で健康になったり病気になったりするのではない．周囲の人々との関係，自然や社会経済環境，法制度や文化・風土，これらすべてが一人ひとりの健康と病気に大きな影響を及ぼしている．個人と地域とのダイナミックな関係を理解するとともに，一人ひとりがより健康になるための地域のあり方を考えてみよう．

7-1 地域社会と地域保健

① 地域・コミュニティについて

ⓐ 地域・コミュニティの定義

日本語の「地域」を英語にすると，「**コミュニティ community**」となるが，これらの間には若干の意味合いの相違がある．「**地域**」は「区切られた土地，土地の区域」といった，地理的な範囲を示す意味合いが強い．一方，「コミュニティ」には共通するものを有する集団，すなわち「共同社会，共同体」をさしており，地域性をともにすることもここに含まれると考えられる．

この項での「**地域社会**」は，これら2つの意味合いを併せ持つものとして考えていく．地理的に同じ範囲に居住する住民は，おのずとそこの空間的な条件（物理的，化学的，生物的など）を共有することとなる．また，地理的に近隣に住む者同士は，同じ歴史や文化の影響を受けていることが多い．さらに，行政・政治の区域は地理的に決められており，同じ行政区内であれば，同じ制度や政策の影響を受けることになる．医療圏も大きくは地理によって決められている．よって，地理的な範囲を共有する集団は，一定の共通した特徴を持つことが多いといえる．

一方，人々の行動は，地形や交通の便によって規定される．想定された医療圏や商圏ではなく，鉄道や道路に沿った形での受診行動や購買行動がとられることも多い．また，複数の自治体が合併した場合など，同じ行政区内に異なる文化や生活様式を有する地区が存在する場合もある．

ⓑ 地域を単位とすることの意味とは

行政の活動は，地域が単位となっている．地方公共団体は，**基礎自治体**である市町村と**広域自治体**である都道府県の2層制となっており，他に特別区などの**特別地方公共団体**がある．市町村はさらに，町内会，学区，地域包括ケアシステムにおける日常生活圏域など，目的に応じて細分化されている．住民は，基本的には住民票をおく地方公共団体において，選挙権を行使し，住民税を支払い，行政サービスを享受する．

保健活動においては，対象とする人々が物理的・化学的・生物的・社会的環境を共有していることが重要である．地形・気候・環境汚染物質・生物相などを共有することから，共通する健康問題が発生することがあり得る．主要な産業，保健医療機関や商店などの種類やアクセスなども健康問題と関連する可能性がある．さらに，地域内での文化や規範により，サービスの利用や予防行動が促進されたり妨げられたりする可能性もある．地域の規範によりサービスが利用しづらい場合，個々の対象者への利用勧奨だけでなく，地域の有力者への働きかけなどにより，規範自体を変えていく必要も生じる．

地域を単位とすることにより，このような多層的な環境を配慮しながら，効果的に保健活動を展開することができる．

ⓒ 都市部と農漁山村部

都市化の進行に伴い，日本の市部人口比率は約9割，**人口集中地区 DID**, Densely Inhabited District 人口比率は3分の2近くを占めている．世界全体をみても，現時点で人口の約半数以上，2025年には6割が都市に居住すると考えられている．ここで，一般的に**都市**とは，人口の集中した地域とする人口学的定義のほか，道路や建物などの物的環境からの定義，都市政策といった制度的な定義，市場や産業，社会的交流の結節となる機関が集まる場，といった多様な側面から定義される．都市には，人口・産業・交通などの集中に伴う環境問題（大気汚染，ごみ問題，水質悪化，住宅の密集化，交通渋滞など）のほか，多様な出自を持つ住民が集合することによる他者との没交渉，それに伴ういわゆる「地域コミュニティ」への無関心化，などの課題が生じている．

一方，第一次産業を産業の中心とする農漁山村部においては，自然が豊かで，家族や地域内での結びつきが強いイメージがある．しかし，現在では産業構造の変化と雇用の減少，ならびに少子化により，住民の高齢化，若者の流出が問題となり，限界集落の維持困難，第一次産業の後継者不足，地域活動の継続困難といった問題も生じつつある．また，作業の機械化や車移動による運動量の不足，商業の衰退による買い物難民，山林の手入れ不足による災害の増加や雪害への対処困難なども起きている．

このように，**都市**，**農漁山村**のいずれにも，その地域特性による健康課題が生じ得る．住民自身がその地域の課題を理解し，多方面と協働して改善を目指すことが何より重要である．

② 地域アセスメント

地域特性を考慮した保健活動を展開するには，対象となる地域を**アセスメント**することが重要である．

地域の文化，人々の行動や価値観，環境が人々に与える影響などを把握するためには，**エスノグラフィー**の手法が参考になる．エスノグラフィーは文化を記述することを目的とした文化人類学を基盤とした質的方法であり，インタビューや参加観察などのフィールドワークを基本とす

表 7-1 ●地域保健にかかわる情報収集項目

	項　目
対象地域の特性把握	・自然環境(地理的状況, 地勢的条件, 気象条件, 災害などの状況, 生物的環境など) ・人口特性(人口構造:性年齢別, 人口密度など, 世帯特性など) ・産業・経済状況(産業構造, 所得と消費の状況) ・行政・財政の状況(役所の位置, 行政機構, 財政状況) ・交通・通信(公共交通機関の便, 交通網, 通信網の整備と利用状況) ・生活環境(上下水道の整備状況, 大気汚染などの環境汚染, 公園や遊び場の整備状況, 家屋の種類・分布など) ・労働環境(作業環境, 勤務条件など) ・教育・学習, 文化の状況(学校:生徒数, 通学範囲, 環境衛生, 文化や宗教の状況, 保健衛生などに関する知識や習慣) ・社会関係資本(ソーシャル・キャピタル, 住民間の信頼関係・協働に関する認識など)
対象者の健康問題の把握	・人口動態, 死因統計 ・疾病の状況, 感染症の発生状況 ・医療費・介護費など ・健診などの保健サービスの実施状況と受診状況 ・障害者の数とサービス受給状況 ・生活保護世帯など貧困の状況, 心理・精神的問題
利用可能な社会資源の把握	・保健・医療機関, 介護サービス機関などの種類・数・実施可能なサービス ・教育関係機関, 自治会などの地区組織, 当事者組織など ・機関間のネットワークの状況

る. 人々の行動や大事にしている事物などについて話を聞くとともに, 人々の暮らしの場や行事などにおもむいて観察することにより, 共通する行動様式や価値観を見いだしていく.

あわせて, 既存の統計資料や過去の文献などを活用することも重要である. そのさいには, いつ行われた調査か, 調査の範囲と単位, 調査対象と項目などに注意を払い, 正しく活用することが重要である.

地域の環境を把握し, 地域特性と他の要因やアウトカムとの関連をみたいときには, **地理情報システム GIS, geographical information system** が活用できる. これは, 地域における資源の配置などの「点」の情報, 鉄道網などの「線」の情報, 高齢化率や疾患の発生率といった「面」の情報などを, 自由に重ねあわせて, それらの関係を視覚的に把握できるものであり, さらには環境が変化したさいのアウトカムの変化予測などの分析も可能なツールである. **地区視診 windshield survey** は, 地域を多角的な視点を持って観察して回ることであり, 自然環境から人々の暮らしまで, 多様な情報が得られる.

これら, 複数の方法を組み合わせることにより, 地域特性をより詳細に, 多面的に把握することができる. 地域保健のためのアセスメント項目としては**表 7-1** があげられる.

具体的なアセスメントの進め方をみてみよう. 例えば, 特定健診のデータにおいて, 市内のある A 地域では他の地域に比べて高血圧の有所見者割合が高いという結果が出たとしよう. このデータだけみても, その原因は分からず, 解決策にもつながらない. そこで, まずその A 地域

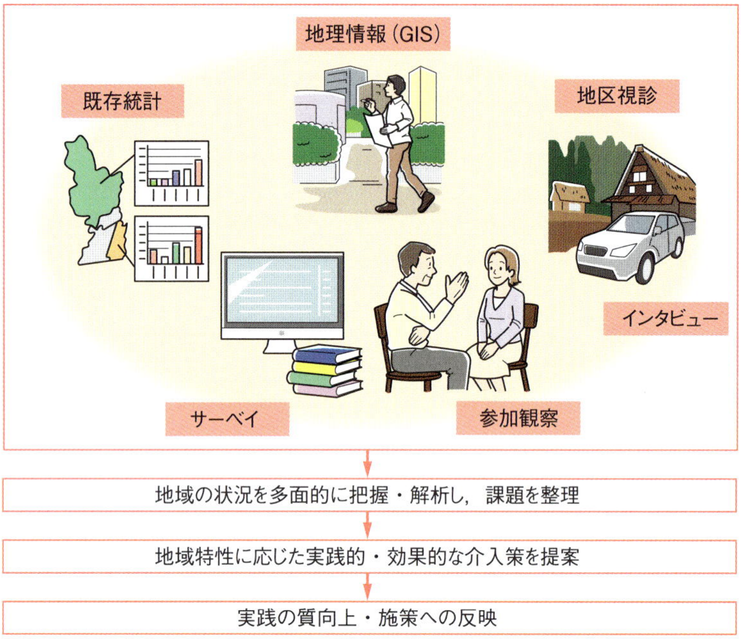

図 7-1 地域アセスメントの実際

の地理的状況，高齢化率，世帯構成，産業・経済状況などを調べてみた．すると，A 地域は山間地域に位置し，高齢者が多く，最近は独居者が増えて，以前は農業が主な産業だったが，最近は年金暮らしの世帯が多いことが分かった．さらに，住民が集まる老人会で参加観察を行い，参加者に話を聞いてみると，地域のスーパーが最近廃業したため，新鮮な食材を購入することが難しく，地元の商店が販売している総菜に頼っているということだった．商店で話を聞くと，地域住民の口に合い，また，日持ちするように濃い味付けにしているということが分かった．この場合，個々の高血圧患者に対する処方や生活指導だけでなく，生鮮食料品の移動販売，塩分を控えた総菜の開発，住民向けの教室開催など，地域全体での食生活の改善に向けた取り組みが必要だろう（**図 7-1**）．これらのアセスメントをもとに，地域の課題とその根拠について整理し，課題の影響の大きさや地域住民の関心度，取り組みやすさなどに基づいて優先順位を検討したうえで，地域介入につなげていくのが，地域診断である．その過程においては，公衆衛生の専門家だけでなく，さまざまなステークホルダーや地域住民と共に進めていくことが重要である．

3 地域保健の特徴と展開

ⓐ 地域保健の特徴と歴史

地域保健とは，地域住民がその生活基盤の中で，自らの健康の保持および増進をはかることができるように，地域社会に見合った形で必要な資源や技術を組織的に提供し，人々の生活を支援

表 7-2 ● 地域保健の歴史

1940年代	1947(昭22) 日本国憲法施行	1948(昭23) 世界保健機関(WHO)設立
1960年代	1961(昭36) 市町村における国民健康保険事業の開始(国民皆保険の確立)	
1970年代	1978(昭53) 第一次国民健康づくり運動	1974(昭49) ラロンドレポート(カナダ) 1978(昭53) アルマ・アタ宣言 1979(昭54) ヘルシーピープル(米国)
1980年代	1985(昭60) 医療法改正(都道府県による医療計画立案など) 1988(昭63) 第二次国民健康づくり運動(アクティブ80ヘルスプラン)	1986(昭61) オタワ憲章 1987(昭62) ヘルシーピープル2000(米国) 1988(昭63) アデレード勧告
1990年代	1994(平6) 地域保健法	1991(平3) スンツバル声明 1997(平9) ジャカルタ宣言
2000年代	2000(平12) 健康日本21, 介護保険法施行 2002(平14) 健康増進法 2006(平18) 診療報酬・介護報酬同時改定(特定健診の開始, 地域包括支援センター設置など)	2000(平12) メキシコ声明 ヘルシーピープル2010(米国) 2005(平17) バンコク憲章 2009(平21) ナイロビ実施要請
2010年代	2012(平24) 診療報酬・介護報酬同時改定(地域包括ケアシステムの促進など) 地域保健対策の推進に関する基本的な指針改定 2013(平25) 健康日本21(第二次) 2018(平30) 診療報酬・介護報酬同時改定(地域包括ケアシステムの促進など)	2013(平25) 第8回ヘルスプロモーション国際会議:すべての政策に健康アプローチ

していく, 一連の活動過程をいう.

健康を総合的にとらえ, 地域に根ざした形で保健活動を展開しようとする動きは, 第二次世界大戦後に目立って発展した. 近年の地域保健の歴史を**表 7-2**にまとめた.

1948(昭和23)年に設立された世界保健機関(WHO)では, 1978(昭和53)年に先進国と開発途上国の格差是正に向け, プライマリヘルスケアに重点を置いたアルマ・アタ宣言を出した(➡365頁). その後, 健康の社会的決定要因, 住民による健康づくりが重視される流れから, 1986(昭和61)年にオタワで第1回ヘルスプロモーション国際会議が開催され, 健康の前提条件として平和, 住居, 教育, 食糧, 収入, 安定した生態系, 持続可能な資源, 社会正義と公正があげられた(➡367頁). 第4回会議におけるジャカルタ宣言では, 健康の社会的決定要因が強調され, 人々の**ヘルスリテラシー**を醸成するための教育と情報の重要性がうたわれた. ヘルスリテラシーとは, 健康や保健サービスなどに関する情報にアクセスし, 理解し, 効果的に利用する能力をさす. 加えて, 他者に対して適切な情報を伝達していく力をも含めることもある. 第6回会議でのバンコク憲章でもヘルスリテラシーが取り上げられるとともに, 健康政策の重要性が強調されている.

日本においては, 健康課題の中心が感染症から成人病対策に移っていくにつれ, 1970年代から国民健康づくり運動が開始された. 少子高齢化や疾病構造の変化が進むなか, 生活習慣および社会環境の改善を通して，健やかに心豊かに生活できる活力ある社会を実現するという目的のもとに，2000（平成12）年からは「健康日本21」が推進され，ヘルスプロモーションの考え方に基づいた健康づくり運動が展開されている（➡77，79頁）．

2002（平成14）年施行の健康増進法においては受動喫煙対策などが推進され，また，2008（平成20）年からは生活習慣病対策として特定健診・特定保健指導が開始されるなど，ポピュレーションアプローチ・ハイリスクアプローチの両面にわたる健康づくりが実施されている．

また，高齢化の進行と，それに伴う医療費の増大に対し，医療資源の有効活用の必要性が増し，1980年代から地方自治体における医療計画や老人保健福祉計画の作成が開始され，2006（平成18）年には老人保健法が「高齢者の医療の確保に関する法律（高齢者医療確保法）」に改正された（➡327頁）．さらに，2010年代中頃から，医療機能ごとに将来の医療需要と病床の必要量を推計する地域医療構想が進められ，病床の機能分化・連携に向けた動きが加速している．

一方，高齢者の増加に向けた介護への対応としては，2000（平成12）年に介護保険法が成立した．さらに地域包括ケアシステムの構築に向け，ソーシャル・キャピタルを活用した自助・共助の推進，地域の特性を活かした保険と福祉のまちづくり推進，医療・介護・福祉などの関連施策との連携強化が図られている．ソーシャル・キャピタルとは，社会の信頼関係，規範，ネットワークなどの重要性を説く概念であり，人々の間の水平的な人間関係や地域全体のつながりを意味することが多い．これを推進することにより，社会の効率性が高まり，教育・安全・経済・健康状態などの向上がはかれるとされている．一方で，概念が十分定まっていないことから，この用語を用いるさいにはその意味をきちんと共通認識できるよう注意が必要である．

1995（平成7）年の阪神淡路大震災，2011（平成23）年の東日本大震災をはじめとする，多くの自然災害は，多大な人的・物的被害をもたらすとともに，ボランティア活動や地域社会のつながりが重視される契機ともなった．こうした災害時にもソーシャル・キャピタルは重要である（➡226頁コラム）．一方で，2020（令和2）年からの新型コロナウイルス感染症パンデミックにおいて，感染対策のために人との交流に制約が生じ，地域活動にも大きな影響が及んだことから，今後はICTの活用なども含めた新たな地域活動の形を探っていく必要がある．

地域包括ケアシステムの構築において，要となる活動の一つが地域ケア会議である．地域ケア会議とは，個人に対する支援の充実と，それを支える社会基盤の整備とを同時に進めていく，地域包括ケアシステムの実現に向けた手法である．多職種で協働して対応に当たるなかで困難が生じた個別ケースを取り上げ，その事例について地域の多様なメンバーが話し合うことにより，個々の事例の解決策を探るだけでなく，地域全体の課題を見出し，部署間・機関間・職種間の連携を強化したり地域の新たな資源を開発したりすることにつなげていく（➡335頁）．

ⓑ 地域保健の展開方法

生活習慣病対策を主眼とした地域保健の展開を例に考えてみよう．まず，働きかけの対象集団を定めることが必要である．健診結果などに基づき，ハイリスク状態にある人々への働きかけを行うさいには，個々のライフスタイルを踏まえた保健指導が重要である．また，健診に参加しない，受診しない人々への対策も常に念頭におき，アクセシビリティの向上や効果的な広報活動などに取り組むことも必要である．あわせて，すでに疾患に罹患していたり，ハイリスク状態にあったりする個別ケースの背景を分析することから，共通する集団や地域の課題を見いだして，地域全体の対策につなげていくことが求められる．先にあげた，高塩分の食事が高血圧につながっているケースでは，伝統的な味の濃い食事を供することが重視されていたり，食材の購入場所が減ったために新鮮な食材が買えなかったりするという地域特性があった．これにより地域の食文化や食環境に働きかける必要性が明らかになった．

一次予防の観点でポピュレーションアプローチ（➡57頁，**表4-1**）を実施するさいには，健康指標の推移，集団の文化，地域住民が認識する重要性などに応じて，より優先度の高い集団や対策を取り上げる．何を優先して対策を講じるかは地域の状況によって異なる．加えて，地域のキーパーソンや住民自身が重要と認識している課題に取り組むことにより，地域住民の参加を促進することが可能となる．逆にいえば，保健医療従事者は，重要な課題に関心を持ってもらえるよう働きかけを工夫することも必要である．

地域住民と協働して地域保健活動を進めるにあたり，地方公共団体の立場では，さまざまな立場の住民の意見が反映できるよう，会議体などを工夫すること，弱者の立場に配慮し意見を代弁する役割を担うこと，公と民間，専門職と一般住民などの間での効果的な役割分担に配慮することなどが重要である．さらに，保健専門職は，地域の健康課題を，行政の施策・保健福祉計画などにまとめあげていくこと，さまざまな計画間の整合性をとり，効率的に事業を進めていくことが求められている．

ここまで述べてきた地域保健活動は，すべて公衆衛生看護活動としても位置付けられ，保健師の役割でもある．公衆衛生看護は，人々の健康のために社会に働きかける看護であり，個別支援と集団の健康増進とを連動して行うという特徴がある．地域行政における保健専門職としてもっとも数が多い保健師は，他の職員とともに地域保健を推進していくことが責務である．個別のケースへの対応を通して地域全体の健康問題への働きかけやケアシステム構築，施策化へと発展させるとともに，新たに開発された資源や制度を新たなケースに適用して普及させていくという，個と集団の循環を，住民とのパートナーシップを築きながら行っていくのは，保健師活動の要であるといえる．

7-2 地域保健活動と行政

① 地域保健活動とは

地域保健活動の定義はむずかしいが，通常は，公衆衛生活動のうち主として事業所に雇用される労働者を対象とした**産業保健**，および主として児童・生徒・学生を対象とした**学校保健**の2つを除いた残りの部分をさしている．したがって，その対象は乳幼児，産業保健・学校保健の対象とならない成人（例えば，自営業者や専業主婦など），老人など幅が広い．これらの年齢階層に対応して母子保健，成人保健，老人保健などが地域保健活動の各論として存在する．また，対象者の抱える問題点に注目し，精神保健，難病対策，環境保健なども存在する．これらは本書のそれぞれの章で別に述べられているので，本章では地域保健活動の総論について述べる．

日本国憲法に規定された三権分立により，行政は国会で制定された法律に基づいて活動を行う．第二次世界大戦後，日本においては地域保健活動の拠点は**保健所**と定められ，保健所法によって地域保健活動の総論部分が規定されていた．しかし，地域保健活動は住民の健康という生活にもっとも密着した部分を取り扱うため，主として都道府県が設置する保健所よりも市町村が主体となってサービスを提供するほうが望ましいという観点から，行政の実施主体を市町村に徐々に移管してきた．これに伴い，市町村における地域保健活動の「場」として，**市町村保健センター**の整備も行われてきた．これらの変化の背景として急速な人口の高齢化，出生率の低下，疾病構造の変化，ニーズの多様化などがある．

これらの流れの仕上げとして，1994 (平成6) 年に保健所法が**地域保健法**に改められ，現在にいたっている．この改正により都道府県と市町村の役割が見直され，市町村は住民への身近な保健サービス (母子保健，成老人保健など) の提供，都道府県は広域的・専門的・技術的な対応がそれぞれの役割とされることとなった．地域保健法では**表7-3**に示すように第6条に14項目，第7条に4項目にわたる保健所の事業を掲げているが，地域保健活動の内容のほとんどはこれに含まれていると考えてよい．また近年は保健所と福祉事務所の統合も多くの自治体で行われている．

保健所は地域保健活動の中心的役割を持っている．都道府県，地域保健法で定められた大規模な市 (政令市，現在87市)，および東京23特別区が設置し，2022 (令和4) 年4月現在全国で468ヵ所が設置されている．原則として二次医療圏に1ヵ所を目標とした規模の拡大を進めている．保健所長は特定の要件を備えた医師でなければならず (医師の所長が確保できない場合には一定の要件のもとに他の技術職員でも可)，その下に歯科医師，獣医師，薬剤師，保健師，栄養士などの技術職員と事務職員の合計約3万人が勤務しているが，その数は保健所の数とともに減少傾向にある．業務は**表7-3**に示すものが地域保健法で規定されているが，最近では健康危機管理体制の確保など新しい分野の活動もあらわれてきている．

2 地域保健活動の分類

地域保健活動を大きく2種類に区分することができる．**規制行政的活動**は公共の福祉の観点から人々 (法人なども含む) の活動を規制する行政行為である．例えば，飲食店を営業する場合には食品衛生法に基づいて都道府県知事などの許可が必要である．これは本来あるはずの「飲食店経営」の自由を，公権力によって制限するものである．しかし，食品衛生法の目的は「飲食に起因する衛生上の危害の発生を防止し，公衆衛生の向上及び増進に寄与すること」(第1条) であり，国民に提供する食物の安全性を考えた場合，このような規制も妥当なものとなる．このように，本来自由であるべき個人の活動を公共の福祉の向上を目的として規制する活動を規制行政的活動という．

これに対して，主として地域住民に対してサービスを提供する活動を**給付行政的活動**という．各種健診，健康教育・指導などは給付行政的活動である．

規制行政的活動はその性質より通常は**行政機関**が法律などに基づいて行う．また，法律に基づ

表 7-3 保健所の行う事業

地域保健法第6条

保健所は，次に掲げる事項につき，企画，調整，指導及びこれらに必要な事業を行う．

1. 地域保健に関する思想の普及及び向上に関する事項
2. 人口動態統計その他地域保健に係る統計に関する事項
3. 栄養の改善及び食品衛生に関する事項
4. 住宅，水道，下水道，廃棄物の処理，清掃その他の環境の衛生に関する事項
5. 医事及び薬事に関する事項
6. 保健師に関する事項
7. 公共医療事業の向上及び増進に関する事項
8. 母性及び乳幼児並びに老人の保健に関する事項
9. 歯科保健に関する事項
10. 精神保健に関する事項
11. 治療方針が確立していない疾病その他の特殊の疾病により長期に療養を必要とする者の保健に関する事項
12. エイズ，結核，性病，伝染病その他の疾病の予防に関する事項
13. 衛生上の試験及び検査に関する事項
14. その他地域住民の健康の保持及び増進に関する事項

地域保健法第7条

保健所は，前条に定めるもののほか，地域住民の健康の保持及び増進を図るため必要があるときは，次に掲げる事業を行うことができる．

1. 所管区域に係る地域保健に関する情報を収集し，整理し，及び活用すること
2. 所管区域に係る地域保健に関する調査及び研究を行うこと
3. 歯科疾患その他厚生労働大臣の指定する疾病の治療を行うこと
4. 試験及び検査を行い，並びに医師，歯科医師，薬剤師その他の者に試験及び検査に関する施設を利用させること

地域保健法第8条

都道府県の設置する保健所は，前2条に定めるもののほか，所轄区域内の市町村の地域保健対策の実施に関し，市町村相互間の連絡調整を行い，及び市町村の求めに応じ，技術的助言，市町村職員の研修その他必要な援助を行うことができる．

かない規制行政的活動もあるが，これは行政指導と呼ばれ，これに従わなかった場合でも不利益な扱いを受けないことなどが行政手続法に規定されている．

これに対して給付行政的活動は行政機関が行うこともあるし，**非政府組織 NGO**, non-governmental organizationや**特定非営利活動法人 NPO**, non-profit organizationが行うこともある．行政組織が実施する場合でも予算的裏づけさえあれば，法律的な根拠は必要ないが，この場合でも「公の責任」で当該事業を実施する根拠は必要であろう（次節参照）．

別の観点から地域保健活動を2区分することもある．第1は住民を直接対象とした活動で，**対人保健活動**と呼ばれている．教育や指導，検診などがこれに該当する．これに対して住民以外のもの，例えば環境，飲食物，動物などを対象とした活動を**対物保健活動**と呼んでいる．例外も多いが，一般的に対人保健活動では給付行政的活動が，対物保健活動では規制行政的活動がその中心になる．

3 地域保健活動と行政のあり方の理論的背景

自由主義経済体制のもとでは，行政（政府）はできるだけ経済活動に干渉しないで市場経済にまかせておけば，いわゆる「みえざる手」に導かれて社会の利益を促進する方向に働くという考え方が支配的である．しかし，特定の分野においては，市場経済にまかせておいただけでは望ましい状態が達成できない場合も存在することが認められている．地域保健活動においても，いくつかの点から行政が介入し，地域保健活動の一部を担うことは合理的ということができる．以下，具体的な行政介入の必要性について述べる．

ⓐ 生存権の保障

まず第1に，日本国憲法に規定された，国による生存権の保障である．憲法第25条第2項では「国は，すべての生活部面について，社会福祉，社会保障及び公衆衛生の向上及び増進に努めなければならない」とされており，生存権保障のために行政が地域保健活動および必要な医療・介護・福祉を行うことは憲法に規定された国の義務である．

ⓑ 外部経済効果と外部不経済効果

次に，地域保健活動においては直接的利益のみならず，間接的に地域保健活動の利益を享受することができる場合がある．例えば，予防接種はこれを受ける者に直接的な利益（疾病の一次予防）をもたらすが，同時に社会における疾病のまん延を防ぐことで予防接種を受けない者にも間接的な利益をもたらす．これを経済学では外部経済効果と呼んでいる．逆に，公害は放置すると公害源の企業は公害対策経費をかけずに経済活動を行い，その不利益を周辺住民がこうむることになる．これを外部不経済効果と呼ぶ．いずれの場合にも市場経済では理想的な状態が達成できず，地域保健活動などの行政による介入が必要となる．なお，今日では環境に対する個人や企業の責任を法的に規定し，環境保全を「必要なコスト」として内部経済として取り扱うようになってきている．

初期の投資が膨大で，市場経済活動では利益が望めない分野が存在する．検診機関や検査機関などがこれに該当する．このような分野に対しては，①補助金を付ける，②赤字覚悟で行政自体が活動を行う，③独占企業に活動をゆだねる，といった解決方法があり，いずれにしても行政の介入が必要となる．

ⓒ 公共財とメリット財

さらに，地域保健活動の中には，住民がいつでも自由に利用でき，なおかつ経費を払わないからといって利用から排除されないものが存在する．健康教育（とくに講演会形式の）などがこれに該当する．このようなものを経済学では公共財と呼んでいる．公共財は通常は市場経済にまかせておいても供給されない．また，市場経済にまかせておいてもある程度供給されるが，国家的見地から政府が供給することに価値を見いだすサービスをメリット財と呼んでいる．教育がその例であるが，法律に基づく各種検診などもメリット財の典型例と考えることができる．

ⓓ 社会防衛

最後に社会防衛の立場である．前述の規制行政的活動に分類されるが，自傷他害のおそれがある精神病患者（➡350頁）や，他人に感染させるおそれのある感染症患者（➡98頁）の公権力による強制入院のシステムは，厳格な法律の運用でなければ人権侵害のおそれがあり，行政の介入が不可欠である．

以上のような点より，地域保健活動には行政において**公の責任**で取り組まなければならないことも多い．したがって，「いかなる理由で公的機関が税金を用いて当該事業を行うのか」ということについて明確な理由づけが必要である．近年は民間事業の活用や規制緩和などがさかんになってきており，従来以上に公の責任について議論する必要がでてきた．例えばがん検診について，現在では多くの市町村が軽度の自己負担で実施し（➡130頁），残りの部分は税金でまかなっている．これは国家的見地からがん対策の重要性が認識されているために，二次予防として実施されているものである．これに対して「がん検診による利益は個人が享受するのだから，経費はすべて自己負担にし，税金でまかなう必要はない」という考え方もある．この場合には「がん検診を希望する個人に対して受診できる環境（施設の整備など）を整えるところまでが公の責任」ということもできる．今後とも国および地方公共団体の関係を含めて議論を深めていく必要があろう．

4 地域保健活動の具体例

日本の行政組織は**国**，**都道府県**，**市区町村**の3層構造となっている（➡375頁）．対人保健活動は，住民へのきめの細かなサービスの提供や利用の利便性などの観点から，住民に身近な行政組織が提供することが望ましい．そこで，これは基本的に市町村の業務となっている．これらのサービス提供の場として，**市町村保健センター**（地域保健法第18～20条）が設置されている．さらに市町村の養成による健康づくり推進員，食生活改善推進員なども，その活動を支えている．これに対して対物保健活動は，例えば環境問題など広域的な対応や，統一的な処理が必要なものも多く，このために都道府県で対処しているものも多い．したがって，**表7-3**に示す地域保健法第6条に規定される事業のうち，対人保健活動に多くが該当する3（栄養改善），8，9，12などは市町村が主体となって直接の事業を行っているものが多く，対物保健活動である3（食品衛生），4，5，13などは通常は保健所が直接事業を行う．ただし，難病対策（11）やエイズ対策（12）は対人保健活動ではあるが，専門性が強いので，基本的に保健所が直接の事業を行っている．

5 地域保健活動の進め方

地域保健活動は**図7-2**に示すようなサイクルに従って実施される（これは地域保健活動特有のものではなく，学校保健や産業保健でも同様である）．まず**計画** plan し，次に計画に従って活動を**実行** do し，最後に初期の目的を達成できたかどうかを**評価** check し，次の**改善計画策定** act

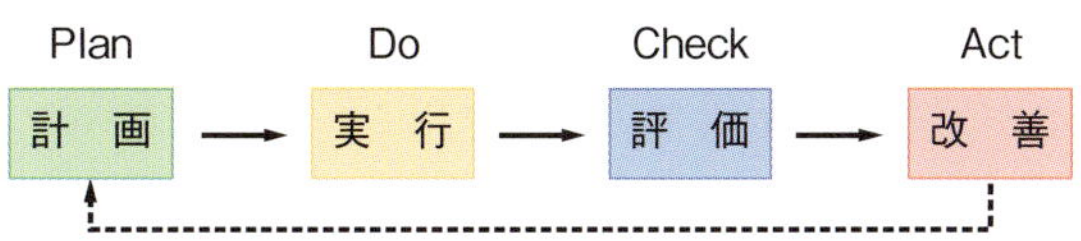

図7-2 保健活動の進め方
――PDCAサイクル

(PDCAサイクル)となる.

地域保健活動の計画は住民のニーズ needsに基づいてたてられる. ニーズとは専門的見地からみた地域住民にとって必要なことであり, 単に住民の要望であるデマンド(需要) demandsとは異なる. 例えば, ある地域において特殊な感染症が流行していて客観的に住民の負担となっている(例えば, 高い死亡率, 医療費, 休業など)場合, たとえ住民が認識していなくてもこれはニーズであり, 対策を講じる必要がある. また, 現代の公衆衛生的課題の多くは住民の日常生活と密着しており(例えば, 喫煙, 食習慣など), その対策として住民一人ひとりの行動変容が求められることも多い. この場合において, まず問題点を住民自身が把握するところから活動が始まる必要があり, 教育や広報活動によってニーズをデマンドにすることも地域保健活動の1つということができる.

行政が行う活動でも非政府組織の行う活動でも, 財政的, あるいは人的問題から, すべてのニーズに一度に対処するのは不可能であり, 通常は優先順位をつけて実施していく. すなわち, ニーズの度合いの高いものから順に実施していくのである. また, 計画は短期的なもの, 中期的なもの, 長期的なものなどさまざまな期間のものが存在する. 1つのニーズに対してそれぞれの期間の計画が複数存在することもまれではない. 厳密な定義はないが短期的なものは通常1年であり, 中期的なものは2年以上, 5年ないし10年以上のものを長期的計画と通常は呼んでいる.

ニーズとその程度の把握には統計を用いる. 地域保健活動に有用な情報は前述の人口動態統計をはじめとして各種存在し, これらを活用しながら計画策定および優先順位の決定を行う必要がある. **表7-3**に示すように, 地域保健法では第7条でとくに保健所の機能として情報の収集・整理・活用, および調査・研究があげられている. これらは地域保健法の前身の保健所法にはなかった事項であり, 保健所の機能として期待されるところである.

また, 計画は実行可能性があるものでなければならない. 実行可能性の問題は前述の財政的問題と人的問題(マンパワーの問題)が大きくかかわってくる. いくらよい計画であっても莫大な経費を要するものや多大なマンパワーを必要とするものは実行可能性が低くなる. また, 費用・効果 cost-effectivenessや費用・便益 cost-benefitについても配慮する必要がある. 前者は活動によって得られる効果を直接, 後者は効果を金銭的に換算して, 必要な経費と比較し, 実施に値する活動かどうかを検討するものである. このように活動の経費と結果を比較衡量《こうりょう》することも, 事業の優先順位を決定するうえで参考となる.

計画が策定されたならば, これに従って事業を実施していく. 計画に忠実に従う態度は基本的に重要であるが, 臨機応変に計画を変更することも大切である.

事業の終了後には, 評価を行う(**図7-2**). 評価においても統計が活用される. しかしながら, 地域保健活動の多くは短期間に結果がでてくるものはむしろまれであり, 評価はむずかしい. 例えば喫煙対策を行った場合, 新たに喫煙を開始する者(多くは小・中学生)が減少しても, 全体の喫煙率に影響を及ぼすには相当の時間が必要であり, また, これによって健康影響(がんや循環器疾患の減少)が観察されるまでには, さらに時間を要する. これに加えて, 健康に影響を与える因子はさまざまであり, 喫煙対策でがんが減っても他の要因で増えたために見かけ上は効果がわからないこともあるかもしれない. このような場合には「喫煙率の減少は地域住民の健康によい影響を与える」ということを大前提として，喫煙率の低下を評価指標とする次善の策もあるであろう．

評価に基づいて，次の改善計画策定や，当該ニーズに対する活動の終了に伴う次のニーズへの対処のための計画など，次のステップへ移行する．

⑥ 今後の課題

今日にいたるまでの種々の地域保健活動の積み重ねから，各部門における活動は充実したものとなってきている．これに対して，各部門と連携・統合をはかる「システム化」が今後とも課題である．例えば，地域保健医療情報システムとして，在宅医療支援システム，保健医療カードシステム，保健所等情報支援システムなどが構築されている．

この中でもっとも早くから検討されてきたのが救急医療システムである．今日では第二次救急医療体制の整備が二次医療圏単位で進められ，さらに第三次救急医療体制の中核として救命救急センターの設置が進められている．そして，これらの情報を的確に流通させるために，広域災害・救急医療情報システムも設置され，24時間体制で空床の有無，手術の可否などの情報を提供している．

O157食中毒事件，新型肺炎SARS，新型インフルエンザ，ノロウイルスによる感染性胃腸炎，東日本大震災や原子力発電所の事故，新型コロナウイルス感染症の蔓延など，近年，公衆衛生的な対応を要する事件が頻発している．これらに対して行政やNGOの活躍はマスコミなどを通じて明らかになっている．概して行政の対応の遅さが指摘されるが，議会による予算を通しての制御，対策の公平性，全体を通した対策の必要性など，一概に行政を責められない点も多い．緊急時の対処システムを構築するうえで，上記のように行政に内在する問題点を克服したものが望まれる．

2020（令和2）年からの新型コロナウイルス感染症の世界的な流行においては，日本でも公衆衛生に関連する組織などがそれぞれの立場で対応した．一方で，平時を標準として規模や人員を縮小してきた保健所の緊急時の対応が社会問題ともなったのは記憶に新しい．

7-3 消費者保健 consumer health

① 生産者と消費者

自分が生産したものを自分で消費する自給自足経済では，生産も消費も自分の責任である．分業となり，生産者の顔見知りの人が消費する場合もある．いずれの場合も「消費のための生産」である．

資本制生産は最大利潤を求めてたえず拡大再生産を続ける性質がある．自由競争によって，新しい技術を使って安い魅力的な商品やサービスが次々生みだされる．この生産は「利潤のための生産」であり，商品やサービスは宣伝され不特定多数の消費者によって買われて消費される．

生産された商品やサービスは対等の売買契約の下で行われるはずなのに，消費者に不利益をもたらすことがある．例えば，品質が悪い，量が不足，表示と異なる，すぐダメになった，食べたら下痢をした，使ったら皮膚がかぶれた，がんで命を奪われた，C型肝炎になったなどである．

公害と似た面があるが，消費者被害の場合は，公正原理が働くはずの市場《しじょう》での売買に大小の不公正が生じたわけである．商品やサービスの生産者（企業）は，情報，資金，権力において消費者よりずっと強いので，消費者は泣き寝入りするしかない場合が多い．

2 消費者運動

被害をこうむった消費者は，団結によって力を得る．彼らは生活協同組合運動や消費者情報提供運動などで団結した．最初の組合は1844年イギリスのロッチデールの消費者が集まってつくった公正開拓者組合であった．組合は出資者である組合員のために自分たちで生産，流通，消費を行い，これによって企業に対抗する力を持つことができた．日本の生協は小さいが，欧州諸国のそれは大規模で，スウェーデンでは国内総売上高の20％近くを生協が占めるほどである．

19世紀後半以降急激に工業化と都市化が進んだ米国では，労働運動の一環として，労働者の生活を向上させる目的で，1898（明治31）年全米消費者連盟が設立された．

1925（大正14）年ニューヨーク郊外の町で消費者クラブができ，お勧め品と粗悪品のリストが会員の間に回覧された．その後月刊誌「消費者情報」，商品テストの結果を知らせる「コンシューマーレポート」など各種の消費者情報提供誌が発行された．

20世紀の後半には商品テストと情報提供事業は欧州にも日本にもひろがった．各国に，消費者同盟，消費者協会，消費者機構がつくられた．各国の消費者団体が母体となって，1960（昭和35）年に国際機関として，**国際消費者機構 IOCU**《イオキュー》, International Organization of Consumers Unionsがつくられ，1995年に国際消費者機構 CI，Consumers Internationalに改称されている．

消費者運動の流れは，環境保全運動とも関連しており，1960年代米国の弁護士ラルフ・ネーダー Ralf Naederは欠陥商品を告発し，公害たれながし企業を点数で評価するなど告発による消費者運動を始めた．1990年代に地球環境にやさしい消費生活を目指すグリーンコンシューマリズムが活発になった．エコマーク（**図7-3**），グリーン購入などはこの成果である．企業にも波及して，国際標準化機構（ISO）は，寿命の長い製品，製品の再生利用可能割合，汚染物の排出と処理の完全さなど環境保全への取り組みで企業を評価することを開始した（➡224頁）．

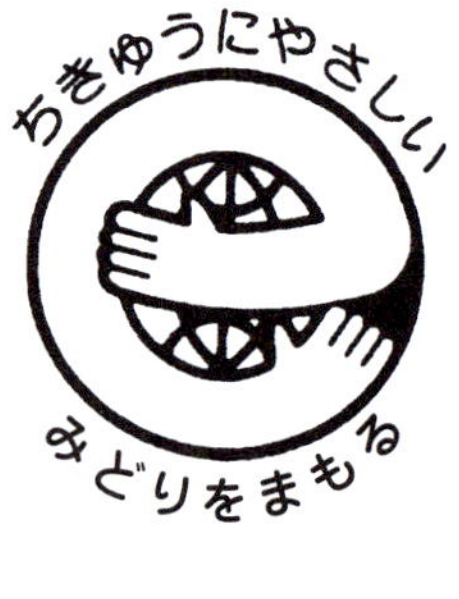

図7-3 エコマーク

「私たちの手で地球を，環境を守ろう」という気持ちをあらわしている．手はearthとenvironmentのeの形にデザインされている．エコマーク事務局認定・環境保全型商品につけられる．

③ 消費者の健康被害——薬害を中心に

消費者がこうむる健康被害として，これまでに**表7-4**に示すような薬剤の使用やワクチン接種に伴う事件がある．サリドマイド事件では国と製薬会社がこの薬の安全性の確認を怠り，その後の警告後も出荷停止や回収が遅れ被害が拡大し，多数の先天異常児が救済されないまま放置された．

表7-4 ●薬剤の使用やワクチン接種に伴う健康被害

ペニシリン	1953〜1975年　ペニシリンの注射 アナフィラキシーショックによる死亡 → 注射前の検査
スモン（亜急性脊髄視神経症）	1953〜1972年　整腸剤キノホルムの長期連用 脊髄炎・末梢神経障害による下肢対麻痺 → 使用中止
サリドマイド	1958〜1962年　ドイツで開発された睡眠薬（催奇形性） 妊婦が服用して多数の先天異常児 → 治験制度の改革
薬害エイズ	1988年〜　米国売血由来非加熱製剤 血友病患者のHIV（➡99頁）感染 → 国内血漿の利用・加熱製剤導入

④ 消費者保護の対策

ⓐ 消費者行政と消費者庁

消費者保護行政に関する法律は**表7-5**に示すように多岐にわたり所轄も分かれているが，消費者保護を統一的に推進するため2009（平成21）年に消費者庁が創設された．消費者に関する行政および消費生活に密接に関連する物資の品質表示に関する事務については一元的に実施されるようになってきている．消費者庁は所管する国民生活センターや全国の消費生活センターと連携して後述する商品テストや消費者相談以外に，物価動向に関する調査や情報提供，悪質商法などへの対応，適正な表示を促すための活動，食品ロス削減の取り組みなどを行っている．

ⓑ 商品テストと消費者相談

国と都道府県には消費生活センターと消費者相談窓口があり，必要なテストをしたり，苦情相談に応じている．日本弁護士連合会は「欠陥商品110番」を開いた．企業も消費者との対話の重要性に気づいており，たいてい電話の相談を受けつける部署を開いている．商品の包装や使用法のマニュアルに相談の電話番号が示してある．

消費者行政の課題は，今後とも賢い消費者，社会的責任を果たす事業者，問題を解明しあるべき姿を示す学界と行政が連携して推進させることであろう．

ⓒ 食品の表示制度

「この食品は○○病に効きます」などと根拠のない宣伝をすると，わらにもすがりたい病人は

表7-5 消費者保護のための法律(消費者の権利, 医薬品, 食品, 予防接種被害, 製造物)

消費者の権利(消費者庁)	消費者保護基本法[1968(昭43)年](消費者庁) → 消費者基本法[2004(平16)年] 消費者の利益の擁護および増進 → 国民の消費生活の安定および向上 消費生活用製品安全法(経済産業省) 家庭用品品質表示法(消費者庁)
医薬品	薬事法 →医薬品医療機器等法[2014(平26)年](厚生労働省) 医薬品, 医療機器等品質, 有効性及び安全性確保 医薬品医療機器総合機構(PMDA)設立[2004(平成16)年] 医薬品副作用被害救済制度:医薬品・医療機器による健康被害
食 品	食品衛生法[1947(昭22)年](厚生労働省) 食品の安全性の確保, 飲食に起因する衛生上の危害の発生の防止 食品安全基本法[2003(平15)年](内閣府食品安全委員会) 食品の安全性の確保に関する総合施策 食品表示法[2013(平25)年](消費者庁) 食品に関する表示の基準の策定により国民の健康の保護および増進
予防接種	予防接種法(➡94頁)(厚生労働省) 1994(平6)年予防接種健康被害救済制度
製造物	製造物責任法[1994(平6)年] PL(product liability)法(消費者庁) 製造物の欠陥よる健康被害の損害賠償責任

これを購入して摂食し, 被害を受けたりむだづかいをすることが起きる. これを防ぐため, あるいは不足がちな栄養素を摂ってもらうため, 食品の原材料や添加物, 栄養素, アレルギー物質などを食品ごとに表示することを義務づける食品表示法[2015(平成27)年]が施行され, 消費行政として統一的に表示されることになった. **表7-6**のような公的な4種類の食品表示がある.

5 インターネットと健康

2010(平成22)年頃からスマートフォンを使ったネットワークが急激に普及してきている. そのシステムがSNS[ソーシャルネットワーキングサービス(LINE, Twitter, Facebookなど)]である. 総務省が行っている通信利用動向調査の2021(令和3)年度の結果では, インターネットの利用者の割合はどの年齢層においても増加しており, 13歳から50歳代まではほぼ95~99%, 60歳代で84.4%. 70歳代でも59.4%が利用している. しかしながら71.9%の個人が利用上の何らかの不安を感じている. また, テレワークを導入または予定している企業は57.4%であり, 新型コロナウイルス感染症が蔓延する前の調査(令和元年9月末:29.6%)に比べて倍増している. インターネットではさまざまな健康情報や健康アプリが提供されており, インターネット利用者では自覚的健康度が高いという調査結果も出されている. また, 患者同士のメールやネット上のコミュニティでのコミュニケーションが患者の健康状態に影響を与えることが示されており, イン

表7-6 食品の保健機能についての4つの表示：公的許可制度に基づく

栄養機能食品	13種類のビタミンと6種類のミネラル，n-3系脂肪酸についてのみ適用される．これらの栄養素の機能を表示し，栄養素の補給を確保するのが目的である．
機能性表示食品	自然食品などで「○○産の温州みかんにはβ-クリプトキサンチンが含まれ，肝機能の保護に役立ちます」などと申請し許可されれば表示できる．その証明には，既に発表されている学会論文などを明示して届け出ればよく，事業者が試験研究する必要はない．インターネットなどに証拠の内容は公開される．2015(平成27)年4月から施行された．
特別用途食品	妊産婦用粉乳，低蛋白質食品あるいは乳幼児，嚥下困難者，アレルギー疾患患者向けなどの特別な用途に適することを明示できる食品をいう．その表示には健康増進法に基づき消費者庁の許可が必要である．
特定保健用食品(トクホ)	血圧を下げたり，高コレステロールに有効であるなどの効果を有する成分Xを，サプリメントとしてあるいは添加した食品に表示して販売したいときは，その証拠の研究論文などを添えて，消費者庁の許可を得なければならない．事業者がヒトを対象にした臨床試験での効果や安全性の証拠が必要になるので，多額の費用と時間を要する． なお，通常の特定保健用食品のほか，条件付き特定保健用食品，規格基準型，疾病リスク低減表示の4種類がある．

ターネットを利用したソーシャルサポートのあり方が模索されている．

一方，長時間にわたるインターネット(スマートフォン，パソコンなど)の使用によって，身体面では視力障害や運動不足，頭痛や肩こりなど，また，精神面ではうつ病などの原因になったり，社会面では現実の社会とのかかわりが希薄になるなどの悪影響が懸念されている．

インターネットではさまざまな情報が飛び交っており，その中から的確に必要な情報を得るためには十分なヘルスリテラシーを身につける必要がある．今後，国や地域，世代間での情報格差が拡大し，さらなる健康格差につながる可能性が指摘されている．個人個人のヘルスリテラシーの向上だけでなく，コミュニティ内でのインターネット情報の共有化が重要となってくる．

一方，この機能を使って，時には個人の悪口や攻撃をひろめたり，強めたりすることもできる．そのため，ある個人がこれによっていじめられたと感じ，自殺してしまうことも起きる．このような事態となった場合は，早めに友人，教師，相談センター，弁護士会などに相談するのがよい．消費者ホットラインとして188(いやや！)も利用できる．

ミニ・レポートの課題

1. あなたの住んでいる所や通学先などがある市町村を1つ定め，さらに，その中に，より小さい範囲の対象地域を定めよう．対象市町村，および対象地域に関する既存資料を収集し，健康課題について分析してみよう．
2. 対象地域の地区視診を行い，既存資料から得られた情報とのギャップがないか調べてみよう．
3. 対象市町村の健康課題を1つ例にあげて，ハイリスクアプローチ，ポピュレーションアプローチのそれぞれを用いた対策を考えてみよう．
4. 保健所が実施しているそれぞれの事業について具体的に調べ，なぜそれらを公の責任で実施しているのかについて考察しよう．
5. 最近の消費者被害の実例を述べ，その原因を考察しよう．
6. 賢い消費者になるにはどうすればよいか，案を示してみよう．
7. 食品の偽装や不当表示はなぜなくならないのか，その対策を述べてみよう．

Chapter 8 母子保健

なぜ，母子保健対策が大切なのか．わが国における母子保健の現状と課題について国際比較を通して学んでみよう．どのような母子保健活動や少子化問題への対応が行われているのか理解を深めよう．

8-1 母子保健の水準

母子保健の水準は，出生，死産，死亡などに関連する指標を観察することにより知ることができる．出生，死産，死亡は人口動態調査から得られる．直近の指標値とともに年次推移の観察や国際比較を行うことで，わが国の母子保健の水準を理解することができる．

① 出生に関する指標

ⓐ 出生率と合計特殊出生率

2021（令和3）年の出生数は81万1,622人で，前年より2万9,213人減少した．出生の動向は，出生数とともに出生率と合計特殊出生率などにより知ることができる（➡28，397頁）．出生率は，人口千対の出生数を表し，2021（令和3）年で6.6である．合計特殊出生率は15歳から49歳までの女性の年齢別出生率を合計したもので，2021（令和3）年では1.30である．合計特殊出生率は1973（昭和48）年から2005（平成17）年まで減少し，2015（平成27）年以降は1.34から1.45の間で推移している．合計特殊出生率を国際的にみると，フランスやスウェーデンのように1990年代に低い値を記録した後に上昇した国や，イタリアのように日本と同様に低い値で推移している国がある（**図8-1**）．

ⓑ 総再生産率，純再生産率

合計特殊出生率は母の年齢別出生率を合計したものであり，粗再生産率とも呼ばれる．母の年齢別出生率を女児だけについて合計したものを総再生産率，さらにこの女児が妊娠可能な年齢をすぎるまでの死亡を見込んだものを純再生産率という（➡30，397頁）．純再生産率が1を下回ると将来人口は減少する．わが国では1974（昭和49）年に1を下回って以降，低下傾向を続け，

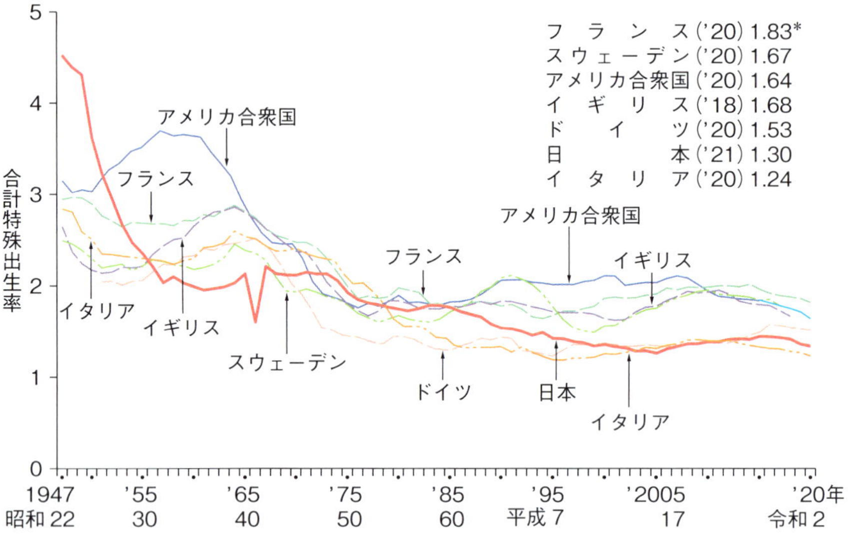

図8-1 合計特殊出生率の国際比較

注1) ドイツの1990 (平成2) 年までは旧西ドイツの数値である.
2) イギリスの1985 (昭和60) 年まではイングランド・ウェールズの数値である.
資料 厚生労働省:「人口動態統計」
UN:「Demographic Yearbook」
U.S. Department of Health and Human Services:「National Vital Statistics Reports」
Eurostat:「Population and Social Conditions」

2005 (平成17) 年に0.61まで低下した後やや上昇し, 近年はほぼ横ばいである. 2020 (令和2) 年は総再生産率0.65, 純再生産率0.64である.

② 死産, 死亡に関する指標

ⓐ 死産率

死産率は, 出産 (出生+死産) 千に対する死産数を表し, 2021 (令和3) 年は19.7である. この場合の死産数は, 妊娠満12週以降の死児の出産を指す (➡397頁). 死産は, 人工死産と自然死産に分けられ, 人工死産は胎児が母体内で確実に生存しているときに人工的処置を加えて死産になる場合をいい, それ以外が自然死産である. 近年の死産率の推移を観察すると, 自然死産は低下傾向が続いているが, 人工死産は1996 (平成8) 年から2003 (平成15) 年の間のように緩やかな上昇傾向を示した時期もある. 2021 (令和3) 年における妊娠期間別の死産数は, 自然死産, 人工死産ともに満12～15週でもっとも多い. また, 同年の母の年齢別の死産率は, 自然死産では25～29歳, 人工死産では30～34歳がもっとも低く, より若年あるいは高齢になるほど高率になっている.

ⓑ 人工妊娠中絶

母体保護法により，人工妊娠中絶は「胎児が，母体外において，生命を保続することのできない時期に，人工的に，胎児及びその附属物を母体外に排出すること」と定義されており，1991（平成3）年以降は妊娠満22週未満の件数が報告されている．2020（令和2）年度の人工妊娠中絶件数は141,433件である．1955（昭和30）年以降は減少傾向が続いている．

ⓒ 妊産婦死亡

妊産婦死亡は，妊娠中または妊娠終了後42日未満の女性の死亡を表し，2021（令和3）年は21人である．死因は，妊娠時における産科的合併症が原因で死亡した直接産科的死亡と，妊娠前から存在した疾患または妊娠中に発症した疾患により死亡した間接産科的死亡とに分けられ，直接産科的死亡のうちの産科的塞栓症や間接産科的死亡が主な死因である．

妊産婦死亡率は出産（出生＋死産）10万対で表され（➡398頁），2021（令和3）年は2.5である．第二次世界大戦後の妊産婦死亡率の改善は，乳児死亡率の改善の速さに比べて遅く国際比較において高率であったが，近年は低い値を維持している（国際比較の場合は，出生10万対で表す）．

ⓓ 周産期死亡

周産期死亡は，妊娠満22週以後の死産と生後1週未満の早期新生児死亡を合わせたものをいう．これらは母体の健康状態に強く影響される．早期新生児死亡に比べて，妊娠満22週以後の死産が多い．周産期死亡率は，出生数に妊娠満22週以後の死産数を加えたものの千対で表し（➡397頁），2021（令和3）年は3.4である．国際比較では周産期死亡率の算出方法が異なるものの，非常に低率で推移している．

ⓔ 乳児死亡

乳児死亡は生後1年未満の死亡数をいい，出生千対で表したものを乳児死亡率という（➡397頁）．乳児の生存は母体の健康状態や養育条件などの影響を受けるので，乳児死亡率はその地域の衛生状態や経済・教育を含めた社会状態を反映する指標として用いられる．乳児死亡率の年次推移を観察すると，1940（昭和15）年に100を下回って以降は，1960（昭和35）年に30.7，1975（昭和50）年に10.0と急速に改善してきた．2021（令和3）年は1.7であり，国際的には非常に低い値である（**図8-2**）．乳児死亡の原因として，先天的な要因と後天的な要因に分けられる．2021（令和3）年の死因の第1位は先天奇形，変形および染色体異常，第2位は周産期に特異的な呼吸障害および心血管障害，第3位は乳幼児突然死症候群である（**図8-3**）．生後4週未満の新生児死亡，とくに生後1週未満の早期新生児死亡は，先天的な要因（先天奇形，変形および染色体異常）による場合が多い．

ⓕ 幼児，学童の死亡

0〜4歳の年齢別死亡率は漸減している［2020（平成30）年で44.4，2021（令和3）年で43.7，いずれも人口10万対］．2021（令和3）年の死因を男女別にみると，1〜4歳では男女ともに先天奇形など，5〜9歳では男女ともに悪性新生物，10〜14歳では男女ともに自殺が第1位の要因である（➡138，400頁）．

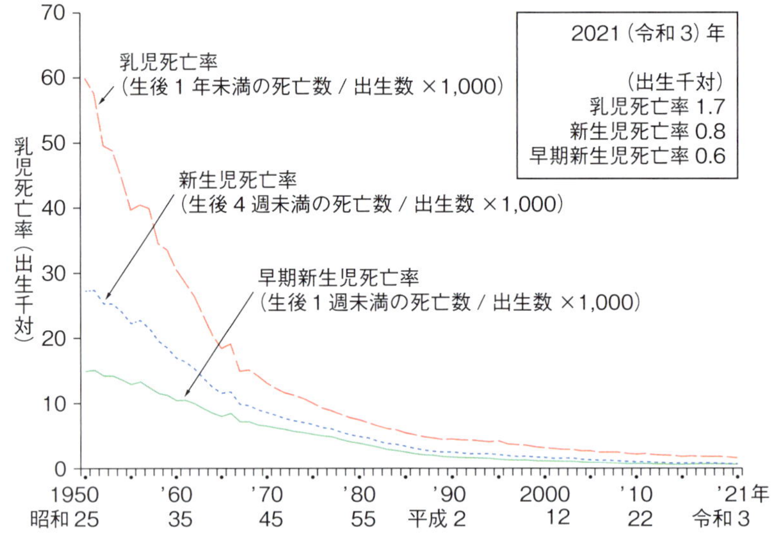

図 8-2 生存期間別乳児死亡率（出生千対）の推移

資料　厚生労働省：「人口動態統計」（令和3年は概数である）

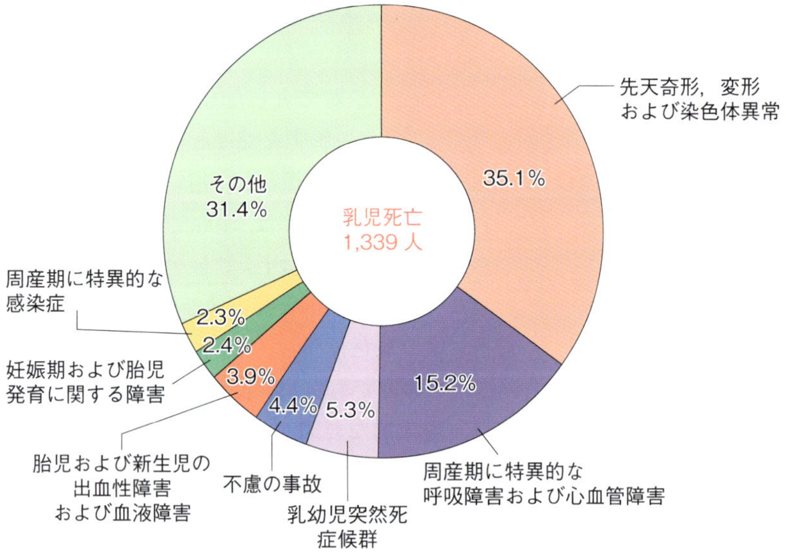

図 8-3 主な死因別乳児死亡割合［2021（令和 3）年］

資料　厚生労働省：「人口動態統計」

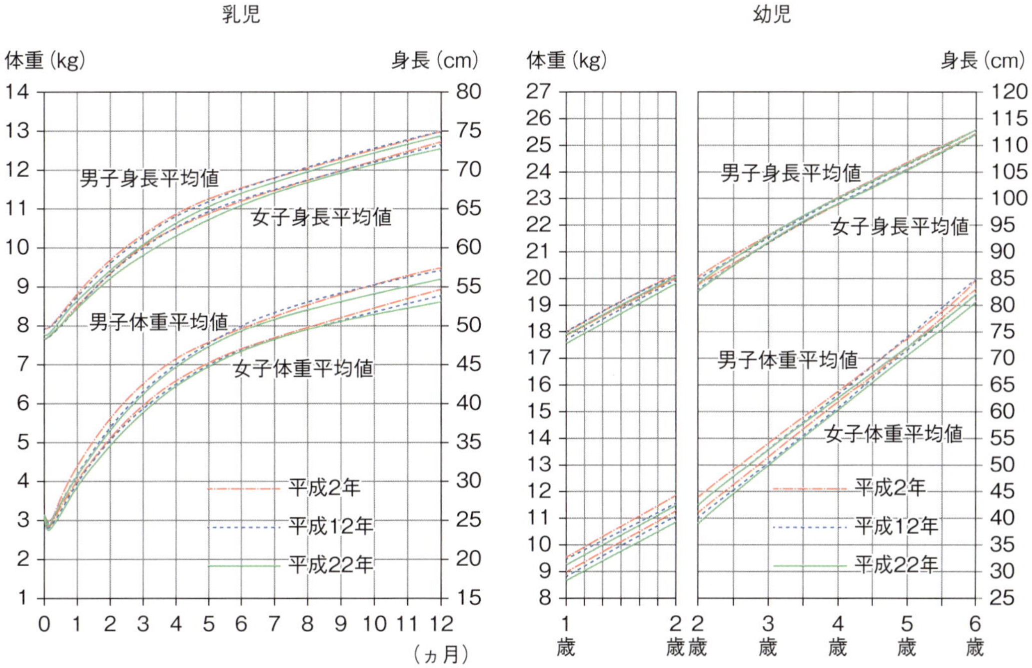

図8-4 乳幼児（男子，女子）の体重および身長の比較

資料　厚生労働省：「平成22年度乳幼児身体発育調査」，2010.

③ 発育に関する指標

ⓐ 乳幼児の身長と体重

乳幼児の身長と体重は**乳幼児身体発育曲線**を用いて評価される．乳幼児身体発育曲線はパーセンタイル値を用いて作成されており，個人の測定値が集団の標準値と比較してどの程度外れているのかを評価することができる．直近の乳幼児身体発育曲線は2010（平成22）年に作成され，母子健康手帳に掲載されている．**図8-4**には，乳幼児の体重および身長の平均値について，1990（平成2）年，2000（平成12）年，2010（平成22）年の比較を示した．また，国民健康・栄養調査によれば，2019（令和元）年の平均身長は1歳男で79.6 cm，1歳女で76.6 cm，4歳男で103.7 cm，4歳女で102.9 cmである．同年の平均体重は1歳男で10.3 kg，1歳女で9.7 kg，4歳男で16.4 kg，4歳女で16.5 kgである．

ⓑ 肥満度とカウプ指数（BMI）

身長と体重に加え，乳幼児の体格の指標として**肥満度**と**カウプ指数**が用いられる．肥満度（%）は［実測体重（kg）－身長別標準体重（kg）］/身長別標準体重（kg）×100で表される．1～6歳の幼児では，身長に対する標準的な体重の値が年齢にかかわらずほぼ一定と考えられているため，年齢によらず同じ式を用いることができる．乳幼児では，肥満度±15%以内を「ふつう」としている．カウプ指数は体重（kg）を身長（m）の二乗の値で割ったものであり，BMIと同様の算出方法で求める．ただし，カウプ指数は月齢・年齢とともに変動するため，単一の基準を用いるのではなく年齢別のBMIパーセンタイル曲線を参照することが推奨されている．

4 授乳の状況

1974（昭和49）年の世界保健機関（WHO）による「乳児栄養と母乳保育」決議を受けて，わが国では1975（昭和50）年から母乳運動の推進が地方公共団体などの協力のもと展開されている．乳幼児栄養調査を基に栄養法の年次推移をみると，生後1ヵ月時の**母乳栄養**の頻度は1985（昭和60）年頃から40％台で推移していたが近年は50％台で推移している．2015（平成27）年では，生後1ヵ月時の母乳栄養が51.3％，混合栄養が45.2％，人工栄養が3.6％，生後3ヵ月時の母乳栄養が54.7％，混合栄養が35.1％，人工栄養が10.2％である．

2018（平成30）年8月から乳児用調製液体乳（乳児用液体ミルク）の国内での製造販売が可能となった．乳児用液体ミルクは液状の人工乳を容器に密封したもので，常温での保存が可能である．また，**母乳代替食品**は，厚生労働省による原材料の確認・承認および消費者庁による特別用途食品の表示許可を経て販売される．母乳代替食品は母乳が不足した場合や母乳継続が困難な場合に母乳の代替品として使用できるものであり，乳児用液体ミルクは外出時など調乳が大変なときや災害時においても使用できる．

8-2 母子保健の課題

1 母子保健課題の変化

わが国の母子保健の課題は，第二次世界大戦後の70年間に大きく変化した．乳児死亡率は，戦後1947（昭和22）年には出生千対76.7（20万5,360人）と，スウェーデンの3倍程度あり，乳児死亡率の高値は母子保健の重要な課題であったが，1980年代に入ると世界トップとなり，2021（令和3）年は1.7（1,399人）と世界トップクラスを維持している．死因も戦後多かった感染症が顕著に減少し，現在は先天奇形・変形や染色体異常，周産期の呼吸障害や心血管障害が死因の上位を占めている．新生児死亡率も順調に減少しており，2021（令和3）年は出生千対0.8（658人）となっている．死因の上位は乳児死亡と同様である（➡400頁）．

戦後から高度成長時代を迎えるまでは，乳幼児死亡率が高いことに加えて，乳幼児の低栄養，妊婦死亡，感染症など開発途上国に共通する母子保健の課題が多く残っていたが，1965（昭和40）年の母子保健法の成立により，医療，保健，福祉の連携による母子保健の向上がはかられ，これらの課題は急速に改善した．

一方で，未成年の自殺率は増加しており，児童の肥満，やせ，思春期の心の問題やいじめ，性の問題は依然，重要な課題である．さらに，少子化，児童虐待，発達障害，低出生体重児，産後うつ・子どもの自殺などのメンタルヘルス，子どもの貧困，健康格差が課題として顕著化してきた．

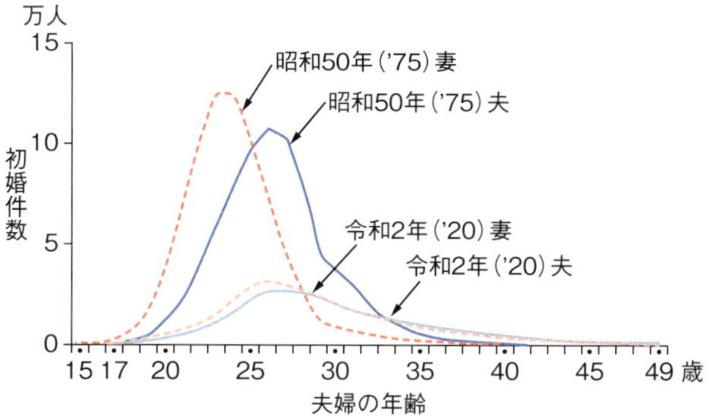

図8-5 夫初婚・妻初婚の年齢別分布
資料 厚生労働省：「人口動態統計」

② 少子化

第二次世界大戦後，ベビーブームとなり，1949（昭和24）年の合計特殊出生率は4.32（出生数269万6,638人）と家族計画が母子保健の課題であったが，1989（平成元）年に合計特殊出生率が1.57となり，それまで最低であった1966（昭和41）年の「ひのえうま」の数値を下回って以来，少子化が表面化し，1997（平成9）年には年少人口割合が老年人口割合を下回り，その差は広がり続けている．

少子化とそれに伴う高齢化が問題なのは．年齢別人口構成が社会システムに大きく影響するためである．小学校数や教員数は学童の数によって決まり，医療や福祉の供給はそのサービスをもっとも受ける高齢者の数に依存する．それにより，社会は変革を求められる．

少子化は一夫婦当たりの子どもの数の減少によるものであり，その原因は晩婚化と希望する子どもの数を持てないことにある．晩婚化は平均初婚年齢で示され，1975（昭和50）年は妻が24.7歳で夫が27.0歳であったが，2021（令和3）年には妻が29.4歳で夫が31.0歳と遅くなっている（**図8-5**）．希望する子どもの数は2021（令和3）年では未婚女性が1.79人，夫婦が理想とする子どもの数は2.25人であるが，実際に持つつもりの子どもの数は2.01人となっている．2021（令和3）年の合計特殊出生率が1.30人であることと合わせて考えるとそのギャップが大きいことがわかる．

希望の子どもの数を持てない原因は，妊娠を希望する時期の高齢化と経済的な要因である．前者は晩婚化や女性の働く環境が影響しており，後者は子育てにかかる経済的負担が大きいことによる．OECD（経済協力開発機構）によると，わが国の家族関係社会支出のGDP（国内総生産）比は欧州の国に比べて低い．また，家族関係社会支出と合計特殊出生率とは関連があることも報告されている（**図8-6**）．

晩婚化に伴い，第1子出生時の母親の年齢は，1975（昭和50）年の25.7歳に比べると2021（令和3）年には30.9歳と5歳も高くなっている．年齢的な限界から子どもを生むことを断念せざるを得ない夫婦が増加し，出生児数の減少傾向も続くと予測される．

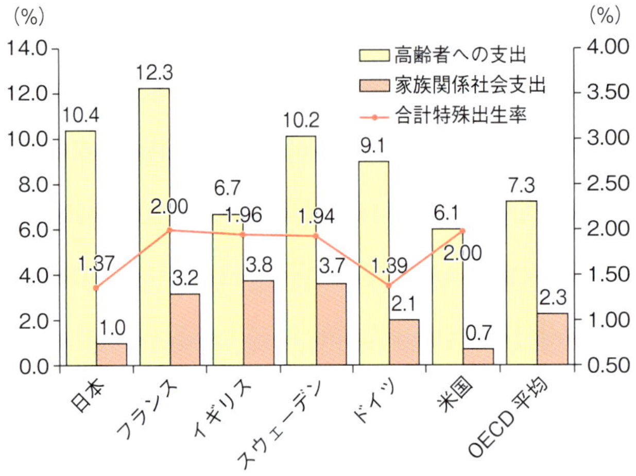

図8-6 社会保障支出の対GDP比率と合計特殊出生率［2009（平成21）年］

［OECD Health Statistics, Social Expenditure および Fertility Rates 資料を参考に作成］

③ 児童虐待

21世紀になって顕著化した母子保健の課題は児童虐待である．厚生労働省は児童虐待を，身体的虐待，性的虐待，ネグレクト（保護の怠慢・拒否），心理的虐待の4種類に分類している．児童相談所での児童虐待相談対応件数は増加傾向に歯止めがかからず，2020（令和2）年には総数が205,044件と報告されており，身体的虐待が24.4%，ネグレクトが15.3%，心理的虐待が59.2%，性的虐待は1.1%となっている（**図8-7**）．心理的虐待が増加した要因として，児童が同居する家庭における配偶者に対する暴力がある事案（面前VD）について警察からの通告が増加したことがあげられる．また，社会保障審議会児童部会児童虐待等要保護事例の検証に関する専門委員会の報告によると，2020（令和2）年度は77人が児童虐待による死亡とされ，うち，心中以外の虐待死が49人，心中による虐待死が28人となっている（➡259頁）．

④ 発達障害

発達障害は2005（平成17）年に施行された発達障害者支援法で，「自閉症，アスペルガー症候群その他の広汎性発達障害，学習障害，注意欠陥・多動性障害その他，これらに類する脳機能障害であってその症状が通常低年齢において発現するもの」と定義されている．小学校入学前後の有病率は4〜7%とされており，小学校では10%程度の児童に支援が必要と報告されている．発達障害児の親は育てにくさを感じることが多く，児の発育と同時に親への支援が必要であり，児の年齢に応じた医療，保育，保健，福祉の横断的連携に加えて，地域保健から学校保健への縦断的連携の仕組みを構築することも重要である．

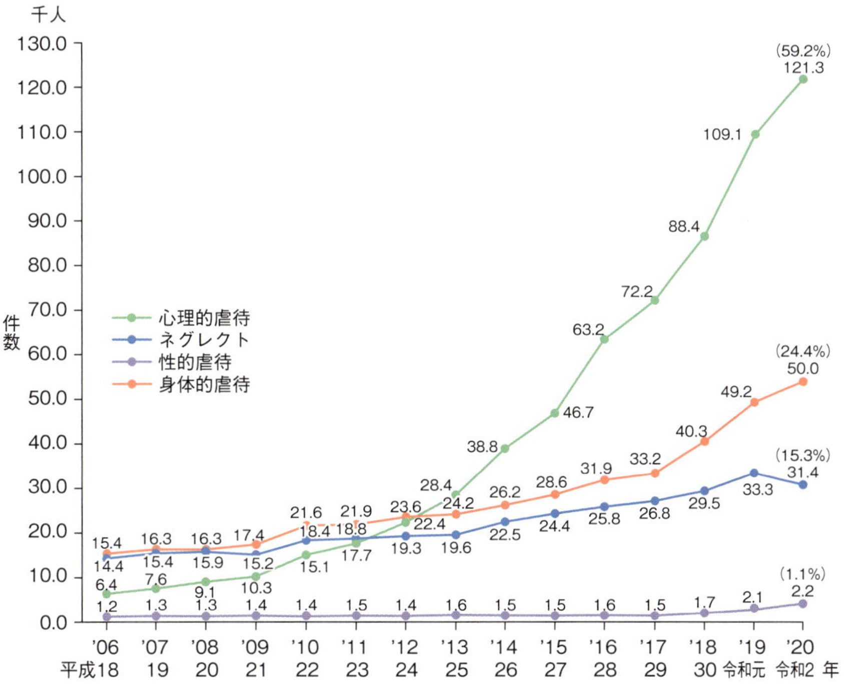

図 8-7 児童相談所での虐待相談の内容別件数の推移

資料　厚生労働省：「令和3年度児童相談所での児童虐待相談対応件数に関する調査結果」, 2022.

5 低出生体重児

出生体重は1975 (昭和50) 年頃までは増加傾向にあり，平均体重は3.20 kg (単産) であったが，以後，減少傾向が続き，2021 (令和3) 年は3 kg (単産) となり，それに伴い2,500 g未満の**低出生体重児**は1975 (昭和50) 年の4.6%から2021 (令和3) 年には9.4%へと増加しており，重要な母子保健の課題となっている．低出生体重の要因は，早期産，胎児の疾病 (先天奇形，染色体異常など)，妊婦の疾病 (妊娠高血圧症，歯周病など)，妊娠中の体重増加不良，妊娠中の喫煙などである．近年増加している原因は十分には解明していないが，妊娠期間の短縮，妊娠中の体重増加に加えて，妊娠前のやせなどが指摘されている．

低出生体重児は発育発達の問題が生じるリスクが高く，十分な管理が必要である．一方で，妊娠中や新生児期の環境がその後の健康に影響を与えるという概念であるDOHaD (developmental origins of health and disease) を考慮して，妊娠中の低栄養や喫煙が低出生体重の原因であるだけでなく，将来の肥満や糖尿病や高血圧などの生活習慣病の危険因子となるとの視点からも，低出生体重児対策や妊娠中の栄養，化学物質，ストレスに対する管理が重要になっている．

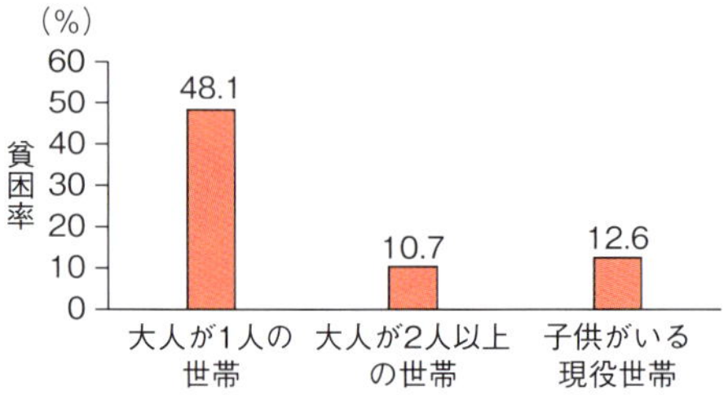

図8-8 ● **子どもの貧困率** [2018 (平成30) 年]
貧困率はOECDの作成基準に基づいて算出. 大人とは18歳以上の者, 子どもとは17歳以下の者をいい, 現役世帯とは世帯主が18歳以上65歳未満の世帯をいう.
資料 厚生労働省:「令和元年国民生活基礎調査」, 2019.

6 メンタルヘルス

産後うつ, 10歳代の自殺 (➡138頁) は母子保健の**メンタルヘルス**の課題である.

エジンバラ産後うつ病質問票EPDS, Edinburgh Postnatal Depression Scaleを用いた調査で, 産後うつ病の可能性のあるとされる9点以上の産婦は約10%と報告されている. 急激なホルモンバランスの変化と子育て不安などが原因といわれており, 産婦健診やEPDSなどを用いた産婦の心身の健康状態の把握と家族などの周囲の支援により予防や改善が期待できる.

7 子どもの貧困

国民生活基礎調査によると, 2018 (平成30) 年の貧困線 [等価可処分所得 (世帯の可処分所得を世帯人員の平方根で割って調整した所得) の中央値の半分の所得] は127万円となっており, 「相対的貧困率」(貧困線に満たない世帯員の割合) は15.4%であり, 「子どもの貧困率」(17歳以下) は13.5%であった. 「子どもがいる現役世帯」(世帯主が18歳以上65歳未満で子どもがいる世帯) の世帯員についてみると, 12.6%となっており, そのうち「大人が1人」の世帯員では48.1%であり, 「大人が2人以上」の世帯員 (10.7%) に比べて深刻な状態にある (**図8-8**).

8 健康格差

健やか親子21の最終評価で都道府県間の**健康格差**が課題となっていることが示された. 小学校5年生男子の肥満の出現頻度は都道府県間で2倍以上の格差があり, それが経年的に固定化している. 他にも小学生のやせ, 乳児死亡率, 子どものう蝕 (むし歯), 母乳栄養, 妊婦の喫煙率などに地域格差が生じている. 格差の要因を明らかにして, わが国のどこで生まれても同等の標準的なサービスを受けられ, 健康格差が是正されることは母子保健の重要な課題となっている.

健康格差が経済格差に関連していることは国民健康・栄養調査で明らかになっているが, 母子保健領域でも同様の傾向が認められる. 生活困難世帯を世帯年収300万円未満などと定義した場合に, それらの世帯では非生活困難世帯と比べて麻しん・風しんの予防接種をしていない頻度や5本以上むし歯を有する頻度が約2倍高いという報告がある (**図8-9**). また, 経済格差が希望格差につながり, それが健康格差を生じていると指摘する専門家もおり, すべての子どもたちが希望

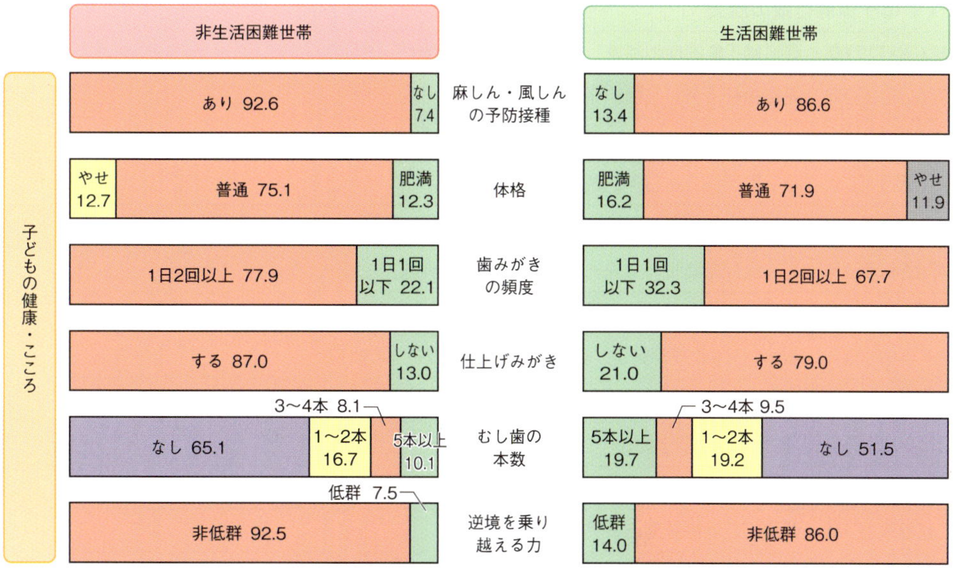

図 8-9 ●生活困難世帯と子どもの健康

①世帯年収300万円未満，②生活必需品の非所有，③支払い困難経験のいずれか1つでも該当する世帯を生活困難世帯と定義している．

［足立区・足立区教育委員会　国立成育医療研究センター研究所　社会医学研究部：「子どもの健康・生活実態調査　平成27年度報告書」，2016．より引用］

の持てる社会の構築は大人の責務である．さらに，子育ては一義的には親の責務であることは疑いがないが，地域が子育てをできるソーシャル・キャピタルの醸成も重要な母子保健の課題である．

8-3 母子保健活動と行政

① 母子保健行政

ⓐ 母子保健の主な歴史

わが国の母子保健行政は1937（昭和12）年の保健所法制定に伴う保健所事業として「妊産婦及び乳幼児の衛生に関する事項」の実施を始まりとする．1938（昭和13）年の厚生省創設後，1941（昭和16）年に人口局に母子課が設置，翌年に妊産婦手帳規定が制定され，妊娠届出の義務と妊産婦手帳を交付すること，妊婦検診を受診することが推奨された．妊産婦手帳制度は世界初の妊婦登録制度として，わが国の妊産婦，乳幼児の死亡率の急速な改善や母子保健行政の基礎となった．戦後，厚生省に児童局が設置され，母子衛生課が置かれた．1947（昭和22）年に**児童福祉法**が公布され，妊産婦手帳は母子手帳［1966（昭和41）年から**母子健康手帳**］と改名されて児の保健指導の記録として用いられるようになった．その後，育成医療，新生児訪問，3歳児健診などの母子

表8-1 ●母子保健行政の歴史

1942(昭和17)年	妊産婦手帳制度の創設
1947(昭和22)年	児童福祉法公布[1948(昭23)年1月施行]
1948(昭和23)年	妊産婦・乳幼児の保健指導，母子衛生対策要綱
1965(昭和40)年	母子保健法公布[1966(昭41)年1月施行]
1974(昭和49)年	小児慢性特定疾患治療研究事業
1977(昭和52)年	先天性代謝異常のマス・スクリーニングの実施
1994(平成6)年	地域保健法公布，エンゼルプラン策定
1999(平成11)年	新エンゼルプラン策定，周産期医療ネットワークの整備
2000(平成12)年	児童虐待防止市町村ネットワーク事業
2001(平成13)年	「健やか親子21」開始
2003(平成15)年	次世代育成支援対策推進法の成立，食育等推進事業
2004(平成16)年	特定不妊治療費助成事業を開始
2010(平成22)年	子ども・子育てビジョン策定
2012(平成24)年	子ども・子育て関連3法
2013(平成25)年	未熟児養育医療および未熟児訪問指導の市町村への権限委譲
2015(平成27)年	「健やか親子21(第2次)」開始
2016(平成28)年	子育て世代包括支援センター法定化[2017(平29)年4月施行]
2018(平成30)年	成育基本法成立
2020(令和2)年	妊婦健診・乳幼児健診データ電子化・情報連携システム開始
2021(令和3)年	成育基本法の成育医療と基本方針が閣議決定

[厚生労働統計協会編：国民衛生の動向2022/23を参考に作成]

保健施策と，総合的な母子保健対策を推進するための**母子保健法**の制定[1965(昭和40)年]とその後のさまざまな母子保健事業により，わが国の母子保健水準は劇的に向上した(**表8-1**).

少子高齢化などわが国の母子を取り巻く環境の変化の中で，生殖補助医療の進展，優生保護法から母体保護法への転換，出生前診断への対応，小児慢性特定疾患治療研究事業など多様な課題を母子保健行政は担ってきた.

ⓑ 母子保健行政の担い手

母子保健法により，国，都道府県，市町村の母子保健の役割が明示され，対人保健サービスのほとんどを市町村が担うことになった.

市町村は①知識の普及，②保健指導，③新生児の訪問指導など，④健康診査(1歳6ヵ月児・3歳児)，⑤必要に応じた妊産婦・乳幼児の健康診査または受診勧奨，⑥栄養の摂取に関する援助，⑦母子健康手帳の交付，⑧妊産婦の訪問指導と診療の勧奨，⑨未熟児の訪問指導，⑩未熟児の養育医療の給付(費用負担：国1/2，都道府県1/4)が役割となり，さらに2017(平成29)年の母子保健法改正により，⑪子育て世代包括支援センター（法律名称は「母子健康包括支援センター」)

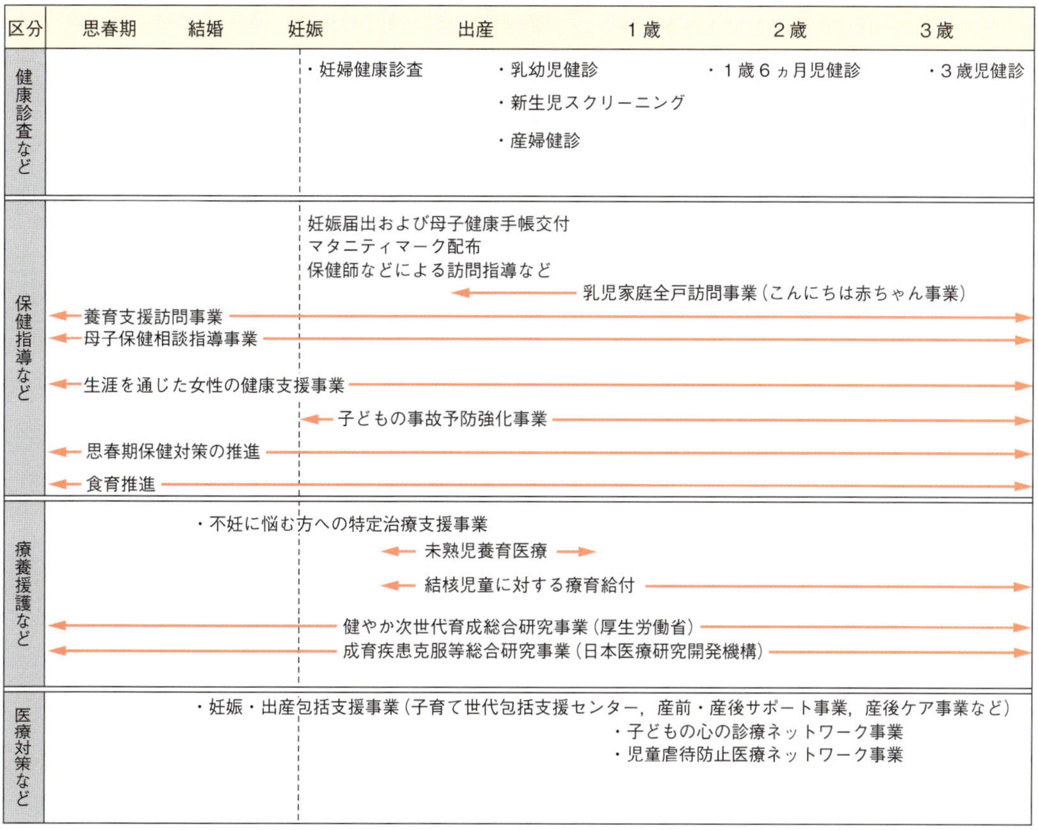

図8-10●母子保健対策の体系

［厚生労働統計協会編：国民衛生の動向2022/23を参考に作成］

の設置が努力義務とされ，2020（令和2）年度末までに全市町村での設置を目指すこととされた．

国や都道府県は，市町村とともに知識の普及，医療施設の整備を行うこととなっている．多くの母子保健事業が市町村に委ねられている一方で，昨今の健康格差や虐待問題などの対策は都道府県の支援が不可欠となっている．

② 母子保健活動

ⓐ 切れ目のない支援

母子保健活動のキーワードは“切れ目のない支援”であり，市町村を中心に，妊娠，出産，育児にわたって，健康診査，保健指導，療養援護，医療対策についてさまざまな支援が施されている（**図8-10**）．また，2021（令和3）年に妊婦健診・乳幼児健診データの電子化・情報連携システムの運用が開始して保護者がマイナポータル*で健診結果を見ることができたり，転居先での自

*マイナポータル：マイナンバーを使った政府が運営するオンラインサービス

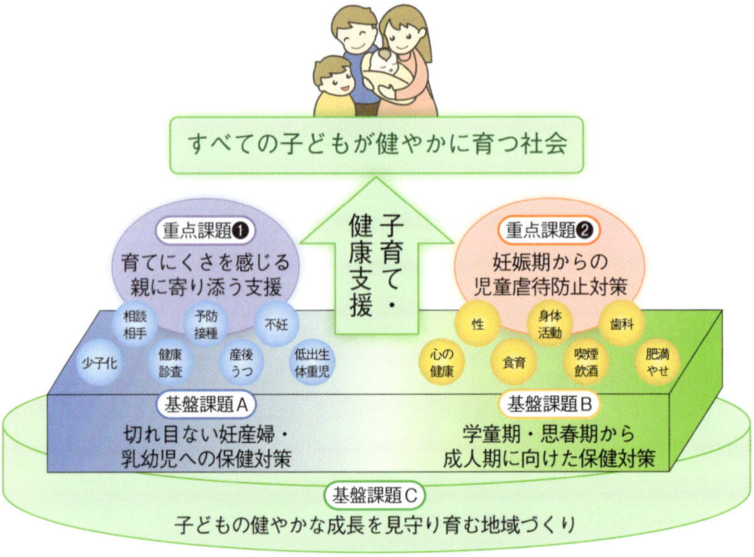

図8-11 ●健やか親子21（第2次）

［厚生労働省：健やか親子21（第2次）より引用］

治体間の情報共有が可能となった．

ⓑ 健やか親子21

健やか親子21は21世紀初頭の母子保健における国民運動計画であり，2001（平成13）年度から開始し，2015（平成27）年度に第二次として引き継がれている．健康日本21の一翼を担うとともに，少子化対策をヘルスプロモーションの理念で母子保健の課題として解決していこうとするものである．

健やか親子21の最終評価を踏まえて，2015（平成27）年に健やか親子21（第2次）が開始した（**図8-11**）．10年後に目指す姿を，「すべての子どもが健やかに育つ社会」とした．これには2つの方向性がある．1つは日本全国どこで生まれても一定の質の母子保健サービスを受けられ，生命が守られるという地域間の健康格差の解消という視点であり，もう1つは，疾病や障害，親の経済状態など，個人の家庭環境の違いを超えて，多様性を認識して母子保健サービスを展開するという視点である．

ⓒ 少子化対策

1989（平成元）年の合計特殊出生率が1.57となり，ひのえうま［1966（昭和41）年］の1.58を下回ったことから少子化が声高に叫ばれるようになり，エンゼルプランなどの育児支援や不妊対策などさまざまな少子化対策が展開されてきた．

2003（平成15）年に成立した次世代育成支援対策推進法は自治体，企業が行動計画を作成して，少子化対策を実質的に推進するものである．さらに，2010（平成22）年に子ども・子育てビジョン策定や，2012（平成24）年に成立した子ども・子育て支援法など，子ども・子育て関連3法に基づいた子ども・子育て新制度により，認定こども園の整備，子ども・子育て会議の設置，地域子ども・子育て支援事業などの充実がはかられた.

ⓓ 児童虐待対策

児童虐待は21世紀の新たな課題として健やか親子21でも取り上げられ，母子保健領域でも一次予防として，**乳児家庭全戸訪問事業**（こんにちは赤ちゃん事業）や**乳幼児健診**での子育て不安への支援がはかられている．2000（平成12）年に制定された**児童虐待防止法**は，すべての国民に虐待疑いのある場合の社会福祉事務所もしくは児童相談所への通告義務や，虐待を受けている児に対して児童相談所長が保護者の面会・通信を制限して一時保護する権限を与えている．しかしながら虐待による児の死亡は後を絶たず，児童相談所への虐待相談件数は増加の一途をたどっており（➡図8-7），喫緊の課題としてさらなる対策が必要である．

ⓔ 成育基本法

児童の権利に関する条約の精神にのっとり，成育過程にある者［小児（未成年）］とその保護者，妊産婦に対して必要な成育医療等を切れ目なく提供する施策を総合的に推進することを目的に**成育基本法**が2018（平成30）年12月に成立した．国は基本理念にのっとり成育医療等基本方針を定めることとなった．基本的施策は，①小児，妊産婦の保健医療の支援強化，②心身の健康に関する教育の充実や科学的知見に基づく愛着形成の促進などの普及・啓発促進強化，③予防接種，乳幼児健診，学校健診情報のデータベース整備および利活用に対する体制整備，④調査研究である．2021（令和3）年に推進に関する基本的方向性と事項を定めた成育医療等基本方針が閣議決定された．その中で，情報の利活用に関して，乳幼児期から学校保健にいたる一元的な情報（Personal Health Record）の活用の推進や，効果的な予防対策を導き出し予防可能な子どもの死亡を減らすことを目的としたChild Death Review（CDR）の体制整備など具体的な方針が打ち出されようとしている．現在，成育医療等協議会において，2023（令和5）年度から2028（令和10）年度までの第2次に向けた成育医療等基本方針と指標の見直しが行われている．

ⓕ こども家庭庁

2022（令和4）年6月15日にこども家庭庁を設置する関連法案が成立し，2023（令和5）年4月1日に設置されることになった．こども家庭庁は子ども政策大綱の作成，データベースの整備などを担う「企画立案・総合調整部門」，教育・保育基準の文部科学省との共同作成，CDRの検討を担う「成育部門」，虐待対策やヤングケアラー*支援を担う「支援部門」の3部門から構成される．

ⓖ 新生児マス・スクリーニング検査

フェニルケトン尿症などの先天性代謝異常，先天性副腎過形成症，先天性甲状腺機能低下症を早期に発見し，早期に治療することにより知的障害などの障害の発生を予防することが可能であることから，新生児マス・スクリーニング検査が1977（昭和52）年に国の通知により全国で開始された．実施は都道府県および指定都市である．

生後4～6日にかかとから数滴採血してろ紙にしみ込ませたものを検査する．1週間から10日で結果がでる．

2011（平成23）年3月に「タンデムマス法」を用いた新しい新生児スクリーニング検査の導入を検

---

*ヤングケアラー：18歳未満で家族の介護や身の回りの世話などを担う人

表8-2 新生児マス・スクリーニングの検査対象疾病と検査方法

検査対象疾病名	検査方法
●先天性甲状腺機能低下症	免疫化学的測定法
●先天性副腎過形成症	免疫化学的測定法 またはタンデムマス法
●ガラクトース血症	酵素化学的測定法 ボイトラー法
●フェニルケトン尿症 ●メープルシロップ尿症（楓糖尿症） ●ホモシスチン尿症 ●シトルリン血症1型 ●アルギニノコハク酸尿症 ●メチルマロン酸血症 ●プロピオン酸血症 ●イソ吉草酸血症 ●メチルクロトニルグリシン尿症 ●ヒドロキシメチルグルタル酸血症（HMG血症） ●複合カルボキシラーゼ欠損症 ●グルタル酸血症1型 ●中鎖アシルCoA脱水素酵素欠損症（MCAD欠損症） ●極長鎖アシルCoA脱水素酵素欠損症（VLCAD欠損症 ●三頭酵素/長鎖3-ヒドロキシアシルCoA脱水素酵素欠損症（TFP/LCHAD欠損症） ●カルニチンパルミトイルトランスフェラーゼ-1欠損症（CPT-1欠損症） ●カルニチンパルミトイルトランスフェラーゼ-2欠損症（CPT-2欠損症）	タンデムマス法

［厚生労働省子ども家庭局：先天性代謝異常等検査の実施について，2018］

討するように国が都道府県などに通知した．タンデムマス法は従来の検査用の血液ろ紙をそのまま使用でき，1回の分析で20種類以上の代謝異常のスクリーニングが可能であり，検査精度が高い．

新生児マス・スクリーニング検査の実施は2013（平成25）年度に一般財源化され，地方交付税措置されているため，実施内容は自治体が決定する．2018（平成30）年に厚生労働省が地方自治法に規定する技術的な助言として通知した対象疾患と検査法を**表8-2**に示した．

ミニ・レポートの課題

❶ 母子保健水準を表す指標についてまとめてみよう．
❷ 母子保健事業として行われる乳幼児健診の今後のあり方について考察しよう．
❸ 日本の母子保健水準が世界のトップレベルである背景について考察しよう．
❹ 健やか親子21について述べてみよう．
❺ 子育て支援のためのさまざまな施策について述べてみよう．
❻ 母子保健・小児保健に関連する行政法について調べてみよう．
❼ 生涯保健における母子保健・小児保健の立ち位置について考察しよう．

Chapter 9

学校保健

児童福祉法で「すべて児童は，ひとしくその生活を保障され，愛護されなければならない」とされ，また，「すべて国民は，児童が心身ともに健やかに生まれ，かつ，育成されるよう努めなければならない」とされている．学校保健は学校だけの問題ではなく国民全体で取り組むべき課題であり，学校と家庭や地域社会との連携の重要性について理解を深めよう．

9-1 子どもの健康状況

学校保健に関連する統計資料としては，1948（昭和23）年より実施されている文部科学省の**学校保健統計調査**（毎年），1981（昭和56）年より実施されている日本学校保健会の**児童生徒の健康状態サーベイランス調査**（隔年，令和元年度をもって事業終了）がある．学校保健統計調査では，発育状態（身長，体重）や健康状態（栄養状態，脊柱・胸郭の疾病・異常の有無，視力，聴力，眼の疾病・異常の有無など），児童生徒の健康状態サーベイランス調査では，睡眠，食事，運動といった生活習慣に関する項目が多数含まれる．また，体力・運動能力に関連する統計資料としては，1964（昭和39）年より体力・運動能力調査［2017（平成29）年度より全国体力・運動能力・運動習慣等調査］が実施されている．

本章では，これらの縦断的に測定されている健康指標の推移から日本の子どもの心と体の現状と課題を探る．

① 体格，疾病，異常被患，体力の現状

ⓐ 体　格

身長と体重の経年変化をみると（**図9-1，2**），男女ともに1960年代から漸増傾向にあったが，この10数年は横ばいの傾向にある．

ⓑ 疾病・異常被患

小学校（11歳）の疾病・異常の**被患率**の経年変化を**図9-3**に示した．児童生徒の疾病・異常の傾向については次のようにいえる．①う歯（むし歯）については，幼稚園は1970（昭和45）年度，

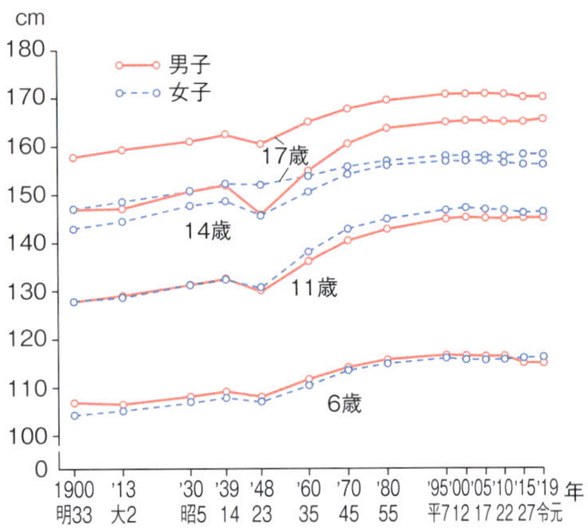

図9-1 身長の年次推移

資料 文部科学省：「学校保健統計調査」等

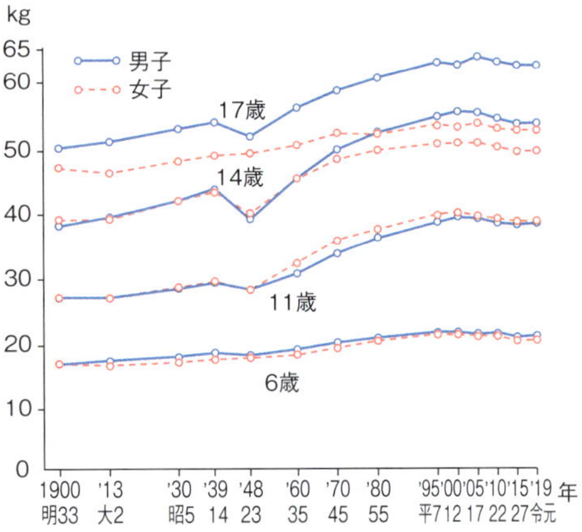

図9-2 体重の年次推移

資料 文部科学省：「学校保健統計調査」等

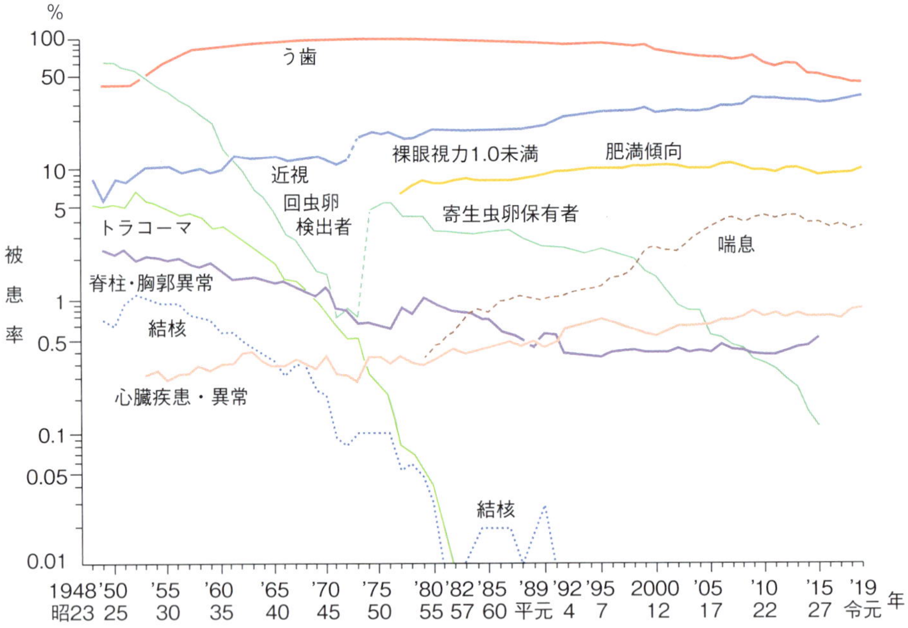

図9-3 主な疾病・異常被患率の推移（小学校）

注）肥満傾向は11歳の肥満傾向児の出現率の推移である．肥満傾向児とは以下の者である．

1. 1977（昭和52）年から2005（平成17）年は性別・年齢別に身長別平均体重を求め，その平均体重の120%以上の者．
2. 2006（平成18）年以降は，以下の式により性別・年齢別・身長別標準体重から肥満度を求め，肥満度が120%以上の者．

肥満度＝（実測体重〔kg〕－身長別標準体重〔kg〕/身長別標準体重〔kg〕）×100（%）

資料 文部科学省：「学校保健統計調査」等

小学校，中学校および高等学校は1970年代にピークを迎え，ブラッシングなどの保健指導の成果やフッ化物配合歯磨剤の普及などから減少傾向にある．2019（令和元）年度は，中学校および高等学校においてもっとも低い値を示している．②裸眼視力1.0未満の者は，視覚刺激の増えた高度成長期から漸増傾向が続いており，この10年間も同様の傾向を示している．2019（令和元）年度は，小学校，中学校および高等学校において，もっとも高い値を示している．③肥満は1977（昭和52）年度以降増加してきたが，2003（平成15）年度あたりから減少傾向となり，この10年は，ほぼ横ばいである．一方，痩身傾向も1977（昭和52）年度以降増加傾向であったが，2001（平成13）年度あたりからおおむね減少傾向となった．2006（平成18）年度以降は，一部わずかな減少がみられるものの緩やかな増加傾向となっている．④喘息は1967（昭和42）年からの調査項目である．調査開始時より増加状態にあったが，2010～2013（平成22～25）年度にピークを迎えた後はおおむね減少傾向にある．⑤心疾患は心電図，さらには心音図が導入され，軽度の異常所見も検出されるようになったことが漸増の一因であると考えられる．⑥脊柱・胸郭異常は，1950（昭和25）年頃は，脊椎カリエス（結核性疾患）がほとんどだったが，最近は脊柱側弯症が主である．2016（平成28）年度より四肢の状態の異常について新たに報告されている．また，この数十年で漸減傾向にある．⑦結核は，栄養状態の改善，胸部X線検査，ツベルクリン検査，BCG接種などの予防対策の充実，化学療法の進歩などにより激減した．そのような状況を経て，2003（平成15）年から結核検診が大改正され，胸部X線検査やツベルクリン検査が一斉には実施されなくなったが，その後もとくに被患率は増えていない．⑧寄生虫卵の保有率は，人糞に代わる化学肥料の普及，家庭・学校の衛生環境の全般的な改善などにより1950（昭和25）年頃から激減した．1973（昭和48）年以降はすべての寄生虫卵（主として蟯虫卵）の検出率が記録されるようになり急上昇したが，その後，年次推移とともに減少している．なお，2016（平成28）年度より定期健康診断の必須項目から除外されたために学校保健統計においても報告されなくなった．

Ⓒ 体　力

体力・運動能力は，1985（昭和60）年頃をピークに二極化，低下傾向にある．2019（令和元）年度スポーツ庁「全国体力・運動能力，運動習慣等調査」によると，握力および走，跳，投能力にかかわる項目は，1985（昭和60）年の小学生（11歳）の値と比較すると，例えば，50 m走（走力）で，男子は8.75秒が8.84秒，女子は9.00秒が9.16秒に低下，ソフトボール投げ（投力）では，男子で33.98 mが25.43 m，女子で20.52 mが15.97 mに低下している．

1999（平成11）年から始まった新体力テスト施行後20年間の基礎的運動能力をみると，低下傾向を示す項目は，男子の握力および20 mシャトルラン，持久走，50 m走，ソフトボール投げであり，横ばいもしくは若干向上している項目は，立ち幅とび，ハンドボール投げ，向上している項目は，長座体前屈である．とくに，2019（令和元）年度調査の数値と比較すると，小・中学生の男女ともに，「上体起こし」「反復横とび」「20 mシャトルラン」「持久走」については，大きく低下している．一方で，「長座体前屈」はおおむね向上している．また，「握力」「50 m走」「立ち幅とび」については，中学男子以外は低下傾向がみられた．

運動頻度（週3日以上と週3日未満の群の比較）による体力・運動能力の得点の差をみると，6，7歳は，運動実施頻度による得点差は小さいが，8歳頃からは加齢に伴って合得点差が大きくなり，ほとんどの年代において運動・スポーツを実施する頻度が高いほど，体力・運動能力が高い傾向にある．体力・運動能力の二極化，いわゆる体力格差は，子どもを取り巻く社会・経済的な状態が1つの要因であると考えられる．とくに，同調査では，2019（令和元）年度から運動時間の減少，学習以外のスクリーンタイムの増加，肥満である児童生徒の増加が指摘されているが，さらに，新型コロナウイルス感染の影響を受けそれらに拍車がかかった．また新型コロナウイルスの感染拡大防止に伴い，学校の活動が制限されたことで，体育の授業以外での体力向上の取り組みが減少したことも原因として指摘されている．

② ライフスタイルの現状

ⓐ 睡　眠

児童生徒の就寝時刻は，全般的に遅くなる傾向にあるが，学校の始業時間は変わらないので起床時刻に変化はない．したがって，睡眠時間は短縮する傾向にある．調査を開始した1981（昭和56）年と2018（平成30）年で比較すると，小学校3，4年の男子では24分，女子では28分，5，6年生の男子では16分，女子では20分，中学生の男子では47分，女子では44分短くなっている．高校生では，調査を開始した1992（平成4）年と比較すると，男女ともに15分短くなっている．一方，睡眠不足を感じる中高生は，45～60％にのぼり，女子のほうが男子よりも睡眠不足を感じる割合が高い．ただし，この数年間は横ばいの傾向にある．睡眠不足の理由の上位3位までは，男女で同じ項目が占めた．「宿題や勉強のため」，男子42.9％，女子53.2％，「なんとなく」，男子38.1％，女子39.7％，「テレビやDVD，ネット動画などを見ている」，男子37.7％，女子36.2％である．小学生では「家族との生活」，5，6年生では，「宿題や勉強のため」，中学生，高校生では「携帯電話やスマートフォン，メールなどで誰かと交流している」といった理由が影響している．

ⓑ 食行動

2018（平成30）年度調査によると，朝食を「毎日食べない」「ほとんど食べない」「食べない日のほうが多い」とを合わせると中学生以上では6～11％である．さらに，朝食を1人で食べることが多い児童生徒は，小学生で16～23％，中学生で約50％，高校生で約65％存在する．食事，とくに朝食を家族ととることの必要性が強調され始めている．

食事行動の制御因子のうち，とくに思春期における自己の体型のイメージ（ボディ・イメージ）の重要性が指摘されている．2018（平成30）年の調査では「かなりやせたい」と思う（痩身願望）児童生徒は，男子では6％に満たないが，女子では中学生以上で19～29％を示し，「少しだけやせたい」と合わせると68～81％に達する．ダイエット経験者も，男子では10％前後であるが，女子は中学生以上で35～60％である．また，ダイエット方法は「自分で考えて実行した」という者が中高生では35～55％ほどいる．危険性の高いダイエットの健康へのリスクについて，学童期から教育する必要がある．

ⓒ 運　動

スポーツ庁の体力・運動能力調査［全国体力・運動能力・運動習慣等調査］によると，例えば11歳の児童の運動頻度について2021（令和3）年の値は，「ときどき（週1～2日以下の運動）」と

「ときたま（月1～2回程度の運動）」「ほとんど運動しない」を合わせた児童の割合は，男子で約42％に，女子で63％となっている．中学生や高校生では，部活動やスポーツクラブなどで長時間の運動を行う者と，日頃ほとんど運動を行わない者とに二極化する傾向がうかがわれる．

ⓓ スマートフォンの影響

視力低下をはじめ児童生徒の健康課題の背景にあるスマートフォンの影響が懸念されている．スマートフォンは，ドライアイや眼精疲労，斜視などの諸問題を生じさせるとともに，入眠前の使用による睡眠の質低下や健康危険行動との関係も検討されている．児童生徒の使用にあたっては，あらかじめ使用時間を決めておく，就寝前に使用しないなどのルールについて家庭内で話し合うとともに，学校健康教育においても取り上げる必要がある．

スマートフォンや Small Screen Time と子どもの健康

小学生の43.5％，中学生の69.0％，高校生の92.8％が，スマートフォン（以下，スマホ）を利用している．文部科学省の調査によると，携帯電話・スマホとの接触時間が長いほど，小・中・高等学校の児童・生徒，いずれの就寝時間も遅くなり，学校がある日の午前中，授業中にもかかわらず眠くて仕方ないことがあると回答する割合が高くなる．また，寝る直前まで各種の情報機器に接触する頻度が高いほど，眠くて仕方ないと回答する傾向が認められる．また，インターネット依存症 IAD, internet addiction disorder の要因となる電子機器の調査研究によると，他の電子機器と比較して，スマホが IAD の要因として重要な因子であると報告している．スマホの視力への影響について，学校保健会の調査では，その関連は認められないとしている．一方，近年では，携帯電話やスマホ，テレビ，パソコンなどを利用した時間の合計を Small Screen Time（SST）として，包括的にとらえる傾向がある．日本で SST と高校生の危険行動を調査した研究では，6時間以上の SST 群は，男子で有酸素運動不足，朝食欠食，睡眠不足，月あたりの喫煙，月あたりの飲酒，性交経験，シートベルト非着用，自殺願望と，女子で，有酸素運動不足，朝食欠食，睡眠不足，月あたりの喫煙，月あたりの飲酒，性交経験，暴力行為，自殺願望が有意に高率を示すと報告している．2020（令和2）年に発生した新型コロナウイルス感染症により児童生徒のスマホ依存が増加しているという報告も散見される．児童生徒への影響を継続的に追跡する必要がある．

③ メンタルヘルスの現状

ⓐ 不登校

2021（令和3）年度「児童生徒の問題行動・不登校等生徒指導上の諸課題に関する調査」によれば，2021（令和3）年度の「不登校」を理由とする長期欠席者（30日以上の欠席者）は，小学校8万1,498人（1.0％），中学校16万3,442人（4.1％）と前年度より4万9千人の増加となっている．この数年ほぼ横ばいから減少傾向であった不登校者数がこのように変化した背景因子は不明で，一過性の変化という可能性もある．不登校は，発達期にある児童生徒が社会に適応していくうえできわめて不利かつ対応が困難な状態に陥っている状況を意味するので，周囲の支援体制をより充実させる必要のある課題である．

ⓑ 気分の調節不全

児童生徒の健康状態サーベイランス調査においては，2002（平成14）年度からメンタルヘルスに関する項目が追加されている．「気分の調節不全傾向」は児童生徒の気分や感情の問題を簡便にとらえるために新たに作成された指標である．2018（平成30）年度調査では，小学生で1～2％，中学生で6～9％，高校生で7～8％に，うつ状態など気分の調節不全傾向が存在すると示唆されている．

ⓒ 児童生徒のストレスと児童虐待

工業化・都市化の進んだ社会では心理的ストレスが生じやすく，これは児童生徒についても例外ではない．心理的ストレスが主たる要因となって生じる身体愁訴や不安亢進，あるいはうつといった病態は，前述の不登校や気分の調節不全の背景でもある．一方，ストレスはその人によっては，いじめ行動や逸脱行動を引き起こす．また，都市化現象は核家族化を進行させ，社会の養育支援の乏しさや経済的格差の拡大も関連しながら，家庭の養育機能を低下させている．全国の児童相談所に寄せられる児童虐待の相談件数は2020（令和2）年で20万5,044件と増加しており，児童虐待もメンタルヘルスにおける大きな課題といえる（➡254頁）．また，この問題に関しても，新型コロナウイルス感染症に伴うテレワークの増加による保護者との共有時間の増加，家庭の経済状態の悪化により，より深刻化する可能性がある．

ⓓ 発達障害

個性では片づけられない程度の特性を有する児童に対して，発達障害として支援する視点が確

コロナ禍が保健統計に及ぼした影響

2020（令和2）年度は，新型コロナウイルス感染症の影響により，世帯ごとの所得状況などを調査する国民生活基礎調査は，保健所の負担や調査に伴う接触低減を理由として中止となった．

学校保健統計調査についても，例年4月1日から6月30日に実施される健康診断が当該年度末までに実施することとなった（2021（令和3）年度も継続）．そのため，学校保健統計調査においても調査期間が年度末まで延長されている．したがって，学校保健統計調査の集計結果は，発育・発達の著しい時期において測定時期を異にしたデータを集計したものとして，過去の数値と単純比較することはできない．同様に2020（令和2）年度体力・運動能力調査についても各地域の事情による調査期間の延長や実施可否の判断にもとづく実施となった．結果として，調査を実施できなかった都道府県が多数あり，十分なデータが回収できなかったため，サンプリングバイアス（または選択バイアス，➡48頁）などが生じる可能性が指摘されている．このため，学校保健統計調査については2020（令和2）年，2021（令和3）年度分のデータについては記載せず，体力・運動能力調査については，2020（令和2）年度分は取り扱わず，2021（令和3）年度分は取り扱うこととした．

しかし，学校現場では，2020（令和2）年2月27日に突然の学校の臨時休校の指示があり，4月の緊急事態宣言は当初の7都府県から全国に対象が拡大され，児童生徒は自宅から外出できない生活を余儀なくされた．国立成育医療研究センターによる児童生徒などの状況を調査した「コロナ×こどもアンケート第一回報告書」には，「友達と会えない」「学校にいけない」「外で遊べない」などの児童・生徒の困り感が確認できる．2020（令和2）年5月25日にすべての地域で非常事態宣言が解除されたのを受け，児童生徒は「分散」や「時差」通学により登校可能となったものの，再開した学校では，学習の遅れを取り戻すために過密なカリキュラムとなった．「コロナ×こどもアンケート第二回報告」では，全体の72％の児童生徒に何らかのストレス反応がみられている．

このような状況は，改善されつつあるものの継続しており，児童の視力低下をはじめとする児童生徒の健康状態，体力・運動能力に影響を与えることが推測される．今後，注意深く確認していく必要がある．

立されつつある．また，障害者を含めて個々の多様性を重んじるインクルーシブ教育への取り組みも始まっている．知能という評価基準での障害に加え，相互交流の質という視点からの障害として**広汎性発達障害**（自閉症スペクトラム）や**注意欠如・多動症**（ADHD）などが周知されてきている．文部科学省の予備調査［2002（平成14）年］では，普通学級に在籍しているが，特別支援を要する児童生徒が6.2%と報告されている．これら発達障害への特別支援対策が2007（平成19）年から制度化されているが，さまざまな要因が交絡しており，教育と医療，ときには福祉領域との連携も要する課題である．

9-2 学校保健とは

① 学校保健の意味

学校保健 school healthとは，児童生徒および教職員の健康を保持増進し，同時に学校教育活動に必要な保健管理・安全管理を司る諸活動の総称である．

学校保健は公衆衛生の一分野であるが，教育の場における保健活動であるところに特徴がある．児童生徒および教職員に対する実践的公衆衛生活動の面と，その保健活動そのものを教育の一部として扱うという理論的教育活動としての面を併せ持っている．

わが国では，1872（明治5）年に「学制」が公布され，これが現在の学校制度の基礎となっている．1898（明治31）年には学校医が，1941（昭和16）年には養護訓導（現在の養護教諭）を全国の公立学校すべてに配置する制度が確立され，世界にも類をみない手厚い学校衛生体制が敷かれた．第二次世界大戦後，米国の指導の下，保健管理面を中心とした戦前の学校衛生から，保健教育面を重視した現在の学校保健への大きな転換が行われた．

学校保健は，主に**教育基本法**と**学校保健安全法**とを法律上の根拠としている．教育基本法は，「教育憲章」とも呼ばれ，わが国における教育制度の根本理念を定めたものであり，戦後間もない1947（昭和22）年に公布され，2006（平成18）年に約60年ぶりに改定された．一方，1958（昭和33）年に公布された学校保健法は，それまでの学校保健関係の諸法規を1つにまとめたもので，学校保健計画，学校環境衛生，健康診断などについて規定している．近年児童生徒に対する犯罪が増加したことから，学校における教育活動が安全な環境において実施されることを目指して，2008（平成20）年に約50年ぶりに改定され，「**学校保健安全法**」という名称となった．

② 学校保健の領域と構成

学校保健の領域は，**保健教育**と**保健管理**により構成され，さらにそれらを組織的・計画的に実践するための組織活動がある（**図9-4**）．

保健教育とは，児童生徒の健康生活能力の発達を目指す保健学習・指導をさし，保健管理とは，児童生徒および教職員の健康の保持増進を目的とした実践的な保健活動をさす．児童生徒の

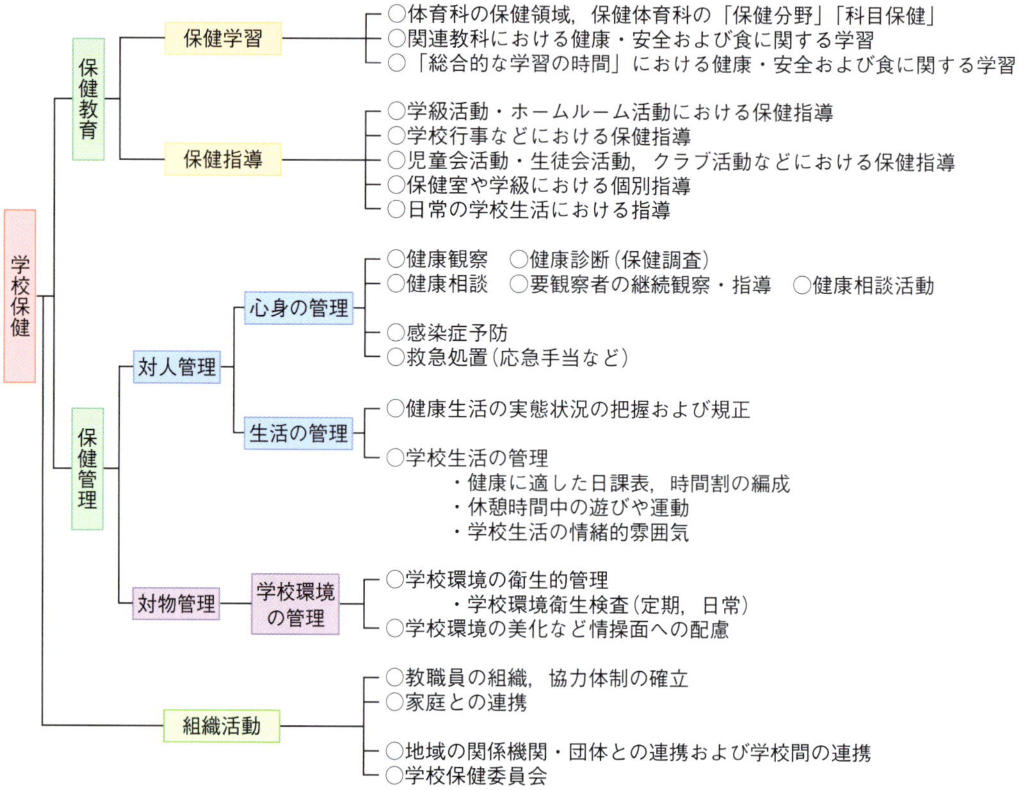

図9-4 学校保健の仕組み

［文部科学省：我が国の教育経験について―健康教育（学校保健・学校給食），http://www.mext.go.jp/b_menu/shingi/chousa/kokusai/002/shiryou/020801ei.htm（2023年1月アクセス）より引用，一部語句改変］

集団生活に起因する感染症対策に加えて，成人期・老年期へと続く生活習慣病の予防対策が大きなウエイトを占めるようになってきている．例えば，小児期・思春期から生活と健康についての正しい知識を身につけ，自身の肥満や不規則な睡眠や食生活に注意をするよう生活指導を行っている．

学校保健組織活動は，主に①学校保健委員会，②職員保健委員会，③児童（生徒）保健委員会により運営されている．

①学校保健委員会は，学校全体の保健管理活動の中心であり，学校保健安全計画の立案・実施，関係機関・地域・家庭との連携，保健衛生設備や環境の整備などについて定期的に検討を行う．学校からは校長，保健主事，養護教諭およびその他の職員と，学校三師（➡270頁）および栄養教員が出席し，児童生徒も保健委員会代表などが出席する．また，家庭からはPTA代表らが，地域からは教育委員会代表や保健所代表などが出席する．

②職員保健委員会は，教職員の健康の保持増進のために行われる保健管理活動の中心である．

③児童（生徒）保健委員会は，児童生徒による委員会活動の一部にあたり，教育活動としての

表 9-1 ●保健教育と保健管理の対比

	目　標	自律的か他律的か	効　果	関係職員	学校運営の過程
保健教育	保健の科学的認識と実践的能力の発達 とくに保健学習は将来の健康生活における能力の基礎をつくる	学習効果として児童生徒の自律的な判断・行動によって健康が保持増進されることを期待する	より間接的 しかし永続的	学級担任 保健(体育)教師 養護教諭 栄養教諭	教授＝学習過程 (教育課程)
保健管理	心身の健康の保持増進 学校管理下における健康問題の発見・改善・予防，健康増進が中心	専門職のリーダーシップのもとに他律的に児童生徒の健康に関する世話careをする	より直接的 しかし非永続的 ［学校管理下から広げにくい］	学級担任 保健主事 養護教諭 (非常勤) 学校医 学校歯科医 学校薬剤師	管理＝経営過程

［小倉　学：学校保健，光生館，6頁，1983より許諾を得て改変し転載］

要素が強い．

さらに，地域社会との協力体制も重要で，PTA 保健委員会や地域社会保健委員会などがあり，近年，学校外の地域保健医療機関との連携が重視されている．

③ 保健教育と保健管理の特質

保健教育と保健管理の特質を比較したのが，**表 9-1** である．

理論面を重視する教育活動と，実践面を中心とする公衆衛生活動という背景の違いがあるが，実際には両者は並行して進められることが多い．例えば，健康診断は本来，児童生徒および教職員に対する疾病の二次予防対策であり，保健管理活動であるが，児童生徒にその活動の意義を理解させ，参加させることにより，保健教育活動の一部として活用されている．

9-3 学校保健の組織と運営

① 学校保健行政

わが国の学校保健行政は，国においては文部科学省によって所管されている．都道府県や市町村においても，学校保健行政は各教育委員会保健体育所管部課がその中心となっている．私立学校については，都道府県知事部局の所管となっている．保健医療に関する事項，とくに感染症などの対応については，保健所に代表される保健専門機関との連携，支援が不可欠である．

また，日本学校保健会や都道府県学校保健会が，教育行政および学校保健行政と連携しながら，さまざまな調査研究，啓発活動および「学校保健センター」事業として家庭・学校・地域の連携による学校保健の推進をはかっている．さらに，学校安全，学校給食，学校給食にかかわる衛生管理，義務教育諸学校・高等学校・高等専門学校，幼稚園および保育所の管理下における災害に対して医療費，障害見舞金，死亡見舞金の給付などを行う**災害共済給付**に関しては，**日本スポーツ振興センター**が国の施策の方針に基づき業務を所管している．

2 学校保健関係職員

学校保健の推進は，学校における教職員が一体となって行わなければならない．学校保健を担当する教職員には次のような職種がある．常勤教職員としては学校長，副校長，教頭，主幹教諭，指導教諭，**保健主事**，**養護教諭**，教諭，**栄養教諭**，非常勤職員としては**学校医**，**学校歯科医**，**学校薬剤師**があげられる．学校医，学校歯科医，学校薬剤師は**学校三師**と通称される．各職種の役割は，**表 9-2** に示す．

この他，学校保健安全法には明記されていないが，**スクールカウンセラー**などの心理専門職が児童生徒の心の健康にかかわって，心理相談などに従事している学校もある．2015（平成 27）年の中央教育審議会答申では，「**チームとしての学校**」を機能させるために，スクールカウンセラーに加えて，**スクールソーシャルワーカー**を学校などにおいて必要とされる標準的な職として，職務内容などを法令上，明確化することが提起され，法制化がはかられている．

3 学校保健安全計画と学校保健組織活動

学校保健組織活動は，学校保健の計画的実施を行うための連絡調整活動である．この活動は，**学校保健委員会**（あるいは学校保健安全委員会）を中心に展開される．学校保健委員会は，学校長，副校長・教頭などの管理職，保健主事，養護教諭，栄養教諭などの学校保健関連教職員，学校医，学校歯科医，学校薬剤師などの非常勤学校保健専門職員，保健所や市町村保健センターの地域保健関連職員，保護者代表，児童生徒代表などが参加する全校的な学校保健推進組織である（➡286 頁「地域社会と学校保健活動」）．学校保健委員会においては，学校保健安全法第 5 条で

表 9-2 ●主な学校保健関連教職員の種類と役割（学校教育法および学校保健安全法による）

	職名	学校保健における役割
常勤教職員	学校長	学校保健に関する総括責任者として，学校保健活動全体を総括する．
	保健主事	学校保健に関する計画の立案とその円滑な実施をはかるための連絡調整に従事する．
	養護教諭	児童生徒の養護を行うとともに，学校保健に関して中心的に専門的役割を担う．
	栄養教諭	栄養指導，給食管理・指導，食育の推進など，食を通した保健管理，保健教育を推進する．
非常勤職員	学校医	健康診断，疾病予防，保健指導，健康相談，救急処置などの保健管理に関する指導に従事する．
	学校歯科医	歯に関する検査，事後措置や健康相談，保健管理に関する指導に従事する．
	学校薬剤師	学校環境衛生検査，学校環境衛生の維持および改善などに関する指導に従事する．

定める「**学校保健計画**」を立案し，実施することによって計画的で組織的な学校保健活動の実施をはかることが主な活動となる．それに基づき，教科や特別活動，さらには教育課程外，家庭や地域社会などの学校外のさまざまな健康にかかわる活動を総合して，学校教育全体を通じた健康づくりを推進していくことが求められる．

さらに近年では，児童生徒の犯罪被害防止に向けた広域的な安全活動の必要性や生活習慣の改善を目的とした継続的な保健指導などの観点から，広域的な学校保健・安全課題を協議する地域学校保健委員会や同一通学区の小・中学校が合同で開催する合同学校保健委員会も実施されるようになっている．また，これらの学校保健委員会の開催にあたっては，保健所などの地域保健推進機関の協力・連携を強める必要がある．さらに，各学校の保健室の運営についても計画的・組織的な運営を推進するために，学校保健計画に即して，**保健室経営計画**を立案したうえで，日常の保健室における活動を進めていくことが求められている．

2015（平成27）年の中央教育審議会答申では，「**学校マネジメントの強化**」が提起され，校長のリーダーシップのもとで，機能的な学校業務の専門化がはかられつつある．

なお，学校においても教職員の健康および安全の管理については，労働安全衛生法にもとづいた**衛生委員会**，**産業医**，**衛生管理者**，**衛生推進者**による労働安全衛生管理体制の確立が求められている［文部科学省：「学校における労働安全衛生管理体制の整備のために」2012（平成24）年3月］．

9-4 学校保健管理

① 健康診断

ⓐ 健康診断の目的と歴史

健康診断は，児童生徒の健康情報を収集するという役割を持つ．症状に関する知見はもちろん，保健活動に役立つ各種情報が得られる．健康診断の目的は，

①児童生徒の健康度および発育・発達の度合いや推移を知る

②児童生徒の疾病・異常の早期発見・進行やまん延の防止をはかる

③児童生徒や保護者に，児童生徒の発育や健康状態を発信し，保健教育の機会とする

の3点である．

現行の健康診断の起源は，1897（明治30）年の文部省令「学生生徒及び児童生徒体格検査規定」により1898（明治31）年に施行された体格検査に始まる．この段階では，身長，体重などの形態的計測が中心で，疾病の早期発見という視点はまだ薄かった．その後，検査項目として視力が加えられたり，名称も身体検査と改められたりして，次第に健康診断という性格を強めてきた．

第二次世界大戦後，1958（昭和33）年に「**学校保健法**」が定められ，「健康診断」という名称が用いられるようになり，現在の健康診断の体制の基礎となった．さらに，1973（昭和48）年の学校保健法施行令・規則の改正で尿検査・心疾患検査，1978（昭和53）年に脊柱側弯症検査，1992（平成4）年に尿糖検査，1994（平成6）年に心電図検査が導入された．一方，1994（平成6）年の改正

では胸囲測定の省略が可能になり，2003（平成15）年には色覚検査およびツベルクリン反応検査が廃止された．さらに，2014（平成26）年4月の学校保健安全法施行規則改正に基づき，2016（平成28）年度から座高と寄生虫卵の有無の検査を必須項目から除外した．また，運動器疾患を早期発見するための項目（運動器検診）が必須項目に加わった．このように子どもの健康状態や疾病の動向，医学・医療の進展などを取り入れ，より適切な健康診断を目指しながら変化している．

ⓑ 健康診断の対象と方法

健康診断の対象は，園児（就学前検診，学校保健安全法第11条），児童生徒・学生（児童生徒等の健康診断，同法第13条），教職員（職員の健康診断，同法第15条）である．児童生徒などの健康診断のうち，**定期健康診断**は毎年1回6月末日までに行われる．また，必要に応じて**臨時健康診断**も行われる．

1）定期健康診断

通常，年度はじめに集団検診として行われるが，所定の期日に受診できない場合も学校医との連携で診断もれのないようにする．2022（令和4）年4月時点での検査項目は**表9-3**に示すとおりである．これらの項目の中で，例えば脊柱・胸郭に関しては，1950年代までは脊柱カリエス（結核性疾患）の発見が重要であったが，近年では脊柱側弯症のスクリーニングや運動器疾患の早期発見が主たる課題となっている．心疾患に関しては，聴診に加え心電図や心音図検査が取り入れられている．腎疾患の早期発見のため1974（昭和49）年から簡易検査紙による尿検査が行われている．

2）臨時健康診断

定期健康診断以外の健康診断を臨時健康診断という．小学校入学前に行う**就学時健康診断**，中学校・高等学校卒業時における**卒業時健康診断**がある．臨時健康診断の実施時期については，指定感染症流行時や食中毒発生時，風水害などにより感染症の発生のおそれのあるとき，夏季における休業日の直前または直後，結核，寄生虫病その他の疾病の有無について検査を行う必要のあるときなどである．

ⓒ 健康診断実施後の事後措置

定期健康診断の終了後21日以内にその結果を児童生徒とその保護者（学生の場合は本人のみでよい）に通知する．また，養護教諭が中心となって学校医や主治医と連携しながら，発育や健康状態に応じた保健指導を行う．具体的には，疾病の予防措置，必要な医療を受けるように指示すること，必要な検査，予防接種などを受けるように指示すること，療養のため必要な期間は学校において学習しないよう指導すること，特別支援学級への編入について指導と助言を行うこと，学校生活管理表に従いながら，学習または運動・作業の軽減，停止，変更などを行ったり，修学旅行，対外運動競技などへの参加を制限したりすること，机または腰掛の調整，座席の変更および学級の編成の適性をはかること，その他発育，健康状態などに応じて適切な保健指導を行うことである．

これら健康診断の結果は健康診断表に記載され，5年間は保存される．今後の課題としては，①問題所見が認められた場合の事後管理体制の充実，②健康診断結果の健康教育への積極的な活動などがあげられる．

表9-3 定期健康診断の検査の項目および実施学年

［2022（令和4）年4月現在］

項目	検査・診療方法	発見される疾病異常	幼稚園	小学校 1年	小学校 2年	小学校 3年	小学校 4年	小学校 5年	小学校 6年	中学校 1年	中学校 2年	中学校 3年	高等学校 1年	高等学校 2年	高等学校 3年	大学
保健調査	アンケート		○	◎	◎	◎	◎	◎	◎	◎	◎	◎	◎	◎	◎	○
身長		低身長等	◎	◎	◎	◎	◎	◎	◎	◎	◎	◎	◎	◎	◎	◎
体重			◎	◎	◎	◎	◎	◎	◎	◎	◎	◎	◎	◎	◎	◎
栄養状態		栄養不良 肥満傾向・貧血など	◎	◎	◎	◎	◎	◎	◎	◎	◎	◎	◎	◎	◎	◎
脊柱・胸郭 四肢 骨・関節		骨・関節の異常など	◎	◎	◎	◎	◎	◎	◎	◎	◎	◎	◎	◎	◎	△
視力	視力表 裸眼の者 裸眼視力	屈折異常，不同視など	◎	◎	◎	◎	◎	◎	◎	◎	◎	◎	◎	◎	◎	△
	眼鏡等をしている者 矯正視力		◎	◎	◎	◎	◎	◎	◎	◎	◎	◎	◎	◎	◎	△
	眼鏡等をしている者 裸眼視力		△	△	△	△	△	△	△	△	△	△	△	△	△	△
聴力	オージオメータ	聴力障害	◎	◎	◎	◎	△	◎	△	◎	△	◎	◎	△	◎	△
眼の疾病および異常		感染性疾患，その他の外眼部疾患，眼位など	◎	◎	◎	◎	◎	◎	◎	◎	◎	◎	◎	◎	◎	◎
耳鼻咽喉頭疾患		耳疾患，鼻・副鼻腔疾患，口腔咽喉頭疾患，音声言語異常など	◎	◎	◎	◎	◎	◎	◎	◎	◎	◎	◎	◎	◎	◎
皮膚疾患		感染性皮膚疾患，湿疹など	◎	◎	◎	◎	◎	◎	◎	◎	◎	◎	◎	◎	◎	◎
歯および口腔の疾患および異常		むし歯・歯周疾患，歯列・咬合の異常，顎関節症症状・発音障害	◎	◎	◎	◎	◎	◎	◎	◎	◎	◎	◎	◎	◎	△
結核	問診・学校医による診察	結核		◎	◎	◎	◎	◎	◎	◎	◎	◎				
	X線撮影												◎			※
	X線撮影 ツベルクリン反応検査，喀痰検査など			○	○	○	○	○	○	○	○	○				
	X線撮影 喀痰検査，聴診，打診など												○			○
心臓の疾患および異常	臨床医学的検査 その他の検査	心臓の疾病 心臓の異常	◎	◎	◎	◎	◎	◎	◎	◎	◎	◎	◎	◎	◎	◎
	心電図検査		△	◎	△	△	△	△	△	◎	△	△	◎	△	△	△
尿	試験紙法 蛋白など	腎臓の疾患	◎	◎	◎	◎	◎	◎	◎	◎	◎	◎	◎	◎	◎	△
	試験紙法 糖	糖尿病	△													△
その他の疾患および異常	臨床医学的検査 その他の検査	結核疾患，心臓疾患，腎臓疾患，ヘルニア，言語障害，精神障害，骨・関節の異常，四肢運動障害	◎	◎	◎	◎	◎	◎	◎	◎	◎	◎	◎	◎	◎	◎

注1）◎：ほぼ全員に実施されるもの．○：必要時または必要者に実施されるもの．△：検査項目から除くことができるもの．
※：◎［1学年（入学時）］．

2）2016（平成28）年度から必須項目より座高と寄生虫卵が削除され，四肢の状態（運動器検診）が追加された．

［厚生労働統計協会編：国民衛生の動向2022/23を参考に作成］

2 健康観察

日常的に子どもの健康状態を観察し，心身の健康問題を早期に発見して適切な対応をはかることによって，学校における教育活動を円滑に進めるための活動を**健康観察**という（学校保健安全法第9条）．

健康観察の目的は，①子どもの心身の健康問題の早期発見・早期対応をはかること，②感染症や食中毒などの集団発生を把握し，感染拡大や予防をはかること，③日々の継続的な実施によって，子どもに自他の健康に興味関心を持たせ，自己管理能力の育成をはかることである．

健康観察は，学級担任や養護教諭が中心となり，教職員との連携下で全教員が共通認識を持つ必要がある．健康観察は，朝や帰りの会，授業中，休憩時間，給食時間，保健室来室時，部活動中，学校行事などあらゆる機会に実施するが，とくに朝の健康観察は，重要である．

子どもは，自分の心と体の状態をうまく表現できない場合が多い．心の問題に起因する頭痛・腹痛や感染症などを早期に発見し，早期対応をはかる．また，子どもに自分の健康状態を把握させ，自己の健康管理能力を育成しようという意味もある．

3 健康相談

健康診断や健康観察によって，問題となる検査結果や症状，行動が認められたり，自ら症状を訴えたりする児童生徒に対しては，それらの事実を把握したときから対応が始まる．健康診断とは異なり，個人を対象として個別に実施される活動が健康相談である．

健康相談の目的は，児童生徒の心身の健康に関する問題について，指導生徒や保護者に対して，関係者が連携し相談などを通して問題の解決をはかり，学校生活によりよく適応していけるように支援することである．

具体的には，検査結果や症状についての情報を伝達すること，より詳細な情報収集や児童生徒の心の状態への配慮，保護者や担任教諭との連携などの総合的な対応が必要である．このような健康相談の担い手は，養護教諭やスクールカウンセラーである．

養護教諭は，児童の養護を司る職務（学校教育法28条）であり，児童生徒や教職員の心と体の健康に関連した職務を行っている．スクールカウンセラーは，児童生徒や保護者，教職員への心理相談業務に従事する心理職専門家であり，その8割以上が臨床心理士である．この職務は，1995（平成7）年，文部科学省の「スクールカウンセラー事業」として開始された．

ⓐ 養護教諭の役割

当初の適切な判断が**養護教諭**に求められる場合が多い．児童生徒の保護者や担任教諭，管理職との連携をはかりながら問題に対応する．

養護教諭は，①相談を必要とする児童生徒の心情を重視すること，②スクールカウンセラーや学校医，外部機関と連携推進をはかること，③医療や心理の専門家と担任や管理職らとの調整的機能を担うことなど，コーディネーターとしての役割が求められている．

ⓑ スクールカウンセラーの役割

児童生徒の心理的要因の強い症状や訴えに対して，スクールカウンセラーの配置により学校内での対応が拡充されつつある．スクールカウンセラーには，医療機関や相談機関へつなげる判断も含めて，児童生徒の日常生活の場において，心理的要因の強い症状や訴えに応じる専門機能が求められている．心理的要因が強いと推測される症状や訴えは，慢性的に状況に影響されつつ継続し，ときには急性増悪する．したがって，養護教諭や担任教諭，管理職との連携が重要である．しかし，ほとんどの学校では，スクールカウンセラーが常駐しているわけではない．また，スクールカウンセラーの定期配置（週4時間未満も含む）についても，2020（令和2）年で，小学校56.9%，中学校84.2%，高等学校73.0%にすぎない．

9-5 歯科保健——小児を中心として

1 歯科疾患の問題の大きさ

歯科疾患は有病率が高いことが特徴であり，WHOなどの「2016年世界の疾病負担研究 The Global Burden of Disease 2016 Study」では全328疾患中もっとも有病率が高かったのが永久歯の未処置う蝕，11位が歯周病，17位が乳歯の未処置う蝕であった．う蝕と歯周疾患は主要な歯科疾患であり，一度治療をしても進行し再治療が多く，両疾患は歯を喪失する主要な原因となる．歯の喪失や歯周疾患による慢性炎症が，栄養状態の悪化や循環器疾患のリスクにつながるといった全身への影響も明らかになっており，小児期からの歯科疾患の予防が求められている．こうした重要性が認識され，2021年の第74回WHO総会では口腔保健対策に関する決議が行われた．

日本においても，他の疾患と比較して歯科疾患の有病率は高い．歯周疾患（歯周病）は2016（平成28）年歯科疾患実態調査によると，10〜14歳で歯肉出血のある者の率が24.6%で，前回調査（26.7%）と大差なく依然として高い．小児う蝕も減少傾向にあるものの，依然として多い．2021（令和3）年学校保健統計調査では，小学生のう蝕有病者率（乳歯＋永久歯）は39.0%と他の疾患よりも多かった（➡261頁）．歯科疾患の有病率の高さは医療費として社会の負担にもつながり，傷病別の国民医療費［2019（令和元）年］をみると歯科医療費は3兆22億円で，これは循環器系の疾患（6兆21億円），がんなどの新生物（4兆6,880億円）に次ぐ高さである（➡389頁）．

このような歯科疾患への対策として，2011（平成23）年に「歯科口腔保健の推進に関する法律」が施行，2012（平成24）年には「歯科口腔保健の推進に関する基本的事項」が示され，口腔保健支援センターの設置やさまざまな施策を通して，口腔の健康の保持・増進，歯科口腔保健に関する健康格差の縮小が目指されている．またこれに関連する条例を制定する自治体が増加しており，2022（令和4）年6月の時点で45都道府県および，175の市区町村で制定されている．

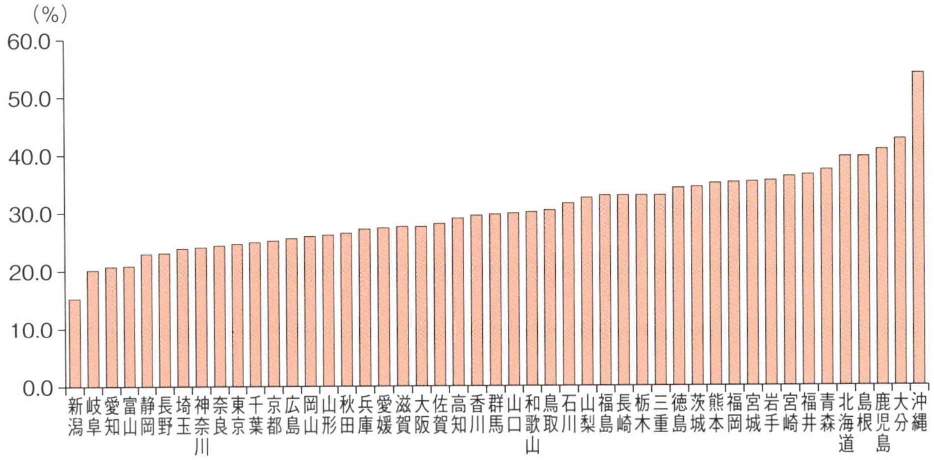

図9-5 都道府県ごとの12歳児う蝕有病者率［2021（令和3）年度］

資料　文部科学省：「学校保健統計調査」

② 学校歯科保健活動の意義

ⓐ 乳歯と永久歯の交換期である

学齢期は顎顔面の成長・発育がもっとも大きい時期であり，乳歯から永久歯に生えかわる**混合歯列**の状態にある．5，6歳頃，第一大臼歯が乳歯列の後方に萌出し，ほぼ12歳までの間に永久歯列が完成する．歯は萌出直後から2〜3年がもっとも**う蝕発生リスク**が高いとされている．歯質強化を行ううえでもこの時期が効果的である．さらに，歯並びの矯正治療を行うさいにも歯の生え変わり時期が利用される．その他，**歯肉炎**，歯の事故やスポーツ**外傷**の多発する時期であり，これらも含めた予防管理が重要である．このような面から生涯における健康な歯と口腔の基礎づくりは学齢期にある．

ⓑ ライフコース初期の生活習慣の基盤づくり

う蝕や歯周病は生活習慣病であり，学齢期に受けた**歯科保健教育**は生涯の健康生活の基盤となる．さらに**食育**は歯科保健の面からも重要である．甘い菓子を控えて，野菜や小魚，ナッツなど繊維質のものや適度に硬い食物を好んで食べるようにすることは，唾液の流出をさかんにし，咀嚼による自浄作用により，口と歯を清潔に保つことに役立ち，歯科疾患のリスクを低下させ，顎骨の健全な育成や不正咬合の予防につながる．また炭酸飲料や果汁飲料は強い酸性であるため，頻回な摂取で歯の**酸蝕症**が生じる可能性がある．

ⓒ 健康格差を減らすポピュレーションアプローチ

歯科疾患は地域格差のような健康格差も問題とされている（**図9-5**）．経済的困窮で歯科受診が困難であったり，仕事が長時間であったり，子どもが多いため親の手が行きとどかないような，多様な**社会的決定要因**（➡76頁）が人々の保健行動を左右して歯科疾患の健康格差を生じさせる．う蝕の健康格差対策としては，学校や幼稚園でフッ化物洗口を実施する方法は，家庭環境に左右されることなく子どものポピュレーションアプローチとしてのう蝕予防になり，これが新潟県などでう蝕が少ない理由であることが報告されている．

③ う蝕の予防

歯垢内のう蝕原因菌（ストレプトコッカス・ミュータンス，ストレプトコッカス・ソブリヌスなど）は糖を代謝することによって多糖体を合成し，歯面上に強固なバイオフィルムを形成する．そこで乳酸が産生され，この乳酸がエナメル質を脱灰，さらに細菌が歯質に侵入し歯質を破壊するとう蝕が発生したことになる．このう蝕病因論（カリオロジー）を基に以下の予防体系が確立してきた．

ⓐ ショ糖の摂取制限

糖の摂取，とくに間食に含まれる糖の量や摂取回数が，う蝕の数と強い関連性があることが多くの疫学調査で一貫して認められている．そのため，おやつや糖分を含む飲料の回数を減らすことが必要である．また甘くても乳酸発酵につながらない代用甘味料，キシリトール，ソルビトール，パラチノースなども利用されている．ただし，長年にわたり1人当たり砂糖消費量は欧米諸国よりも日本のほうが少ないにもかかわらずう蝕は多い傾向にあり，後述の歯口清掃や歯質強化のより一層の普及も重要である．

ⓑ 歯口清掃

歯みがきやフロスによる歯間清掃は基本的なう蝕予防法である．ただし，奥歯の咬合面の溝など，物理的に清掃できない場所も存在し，歯みがきだけでう蝕をすべて予防することは困難である．近年ではフッ化物配合歯磨剤が普及したこともあり，歯磨剤を用いた歯みがきが勧められている．当然ながら歯ブラシが届く部位のう蝕予防には歯みがきが欠かせず，時間をかけた丁寧な歯みがきの指導が必須である．

ⓒ 歯質強化

強いエビデンスが存在し推奨されている歯質強化法として，フッ化物応用法と小窩裂溝塡塞法（シーラント）の2つが存在する．

1）フッ化物応用法

フッ化物応用法には，全身応用法：フロリデーション（水道水フッ化物濃度調整，食塩フロリデーション），フッ化物錠剤，および局所応用法：フッ化物洗口，フッ化物配合歯磨剤，フッ化物歯面塗布法がある（**表9-4**）．通常の利用方法ではフッ化物の過剰摂取による歯のフッ素症のリスクは存在しない．日本では，基本的に局所応用法のみが実施されている．もっとも広く利用されているフッ化物の局所応用法はフッ化物配合歯磨剤であり，これは現在日本の9割の歯磨剤にフッ化物が配合されていることが理由である．フッ化物配合歯磨剤を用いると21～28％程度のう蝕予防効果が認められている．2012（平成24）年の母子健康手帳の改正により，1歳6ヵ月と3歳の質問にフッ化物塗布や歯磨剤の利用の質問が入れられている．注意点として吐き出しが十分に行えない乳幼児に対しては，飲み込んでも問題のない量の歯磨剤の使用が勧められている．フッ化物洗口は2003（平成15）年に厚生労働省からガイドラインが出され学齢期でひろがって

表 9-4 歯の部位による，歯口清掃や予防方法の特徴

部位	歯口清掃や予防方法の特徴
歯の平滑面	歯ブラシによる，う蝕予防効果が高い
大臼歯の咬合面の溝	歯ブラシの毛先よりも細い溝の部分はプラークが取り除けない．溝を埋める小窩裂溝塡塞法（シーラント）や，フッ化物応用法の予防効果が高い
歯と歯の間	デンタルフロス，歯と歯の間が広い場合は歯間ブラシが有効
歯の歯ぐきの付け根	歯周病予防に重要で，丁寧にみがくような指導が大切

いる．歯磨剤と同程度（週1回法）か低い（週5回法）濃度のフッ化物で洗口をする．吐き出しが可能な年齢の4，5歳から開始し，保育園・幼稚園，小学校，中学校を通して実施すると，新しく萌出する永久歯に高いう蝕予防効果がある．2018（平成30）年現在，47都道府県，14,359施設，157万3,535人の子どもたちが実施しており年々増加している．

2）小窩裂溝塡塞法（シーラント）

歯でもっともう蝕リスクの高い部位は，歯ブラシが物理的に届かないことが多い臼歯部の溝やくぼみ（小窩裂溝）である．フッ化物応用も一定の効果はあるが，シーラントはより一層この部分のう蝕予防効果を高める．歯科医院で樹脂やセメントにより小窩裂溝部をシールし，定期的にシールがはがれていないかチェックし必要に応じて再度実施することで，高いう蝕予防効果を発揮する．

4 歯周疾患の予防

学齢期における歯周疾患は，軽度の歯肉炎の場合が大半である．成人以降には歯周組織の破壊を伴う重症な歯周炎が増加してくる．歯肉炎と歯周炎に共通する病因として，歯垢や歯石がある．歯周疾患病原性細菌にはポルフィロモナス，アクチノバシラス，プリボテラなど十数種が知られている．歯石，不良充填物，食片嵌入の条件は原因菌の活性を高め，また喫煙，不正咬合，歯ぎしりや食いしばり，口呼吸，血液疾患，内分泌異常，栄養障害などは歯周組織の防御力を弱める因子となる．

歯周疾患予防の基本は毎日の歯みがきやフロスによる**歯口清掃**である．**禁煙**や全身の健康管理にも留意することが重要である．また，**歯石**は**歯垢**が石灰化したもので歯ブラシでは除去できない．そのため，かかりつけ歯科医院を定期的に受診し，歯石除去，専門的歯面清掃，家庭で行う歯口清掃方法の指導，歯並びやかみ合わせの管理を受けることが勧められる．歯周疾患予防管理にとっても，学齢期からの習慣は成人以降の基礎となる．

9-6 学校環境管理

1 学校環境管理とは

2008（平成20）年に改正された「**学校保健安全法**」（➡267頁）には「学校の設置者は，学校環境

衛生基準に照らしてその設置する学校の適切な環境の維持に努めなければならない」(第6条の2)と明記されている．学校環境管理とは，これらの法的根拠に基づき実施される，学校における衛生管理活動の総称である．

2 学校環境衛生基準

1964(昭和39)年に文部省(現文部科学省)の諮問機関である保健体育審議会により「学校環境衛生の基準」が作成されたが，社会背景の変化にそぐわなくなってきたため，1992(平成4)年に全面的に改訂された．その後2004(平成16)年に水泳プールの管理や教室などの空気(揮発性有機化合物の問題)に関する項目が見直され，さらに2009(平成21)年に「**学校環境衛生基準**」として改訂・整備され，2018(平成30)年および2020(令和2)年，2022(令和4)年に一部改正された．その主な項目と内容を**表9-5**に示す．

3 学校環境管理のための検査項目

環境衛生検査として検査すべき項目には，

①教室などの環境(換気および保温など，採光および照明，騒音)

②飲料水などの水質および施設・設備(水質，施設・設備)

③学校の清潔，ネズミ，衛生害虫などおよび教室などの備品の管理(学校の清掃，ネズミ，衛生害虫など，教室などの備品の管理)

④水泳プール(水質，施設・設備の衛生状態)

が定められている．これらの検査は原則として**学校薬剤師**によって毎年定期的に実施されるが，必要があるときには臨時に実施することができる(学校保健安全法施行規則第1章第1条の2)．各検査の要点と具体的内容，検査基準の主たる内容は**表9-5**に示されている．

さらに，事後措置として，環境衛生検査の結果に基づいて必要に応じ，施設および設備の修理など，環境衛生の維持または改善の措置を講じなければならない．

また，日常における環境衛生として，常に教室などの清潔の保持につとめるとともに，換気，採光，照明および保温ならびに飲料水などの衛生管理を適切に行い，環境衛生の維持または改善をはからなければならない．

9-7 学校保健教育

1 学校保健教育の機会

学校における健康教育は，**教育基本法**による教育の目的(心身ともに健康な国民の育成)に即して，すべての教育活動を通じて行われるべきである．このことは，各学校の教育課程の編成に

表 9-5 学校環境衛生基準の主な内容（抜粋）

		基 準
教室などの環境	換気および保温など	換気：CO_2は1,500 ppm以下，温度：18℃以上，28℃以下，相対湿度：30％以上80％以下，浮遊粉じん：0.10 mg/m^{3}以下，気流：0.5 m/秒以下，CO：6 ppm以下，ホルムアルデヒド：100 μg/m^{3}以下，他
	採光および照明	普通教室および黒板の照度は500ルクス以上．コンピュータ教室などは500～1,000ルクス．テレビ・ディスプレイ画面は100～500ルクス
	騒 音	教室内における騒音レベルは，窓を閉じているときはL_{Aeq} 50 dB（デシベル）以下，窓を開けているときはL_{Aeq} 55 dB以下
飲料水などの水質および施設・設備	水質（水道法水質基準による）・設備の衛生状態	遊離残留塩素：0.1 mg/L以上，味・臭気：異常でないこと，pH値：5.8以上8.6以下，大腸菌：検出されないこと，塩化物イオン：200 mg/L以下，有機物：3 mg/L以下，他
学校の清潔，ネズミ，衛生害虫などおよび教室などの備品の管理	学校の清潔	大掃除：定期的に行われていること 雨水の排水溝など：泥や砂などが堆積していないこと
	ネズミ，衛生害虫など	校舎，校地内にネズミ，衛生害虫などの生息が認められないこと
	教室などの備品の管理	黒板面の色彩：無彩色にあっては，明度3以下，有彩色にあっては，明度・彩度4以下
水泳プール	水質・設備の衛生状態	遊離残留塩素：0.4 mg/L以上，pH値：5.8以上8.6以下，大腸菌：検出されないこと，有機物：12 mg/L以下，濁度：2度以下，他

L_{Aeq}：等価騒音レベル（一定時間測定したあと，値を積分し，時間で除したもの．➡160頁）
［文部科学省 HP：学校環境衛生基準（令和4年文部科学省告示第60号）溶け込み版，https://www.mext.go.jp/content/20220407-mxt_kenshoku-100000613_3.pdf（2023年1月アクセス）より引用］

ついて定めた「学習指導要領」の「総則第1」の「3」において，「学校における体育・健康に関する指導を，学校教育の全体を通じて適切に行う」とされていることをみても明らかである．同時に，具体的な健康に関する認識や行動，態度，その他の能力と人格の形成にあたっては，特定の教育の機会の中で組織的・体系的に行われる必要がある．具体的には，保健授業，総合的な学習の時間における保健教育，道徳における保健教育，保健指導などの機会が設けられている．各学校種における保健教育は**表 9-6** の通りである．2020（令和2）年より，新しい学習指導要領が順次実施されている．

② 保健授業（保健学習）

ⓐ 保健授業の構造

保健授業 health instruction は，小学校，中学校，高等学校，義務教育学校，中等教育学校および特別支援学校の小学部・中学部・高等部における健康教育のうち，教科「体育」または「保健体育」などにおいて行われる教育活動をいう．

表 9-6 校種別学校保健教育の内容と系統［小学校・中学校は2017（平成29）年版，高等学校は2018（平成30）年版］

		小学校（義務教育学校小学校課程・特別支援学校小学部を含む）	中学校（義務教育学校小学校課程・中等教育学校前期課程・特別支援学校中学部を含む）	高等学校（中等教育学校後期課程・特別支援学校高等部を含む）
保健授業	教科保健	第3学年 健康な生活についての理解 第4学年 体の発育・発達についての理解 第5学年 1）心の発達および不安や悩みへの対処についての理解と簡単な対処 2）けがの防止に関して必要な事項を理解するとともに，けがなどの簡単な手当をすること 第6学年 病気の予防についての理解	第1学年 1）健康な生活と疾病の予防についての理解（健康の成立要因，生活習慣） 2）心身の機能の発達と心の健康について理解を深めるとともに，ストレスへの対処をすること 第2学年 1）健康な生活と疾病の予防について理解を深めること（生活習慣病などの予防，喫煙・飲酒・薬物乱用と健康） 2）傷害の防止について理解を深めるとともに，応急手当をすること 第3学年 1）健康な生活と疾病の予防について理解を深めること（感染症の予防，健康の保持増進や疾病の予防のための個人や社会の取組） 2）健康と環境について理解を深めること	1）現代社会と健康 （ア）健康の考え方 （イ）現代の感染症とその予防 （ウ）生活習慣病などの予防と回復 （エ）喫煙，飲酒，薬物乱用と健康 （オ）精神疾患の予防と回復 2）安全な社会生活 （ア）安全な社会づくり （イ）応急手当 3）生涯を通じる健康 （ア）生涯の各段階における健康 （イ）労働と健康 4）健康を支える環境づくり （ア）環境と健康 （イ）食品と健康 （ウ）保健・医療制度及び地域の保健・医療機関 （エ）さまざまな保健活動や社会的対策 （オ）健康に関する環境づくりと社会参加
	関連教科	国語，社会，生活，理科，家庭	国語，社会（公民的分野），理科，家庭	国語，公民，理科，家庭
	道　徳	1）学校全体を通じた指導 2）特別の教科「道徳」	1）学校全体を通じた指導 2）特別の教科「道徳」	学校全体を通じた指導
	総合的な学習の時間（高等学校：総合的な探求の時間）	福祉・健康，国際理解などの領域における横断的・総合的な体験，実験，調査，見学などによる主体的学習活動	福祉・健康，国際理解などの領域における横断的・総合的な体験，実験，調査，見学などによる主体的学習活動	福祉・健康，国際理解などの領域における横断的・総合的な体験，実験，調査，見学などによる主体的学習活動
保健指導	集団的保健指導	1）学級活動 2）児童会活動（保健委員会活動など） 3）クラブ活動 4）学校行事	1）学級活動 2）生徒会活動（保健委員会活動など） 3）学校行事	1）ホームルーム活動 2）生徒会活動（保健委員会活動など） 3）学校行事
	個別的保健指導	1）学級担任などによる一般的・集団的保健指導 2）養護教諭，学校医などによる専門的・個別的保健指導	1）学級担任などによる一般的・集団的保健指導 2）養護教諭，学校医などによる専門的・個別的保健指導	1）学級担任などによる一般的・集団的保健指導 2）養護教諭，学校医などによる専門的・個別的保健指導

ⓑ 保健授業の目的と内容

保健授業は，健康に関する体系的な知識および認識，健康に関する望ましい行動について，体系的・系統的に指導することを目的としており，文部科学大臣が行う**教科用図書検定**を経た**教科用図書**を用いて指導する形態をとっている．保健授業の内容論は，小学校，中学校，高等学校の各段階を通じて，心身の発育発達，傷害の防止と応急手当，心の健康，疾病の予防，健康な生活，健康と環境，生涯を通じた健康増進，社会生活と健康などの領域を，発達段階に応じて「らせん」的に学習する点（**らせん型カリキュラム**）に特徴がある．

学習指導要領における各学校段階での保健授業の目標をみると，小学校では自らの心身の発達や身近な生活の中での健康や安全のための資質・能力の形成が期されている．中学校では個人生活における健康安全に関する理解を深めて，生涯を通じた健康安全の資質・能力を育てることが期されている．さらに，高等学校ではそれまでの学習を深め，社会の健康に関する理解と能力の形成が期されている．このように，現在の自己から生涯を通じた自己，そして自己と社会の双方の健康形成を期すという観点からの視野の拡大と内容の深化がはかられている．2017（平成29）年の学習指導要領では，「豊かな創造性を備え持続可能な社会の創り手」となるため①知識・技能，②思考力，判断力，表現力など，③学びに向かう力，人間性などの3つの要素の育成，涵養が重視され，**カリキュラム・マネジメント**につとめることが示された．

ⓒ 保健授業の方法

保健授業の方法論としては，従来から保健の科学的認識の体系に則して学習内容を概念化し，その概念を学習者に伝達してその定着をはかる**系統学習**（**系統主義**）と，学習者の身近な健康に関する事象を事例的，問題解決的に提示し，具体的な活動や体験を通して学習内容を習得する**経験学習**（**経験主義**）に大別され，双方が互いに影響を与えながら具体的な教育課程の編成や授業方法のあり方を規定してきた（**表9-7**）．近年では，**ライフスキル教育**に代表されるような，社会心理学や行動科学において形成された**ロールプレイング**（役割演技）や**ディベート**（討論），**ブレインストーミング**などの技法を用いた教育方法が導入されている．近年では，**グループディスカッション**，**シミュレーション**，**プレゼンテーション**，**フィールドワーク**，**ケースメソッド**，**グループワーク**などの集団的学習方法や，**プロジェクト学習**，**課題解決学習**，ジグソー法*（Jigsaw method）などの**アクティブ・ラーニング**の動向が明確になっている．また，ICT, information and communication technologyの進展により，コンピュータや録画映像（VTR）を通して学習する遠隔授業 distance instructionや反転授業 flip teaching，reverse teaching（学習者がVTRなどを通じて新たな学習内容を予め習得し，学校では教師や仲間と協働して問題解決などを行う学習方法）が取り入れられつつある．

---

*課題を分割して学習者がグループに分かれて分割されたパートを学習し，それを協力や教え合いを通して統合していく方法

表 9-7 保健教育における系統主義と経験主義

	目的と機能，教育思想的立場	主な学習形態と課題
系統主義	1) 目的 保健に関する科学的知識・認識，保健の技術・技能，健康に関する文化などをそれらの原体系に即して系統的に伝達する 2) 機能 体系的知識の獲得，科学的認識の形成，技術・技能の習得，文化に関する理解の形成 3) 思想的立場 主に本質主義 essentialism	1) 主な学習形態 ①一斉授業（主に講義形式） ②班別課題学習，グループ学習 ③資料提示型自己学習（資料による知識伝達と知識確認による学習） ④ ICT を活用した学習 2) 課題 一方向的授業になりやすい．受動的学習態度になりやすい．実感をもった学習を組織しにくい
経験主義	1) 目的 児童生徒自らが自分の生活経験の中から問題を発見し，自ら調べたり経験したりしながら，問題について話し合うことによって能動的に事象の原理・原則を獲得させていく 2) 機能 経験の再構成による事実の検証，体験を通した学習方法の獲得 3) 思想的立場 主に進歩主義 progressivism	1) 主な学習形態 ①問題解決学習 ②調べ学習 ③体験型授業（シミュレーション学習） ④ディベート ⑤グループディスカッション ⑥ロールプレイ 2) 課題 経験のみで確実な知識が得にくい．経験から法則へと発展していくためには体系的学習も必要とされる

3 道　　徳

道徳教育は，学校の教育活動全体を通して行うとされているが，さらに1958（昭和33）年から小学校，中学校および特別支援学校の小学部・中学部においては週１単位時間の「道徳」の時間が特設されてきた．特設「道徳」の内容の中には「望ましい生活習慣を身に付け，心身の健康の増進をはかり，節度を守り節制に心掛け調和のある生活をする」「生命の尊さを理解し，かけがえのない自他の生命を尊重する」などの健康の課題が取り上げられていた．近年では，ディベートなどを取り入れた生命倫理的課題の探求も行われつつある．なお「道徳」は，2017（平成29）年の学習指導要領改訂により特別の教科「道徳」へ移行された．

4 総合的な学習の時間

総合的な学習の時間 periods for integrated study（高等学校においては総合的な探求の時間）は，学習指導要領において「総合的な学習の時間は，地域や学校，児童生徒の実態などに応じて，教科などの枠を超えた横断的・総合的な学習」とされている．そのねらいは，自主的に課題をみつけ，自ら学び，自ら考え，主体的に判断し，よりよく問題解決していくことができる資質や能力を育てることにある．単に知識や技能の習得にとどまらず「学び方やものの考え方」を各教科や道徳で学んだ内容を相互に関連づけ，学習や生活に生かし，総合的に働くようにすることが重要である．その学習内容の例示には，「環境」「健康・福祉」があげられており，保健学習の機会として重要である．方法としては，自然体験やボランティア活動などの社会体験，観察・実験，見学や調査，発表や討論，ものづくりや生産活動などの体験的学習，問題解決的学習，グループ学習，異年齢学習を積極的に取り入れること，学校図書館の活用，他の学校との連携，公民館，公共図書館，博物館などの社会教育施設や社会教育関係団体など，児童館などの児童厚生施設などの各種団体との連携，地域の教材や学習環境の積極的な活用などについて工夫することが重視されている．

5 保健指導

保健指導 health guidanceは，学校保健安全法第9条に定められている保健管理に伴う保健指導と，教科以外の教育課程，すなわち学級活動や生徒会活動，学校行事などの**特別活動**や**生活指導**（**生徒指導**）の場において健康に関する事項を実践的・経験的に教育する保健教育としての保健指導に大別される．さらに後者には，学級や学年などの集団を指導する**集団的保健指導**と，児童生徒一人ひとりの健康や生活のあり方に即して指導する**個別的保健指導**がある．保健指導は，保健面の「生活指導」ともいわれ，学級活動，生徒会活動，クラブ活動，学校行事などの機会に実施される場合が多い．いずれの場合も，子どもが持つ具体的な健康課題に即して，その時点での問題解決ばかりでなく，将来の問題にも対処できるように，主体的な関心の高まりを促しながら，将来を見通しつつ健康課題を解決できるようになる．これにより健康に関する自律的な自己管理能力および自治的能力の形成を意図している．

6 学校における健康づくり

21世紀の学校保健活動は，身体的には成熟したものの，心に傷つきやすい側面を持ちながら生きている子どもたちとの対話的な問題対応が必要とされている．心の健康問題，**喫煙防止教育**や**飲酒・薬物乱用防止教育**，**性教育**などが学校の中で取り組まれるべき新たな課題としてあげられている．また，「がん対策基本法」に基づく「がん対策推進基本計画」の中で，健康教育において**がん教育**を推進することが定められた．また，改正健康増進法［2019（令和元）年7月1日施行］では，学校は第一種施設として原則敷地内禁煙とされた．方法論的にも心理社会的な交渉によって健康の阻害要因を回避するライフスキルの普及，健康についての情報収集とその適切な判断と活用を行い得る能力（**健康リテラシー**）の形成，困難な状況や出来事による心理的外傷・社会的不利益から回復する力（**レジリエンス resilience**）の育成，地域保健と学校保健の連携などの課題など多様な取り組みがなされている．これからの学校保健教育は，従来の学校保健管理と学校保健教育のみならず，学校安全活動，学校給食活動，体育活動，さらにはボランティア活動などさまざまな働きかけを通じて学校における総合的な健康づくりを推進することが不可欠である．

ⓐ 学校給食

学校給食は学校保健活動に深く関連する活動である．学校給食は，主に義務教育諸学校，すなわち学校教育法に規定する小学校，中学校，中等教育学校の前期課程，特別支援学校の小学部および中学部においてなされるが，一部の公私立の定時制高等学校などでも実施されている．「**学校給食法**」第4条によって，義務教育諸学校における学校給食は，「実施されるように努めなければならない」とされている．それは，「児童及び生徒の心身の健全な発達に資するものであり，かつ，児童及び生徒の食に関する正しい理解と適切な判断力を養う上で重要な役割を果たすものであることにかんがみ」(学校給食法第1条)，「学校給食の普及充実及び学校における食育の推進を図ること」が重要と考えられているからである．

学校給食は，戦前戦中を通じて貧困者に対する「教育福祉」的施策としての性格が強かった．敗戦直後における食糧難による児童生徒の栄養状態の悪化と体格の低下に対応するため，ユニセフなどの支援によって，脱脂粉乳とパンを中心とした給食の実施がはかられた．2005 (平成17) 年の**食育基本法**の制定および**栄養教諭**制度の発足によって，従来から学校給食の意義として唱えられてきた**食育**の意義が再認識されるようになった．2012 (平成24) 年12月に東京都調布市において学校給食終了後に食物アレルギーによるアナフィラキシーショックの疑いにより児童が死亡する事故の発生(➡142頁コラム)を受けて，文部科学省は2013(平成25)年に実態調査を実施し，児童生徒の食物アレルギー4.5%，アナフィラキシーの既往0.5%という結果を得た．これを受けて，同省は2015 (平成27) 年に**「学校給食における食物アレルギー対応指針」**を発行し，食物アレルギー対応の基本的な考え方や留意すべき事項などを具体的に示し，除去食の徹底をはじめとする学校や調理場における食物アレルギー事故防止の取り組みを推進するとともに，事故発生時の対応を明らかにした．また，児童生徒の食生活習慣の偏りを是正し，豊かな食文化を形成する意義も重要視されている．文部科学省では，学校が地域，家庭と連携し，健康増進，地産地消の推進，食文化理解などを推進するため「**つながる食育推進事業**」を実施している．

ⓑ 学校安全

学校における安全管理および安全教育を総称して**学校安全**という．学校における安全の問題は，学校内における不可抗力あるいは人為的な各種事故とそれに伴う外傷，火災などの人災，地震や津波，台風や豪雨による土砂崩れなどの自然災害の発生による校舎被災とそれに伴う各種外傷，児童生徒を対象とした犯罪被害，および登下校・校外活動中の交通事故などがあげられる．学校保健安全法第27条では**学校安全計画**の策定が定められている．

安全管理として，学校において従来から重視されている事項は，学校の施設設備の管理・整備，定期点検および日常点検，自然災害および人為災害から生命の危険を回避するための避難訓練，さらに**安全教育**としては交通安全指導と応急手当，心肺蘇生法の実際などである．近年では，安全教育において交通安全指導中心であった指導内容から，自然災害や人為災害への対応，犯罪被害からの自己防衛などの指導内容への拡大の必要が議論されている．

さらに，近年の安全管理の課題として，事故や災害，犯罪のような突発的事態や感染症の発生，原子力発電所などの大規模なエネルギー関連施設での事故などを含めた緊急事態に対応する**健康危機管理**の体制整備の必要が論じられている．学校保健安全法第29条では，**危険等発生時対処要領**の作成が定められている．

なお，2012 (平成24) 年4月から中学校保健体育において武道の必修化が完全実施されたことに伴い，武道授業における安全管理と安全指導が重要な課題として対応が急がれている．また，2018（平成30）年には，スポーツ庁から「運動部活動の在り方に関する総合的なガイドライン」が出され，中学校段階における課外活動として運動部活動の指導上の指針が示されることにより，健康・安全・休養に配慮した指導が求められている．

ⓒ 防災教育

2011（平成23）年3月の東日本大震災以降，御嶽山噴火（2014（平成26）年）や熊本地震（2016（平成28）年），さらには豪雨被害など，大規模な災害が発生し，学校防災体制の確立と防災教育の重要性が指摘されるようになった．文部科学省や国土交通省では，それぞれ防災教育の推進に関して学校での取り組みやさまざまな支援を行っている．文部科学省では防災教育によって「1. それぞれが暮らす地域の，災害・社会の特性や防災科学技術などについての知識を備え，減災のために事前に必要な準備をする能力」「2. 自然災害から身を守り，被災した場合でもその後の生活を乗り切る能力」「3. 進んで他の人々や地域の安全を支えることができる能力」「4. 災害からの復興を成し遂げ，安全・安心な社会を構築する能力」の育成を掲げ，地域の防災体制に対応した防災教育の具体的な取り組みを喚起している．

7 地域社会と学校保健活動

近年の学校保健活動の中で国際的にも注目されている活動として，地域社会がさまざまな形態で学校保健活動にかかわる動向があげられる．第二次世界大戦後における米国の指導による教育改革の中でPTA, parents and teachers associationが導入されて，子どもの保護者が学校活動に参加することは推進されてきた．そういった中で，PTA活動の中での保健委員会や厚生委員会が中心となって子どもの生活習慣の調査や性に関する意識調査などが行われるようになっている．こうした動きは「学校活動全体で取り組む健康づくり活動」として地域の保健福祉活動にも影響を与えている例がみられる．2017（平成29）年には，社会教育法が改正され，学校を核として地域づくりを推進することを目的として，地域住民やPTA，NPO，民間企業などが地域の子どもたちの学びや発達を支える地域学校協働活動が開始された．

一方，近年社会的課題となってきている「いじめ」については，2013（平成25）年にいじめ防止対策推進法が成立し，学校と地域社会が連携して，いじめに対する防止措置をはかることが定められた．これにより，子どもの心身の発達に多大な影響を及ぼす「いじめ」について地域社会と学校，家庭が協力して防止する体制が求められるようになった．

公衆衛生活動が一方ではコミュニティ形成の重要な方法としても意味を持つように，学校保健安全活動も地域の人々が交流し，相互に健康と人間形成を考え合う場に学校が変わっていくための重要な方法論である．そして，それは同時に学校を中核として，地域が児童生徒の健康と発達を題材としながら，その地域全体の健康と文化のあり方を考え，その向上・発展に創造的に取り組んでいく公衆衛生活動にほかならない．

ミニ・レポートの課題

❶ 学齢期に多い疾患はどのようなものがあるか，述べてみよう．

❷ う蝕および歯周病の予防として，個人でできることと，学校や地域でできることについてそれぞれ述べてみよう．

❸ 学校での食育の中でどのような病気の対策が行えるか，考察してみよう．

❹ 中学校および高校の保健授業にはどのような内容が含まれているか述べてみよう．

❺ 学校保健の歴史や法令などを調べながら，現代の公衆衛生および健康増進において果たす役割を考察しよう．

❻ 保健授業や保健指導の目的や機能を検討しながら，現代の健康課題に対応した学校における健康教育の進め方について考察しよう．

❼ 学校教育全体を通じ，保健管理や保健教育以外の活動をも総合したヘルスプロモーションの進め方を検討しよう．

❽ 学校保健は保健教育と保健管理の２つに大別されるが，両者は同時にあるいは前後して進められることが多い．本文中にあげた健康診断の例以外に，学校行事の中で２つの活動を同時に進めていくやり方を述べてみよう．

❾ 人のライフサイクルからみた学校保健の意識や役割について述べてみよう．

❿ 学校保健の運営において，保健主事，養護教諭，学級担任，およびスクールカウンセラーの役割と連携について，その現状と課題を述べてみよう．

Chapter 10 産業保健

多くの人は，学校を出てから就職し，結婚し，子を育て教育を受けさせながら，定年で退職するまで働く．人生のこの期間はもっとも生産性の高い働きざかりの時期である．本章では，勤労に伴う労働災害，職業病および作業関連疾患を防ぎ，よい家庭をつくりつつ働きがいを持って職業生活を送るにはどうすればよいか，そのための法律制度はどうなっているかなどについて学ぼう．

10-1 働く人々の健康

1 働くとはどういうことか——職業と産業

ヒトはさまざまな行動 behavior や活動 activity をする．摂食行動，なわばり行動，求愛行動などは動物にもある．ヒトの群れの中では，男，女，子ども，高齢者は分に応じて役割行動をし，各人はその成果の分配にあずかり，群れは存続する．

人間の行動は活動の一部である．募金活動，布教活動などは動物にはない．活動は必ずしも報酬を伴わない目的のある行動をいう．労働 labour, work も人間活動の一部であり，報酬を伴う特定の行動である．労働は，狩猟採集漁労社会では行動のかげにかくれていたが，集団が大きくなり，身分や分業（王侯貴族，聖職者，商人，工人，農民，奴隷・農奴はその例）が確立された農耕牧畜社会においてはじめて明確になり，次の工業社会でもっとも典型的となる（無産階級や賃金労働者はその例）．

多くの場合，労働は命ぜられた特定の作業であり，単に報酬を得るだけの労働力の切り売りになりがちである．人類は創意工夫によって厳しい自然環境に適応し，進化をしてきた存在であるから，報酬だけが目的の苦しい労働ではなく，労働によって啓発され，進歩し，働きがいと社会貢献が実感できることが望まれる．

しかし，現実には労働と労働力が分離していることが多い．すなわち，ある仕事は必ずしも人格を持った特定の A さんでなくてよく，例えば簿記のできる人なら誰でもよい，事業主は簿記による資本の構成と流れを把握する必要があるからである．そこで，近代社会はさまざまな必要な能力を持った人を教育訓練し，資格づけ，労働市場からそのような人材を求人 recruit できる

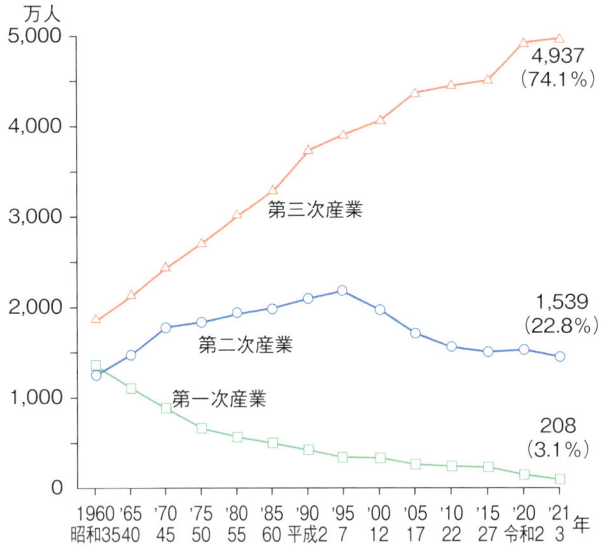

図10-1 ●産業別就業者数の推移
［総務省：「労働力調査」等をもとに作図］

ようにする．

職業 occupationは，生計維持のためになんらかの報酬を得ることを目指す継続的な人間活動である．個人はまた，報酬を得る職業労働を通じて社会全体の必要な活動に寄与し，協力することになる．しかし実際には他人との競争と雇用主からの合理化の圧力が前面にでて自分の労働がどう社会に寄与したかはみえにくいものである．

職業は，大きく自営業者か雇用者かに2大別できる．自営業者は農林水産業従事者とそれ以外の自営業者および家族従事者に分かれる．雇用者は，単純労働者，生産工程従事者など現場作業（ブルーカラー）と管理・事務・技術・販売などの事務従事者（ホワイトカラー）に2大別される．職業の分類は，国勢調査用の職業分類がもっともよく使われる．

産業 industryは，事業として行っているすべての経済活動をいう．いいかえると，経済活動全体の中の部門や種類を示すものである．大きく第一，二，三次産業の3つに分類する．第一次産業は，農林水産業である．第二次産業は，建設業，製造業などである．第三次産業は，サービス業，卸・小売業，金融保険不動産，運輸通信，電気・ガス・水道業，教育・医療・福祉・公務などである．

農耕牧畜社会から工業社会になると一次産業従事者が減り，二次産業従事者が増える．工業社会が成熟すると三次産業従事者が増える．最近のこれら産業の従事人口割合は**図10-1**のようである．1995（平成7）年頃から製造業が工場合併・閉鎖，海外移転などで急減した．日本は，開発途上国の安い原料，賃金，交通・電気代などで製造される安い大量生産品に太刀打ちできなくなった．代わって三次産業が増加した．工業社会のあとにくる，脱工業社会，成熟社会，後工業社会 post-industrial society あるいは情報社会と呼ばれる社会になったのである．

脱工業社会の特徴は，物については豊かな社会で，社会は複雑に組織化され，大量のさまざまな情報があふれて，高度の知識と技術に支えられた質の高い多様性に富む社会である．

成熟社会では，生計のためだけの，あるいは命ぜられた労働は最小限（1日6時間程度）にして余暇時間を増やして人間らしい活動，すなわち社会活動，文化・学芸・芸術活動，行政参加などを充実させることが望まれる．このような考えは，ギリシャのアリストテレス以来，トマス・モア T. Moore，ラッセル B. Russellなどによって繰り返し理想として説かれてきた．成熟社会での，個人のボランティア活動，NPO（非営利活動法人）活動，企業の社会貢献事業，生涯学習の拡充などはこれに当たるであろう．成熟社会は量より質の時代であり，物よりサービスの時代である．

2 働く人々の健康問題史と産業保健

労働に起因する外傷や病気は人類の歴史とともにあったはずである．これらはあまりに当然のこととして，気にもされず，記録も乏しい．

まず，ギリシャのヒポクラテス Hippocrates（B.C. 460–377）は，鉛中毒をはじめ職業とそれに特有の病気を記載した．その後，ドイツの医師アグリコラ G. Aglicola（1494–1555）は金属鉱山の採鉱・精錬・技術の本「デ・レ・メタリカ De Le Metallica（金属について）」で「鉱夫病」の発生，症状，予防法を記載している．職人に特有の病気を体系的に集大成したのは，イタリア人，ラマッチーニ B. Ramazzini（1633–1714）であった．彼は，「働く人々の病気 De Morbis Artificum Diatriba」（1700年）において，鉱夫，印刷工，兵士など53種の職業人のかかりやすい病気の成り立ちを詳細に記述し，現代の産業保健の出発点をつくった．

日本では8世紀，奈良の大仏の表面に金を張る（と金《きん》）工程で大量の金属水銀が使われ，多数の中毒者が発生した．また，金属鉱山では，なたね（菜の花）油の照明で岩石を槌《つち》と鏨《たがね》（のみと同じ）で掘り進むので，鉱夫の鼻孔はまっ黒になり，高い濃度の岩石の粉じんを吸入するため2～3年で重い珪《けい》肺になった．佐渡の金山，生野の銀山ではそのような記録が残っている．江戸後期の国学者菅江《すがえ》眞澄《ますみ》（1753–1829）は秋田に紀行し大葛《おおくぞ》金山で聞いたことを書き記した．「鉱山の金《かな》堀《ほり》工は「煙り」（「煙毒」「よろけ」ともいった）という病気（今の珪肺，➡304頁）にかかり早死にする，普通は男の厄年は42歳なのにここでは32歳で厄年のお祝いをする，夫に先立たれるため，女は一生の間に7，8人の夫を持つことも多いという．」と書いて（菅江は）涙を落とした．

明治維新［1868（明治元）年］になって明治政府は「富国強兵・殖産興業」の国策に沿って，蒸気機関による製糸産業を起こすために，群馬県の養蚕《ようさん》地域富岡にフランスの技術者と産業医・製糸女工をまねき，1872（明治5）年，官営富岡製糸場をつくった（**図10-2**，➡316頁コラム）．このモデル工場に学んで1887（明治20）年頃には全国に近代的製糸工場が広まり，大いに外貨を稼いだ．この頃には，全国の農村から集められたうら若い女工の1日16時間に及ぶ長時間労働（**表10-1**）と結核が全国にひろがった．軍部は，年頃の女性のこの惨状を，強兵をつくる観点から憂慮し，労働者保護の必要性を強く主張した．なお，同製糸場は2014（平成26）年世界遺産に登録された．

当時の内務省の監督官で医師の石原修による女工の結核についての調査報告は，農村から出てきた製糸女工の半数が結核をうつされて発病し，その多くは帰郷して死亡することを1909～1910（明治42～43）年の現地調査によって数字で示した（**表10-2**）．

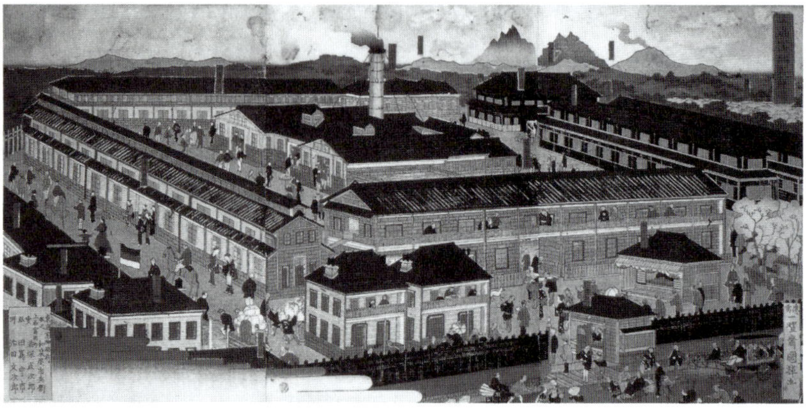

a

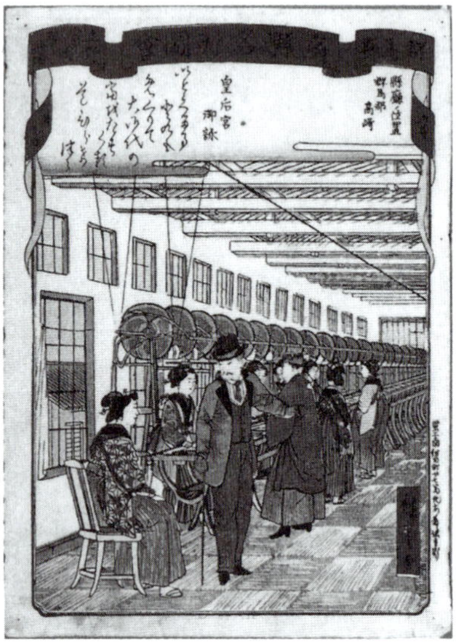

b

図10-2 1872(明治5)年日本ではじめての官営富岡製糸場

a：製糸場の全景．左下2棟が異人館．右上は噴煙を吐く浅間山と妙義山．

b：その内部．女工がまゆから生糸を取り出して糸車に巻いている．

[三瓶孝子：日本生活風俗史，産業風俗 第3巻，雄山閣，33-56頁，1961より許諾を得て転載]

表10-1 1901(明治34)年各種職工の労働時間

職工名	平均的1日実働時間	備考
マッチ職工	冬10，夏14	年末繁忙期には未明より午後10時頃まで16時間
セメント職工	10～13	時に午前6時から午後9時または10時まで15時間
ガラス職工	10～12	一部に徹夜業
織物職工	12	大工場 日出から日没まで
	15～16	中小の手織機工場 日出から午後9時または10時まで15，6時間
生糸職工	10～14	日出から日没まで，夜業ある場合は17，8時間

[大河内一男：職工事情，光生館，1971を参考に鈴木庄亮作成]

[鈴木庄亮：シンプル衛生公衆衛生学2020，南江堂，2020]

表10-2 帰郷者死亡原因の業務別比較件数（死亡千人当たり）［1910（明治43）年］

業務	肺結核	肺結核の疑	脚気	胃腸病	その他	合計（人）
紡績	413	312	99	66	121	1,000
生糸	373	334	24	114	166	1,000
織物	354	292	50	118	185	1,000
その他	338	324	88	44	226	1,000
合計	390	313	64	86	146	1,000

資料　石原　修：新稿労働衛生，杉山書房，292，303頁，1926.

幼い女子労働者の労働時間制限を行うことを主な目的とした「**工場法**」は，事業主の反対のため，ようやく1911（明治44）年になって成立，5年の猶予期間をおいて1916（大正5）年から施行された．1921（大正10）年，「倉敷労働科学研究所」がつくられ女工の疲労の研究を開始し，日本の産業衛生・保健の科学的研究の出発点となった．

日露戦争［1904～1905（明治37～38）年］を経て，第一次世界大戦で日本は製糸・紡績などの軽工業から重化学工業も軌道にのり，軍備が増強された．1937（昭和12）年の日華事変（日中戦争）から1945（昭和20）年の敗戦までは，年少者，婦女子，学生が大量に工場に投入され，戦争に勝つために安全と衛生は犠牲となった．戦後の占領政策で，内務省から労働省が分離し，工場法に代わって1947（昭和22）年に「**労働基準法**」が施行され（**表10-3**），労働時間，婦人少年労働，賃金，有害職場などに労働者保護の規定がなされたのは画期的であった．1960年代に年10％以上の高度経済成長が続き，労働者の所得が倍増し，電化製品と車を購入し，食生活を改善し，高学歴の「豊かな社会」となった．その背後に労働災害と職業病が多発した歴史のあったことを忘れてはならない．

職場の安全と衛生の向上をはかるため「労働基準法」に含まれていたその部分を独立させて1972（昭和47）年「**労働安全衛生法**」がつくられ（**表10-3**），勤労者の安全衛生は格段に充実した．また，1986（昭和61）年に「男女雇用機会均等法」および1991（平成3）年「育児・介護休業労働者福祉法」，2003（平成15）年「次世代育成支援対策推進法」が施行され，女子労働者の不公平是正，結婚・出産・保育支援がはかられている．

国際的には，1919（大正8）年に設立され，1946（昭和21）年からは国連の専門機関になった**国際労働機関 ILO**，International Labour Organizationも，労働者の権利と福利厚生の向上を目的として，さまざまな活動を行ってきた．例えば，強制労働の廃止，差別の撤廃，女子・児童の労働規制，職業病予防のための環境条件の設定などである．

ILOはこれらを提唱・勧告したり，**条約**にする．ある国がILO条約を批准するとその国内法に盛り込んで実行しなければならない．

一般住民にもひろく存在する高血圧，糖尿病，心臓病，腰痛症などは，作業条件や作業環境の状態によって，発症率が高まったり，悪化したりすることがある．このような疾患を**作業関連疾患** work-related diseasesと定義する［WHO, 1982（昭和57）］．ILOはこれらの疾患も産業保健の対象とすることを提唱し，日本もこれにならって働く人々の健康管理を進めている．

表10-3 労働基準法と労働安全衛生法の主な内容

労働基準法（労基法）	
定　義	労働者：職業の種類を問わず，賃金を支払われる者 使用者：事業主または労働者に関する事項の行為をする経営担当者等
労働条件	・労基法の定めは労働者が人足るに値する生活を営むための最低基準 ・国籍，信条又は社会的身分による賃金，労働時間その他の労働条件の差別的取扱を禁止 ・賃金について規定 ・労働時間について規定
労働契約	・労基法の基準未満の契約は無効 ・期間の定めのある契約期間の上限は原則3年（専門職等は5年）
年少者	・雇用の最低年齢は原則15歳
妊産婦等	・危険有害業務の就業制限 ・産前産後の休業，育児時間，生理休暇
災害補償	・労働者の仕事による負傷，疾病，障害，死亡（労働災害）への使用者による補償（無過失責任）
監督機関	・都道府県労働局・労働基準監督署の職員の権限

労働安全衛生法（安衛法）	
定　義	労働者：労基法に同じ 事業者：事業を行う者で，労働者を使用するもの
目　的	・労働災害防止のための危害防止基準の確立 ・職場における労働者の安全と健康の確保 ・快適な職場環境の形成の促進
事業者の責務	・労働災害防止のための最低基準を守るだけでなく，快適な職場環境実現と労働条件改善による労働者の安全と健康の確保
労働災害の防止	・厚生労働大臣による労働災害防止計画の策定 ・事業者の講ずべき措置 ・危険有害物の規制 ・安全データシート（SDS）（➡212頁）の交付 ・労働者への安全衛生教育
安全衛生管理体制	・安全衛生管理者・産業医等の選任（➡309頁） ・安全衛生委員会の設置
健康の保持増進の措置	・作業環境測定 ・労働衛生の3管理 ・各種健康診断（➡310頁）と実施後の措置
守秘義務	・健康診断等の実施者の守秘義務
監督等	・労働基準監督官による事業場立ち入り等

3 最近の労働情勢と勤労者保健

この10年ほどの労働情勢と産業保健問題の特徴は以下のようである．

1）就業者と失業者

日本の15歳以上人口男女それぞれ5,332万人と5,711万人のうち，労働力人口（就業者と完全失業者の合計）は各3,803万人（労働力人口比率71.3%）と3,057万人（同53.5%），うち就業者は各3,687万人と2,980万人，完全失業者は各116万人（労働力人口比率3.1%）と77万人（同2.5%）であった（総務省：「2021（令和3）年労働力調査」）．学生や主婦などで求職中でない者を非労働力人口という．完全失業者とは求職しても就職できない者をいう．女性で労働力人口比率が半数に近いのは結婚育児のため退職する事態が日本では多いためである．経済的理由で結婚できないことのないよう，また職業と出産育児が両立するように，子ども手当や保育園の増加などの公的支援の大幅増強が必要である．定年後の継続雇用も進められている．

2）就業者の構成

2010年代前半まで減少した製造業従事者数は下げどまり，医療・福祉・サービス業従事者が増加した．失業率は2010年代は継続して減少し3％以下になった．パート，アルバイト，派遣社員，契約社員などの非正規雇用労働者は，2010（平成22）年以降増加が続いていたが，2020（令和2）年，2021（令和3）年は減少した（36.7％），フリーター*，ニート*は増加後横ばい，外国人労働者は増加し続けている．

3）リストラと労務管理

政府による保護と規制を少なくして，自由経済化がはかられ，企業の合理化，リストラ，倒産，合併が進んだ．日本に伝統的であった年功序列・終身雇用のやり方から，能力と実績による評価と報酬（成果主義）に変わりはじめた．また，中途採用と転職が増えた．

4）職務内容

機械と装置による自動化，計器監視作業，コンピュータとデジタル無線による情報化，情報機器作業（➡307頁）の増加などがあり，作業の高密度化，責任とストレスを感じる仕事が増えた．ハードウェアやソフトウェアの技術革新により職場のIT化が進行し，作業形態の多様化と情報機器作業を行う人の範囲の拡大が生じている．

5）労働時間

詳細は後出の「10-5 勤労者の労働時間と余暇」（➡312頁）を参照．

6）健康問題

①自殺：1990（平成2）年頃のバブルの時代の自殺者は2万人余りであった．1998（平成10）年から急増し2011（平成23）年まで14年間連続して日本の自殺者は年間3万人を超えた．その後は自殺者数は減少し，2021（令和3）年の自殺者数は20,291人である（➡138頁）．労働力人口における自殺は，過労死 karoshi やリストラによる失業，うつ病などが自殺の主な原因である．自殺者は，近い過去の過重労働や極度の心理的負荷が証明されれば，労働災害として認定される．

②メンタルヘルス：職場のストレス，過重労働，職務不満，雇用不安，うつ病などで，心の健康に手をさしのべる必要が増した．職場で計画的に対策を行うことが求められている（➡354頁）．

③作業関連疾患・メタボリックシンドローム：ILO/WHOによって提唱された**作業関連疾患**という概念に基づき，持病の高血圧，糖尿病，心臓病なども産業保健の対象としている．また，メタボリックシンドローム（➡122頁）についても医療保険者と事業所が**特定健診**を行い，その結果によって必要な人には**特定保健指導**（➡123頁）を行うことになっている．

④治療と仕事の両立：労働人口の3人に1人が病気を治療しながら就労しているが，治療と仕事の両立が困難と感じる場合や，病気を理由に離職せざるを得ない場合が問題となっている．継続治療が必要な就業者に対して，仕事により病気が悪化しない配慮と就労の支援が望まれている．企業など事業者は，疾病を抱える労働者からの申出にもとづき，支援に必要な情報を本人の

---

*フリーターは，フリーランス・アルバイターの略語で，アルバイトやパートで生計をたてている者．派遣労働者も含む．ニート NEET は Not in Education, Employment, or Training の略で，「専業主婦でもなく通学もしていない男女」をいう（約10％）．両者とも年齢15～34歳に限定．

同意下に主治医から得て，就業継続の可否，時間外労働の可否などの望ましい就業上の措置，通院時間の確保などの治療に対する配慮の検討を行う．

⑤規模50人未満の小規模事業所：労働条件，労働環境，健康管理，給与のいずれをとっても小規模事業所は劣ることが多い．現場の労働者は事務職や技術職と比べて仕事の満足度が低く，きついと感じている者が多く，身体の自覚症状や病気も多い．業種にもよるが，一般に小規模事業所は事業所数では90％以上を占め，労働者数では3分の2以上を占める．規模50人以上の事業所では衛生管理者と産業医の選任が法で義務づけられているが，それ未満の小規模事業所はそうなってはいない．支援が望まれるところである．

7）健康経営

少子高齢化などにより労働力が限られていくなか，人的投資は企業にとって持続的成長の鍵であるとの認識が拡がりつつある．従業員の健康増進は企業価値や企業業績向上につながるだけでなく生涯現役に向けた社会への効果が見込まれるとして，国はこうした優良な取り組みをすすめる企業に対する顕彰制度を導入している．

10-2 労働災害・事故

1 労働災害の動向

2021（令和3）年における**労働災害**の発生状況は厚生労働省の統計によると休業4日以上の死傷者が149,918人，そのうちの死亡者は867人であった．厚生労働省統計の労働災害および業務上疾病の推移を**図10-3**に示した．

労働災害の発生数は行政，企業，労働者などの努力によって，死傷者数は1970（昭和45）年以降，急激に減少した．100人以上規模事業所の労働災害の**度数率**（労働災害による死傷者数÷延べ労働時間数×100万），**強度率**（延べ労働災害による労働損失日数÷延べ労働時間×1,000）を**図10-4**に示した（➡398頁）．近年はいずれの指標も横ばいであるが，2020（令和2）年以降は新型コロナウイルス感染症による業務上疾病としての認定件数が大きく増えている．

産業別に労働災害の度数率および強度率をみると鉱業，建設業，運送業などが群を抜いて大きい．また設備や安全管理に問題があるため規模が小さいほどこれらの率が大きい．

以上のように労働災害は，新型コロナウイルス感染症という特殊な状況を除けば長期的には減少しているが，今も全国で10万人を超える労働者が被災しており，労働災害の発生防止は重大な課題である．

2 労働災害の要因

労働災害は労働過程での事故や病気による労働者の死亡や健康障害である．労働災害は手工業の段階では少なかったが，近代機械生産の導入に伴って頻度，強度とも増加した．

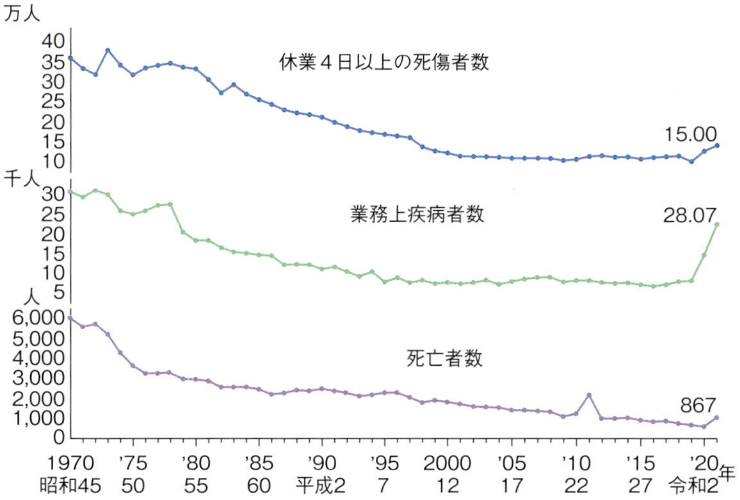

図 10-3 労働災害および業務上疾病の推移

資料　厚生労働省：「労働災害動向調査」

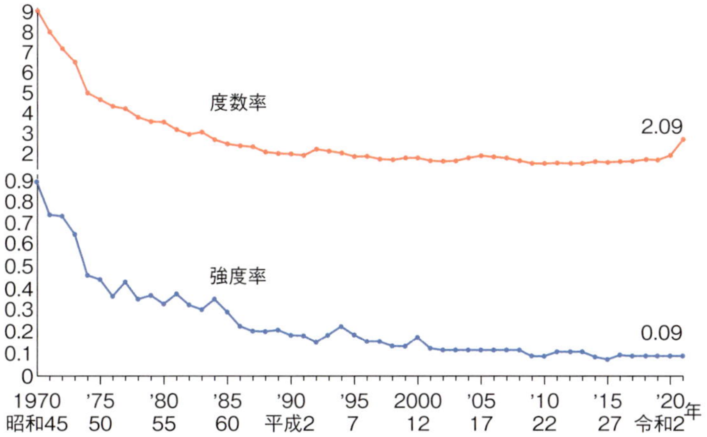

図 10-4 労働災害の度数率および強度率の推移（事業所規模 100 人以上）

注）度数率＝労働災害による死傷者数÷延べ労働時間数×1,000,000
強度率＝延べ労働損失日数÷延べ労働時間数×1,000

資料　厚生労働省：「労働災害動向調査」

事故や病気の原因を労働者の不注意や過失に求めることがしばしばみられるが，労働者はわざと不注意や過失をするわけではない．いつも精神を集中させ，注意力を高めることは生理的に不可能である．労働災害を防止するために不注意や錯覚の生理学的，心理学的研究（＝人間工学的研究）も行われ，機械や設備を人の生理や心理に合わせてつくり，不注意や錯覚が起きても労働災害にならないフェイル・セーフ fail safe の工夫が必要である．

人の面では，安全教育の不足，長時間労働による疲労，睡眠不足，退屈な単調労働，注意力の低下する深夜労働，病気，過度の飲酒，家庭内のトラブルなどは事故の誘因となり，高温多湿，不適切な照明，騒音，有害ガスなどの環境条件も労働災害の誘因となる．

労働災害はこれらの要因がいくつか重なって生じることが多く，防止のためには原因や誘因をできるだけ排除することが必要である．

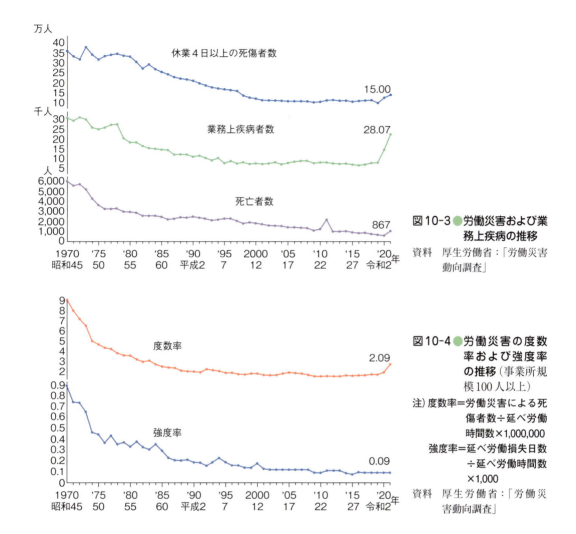

3 安全対策と労災保険

労働安全衛生法に基づいて，企業内では安全衛生委員会が設けられ，労働災害に対しては災害発生状況やその発生要因を分析して対策を実施している．

災害を未然に防ぐためには発生した災害の分析のみではなく，継続的な安全点検と危険予知訓練（KYT）など労働者の安全教育が必要である．安全作業標準を作成して作業方法を具体的に示して作業者に徹底させ，災害防止をはかることも行われている．

安全対策を行っても，仕事に伴う事故・災害は起きるものである．発生したけがや病気などに対しては，保険で支払う仕組みがあり，これを**労働者災害補償保険（労災保険）**という．労働者に支払う賃金の総額に労災保険率を乗じて得た金額を保険料として全額を雇用者が負担する．ここから医療費や休業給付，傷害給付，遺族給付などが支払われる．なお，労働者が通勤により被ったけがや病気，死亡なども労災保険により補償される．

10-3 職　業　病

1 職業病とは

職場の労働環境や作業条件によって引き起こされる人為的な病気で，原因を除去することによって予防可能な病気である．したがって，職業病 occupational disease に罹患した労働者のこうむった損失は使用者の責任で補償されなければならないし，再発防止のためには職業病が発生した職場の環境や作業条件を改善しなければならない．

職業病は事故としての労働災害と異なって一般に因果関係の証明が困難なことが多く，報告される例のほうが少ない．厚生労働省労働基準局による業務上疾病を分類して，各発生数を**図10-5**に示した．新型コロナ感染症（病原体による疾病）を除けば「負傷に起因する疾病」がとび抜けて多いが，この85％は業務上の腰痛である．腰痛は介護・医療従事者にとくに多い．**図10-5**の(1)〜(7)の合計は28,071件である．

具体的な職業病についての理解を得るために主な職業病の概略を以下に例示する．

ⓐ 物理的環境因子による健康障害

1）熱中症 heat disorder；heat stress disorder

暑い環境ではヒトは大量に発汗して皮膚から蒸発熱を奪うことによって体温を下げようとする．そのとき，身体活動をしていればそれによる熱の発生が加わる．皮膚からの汗の水分蒸発は，厚着，高い湿度，無風，輻射熱などで妨げられる．水分蒸発は逆に，薄着にする，風を送る，気温・湿度を下げることでさかんになり皮膚温の低下に役立つ．

ヒトが暑い環境で，発汗などによる体温低下がうまくいかずに，めまいや頭痛，意識消失などを起こした場合を熱中症という．その程度を，**表10-4**のように3段階に区分する．

どの程度の暑熱環境で熱中症が発生するかを統計でみると，日最高気温が33℃以上あるいは

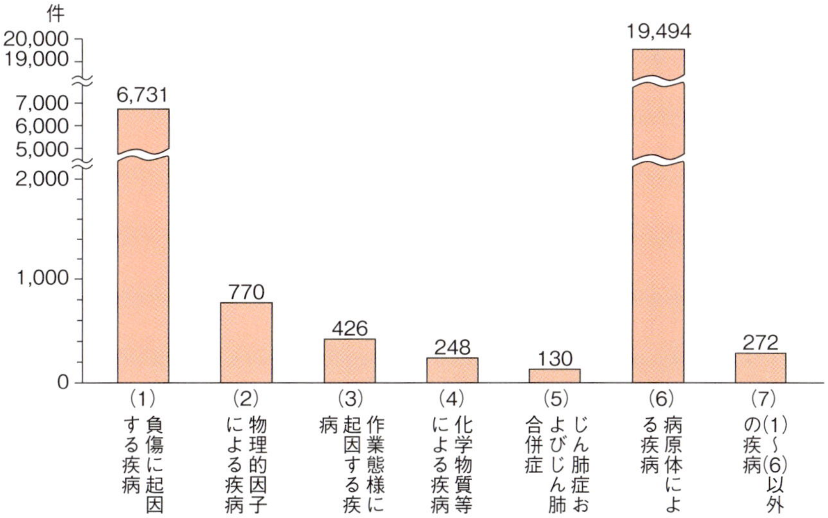

図 10-5 疾病分類別業務上疾病者数(休業 4 日以上)［2021 (令和 3) 年］

資料　厚生労働省：「業務上疾病発生状況等調査」

表 10-4 熱中症の程度，Ⅰ，Ⅱ，Ⅲ度の症状と対応

熱中症の程度	症　状	対応/治療	医学名
Ⅰ度(軽症)	めまい，大量の発汗，失神，こむら返り	水を飲ませる	熱けいれん，熱失神
Ⅱ度(中等症)	頭痛，嘔吐，倦怠感，虚脱感，頭ぼんやり	病院搬送で輸液	熱疲労
Ⅲ度(重症)	意識障害，反応がおかしい，歩けない，皮膚高温	救急室で治療	熱/日射病

医学名(熱けいれん，熱失神，熱疲労，熱射病)については➡159 頁.

［日本救急医学会 (編)：熱中症診療ガイドライン 2015，日本救急医学会，2015 を参考に鈴木庄亮作成］

［鈴木庄亮：シンプル衛生公衆衛生学 2020，南江堂，2020］

湿球黒球温度指数(WBGT)(➡159 頁) では 29℃以上で急増する．WBGT が 28℃以下でも，労働強度が中等度以上では熱中症が起きる．予報によって最高気温を知り，作業環境管理を強化するとともに，労働制限/厚着禁止，労働時間制限，こまめな水分補給，塩分の摂取，休憩室整備，健康教育などの予防対策を進める．

熱中症は進行が速くて手遅れになりやすいので，現場で早く気づき，早く対応し，医療機関に搬送することが重要である．

2) 減圧症 decompression sickness

職業病としては潜函《せんかん》作業，潜水作業など異常高圧下での作業終了後，急速に常圧に戻る場合に発症する．高圧環境下では空気が血液や脂肪組織などに大量に溶解しており，急速に減圧すると空気の窒素 (酸素はほとんどなくなっているので) が気泡化する．この気泡が細い血管を閉塞して血液の流れを阻害したり組織を圧迫して障害を発生させる．症状は筋肉・関節痛 (ベンズ bends という) がもっともよくみられる．また息苦しさや呼吸困難 (チョークス chokes) が生じる．脊髄や脳も障害されて知覚障害，運動障害，メニエール症候群，失語症なども発生する．トンネル，ダム，橋脚などの建設工事やダイバーなどで発症がみられる (**図 10-6**)．**潜函病** (**ケイソ

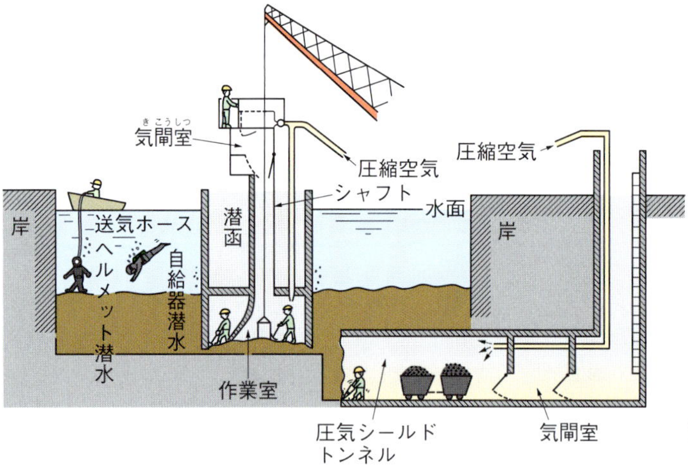

図10-6 潜水と圧気作業
資料 梨本一郎：産業保健I，篠原出版，528頁，1985.

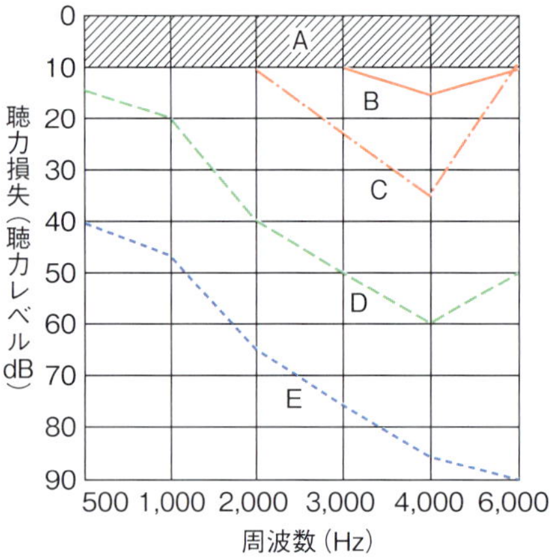

図10-7 騒音性難聴の進行——オージオグラム（聴力図）
［WHO：Environmental Health Criteria for Noise, 1973 を参考に鈴木庄亮作成］
［鈴木庄亮：シンプル衛生公衆衛生学2020，南江堂，2020］

ン病）あるいは潜水病とも呼ばれる．予防はスケジュールに基づきゆっくり減圧することである．

3）騒音性難聴 noise-induced hearing loss

職場の大きな騒音が難聴を引き起こすことは昔からよく知られていた．とくに，3,000～4,000 Hz《ヘルツ》の高音域の騒音が聴力障害を生じやすい．騒音性難聴の重要な特徴は4,000 Hz中心にくさび状（c^5-dip《ディップ》という）に聴力が低下することである（**図10-7**）（➡161頁）．このため騒音性難聴の早期発見には4,000 Hzの音をきかせて聴力検査をする．人が空気の振動を音として感知できるのは20～2万 Hzであるが，日常会話の音声の周波数は500～2,000 Hzが中心である．そのために騒音性難聴がある程度進行しないと日常会話では難聴は気づかれない．騒音性難聴は回復しない．騒音の全身影響としては末梢血管の収縮，消化機能の低下など自律神経系の障害も生じる．

4）振動障害 vibration hazard

振動の生体影響は0.5 Hz以下では中枢神経系への影響による動揺病 motion sickness（乗り物酔いなど），5～30 Hzでは臓器の共振による障害，50～150 Hzでは血管の異常収縮による障害（白ろう病など）が生じる．チェーンソーやチッピングハンマーなどの手持ち振動工具の使用労働者では血管の異常収縮反射が起こる．そのために，手が冷たい，手が発作的に白くなる（白ろう病），手の感じが鈍い，手がこわばるなどの手の症状があらわれる．また，削岩機や鋲《びょう》打ち機などを使用する労働者では腱や関節の変化が生じることがある．

5）放射線障害 radiation injury

生体が，X線，γ線などの電磁波，α線，β線，中性子線などの粒子線に照射されると，被曝量に応じて遺伝子DNAの変化（**確率的影響** stochastic effects＝閾値のない影響），および細胞機能に重要な細胞膜の透過性の変化，細胞分裂の抑制，細胞の壊死などの変化，急・慢性障害（**確定的影響**＝閾値のある影響）を生じ，**放射線障害**が発生する．

急性障害では全身照射の場合に疲労感，頭痛，吐き気など酔ったような症状があらわれる．7 Sv（シーベルト）で99％の人が死亡，3 Svで50％の人が死亡する（➡図6-12）．皮膚にあたると紅斑，水疱，潰瘍を生じる．慢性障害では白血球，血小板，赤血球の減少により，出血傾向，貧血，免疫機能低下などが生じる．被曝の結果として発生したこれらの傷害を放射線の確定的影響（＝閾値のある影響）deterministic effectsという．

放射線による曝露量と確定的影響との関係は**図6-12**のように明らかにされている．ヒトへの影響を知りたい場合は，その人が過去に，どこでどう過ごし何を飲食したかを調べて，過去の被曝量を推計する．職業上の被曝ではフィルムバッジやポケット線量計を装着させる．かなり汚染された空気や飲食物による内部被曝の場合は人体全身の放射能をヒューマン・カウンターという全身の計測器で測定する．およその被曝量を知ったうえで，必要に応じて放射線健診を行う．放射線の微量曝露とその確率的影響などについては環境保健の項を参照されたい（➡162頁）．

放射線に被曝する危険のある労働者は，診断や治療にX線や放射性同位元素などを用いる医療従事者（約20万人），工業従事者（約5万人），原子力発電関係の労働者（約6万人）などである．

ⓑ 化学的環境因子による健康障害

職場でよく使用される化学物質は5〜10万種といわれ，これらを取り扱う労働者は粉じん，蒸気，ミスト，液体の形で接触し，体内に吸収されて中毒を起こすことがある．化学物質により主として影響が生じる臓器は異なり，特異的な影響がみられる臓器を**標的臓器** target organあるいは**決定臓器** critical organという．化学物質の吸収経路には呼吸器からの経気道吸入，皮膚からの経皮吸収，消化器からの経口摂取がある．

労働環境中の有害物質は経気道的に吸入されることがもっとも多い．ガス交換が行われる肺胞の面積は約100 m^2もあり，吸入された有害物は肺胞から容易に血液の中へ吸収される．皮膚に直接接触した化学物質は皮脂腺，汗腺，毛嚢《もうのう》などから容易に吸収されるものもある．ヒトの皮膚は脂肪，蛋白質，電解質などからなる保護被膜でおおわれている．有害物に接触すると，この保護被膜が破壊されて有害物が侵入しやすくなり，皮膚炎や角化も生じやすくなる．経口摂取は職場ではまれであるが，汚染した手でたばこを吸ったり食事をしたりする時が問題になる．

最近は環境対策も進み，典型的な産業中毒は減少しているが，低濃度長期曝露の影響，多数の有害物の複合影響，発がん性，催奇形性，生殖器や遺伝への影響，アレルギーや免疫毒性などが注目され，研究されている．主な産業中毒の典型的な症状と発生職場を以下に示す．

表10-5 一酸化炭素（CO）の量-反応関係（ヒト）

空気中一酸化炭素濃度(ppm)	平衡に達する時間の1/2(分)	平衡に達したときのHb-COの濃度(%)	観察される主な反応
8～14	週平均濃度		入院中の心筋梗塞患者集団の死亡率上昇あり
10～15	8時間以上の曝露で2.0～2.5%		時間間隔識別能の低下
30	4時間の曝露で4%，8～12時間の曝露で5%		心臓病患者に対する負担増加あり
50	150	7	50 ppm×90分曝露，Hb-CO 2%増で時間間隔識別能の低下あり，一部の人に軽い頭痛
100	120	12	軽い頭痛・めまい
250	120	25	激しい頭痛・めまい，側頭部の脈動
500	90	45	吐き気，嘔吐，呼吸脈拍増加，虚脱，仮死
1,000	60	60	昏睡，けいれん
10,000	5	95	死亡

[Lindgren GO：Occupational Safety and Health, ILO, 1971；Beard RR：Am J Public Health 1967；57：2012-22；小泉　明ほか編：環境科学，南江堂，381頁，1975を参考に鈴木庄亮作成]

[鈴木庄亮：シンプル衛生公衆衛生学2020，南江堂，2020]

1）一酸化炭素中毒 carbon monoxide poisoning

一酸化炭素（CO）は酸素よりも血液の血色素（ヘモグロビン，Hb）と250倍も結合しやすく，COを吸入すると一酸化炭素ヘモグロビン（Hb-CO）ができてHbの酸素運搬能力が低下する．その結果，組織は酸素欠乏状態となって障害される．酸素欠乏に対しては中枢神経系がもっとも感受性が高いので，急性中毒の場合には血液中のHb-CO濃度に応じて**表10-5**のような症状が出現する．酸素欠乏が続くと脳の組織に変性が生じ，記銘力低下，性格変化，運動障害，知覚障害など重大な後遺症を残す．慢性あるいは繰り返し曝露を受けていた労働者に不眠，もの忘れ，四肢のしびれ，人格変化，色覚異常，狭心症様発作，耳鳴，平衡障害など多彩な症状が発生する．職業的にCO曝露を受ける作業は，自動車の排ガスに曝露される作業，消火作業，炉前作業，メタノールの合成，蟻酸《ぎさん》の製造など広範である（➡186頁）．

2）酸素欠乏症，酸欠症 atmospheric hypoxia

大気中の酸素の濃度は約21%であるが，この酸素がなんらかの理由で減少すると酸素欠乏症が発生する（**図10-8**）．酸素の欠乏が生じやすい職場はタンク内，船倉内，下水溝，サイロ，麹《こうじ》樽《たる》など換気が悪く，鉄や有機物などの還元物質およびメタン，窒素，硫化水素などの窒息性ガスの存在するところである．酸素欠乏に対しては中枢神経系がもっとも影響を受けやすく，無酸素空気を1回吸入するだけで呼吸麻痺や意識消失が生じ，転落事故などを起こすことがある．

3）有機溶剤中毒 organic solvent poisoning

有機溶剤は油脂，樹脂，繊維素，ゴムなどを溶かす有機の液体の総称で，400種以上が使われている．一般に有機溶剤は揮発性が高いために，蒸発して空気を汚染して，吸気から吸収されやすい．また，脂溶性が大きいために皮膚からもよく吸収されるものが多い．体内に吸収されると脂肪組織や脂質に富む脳の中に入って麻酔作用を生じる．さらに肝臓などで代謝され，代謝物が生体組織と反応して特有の毒性も発揮する．

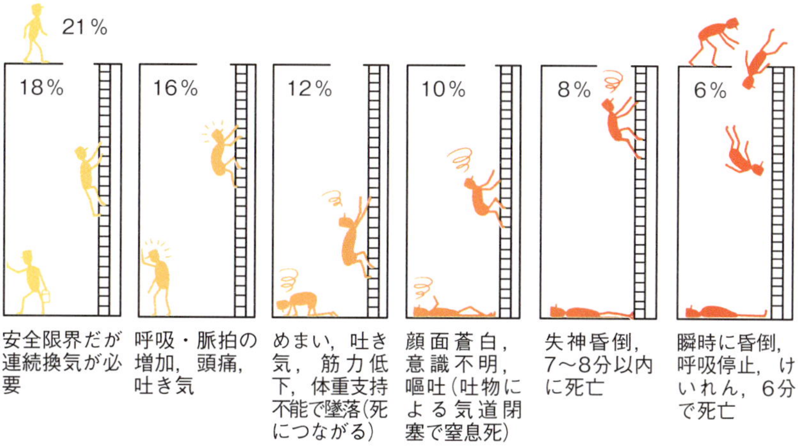

図10-8 酸素欠乏に対する人間の反応——正常な空気の酸素濃度は21%

資料　労働省労働衛生課(編)：酸素欠乏危険作業主任者テキスト，中央労災防止協会，140頁，1982.

有機溶剤の慢性・急性の症状はシンナー遊び(有機溶剤乱用)と同じである．曝露を受けた労働者は倦怠感《けんたいかん》，頭痛，頭重，めまい，いらいら，食欲不振などを訴えることが多い．

個々の有機溶剤の特有の毒性についてはベンゼンによる再生不良性貧血や白血病などの血液障害，トルエンによる脳萎縮などを伴う中枢神経障害や嗜癖《しへき》，メタノールによる視神経障害，ノルマルヘキサンによる末梢神経障害，四塩化炭素による肝障害，2-ブロモプロパンによる精子数減少，1,2-ジクロロプロパンによる胆管がんなどがよく知られている．

有機溶剤は接着剤，塗料，カラー印刷インキなどの溶剤，金属や衣料の洗浄剤などにひろく使われ，その曝露を受けている労働者69万人に対し，法定の有機溶剤健康診断(➡**表10-12**)が行われている．

4) 金属中毒 metal poisoning

鉄，銅，亜鉛，クロム，コバルトなど多くの金属は生体にとって必要不可欠の元素である．しかし，人類が地下に眠っていた金属を掘りだして大量に利用するようになり，大量の鉛，水銀，カドミウムなどの金属が体内に摂取されて金属中毒が発生するようになった．

体内に摂取された金属は蛋白質，核酸，リン脂質など生体成分と結合して体内を移動し細胞に出入りして有害な作用を及ぼす．また，金属は体内に蓄積しやすく，繰り返し曝露されると徐々に蓄積して慢性中毒を起こす．メチル水銀(➡209頁)や四アルキル鉛などの有機金属は皮膚や消化管からも吸収されやすく，神経系に親和性が大きいために神経毒性が強い．鉛による神経障害や，ヘモグロビン代謝障害に由来する貧血，カドミウムによる腎障害はよく知られている．主な金属中毒の症状を**表10-6**に示す．

5) じん(塵)肺 pneumoconiosis

もっとも古い職業病として知られる．2021(令和3)年のじん肺健康診断受診者は297,837人で，そのうち管理2以上のじん肺所見のある者は954人(受診者の0.3%)に達している．

じん肺は，各種の粉じんを長期にわたって吸入したために粉じんが肺に沈着し，肺の組織に線

表10-6 主な金属中毒の症状・中毒性疾病

金属およびその化合物	急性症状・疾病	慢性症状・疾病
亜鉛(Zn)	上気道刺激，亜鉛熱，肺炎	糖尿病様症状
カドミウム(Cd)	上気道刺激，胸痛，肺炎	肺気腫，腎障害，蛋白尿
クロム(Cr)	皮膚・粘膜刺激，潰瘍	鼻中隔穿孔，喘息，肺がん
鉛(Pb)	尿中デルタアミノレブリン酸，コプロポルフィリンの増加	貧血，伸筋麻痺，末梢神経障害，便秘，腹部疝痛
四アルキル鉛	めまい，頭重，頭痛，食欲不振	睡眠障害，興奮，不安，腹痛，精神錯乱，幻覚
水銀(Hg)	肺炎，下痢，腎障害	振戦，口内炎，歯肉炎，精神不安定，早老
アルキル水銀	めまい，頭痛，不眠，狂躁，けいれん	疲労感，手指や口唇の知覚異常，視野狭窄，難聴，記憶力減退，運動失調
ニッケル(Ni)	皮膚・粘膜刺激，発疹，肺炎	感作性皮膚炎，肺がん
ニッケルカーボニル($Ni(CO)_4$)	頭痛，倦怠感，咳，吐き気，肺炎，中枢神経症状	鼻腔がん，肺がん
バナジウム(V)	皮膚・粘膜刺激，発疹，結膜炎，肺炎	気管支炎，気管支拡張症，緑色の舌
ベリリウム(Be)	皮膚・粘膜刺激，潰瘍，気管支炎，肺炎	息切れ，咳，呼吸困難，肺気腫，肺がん
マンガン(Mn)	肺炎	仮面様顔貌，歩行障害，小字症，突進症
インジウム(In)・スズ(Sn)酸化物(ITO)	咳，痰，息切れ，チアノーゼ	間質性肺炎，呼吸困難
ヒ素(As)	皮膚・粘膜刺激，発疹，胃腸症状	ヒ素疹，色素沈着，鼻中隔穿孔，爪毛髪の萎縮欠損，振せん，末梢神経炎，肺がん
セレン(Se)	皮膚・粘膜刺激，皮膚炎，呼気ニンニク臭	顔面蒼白，舌苔，消化器症状

上のうちSeとAsは非金属．

維化が生じて肺の酸素取り込み機能が障害される病気である．また，気管支炎や肺気腫も生じ，肺結核や肺がんを併発することが多くなる．

じん肺はいったん罹患すると治癒することはなく，粉じん職場を離れてからも徐々に進行する．じん肺はあらゆる粉じんによって生じるが，吸入する粉じんの種類によって障害のされ方が異なる．金属鉱山，採石石切り，陶磁器製造などの職場で発生する粉じんは遊離珪酸の含有率が高く，肺の線維化の進展が早いので**珪肺**《けいはい》 silicosisとも呼ばれる．断熱材や自動車のブレーキなどに多く使われていた**石綿**（アスベスト asbestos）は吸入すると肺の線維化（石綿肺）を生じるのみでなく，20～40年後に，肺がん，胸膜の**中皮腫**《ちゅうひしゅ》などの悪性腫瘍を発生する．石綿による肺がんまたは中皮腫で労災認定された者の人数を**図10-9**に示した．2005（平成17）年，石綿含有製品製造工場の内外で多数の中皮腫患者が発生していることが明らかになったこと（“クボタショック”）をきっかけに認定者数は急増し，近年は900人程度で推移している．日本では1970，80年代に大量の石綿を輸入し建材などに使ったので，患者数は今後2030年頃までは増加することが予想される．地域曝露で発生した中皮腫は2006（平成18）年施行の**石綿健康被害救済法**で救済される．

6）職業性皮膚障害 occupational skin hazard

皮膚は職場でもっとも有害因子に接触する機会の多い器官であり，皮膚障害はもっとも多い職業病の1つである．酸，アルカリ，灯油などによる一次刺激性皮膚炎，エポキシ樹脂，アクリル樹脂，ホルマリン，クロムなどによる**アレルギー性皮膚炎**，タール，ピッチなどによる光毒性皮

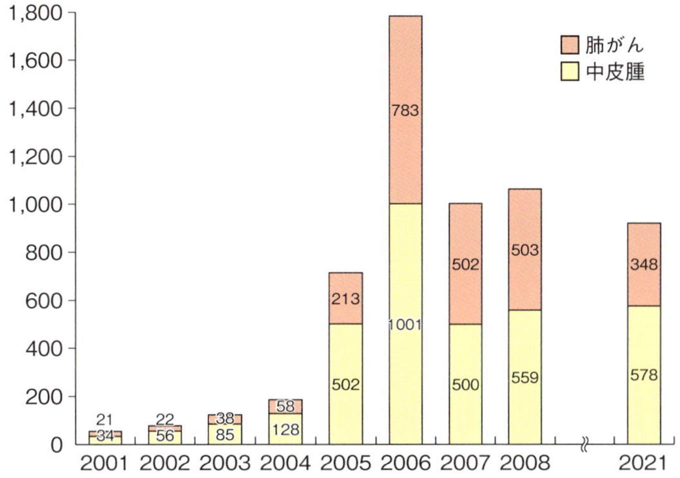

図10-9 仕事での石綿吸入が原因として労災認定された肺がん・中皮腫の患者の推移
2008（平成20）年以降の患者数はほぼ一定となっているため，2009〜2020（平成21〜令和2）年は割愛とした

膚炎，スルファミン，フェノチアジンなどによる光感作性皮膚炎などがある．また，PCBやクロルナフタレンなどによる塩素痤瘡《ざそう》（ニキビ様皮疹），タール，ピッチ，鉱油，ヒ素などによる黒皮症，アルキルフェノール，ゴムの酸化防止剤などによる白斑症，ヒ素，タール，ピッチ，X線，火傷などによる皮膚がんがある．原因物質の追究および新しい化学物質の感作性や刺激性検査として皮膚貼付試験（パッチテスト）などが行われる．

7）職業性喘息《ぜんそく》 occupational asthma

職場で感作性物質（アレルゲン allergen）を吸入して感作された人が，再びそれを吸入するとアレルギー反応によって気管支が攣縮《れんしゅく》し，呼吸困難発作を生じる．いったん感作されると微量の感作性物質を吸入しても喘息発作が発生するようになる．感作性物質を吸入するとただちに呼吸困難発作が生じる場合と数時間後に発作が生じる場合がある．輸入米杉《べいすぎ》を使用した木工の米杉喘息，獣毛による喘息，こんにゃく粉による喘息，しいたけ胞子による喘息などの動植物の粉じんによる喘息，調剤作業者の薬剤やポリウレタン製造従事者のトルエンジイソシアネート（TDI）など化学物質による喘息などがあり，現在職業性喘息の原因物質と認められているものは数多い．

8）職業がん occupational cancer

1775年にイギリスの外科医ポット P. Pottによって煙突掃除夫に陰嚢《いんのう》がんの発生率が高いことが報告された．これは職業がんの最初の報告であり，がんの原因解明の第一歩であった．1895（明治28）年にはドイツの外科医レーン L. Rehnが合成染料工場労働者に膀胱がんの発生率が高いことを報告した．それ以後，次々と新しい化学物質による職業がんが報告されてきた．しかし，職業がんは発がん因子 carcinogenに曝露されてから発症するまでの潜伏期間が数年から数十年と長く，因果関係の証明がむずかしいために，人間に対して発がん性が確認されたものはまだ少ない．現在，日本産業衛生学会が示している発がん物質の一覧表を示した（**表10-7**）．この他に，第2群B（人間に対しておそらく発がん性があると判断できる物質・要因で，証拠が比較的十分

表10-7 ● 主な発がん物質・要因の表

第1群(人間に対して発がん性があると判断できる物質・要因)	
エリオナイト	電離放射線
エチレンオキシド(酸化エチレン)	トリクロロエチレン
塩化ビニル	*o*-トルイジン
カドミウムおよびカドミウム化合物*	2-ナフチルアミン
クロム化合物(6価)	ニッケル化合物(製錬粉じん)*
頁岩《けつがん》油《ゆ》(シェールオイル)	ビス(クロロメチル)エーテル
結晶質シリカ	ヒ素および無機ヒ素化合物*
鉱物油(未精製および半精製品)	4-ビフェニルアミン(4-アミノビフェニル，4-アミノジフェニル)
コールタール	1, 3-ブタジエン
コールタールピッチ揮発物	ベリリウムおよびベリリウム化合物*
1, 2-ジクロロプロパン	ベンジジン
ス　ス	ベンゼン
石　綿	ベンゾトリクロリド
タバコ煙	ベンゾ[a]ピレン
タルク(石綿繊維含有製品)	ポリ塩素化ビフェニル類(PCB)
2, 3, 7, 8-テトラクロロジベンゾ-*p*-ダイオキシン	木材粉じん
	溶接ヒューム・溶接に伴う紫外放射
	硫化ジクロルジエチル(マスタードガス，イペリット)
第2群A(人間に対しておそらく発がん性があると判断できる物質・要因で，証拠が比較的十分であるもの)	
アクリルアミド	スチレン†
アクリロニトリル	スチレンオキシド
インジウム化合物(無機，難溶性)	CIダイレクトブラウン95**
エピクロロヒドリン	CIダイレクトブラック38**
塩化ジメチルカルバモイル	CIダイレクトブルー6**
塩化ベンザル	多環芳香族炭化水素類
塩化ベンジル	炭素ケイ素ウィスカー
グリシドール	1, 2, 3-トリクロロプロパン
クレオソート	2-ニトロトルエン
4-クロロ-*o*-トルイジン	無水ヒドラジンおよびヒドラジン一水和物
クロロメチルメチルエーテル(工業用)	フッ化ビニル
コバルト金属(タングステンカーバイドを含む)	1, 3-プロパンスルトン
3, 3′-ジクロロ-4, 4′-ジアミノジフェニルメタン	ホルムアルデヒド
ジクロロメタン	メタクリル酸-2, 3-エポキシプロピル(メタクリル酸グリシジル)
1, 2-ジブロモエタン	硫酸ジエチル
N, *N*-ジメチルホルムアミド	硫酸ジメチル
臭化ビニル	リン酸トリス(2, 3-ジブロモプロピル)

*発がんに関与する物質のすべてが同定されているわけではない．**ベンジジンに代謝される色素．†暫定分類．
第2群B(証拠が比較的十分でない物質・要因)172種は省略した．
資料　日本産業衛生学会：許容濃度等の勧告(2022年度)，産業衛生学雑誌2022；64(5)：263-264.

でないもの)169物質・要因が表示されている．職業がんとして労災認定された数は2021(令和3)年度で930人，うち石綿による中皮腫926人，肺がんが348人であった．

ⓒ 作業条件による健康障害

1) 頸肩腕障害

事務労働の機械化に伴い1960年代にキーパンチャーやタイピストなどに手指，腕，肩，頸に痛み，凝《こ》り，だるさ，しびれなどの症状を訴える頸肩腕障害が多発した．現在では情報機器作業者（➡307頁），保育・看護・介護作業者，レジ係，手話通訳者などに年間200件前後発症している．このような職業性の健康障害は上肢を一定の位置に保持した状態で反復作業を続けることによって，一部の神経や筋肉が酷使される結果生じるものである．

2）腰痛症 low back pain

腰痛症は腰部に痛みを生じる病気の総称で，その直接の原因はさまざまである．業務上疾病としてもっとも多数を占める．職業性腰痛症は重量物取り扱いなどの作業中に急に発症する災害性のものと，腰部に負担のかかる作業を続けることによって徐々に発症するものとがある．発症の原因は重量物の取り扱い，不自然な作業姿勢，全身振動など過度の負担が腰部にかかることによって腰椎，椎間板，靱帯《じんたい》，筋肉，筋膜などに異常が生じるためである．喫煙は腰痛を強める．職業性腰痛症の発生は金属加工，港湾荷役《にえき》，フォークリフト運転，保育士，看護師，介護士など多岐にわたっている．

3）情報機器作業による健康障害

職場には事務作業，製造ラインを問わず，パーソナルコンピュータ，モニター，タブレット型コンピュータ，スマートフォンをはじめ，各種情報端末が普及している．かつては，ディスプレイやキーボードなどで構成される機器を用いる作業は，VDT（visual display terminal）作業と呼ばれていたが，ハードウェアやソフトウェアの技術革新により職場のIT化が進行し，情報機器を用いる作業形態は多様化している．作業時間や作業内容に相当の拘束を伴う場合も少なくない．また，新型コロナウイルス感染症対策として，テレワーク（リモートワーク）を導入する職場が大幅に増加する一方で，自宅の照明，机，椅子，作業スペースなどが事務作業に求められる基準に達しない場合も多い．情報機器作業では，目の疲れ，視力低下をはじめとする眼の症状，頸肩腕や腰部の痛みの訴え，ストレスなどによる症状の訴えが多くみられる．1日のパソコン作業時間が4〜5時間を超えると中枢神経系の疲れを訴える作業者が増大し，また，筋骨格系の疲労が蓄積する．予防には，一連続作業時間の間に休憩を入れること，別の業務やストレッチなどをはさむことが有効である．

ⓓ ストレスなどによる健康障害

過重労働や職場でのパワハラやセクハラが原因で，うつ病などの精神障害になって労災認定される労働者は，自殺を含めて毎年約500件にのぼる．従業員がうつ病になったり自殺にいたったりして，それまでに本人が月100時間以上あるいは過去4ヵ月平均で80時間以上の残業などの過重労働の証拠があれば労働災害として認定される．

② 安全衛生対策

労働の場の安全と健康を確保するためには，そのための法規をつくり事業主にその費用・技術・労力を負担することを義務づけることが必要である．現行の労働衛生に関する法規の一覧を**図10-10**に示した．

労働安全衛生法（➡**表10-3**）はまず，職場における労働者の安全と衛生を確保し，快適な職場

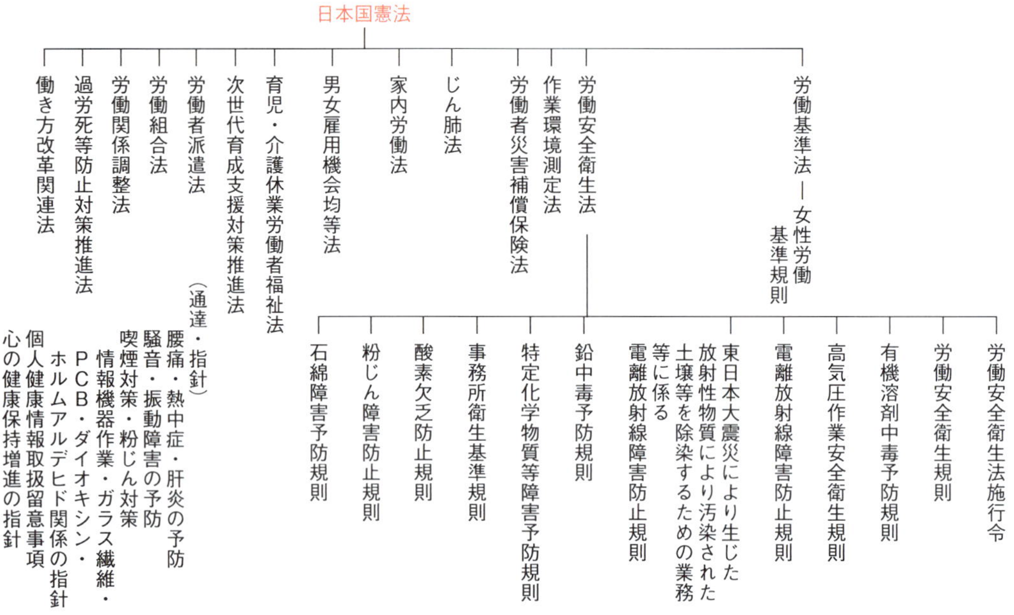

図10-10 労働安全衛生とその関連法規

環境の形成を促進することは事業者の責務であることを明記している．そのために，国は労災防止計画をつくること，事業者は安全衛生管理体制をつくること，災害と健康障害を防止するための一定の措置をすること，労働者に必要な安全衛生教育をすること，**作業環境管理**，**作業管理**，健康管理（これらを**労働衛生の３管理**という）を行うことなどを義務づけている．作業環境管理としては衛生基準（許容濃度や管理濃度）を定め，たえず作業環境をチェックして基準を超えないようにするばかりでなく，分煙などよりよい労働環境づくり（快適職場づくり）の努力が行われている．

日本産業衛生学会では有害化学物質，粉じん（塵），騒音，高温，寒冷，振動，電磁場などの許容基準を定めている．**許容濃度**は労働者がある有害物に曝露されつつ，1日8時間，週40時間程度の労働に従事した場合，平均濃度がこの値以下であれば，ほとんどすべての労働者の健康に悪い影響がみられないと判断される濃度である．また，厚生労働省は必要な物質について職場環境管理の基準値として**管理濃度**を定めている．

作業管理では一連続作業時間の制限などの時間規制，取り扱い物の重量や作業量の制限などの作業規制を行い，健康障害の予防をはかっている．健康管理では健康診断，健康相談，安全衛生教育などにより，健康障害の早期発見や早期治療，体力づくりによる健康増進などが行われている．これらが有機的に結合して行われてはじめて産業保健の目的を効果的に果たすことができる．

10-4 職場における健康診断と健康増進

① 職場における健康管理

ⓐ 産業保健専門職

職場における労働衛生3管理の1つである健康管理の中心となるものが健康診断と健康増進である．長い間に労働者自身も変わるし，本人を取り巻く環境も変化する．これらの変化に柔軟に対処していく必要がある．それを支える職場の健康管理の実務を行うのが産業保健専門職としての産業医，産業看護師・産業保健師，衛生管理者などである（**図10-11**）．

産業医は医師であり，職場の衛生管理体制の中心となって労働者の健康の保持増進につとめる義務が，労働安全衛生法（安衛法）第13条で定められている．必要な産業医の人数は，常勤労働者数50～999に1名（嘱託可），1,000～2,999に専属1名，3,000以上に2名以上の専属者が必要である労働安全衛生規則（(安衛則) 第13条)．ただし，有害業務では500人以上の職場で専属産業医を選任しなければならない．

産業看護師・産業保健師は，法令には定められていないが，事業場で産業医の仕事を補佐して労働者の健康の保持増進につとめる専門職である．必要人数も法的に定められていないが，労働者数500に少なくとも1名の産業看護師・産業保健師は必要である．

衛生管理者は，総括安全衛生管理者（通常，工場長）の業務のうち，衛生にかかわる技術的事項の管理を担当する．衛生管理者の必要人数は，常勤労働者数50～200に1名，201～500に2名，501～1,000に3名，1,001～2,000に4名，2,001～3,000に5名，3,001以上に6名である．1,000を

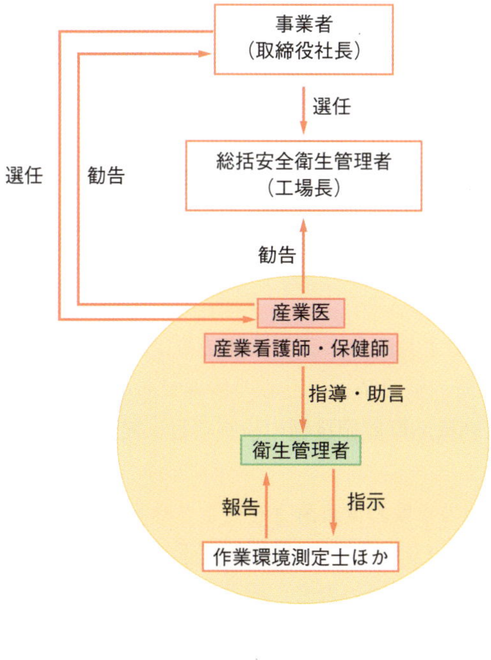

図10-11 産業保健管理組織の具体例
［鈴木庄亮：シンプル衛生公衆衛生学2020，南江堂，2020］

超える常勤労働者を抱える事業場では1名の専任をおく必要がある(安衛則第7条).

ⓑ 心の健康保持増進のための指針

職域メンタルヘルスにかかわる専門職として，産業医・精神科医・産業看護師・産業保健師・産業カウンセラー・臨床心理士・衛生管理者などがあげられる．職域メンタルヘルス対応企業外カウンセリング機関の紹介，研修会や講演会などを通して，各専門職の現場での対応をサポートする交流会も生まれている．

2014(平成26)年，メンタルヘルス対策の充実・強化などを目的に，従業員数50人以上のすべての事業場でストレスチェックの定期的実施が義務づけられ，心理的負担軽減を目的として，各企業に対し，労働者が自分のストレス度を把握できるようにした．各企業はストレスチェック検査を終了し，その後，高ストレス者の選別と対象者への連絡，および対象労働者からの申請に基づいた医師による個人面談を実施し，面接指導結果を報告書にまとめる．各企業は，在籍労働者数，検査実施者数，面接指導労働者数などの情報を労働基準監督署に報告することが義務づけられている．

ⓒ メタボリックシンドローム metabolic syndrome

2008(平成20)年度から，メタボリックシンドローム(内臓脂肪症候群)などの該当者・予備群に対する保健指導を徹底するため，40歳以上の医療被保険者・被扶養者を対象とした特定健康診査(特定健診)および特定保健指導の事業実施が義務づけられた．特定健診の必須項目として腹囲測定と，LDLコレステロール測定が加わった(➡120頁)．

2 健康診断(一般健康診断，特殊健康診断，臨時の健康診断)

法令で，職場において実施が義務づけられている健康診断は，一般健康診断，特殊健康診断，および臨時の健康診断の3つに分けられる．

ⓐ 一般健康診断

労働者の一般的健康状態を把握することを目的とし，**表10-8**に示す6種類があげられる(安衛法第66条)．

一般健康診断(**表10-8**)の目的は，労働者個人の職場環境要因による健康影響を早期に発見することに加えて，集団の健康レベルを把握し，労働者への作業管理・作業環境管理・保健指導に役立たせることを目的としている．一般健康診断の中心である定期健康診断の内容をまとめると**表10-9**のようである．

ⓑ 特殊健康診断

特殊健康診断は安衛法第66条に定められた健康診断およびじん肺法第3条に定められた健康診断の総称で，有害物質などによる職業病予防・早期発見のための健診である．**表10-10**にその一覧を掲載する．そのうち，鉛健康診断と有機溶剤健康診断の検査項目は**表10-11，12，13**のとおりである．

長い潜伏期間の後に発症するがんや，その他の重度の健康障害を発生させるおそれのある仕事に一定期間従事した労働者には，離職のさい，または離職後に健康管理手帳が申請により交付され，離職後も国費による特殊健康診断を受けることができる．

表10-8 ● 一般健康診断の種類

1. 雇入時の健康診断
（安衛則第43条）
2. 定期健康診断（**表10-8**）
（安衛則第44条・45条）
3. 特定業務従事者の健康診断
（安衛則第45条）
4. 海外派遣労働者の健康診断
（安衛則第45条）
5. 給食従業員の検便
（安衛則第47条）
6. 自発的健康診断
（安衛法第66条の2）

表10-9 ● 定期健康診断の健診項目

1. 既往歴および業務歴の調査
2. 自覚症状および他覚症状の有無の検査
3. 身長，体重，腹囲，視力および聴力（1,000 Hz，4,000 Hz）の検査
4. 胸部X線検査および喀痰検査
5. 血圧の測定
6. 貧血検査（赤血球数および血色素量）
7. 肝機能検査（AST，ALT，γ-GTP）
8. 血中脂質検査（LDLコレステロール，HDLコレステロール，中性脂肪）
9. 血糖検査（またはヘモグロビンA1c）
10. 尿検査（尿中の糖および蛋白の有無の検査）
11. 心電図検査

注1）20歳以上の身長は省略可．
2）喀痰検査は胸部X線検査によって病変の発見されない者および胸部X線検査によって結核発病のおそれがないと診断された者は省略可．
3）貧血検査，肝機能検査，血中脂質検査，血糖検査，心電図検査は35歳未満および36歳から39歳の者については医師の判断により省略可．聴力検査は45歳未満（35歳，40歳を除く）については医師が適当と認める検査で可．

表10-10 ● 特殊健康診断の種類

A 法令による特殊健康診断
1. じん肺健康診断 ⇒ じん肺法第3条
2. 労働安全衛生法（第66条）で定める有害業務従事者に対する特殊健康診断
・高気圧作業健康診断 ⇒ 高気圧作業安全衛生規則
・電離放射線健康診断 ⇒ 電離放射線障害防止規則，東日本大震災により生じた放射性物質により汚染された土壌等を除染するための業務等に係る電離放射線障害防止規則
・特定化学物質健康診断 ⇒ 特定化学物質障害予防規則
・鉛健康診断 ⇒ 鉛中毒予防規則
・四アルキル鉛健康診断 ⇒ 四アルキル鉛中毒予防規則
・有機溶剤健康診断 ⇒ 有機溶剤中毒予防規則
・歯科特殊健康診断 ⇒ 安衛則
・石綿健康診断 ⇒ 石綿障害予防規則

B 行政指導（通達）により特殊健康診断の実施を要する有害業務
物理的要因：紫外線・赤外線，レーザー光線，超音波溶着機，騒音，チェーンソー，チェーンソー以外の振動工具
化学的要因：塩基性酸化マンガン，黄りん，有機りん剤，亜硫酸ガス，二硫化炭素，ベンゼンのニトロアミド化合物，脂肪族の塩化または臭化化合物，ヒ素またはその化合物，フェニル水銀化合物，アルキル水銀化合物，クロルナフタリン，ヨウ素，メチレンジフェニルイソシアネート（MDI），都市ガス配管工事（一酸化炭素），地下駐車場（排気ガス），米杉・ネズコ・リョウブ・ラワンの粉じん，フェザーミルなど飼肥料，フェノチアジン系薬剤
その他の要因：重量物取り扱い作業，金銭登録，引金付工具，キーパンチャー業務，情報機器（VDT）作業

ⓒ 臨時の健康診断

安衛法第66条で定められた，都道府県労働基準局長認定の健康診断である．その指示を発する例としては，有害物質の漏えいにより健康影響が懸念される場合，作業環境改善後の有害物個人曝露レベルを確認する場合，さらに作業者の自覚的愁訴からみて，特定の疾患が疑われる場合などである．

表 10-11 鉛健康診断検査項目

［必須項目］
1. 業務の経歴の調査
2. 作業条件の簡易な調査
3. ①鉛による自覚症状または他覚症状の既往歴の調査
   ②血液中の鉛の量および尿中のデルタアミノレブリン酸の量の既往の検査結果の調査
4. 自覚症状または他覚症状の有無の検査
5. 血液中の鉛の量の検査
6. 尿中のデルタアミノレブリン酸の量の検査

［医師による追加項目］
7. 作業条件の調査
8. 赤血球中のプロトポルフィリンの量の検査
9. 貧血検査（赤血球数，血色素量）
10. 神経学的検査

表 10-12 有機溶剤健康診断検査項目

［必須項目］
1. 業務の経歴の調査
2. 作業条件の簡易な調査
3. ①有機溶剤による健康障害の既往歴の調査
   ②有機溶剤による自覚症状または他覚症状の既往歴の調査
   ③5の既往の検査結果の調査
   ④有機溶剤による6～8および10～13に掲げる異常所見の既往の有無の調査
4. 自覚症状または他覚症状の有無の検査
5. 尿中の有機溶剤の代謝物の量の検査
6. 肝機能検査（AST，ALT，γ-GTP）
7. 貧血検査（赤血球数，血色素量）
8. 眼底検査

［医師による追加項目］
9. 作業条件の調査
10. 腎機能検査
11. 肝機能検査
12. 貧血検査
13. 神経学的検査

ただし，有機溶剤では，使用物質の種類によって，代謝物・肝機能・貧血・眼底の4つの検査項目（上記5～8）が異なる．

表 10-13 有機溶剤の健康診断において測定される尿中代謝物等

曝露される有機溶剤	検査すべき尿中代謝物
トルエン	尿中馬尿酸
キシレン	尿中メチル馬尿酸
エチルベンゼン	尿中マンデル酸
スチレン	尿中マンデル酸およびフェニルグリオキシル酸
テトラクロロエチレン	尿中トリクロル酢酸または総三塩化物
1, 1, 1-トリクロロエタン	同上
トリクロロエチレン	同上
N, N-ジメチルホルムアミド	尿中 *N*-メチルホルムアミド
ノルマルヘキサン	尿中2, 5-ヘキサンジオン
メチルイソブチルケトン	尿中のメチルイソブチルケトン

10-5 勤労者の労働時間と余暇

1 休養時間の確保

ⓐ 労働時間の短縮

日本では，労働時間の短縮（時短）は政府主導で始められた．近年，雇用者も，労働者の生活の質，クオリティオブワーキングライフ QOWL，quality of working life を向上させるために余暇活動を積極的に推奨すれば，労働者の労働意欲を向上させ，作業効率の改善にもつながると考えるようになってきている．

事業所規模 30 人以上の全国平均年間総実労働時間は，1965（昭和 40）年に 2,315 時間であったが，1975（昭和 50）年には 2,044 時間となり，1992（平成 4）年に労働時間短縮促進法がつくられたり，不況もあって急減し，2021（令和 3）年は 1,709 時間（うち，所定内労働時間は 1,570 時間，約 92％に相当）である．

2017（平成 29）年から，厚生労働省は一般労働者とパートタイム労働者（労働者数がおおむね 100 万人を超える産業）に分類した労働時間データを公開している．2021（令和 3）年の労働時間は，所定内が 1,517 時間，所定外が 116 時間，総労働時間が 1,633 時間である．一方，公的に報告された労働時間と実際の労働時間が異なるいわゆるサービス残業は少なくない．大都市の平均片道通勤時間約 1 時間を加えると，1 時間の残業でも私・家庭生活に大きな影響を及ぼす．1 日平均 2 時間超の残業は，過重労働とされ，運動や睡眠の時間を圧迫するばかりでなく，育児・家庭・地域生活が犠牲にされる．2018（平成 30）年には**働き方改革関連法**が成立し，残業を減らし，有給休暇の取得を促したり，テレワークなどの拡大がはかられている．また，健康確保とワーク・ライフバランスの推進のために，前日の終業時刻から翌日の始業時刻の間に一定時間の休息を確保する**勤務間インターバル**を導入することが，事業主の努力義務となった．

ⓑ 完全週休二日制

この制度は，労働時間の制限と表裏一体のものである．週 40 時間労働制（完全週休二日制と同義）の実現を盛り込んだ改正労働基準法は 1988（昭和 63）年 4 月に施行された．しかし，本制度の適用を完全に受けている労働者は 2021（令和 3）年で全体の 60.7％であり，とくに中小零細企業でその普及が遅れている．

ⓒ 過重労働による健康障害と過労死

過重労働による健康障害防止のための総合的対策として，2006（平成 18）年 3 月，厚生労働省は，時間外・休日労働の削減と労働者の健康管理を徹底するための労働安全衛生法改正を行った．時間外（所定外）労働時間が月 100 時間または 2〜6 ヵ月平均で月 80 時間を超えたら，該当労働者は医師の面接による保健指導を受けることができ，規模 50 人以上の事業主は面接医から就業内容・時間や健康管理についての助言指導を受けなければならない．また，2019（平成 31）年 4 月の改正労働安全衛生法では，時間外労働が月 80 時間を超えれば，医師の面談が可能となり，事業者はその情報を遅滞なく当該労働者に通知する必要がある．ただし，疲労蓄積が認められる労働者からの申出を基本とする．

過重労働は，心・脳血管疾患発症などの身体的影響のみならず，心理的影響も大きい．労災補償という観点では，過労死に直結する問題であり，業務の過重性を「労働時間」と「就労態様」両面から総合的に評価することが求められた．なお，2014（平成 26）年 11 月より，**過労死等防止対策推進法**が施行され，過労死などに関する調査研究や，過労死などの防止対策を推進することが期待されている．

② 余　暇

余暇 leisureとは「余った時間・ひま」の意である．雇用者も労働者も，これまで労働と余暇は相反するものであると考えてきた．雇用者は，高度経済成長の過程で生産性を高めるために，労働時間を短縮することは重大な損失であると考え，一方，労働者も減収をおそれ，習慣化された労働態様から抜けだせずにいた．

ところが，高度経済成長期にみられた生産力向上のための機械化により，単純肉体労働の必要性は減り，労働は「強度の時代」から「密度の時代」に移行した．余暇活動は，労働者へのエネルギー補給だけではなく，創造性を高め自己を開発する側面もある．

生活時間を必需時間，拘束時間，自由時間の3つに分けてみると，必需時間は生物が生きていくうえで欠かすことのできない睡眠・食事・排泄などが含まれ，拘束時間は年齢に大きく依存する仕事・学習・家事・育児などが含まれる．以上のことを踏まえると，余暇は「人間が社会生活を送るために必要な物質的生産活動を支えるための自由時間で，そこでの精神身体的活動はその個人に生活の豊かさをもたらすもの」と定義できる．

近年，労働時間の短縮および週休二日制の導入に伴い，余暇時間は増大傾向にある．しかし，余暇への対応に苦慮するという現象が一部の労働者にみられる．ワーカホリック workaholicと呼ばれる過剰な労働意欲が，心身の健康をむしばむこともある．

先進諸外国に比べて，日本人は交際や趣味にかける時間が短い．余暇の過ごし方には年代間の差が大きいが，勤労者は余暇活動の意味を理解し，それを積極的に自己実現の方策として取り入れる必要がある．

③ ワーク・ライフ・バランス（仕事と生活の調和）

「国民がやりがいや充実感を感じながら働き，仕事を遂行すると同時に，家庭や地域でも，それぞれの立場で生きがいを感じられる社会」が，人生にとって望ましい状態である．具体的には，

①就労により経済的に自立し，結婚や子育てなどの日々の暮らしが確保できる，②健康を保持しながら，仕事と生活が両立できる，③働き方・生き方の多様性が選択できる，

などがあげられる．しかし，現状では，

①企業間の競争激化と，経済低迷や産業構造の変化による，正社員以外の働き方の増加と，それに伴う経済的自立の困難さ，②長時間労働による心身の疲労と，就業に関連するストレスによるメンタル不全，③勤労者世帯の過半数を占める共働き世帯における働き方や子育て環境の課題・男女の役割分担意識の遅れや結婚・子育ての社会経済的制約による急速な少子化，および女性・高齢者の人材活用の制度的困難さが問題となっている．ワーク・ライフ・バランスを進めるためのハードルがクリアされるためには，行政の施策に頼るだけではなく，働く集団の意識改革も必須である．

4 ハラスメント防止と女性の職場活躍に関する法的整備など

職場における①パワーハラスメント(パワハラ)，②セクシュアルハラスメント(セクハラ)，③妊娠，出産，育児・家族介護休業に関するハラスメント［マタニティハラスメント(マタハラ)など］については，それぞれ，法的根拠のもとに対策が進められている．

パワハラとは，「優越的な関係を背景とし，業務上必要かつ相当な範囲を超えた言動により，身体的あるいは精神的な苦痛を与えることで，就業環境を害すること」と定義される．労働施策総合推進法(パワハラ防止法)では，事業主に雇用管理上必要な措置を講じることを義務づけ，パワハラ防止のための社内方針の明確化と周知・啓発，苦情などに対する相談体制の整備，および被害労働者へのケアや再発防止などを行う義務がある．

また，男女雇用機会均等法「女性労働者に対するセクハラ防止のための配慮義務」は1999(平成11)年4月にスタートし，2007(平成19)年4月に「男女労働者に対するセクハラ防止の措置義務」として改正された．さらに，2017(平成29)年1月に「マタハラ防止の措置義務」が追加され，育児・介護休業法第25条とともに対策の法的根拠として示されている．「マタハラなどに厳正に対処する方針を明確化し周知・啓発する」「ハラスメントの原因や背景となる要因を解消するための措置」「被害者の不利益な取り扱いの禁止」「事後対応の相談体制の強化」などは事業主の責務である．

さらに，「女性の職業生活における活躍の推進に関する法律」(女性活躍推進法)が2016(平成28)年4月に施行された．この法律は10年間の時限立法であり，仕事での活躍を希望するすべての女性が，その個性や能力を発揮できる社会の実現を目指して，事業主などは，数値目標の設定と行動計画の策定を行うことになる．2019(令和元)年6月の改正では，事業規模を引き下げることで，対象者の拡大をはかった．

10-6 職場復帰

職場復帰(復職)とは，業務上・外の原因にかかわらず休職した労働者が，休業後職場に戻ることをいう．職域での職場復帰状況を把握する衛生統計はほとんどないので，ここでは疾病罹患労働者の復職のプロセスについて説明したい．

まず，対象となる疾病が身体的なものである場合，産業医による医学適正検査としての復職健診を実施する．これは診療にたずさわった医師からの診断書を踏まえて，その人の就労予定要件に合致するかどうか，後遺症の有無やその程度，今後の回復状況を医学的に判定するものである．労使双方にとって円滑に職場復帰できるための条件となるもので，一般健康診断の中の「配置替えのさいの健康診断(安衛則第45条)」を援用することになる．

精神・心理的疾病の場合には，本人だけでなく復帰職場の同僚の理解と協力が必要な場合が多い．服薬を中心とした医学的アプローチだけでは不十分で，労働負荷の軽減などの就業上の配慮による勤務時間内の就労継続や職場での人間関係の再構築が，機能回復訓練いわゆるリハビリテーション rehabilitation となる．服薬・通院は長期になるのが一般的である．なお，高血圧や糖尿病などの生活習慣病でも，長期にわたり保健指導を含めた医療を受けることになる（➡295 頁，治療と仕事の両立）ので，職場の理解が求められる．

ミニ・レポートの課題

1. 次の職業病の起こり方と症状について記してみよう．
   a. 酸欠症，b. じん肺症，c. 一酸化炭素中毒，d. 頸肩腕障害
2. 現在の勤労者が抱える健康問題の原因には，職場要因と職場以外の日常生活に起因するものがある．肥満を例にとり，生活習慣改善の立場から，具体的な対策をまとめよう．
3. 定期健康診断と健康測定のそれぞれの実施項目をみて，予防医学の立場から，設定項目に関する差異の意義を述べよう．
4. 余暇とは，生計を立てるための労働から離れた，収入を伴わない社会・文化的活動とも定義される．「ワークシェアリング」の意味を調べ，雇用形態，所定外労働時間，余暇活動の普及につき，健康保持増進の視点から望ましい労働者の生活についてまとめよう．
5. 病気やけがによる休業後の職場復帰にさいしては，本人・同僚・上司の関係を調整する社内保健スタッフ（産業保健師・看護師，産業医）の役割が重要である．職場復帰後，本人が継続して仕事に従事できるために，社内保健スタッフが行うべき活動についてまとめよう．

官営富岡製糸場の食事

明治政府の殖産興業の方針に沿って，1873（明治6）年フランス人技師の指導で水蒸気動力によるまゆから生《き》糸をつむぐ官営モデル工場が群馬県の富岡に建てられ発足した．上田の武士の子女であった若い和田　英は，女工としてここで働いた．彼女は後に外交官夫人になったが，当時のことを思い出してそこの食事のありさまを次のように記している．

「私共入場致しました頃は，皆自分のへやで食事を致しました．……11 月頃から大食堂が出来まして，御飯の茶椀とはし丈《だけ》持って行くので有舛《あります》．其時は取締の方々総出《そうで》で見張ってお出になります．実に食し方が早う有舛．ぐづぐづして居り舛ととり残し成舛から，皆急ぎで食して仕舞舛《しまいます》．1日と15日と28日が，赤のめし（赤飯）にさけのしほ引．それが実に楽しみで有舛した．只今と違い舛して，上州は山の中で行通不便で有舛から，生な魚は見度くも有りません．しほ物と干《ひ》物《もの》斗《ばか》り，折々牛肉なども有舛が，先ず赤いんげんの煮たのだとか，切こんぶとあげ，こんにゃくと八つがしらなどです．さすが上州だけ，芋の有る事毎日の様で有舛から閉口致しました．朝食は汁に漬物，昼が肴《さかな》の煮物，夕食は多く干物などが出ました．しかし，働いて居舛から何でも美味に感じましたのは実に幸福で有ました」

資料　和田　英著・上条宏之解説：富岡日記，東京法令出版，1965

過労死

過労死等防止対策推進法（➡313頁）では，過労死などを「業務における過重な負荷による脳血管疾患・心臓疾患を原因とする死亡」「業務における強い心理的負荷による精神障害を原因とする自殺による死亡」「死には至らないが，これらの脳血管疾患・心臓疾患，精神障害」と定義している．働き過ぎの人の突然死が，遺族の声に押される形で1980年代より社会問題となったのを受けて，1961（昭和36）年策定の脳・心臓疾患の労災認定基準は，1987（昭和62）年以降5回にわたり改正された．当初は発症当日の過激な業務への就労が認定要件であったが，2001（平成13）年の改正後は，長期間（発症前おおむね6ヵ月）の過重な業務により動脈硬化などが著しく進行し，発症にいたる場合も認定するようになった．長時間労働により睡眠が不足して疲労が蓄積することに着目し，「発症前1ヵ月間におおむね100時間」「発症前2〜6ヵ月間にわたり，1ヵ月あたりおおむね80時間」の時間外労働を過労死ラインとしている．心理的負荷による精神障害の認定基準においても，長時間労働の評価が組み込まれている．2021（令和3）年の改正では，上記の過労死ラインに至らない場合でも，これに近ければ勤務時間インターバル（➡313頁）が短い勤務，重量物運搬作業などの身体的負荷を伴う業務，きわめて重大な責任を伴う業務，職場でのハラスメントなどの労働時間以外の負荷要因を総合評価して労災認定することを明確化した．脳・心臓疾患の労災認定に関しては，1987（昭和62）年度には請求件数499，認定件数21であったのが，2007（平成19）年度には請求件数931，認定件数392とピークを迎えた後，2012（平成24）年にはそれぞれ842，338，2016（平成28）年には825，260，2021（令和3）年には753，172となり，近年は漸減傾向となっている．請求・認定件数ともに，業種は道路貨物運送業，職種は自動車運転従事者が他を引き離している．

Chapter 11 高齢者の保健・医療・介護

世界でもっとも人口高齢化が進む日本では，中高年からの健康づくり，高齢者医療制度，さまざまな老人福祉対策，そして介護保険制度が整備されている．これら各種の制度の目的，そして実際の動向と今後の課題をみてみよう．さらに健康寿命をできるだけ延ばすにはどのような取り組みが求められているか考えてみよう．

11-1 老化とは

① 老化の定義

人間を含むすべての生物の形態や機能は，時間の経過とともにさまざまな変化を経験する．その個体の誕生から死にいたるまで，すなわち発生，成長，成熟，退縮，そして死にいたる．老化とは退縮の過程に注目したものである．老化は以下の4つの観点からとらえられることが多い．第1に心身に有害性のものであること，第2に進行性のものであること，第3に内因性のものであること，第4に普遍性のものであること．

すなわち，老化とは不可逆的な退行性・有害性の変化が時間とともに進行する過程をいう．しかし，老化とともにすべての能力が低下するわけではない．むしろ豊富な人生経験のもと，社会的技能や人生観・人生哲学，さらには表現力（芸術性など）が成熟し，高まっていく高齢者も少なくない．「老い」に伴う社会的・人間的な成熟という視点を忘れてはならない．

② 老化の特徴

老化の特徴には形態的変化と機能的変化とがある．形態的変化としては，老化に伴って脳，胃，肺，筋肉などほとんどの臓器や組織で細胞数が減少し，重量も減少する．例外として，脂肪組織や膠《こう》原線維は老化とともに増加する．白髪，はげ，皮膚のしわなどがあらわれてくる．機能的変化では，各種の生理機能（基礎代謝，反応速度，眼調節能力，聴力，呼吸機能など）や運動機能（筋力，バランス能など）などが低下する．核酸の新生や修復機能も低下し，それが高齢者でがんな

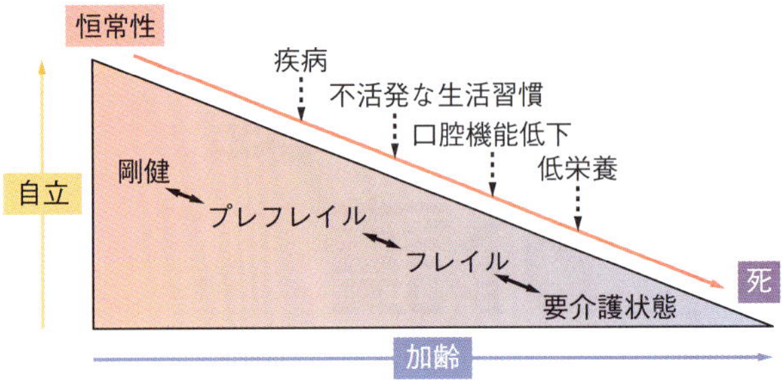

図11-1 フレイルと加齢との関係
[葛谷雅文：老年医学における Sarcopenia & Frailty の重要性，日老医誌64 (4)：279-285，2009を参考に作成]

どの罹患が増加する原因の1つである．認知機能や知的作業能力も低下する．

老化現象は，すべての人に共通して進行するもの（普遍性）であるが，その進行の程度までが共通というわけではない．むしろ老化の進行程度は個人差が大きく，老化の早い者もいれば遅い者もいる．そこで，年齢を重ねても心身機能の低下の少ない（機能を維持している）状態のことを**サクセスフル・エイジング successful aging** と呼び，それを促進する要因が研究されている．

3 加齢に伴う問題——老年症候群，フレイル，廃用症候群

加齢に伴って，以下のような症状があらわれてくる．例えば，体力の低下・虚弱，運動機能低下・転倒・骨関節痛，頻尿・尿失禁，低体重・低栄養，めまい，聴力低下，視力低下，認知機能低下，うつ，不眠，誤嚥《ごえん》などである．また，後述のサルコペニアや運動器の障害により要介護リスクが高まるロコモティブシンドロームも生じてくる．これらは**老年症候群 geriatric syndrome** と呼ばれる．

加齢に伴って心身の機能レベルも低下していく．健常な状態と要介護状態との中間として**フレイル**（frail，虚弱）という状態がある．フレイルと加齢との関係を**図11-1**に示す．フレイルの基準として，体重減少，疲れやすさの自覚，活動量の低下，歩行速度の低下，筋力の低下という5項目のうち，3項目以上該当する場合にフレイルとすることが多い．フレイルは，身体面や精神・心理面だけでなく社会面（対人関係や社会参加の減少）でも現れる．フレイルの状態になると，要介護状態リスクや死亡リスクが高まる．一方，フレイル状態を早期に発見して適切に対応すれば，それらのリスクも低下することがわかっている．

フレイルの症状は，以下の4つに分類される．これらは重複して現れることが多く，悪循環をきたすことも多い．

- 身体的フレイル：筋力が低下し，歩行などの動作が遅くなり，転びやすくなる．
- 精神的・心理的フレイル：認知機能が低下したり，うつ状態になったりする．
- オーラル・フレイル：食べ物を噛む・飲み込む機能が低下する．これにより低栄養状態になることもある．滑舌が悪くなる．
- 社会的フレイル：他者とのつながりが減って，孤立したり，閉じこもったりする．

なお，身体的フレイルの最大の原因は，サルコペニアである．これは，老化による筋肉量の減

表11-1 廃用症候群の症候

局所性	全身性	精神・神経性
・関節拘縮 ・廃用性筋萎縮 　筋力低下 　筋持久性低下 ・廃用性骨萎縮 　→高カルシウム尿 　→尿路結石 ・皮膚萎縮(短縮) ・褥瘡《じょくそう》 ・静脈血栓症 　→肺塞栓症	・心肺機能低下 　1回心拍出量減少 　頻脈 　肺活量減少 　最大換気量減少 ・起立性低血圧 ・易疲労性 ・消化器機能低下 　食欲不振 　便秘 ・利尿・血液量減少(脱水)	・知的活動低下 ・うつ傾向 ・自律神経不安定 ・姿勢・運動調節機能低下

[大川弥生：新しいリハビリテーション，講談社，2004を参考に作成]

少および筋力の低下と定義される．握力や運動機能(歩行や立ち上がりの速さ)などで診断する．65歳以上の約15%がサルコペニアに該当すると考えられている．サルコペニアは，老化に加えて，運動不足(次に述べる廃用)，低栄養状態(とくにタンパク質の摂取不足)により生じるので，運動や栄養がサルコペニアの予防・治療に役立つ．

加齢に伴って心身の活動性が低下する(生活が不活発になる)と，心身の機能はさらに低下する．これを**廃用症候群 disuse syndrome**という．廃用(生活不活発)の悪影響は心身のいたるところに及ぶ(**表11-1**)．わが国の医療では，従来，安静を重視しがちであった．しかし，過度の安静は高齢者の心身機能に悪影響を及ぼすことを認識し，治療中および日常生活における活動性の維持向上につとめるべきである．介護保険における介護予防は，「老化と廃用の悪循環を絶つ」ことを目指している．

11-2 高齢者の生活と健康

1 高齢者の生活

日本の高齢化問題とは，単に老年人口数の急増という量的な問題だけでなく，高齢者を取り巻く生活環境や文化が急速に変貌しているという質的な問題をも含んでいる．

かつての日本の家族は，老人夫婦から孫までの三世代同居を基本としていた．しかし，戦後の高度経済成長に伴う人口構造の変化(人口の都市集中や農山漁村の過疎化)，核家族と単独世帯の増加，女性の社会参加・雇用機会の拡大，扶養意識の変化などの結果，高齢者の暮らす世帯も急激に変化した．**表11-2**は，65歳以上の者のいる世帯に関する年次推移を示したものである．高齢者の暮らす世帯数(推計値)は，1975(昭和50)年の711万8千から2019(令和元)年では2,558万4千へと3.6倍以上も増加し，全世帯に占める割合も21.7%から49.4%へと増加した．すなわち

表11-2 世帯構造別にみた65歳以上の者のいる世帯数および構成割合の年次比較

	全世帯数	65歳以上の者のいる世帯						
		総数	全世帯に占める割合(%)	単独世帯	夫婦のみの世帯	親と未婚の子のみの世帯	三世代世帯	その他の世帯
	推計数(千世帯)							
1975(昭50)年	32,877	7,118	21.7	611	931	683	3,871	1,023
1980(昭55)	35,338	8,495	24.0	910	1,379	891	4,254	1,062
1985(昭60)	37,226	9,400	25.3	1,131	1,795	1,012	4,313	1,150
1990(平2)	40,273	10,816	26.9	1,613	2,314	1,275	4,270	1,345
1995(平7)	40,770	12,695	31.1	2,199	3,075	1,636	4,232	1,553
2000(平12)	45,545	15,647	34.4	3,079	4,234	2,268	4,141	1,924
2005(平17)	47,043	18,532	39.4	4,069	5,420	3,010	3,947	2,088
2010(平22)	48,638	20,705	42.6	5,018	6,190	3,837	3,348	2,313
2015(平27)	50,361	23,724	47.1	6,243	7,469	4,704	2,906	2,402
2019(令元)	51,785	25,584	49.4	7,369	8,270	5,118	2,404	2,423

注1) 1995(平成7)年の数値は兵庫県を除いたものである.
2)「親と未婚の子のみの世帯」とは,「夫婦と未婚の子のみの世帯」および「ひとり親と子のみの世帯」をいう.
資料 厚生労働省:1985(昭和60)年以前は「厚生行政基礎調査」,1990(平成2)年以降は「国民生活基礎調査」

全世帯の約半数で高齢者が生活しているのである.

2019(令和元)年の世帯構成をみると,もっとも多いのは夫婦のみの世帯(827万世帯,32.3%)で,次が単独世帯(736万9千世帯,28.8%)である.65歳以上の者のいる世帯で三世代世帯が占める割合は,1975(昭和50)年の54.4%から2019(令和元)年には9.4%へと減少した.一方,単独(ひとり暮らし)世帯が増加しており,1975(昭和50)年と2019(令和元)年との間で,世帯数は61万1千世帯から736万9千世帯へと約12.1倍に増えている.

2021(令和3)年のひとり暮らし高齢者742万7千人のうち,女性が477万6千人(約64.3%)であった.

老後の生活保障に関しても,子どもによる扶養を原則としていた戦前と比べると,国民の扶養意識と高齢者の生活は大幅に変化している.2021(令和3)年の高齢者世帯の平均所得は332.9万円であったが,そのうち公的年金・恩給が62.3%,稼働所得が21.5%を占めている.

2 高齢者の健康

身体および精神機能の老化に伴って疾病も増加する.2019(令和元)年の厚生労働省国民生活基礎調査によると,病気やけがなどで自覚症状のある者の割合(**有訴者率**)は男女ともに10～19歳階級でもっとも低く,それ以降は年齢とともに増加した(**図11-2**).65歳以上の有訴者率(千人対)は男413.2,女450.3で,高齢者のうち約半数がなんらかの症状を自覚している.これは全年齢での有訴者率302.5と比べてかなり高い.自覚症状の内訳は,全年齢では「腰痛」「肩こり」「手足の関節が痛む」「鼻がつまる・鼻汁が出る」「咳や痰が出る」の順で多かったが,65歳以上の者

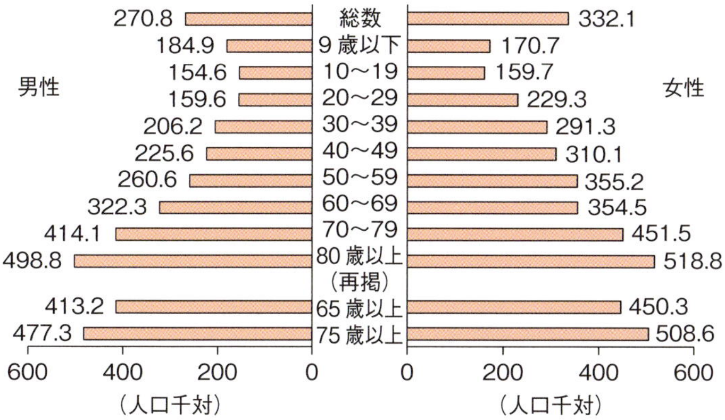

図 11-2 ● 性・年齢階級別にみた有訴者率(人口千対)

注 1) 総数には年齢不詳を含む.
2) 熊本県を除いたものである.
資料 厚生労働省:「令和元年国民生活基礎調査」, 2020.

では「腰痛」「手足の関節が痛む」「肩こり」に続いて,「きこえにくい」「目のかすみ」といった高齢者特有の症状が多かった.

高齢者では, 歯周疾患のために歯を喪失するリスクが増えてくる. そのため義歯が必要となったり, 咀嚼《そしゃく》機能が低下したりする. このことは全身の栄養状態や健康にも大きな影響を及ぼすものである. そこで国民の歯の健康づくりを推進していくため, 80歳で20本以上の歯を保つことを目標とした「**8020(ハチマル・ニイマル)**」**運動**が推進されている(➡324頁).

高齢者では, 心身機能の低下のために排泄や入浴, 移動などの日常生活動作(ADL)に介護を要する者も増加する. 2020(令和2)年度末には**介護保険認定者**は全国で約682万人いる. そのうち介護療養型医療施設には約1万6千人, 介護老人保健施設に約33万人, 介護老人福祉施設(特別養護老人ホーム)に約55万人が入所している[2020(令和2)年9月末日現在].

要介護となった原因は, 2019(令和元)年の国民生活基礎調査によると, 認知症が全体の17.6%でもっとも多い. そして脳血管疾患(16.1%), 高齢による衰弱(12.8%), 骨折・転倒(12.5%), 関節疾患(10.8%)と続いている. 同調査によると, 在宅の要介護者に対する主な介護者は同居家族が54.4%でもっとも多く, 次いで別居の家族等13.6%であった. 同居の介護者の状況では, 続柄は配偶者が23.8%でもっとも多く, 次いで子20.7%であった. 性別では男35.0%, 女65.0%であり, 年齢は男女とも60〜69歳が3割前後でもっとも多かった. 介護時間は, 全体では「必要なときに手をかす程度(47.9%)」「ほとんど終日(19.3%)」が多かった.

高齢者人口の急速な増加に伴って, 心身機能に障害のある高齢者は今後さらに増加し続ける. これらの状況は, 高齢者本人や家族介護者などに加えて, 社会保障自体にも大きな影響を及ぼすものであり, 高齢期の心身障害の発生を予防する対策(**介護予防**)の拡充が求められている(➡332頁).

3 高齢者の虐待

高齢者を介護する家族や施設職員などによる高齢者虐待が社会問題化している. 2006(平成18)年に施行された**高齢者虐待防止法**は, 高齢者の権利利益の擁護に資することを目的に, 高齢者虐待の防止とともに高齢者虐待の早期発見・早期対応の施策を，国および地方公共団体の公的責務のもとで促進することとしている．

高齢者虐待防止法は，養護者（高齢者の世話をしている家族・親族・同居人など）と養介護施設従事者などによる虐待を以下のように定義している．

身体的虐待：高齢者の身体に外傷が生じ，又は生じるおそれのある暴行を加えること．

介護・世話の放棄・放任：高齢者を衰弱させるような著しい減食又は長時間の放置．（養護者では）養護者以外の同居人による虐待行為の放置など，養護を著しく怠ること．（養介護施設従事者では）高齢者を擁護すべき職務上の義務を著しく怠ること．

心理的虐待：高齢者に対する著しい暴言又は著しく拒絶的な対応その他の高齢者に著しい心理的外傷を与える言動を行うこと．

性的虐待：高齢者にわいせつな行為をすること又は高齢者をしてわいせつな行為をさせること．

経済的虐待：養護者又は高齢者の親族が当該高齢者の財産を不当に処分することその他当該高齢者から不当に財産上の利益を得ること．

4 高齢者歯科保健

ⓐ 高齢期の歯と口腔の問題と全身への影響

近年，日本人の死因の第6位が誤嚥性肺炎となっている．口腔内の細菌は重要な感染源となり，高齢者の**誤嚥性肺炎**などの全身疾患のリスクとなる．定期的な**口腔ケア**が咽頭部の細菌数を減少させ，発熱日数や誤嚥性肺炎を減少させることが示されている．また咀嚼が十分に行えないと栄養摂取の悪化，胃内ガス貯留や便秘，消化器への負担過重につながることがある．さらに口腔内細菌の感染と歯周病の炎症が脳卒中や心筋梗塞などの循環器系疾患を増加することや，歯が少ない高齢者ほど要介護状態になりやすいことが報告されている．

2016（平成28）年歯科疾患実態調査によると，80〜84歳における1人平均現在歯数はわずか15.3歯である（健全歯列は28〜32歯）．また「**8020運動**」の目標値の達成者は増加傾向だが51.2％にすぎず（**図11-3**），70歳以上で何でも噛んで食べることができる者は63.2％と少ない．幼少期からのう蝕と歯周病の予防が高齢期の歯の残存と咀嚼能力の維持に欠かせない．

とくに要介護高齢者における関心事の1位は「食事」であるが，歯の健康を維持し，適切な義歯治療などを受けることは，食事を楽しみ，**QOL**や栄養状態の維持につながる．会話や会食など他人とのコミュニケーションや社会参加のためにも，良好な口腔の健康は重要である．

また加齢や薬剤の副作用による唾液分泌量の低下は口腔乾燥を引き起こし，根面う蝕や歯周病の増加に加え，舌炎や口角炎，口腔カンジダ症を発病しやすくなる．義歯が不安定になることで潰瘍形成につながる例も多い．さらに口腔がんでは口腔の機能の喪失やQOLの低下は深刻となる．

ⓑ 高齢期の口腔機能と口腔ケア

高齢期の口腔ケアには幅広い目的が存在する（**表11-3**）．とくに要介護高齢者を中心に，介護者や専門職による口腔ケアや**摂食・嚥下リハビリテーション**の重要性が認識されている．日常的な口腔ケアに加えて，多職種連携による専門的な対応が重要である．

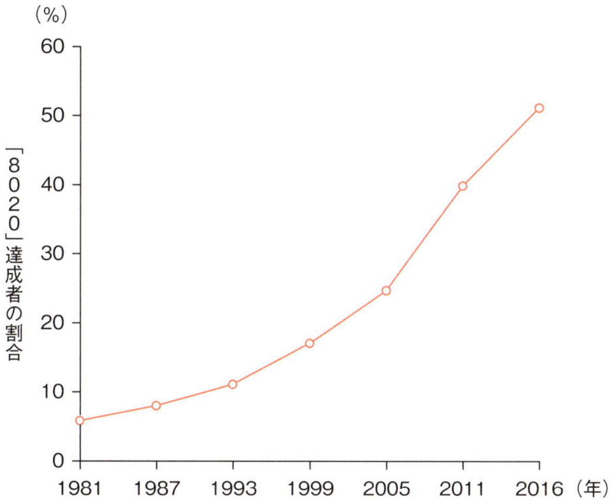

図11-3 「8020」達成者の割合の推移
歯科疾患実態調査における各調査年の75～84歳について，20歯以上保有者の割合を算出した.
[厚生労働省：e-ヘルスネットより引用]

表11-3 口腔ケアの種類と目的，関係する職種など

口腔ケアの種類	口腔ケアが目的とする疾病や問題	関係する職種など
口腔清掃を中心とした狭義の口腔ケア．プラークや舌苔，付着した痰や剝離上被膜，歯石などの除去を含む	う蝕や歯周病・口腔カンジダ症などの口腔疾患，口臭，誤嚥性肺炎	介護者および，歯科医師や看護師，歯科衛生士などの専門職
摂食・嚥下リハビリテーション，構音訓練や義歯・スピーチエイドによる治療，唾液腺マッサージ・口腔体操などの口腔機能訓練・リハビリテーションを主とした多職種連携が中心の広義の口腔ケア	摂食・嚥下障害，誤嚥性肺炎，構音障害，口腔乾燥	医師，歯科医師，看護師，歯科衛生士，言語聴覚士，理学療法士，作業療法士，管理栄養士，薬剤師，介護支援専門員(ケアマネジャー)，メディカルソーシャルワーカーなど

さらに若年者と同様に，フッ化物応用(歯磨剤・洗口・塗布)が高齢者の根面う蝕の予防にも役立つ．歯ブラシやフロスの利用，禁煙は高齢者においても歯周病の予防に有用である．

ⓒ 高齢期の歯と口腔の健康を支える介護保険，訪問診療，周術期ケア

2006(平成18)年の介護保険制度の地域支援事業と予防給付に，「**口腔機能向上プログラム**」が導入された．これ以降，口腔機能向上の必要性についての教育と，口腔清掃の自立支援，摂食・嚥下機能訓練が広く行われるようになった．摂食・嚥下機能訓練には構音・発声訓練，呼吸訓練が含まれる．さらに要介護高齢者への介護保険サービスとして「**口腔機能向上サービス**」が導入された．ここでは要介護状態の悪化の予防と機能維持・改善を目指して口腔機能向上サービスが行われている．

また要介護高齢者の8～9割が何らかの歯科医療の必要性を有すると報告されている．通院が困難な者への対応として**歯科訪問診療**が実施され，在宅療養支援歯科診療所も創設された．また**周術期患者**に対しては，良好な術後の経過のために周術期口腔機能管理が実施されており，保険点数も設けられている．2018(平成30)年からは高齢期の口腔の機能低下(**オーラルフレイル**)を口腔機能低下症として保険診療が行えるようになった．

11-3 高齢者の健康状態

1 健康寿命

20世紀後半，日本人の平均寿命は著しく延びた．その一方で心身機能の障害のために介護を要する高齢者が増加するという問題も生じてきた．そこで寿命の長さだけでなく，寿命の質（健康レベルや活動制限の有無など）に対する関心が高まってきた．それに応える新しい健康指標が「**健康寿命**」である．健康寿命とは，あるレベル以上の健康状態での期待生存年数と定義される．したがって何をもって健康とするかによって多様な定義が可能となるが，一般的には日常生活動作（ADL）の遂行に障害のない平均余命をもって健康寿命としている．要するに，「あと何年，自立して健康に生きられるか」をはかるものである．

健康寿命を延ばすことが先進諸国の健康目標とされている．日本でも厚生労働省が2001（平成13）年より展開している国民健康づくり運動「**健康日本21**」において，健康寿命の延伸（平均寿命の増加分を上回る健康寿命の増加）が最大の目標と位置づけられている．

2013（平成25）年度より開始された「健康日本21（第二次）」では，日本人の健康寿命（日常生活に制限のない期間の平均）が示されている．それによると，男性では2019（令和元）年の平均寿命81.41年のうち健康寿命は72.68年，女性では各87.45年と75.38年であった．

世界保健機関（WHO）は，加盟全194ヵ国について健康寿命HALE, Health-Adjusted Life Expectancyを測定している．最新の報告［2019（令和元）年測定値］によると．日本人の健康寿命（HALE）は74.1年（男女平均）で，世界第1位であった．なお第2位はシンガポール（73.6年），第3位はスイス（72.5年），第4位はイスラエル（72.4年）とキプロス（72.4年）であった．

2 高齢者の受療状況

治療を受ける者の割合も年齢とともに増加する．2020（令和2）年の厚生労働省患者調査によると，全国の医療施設で受療した患者数は，入院121万人，外来714万人と推計されている．これを**受療率**（人口10万人当たりの受療患者数）にすると，入院960，外来5,658となる．

年齢階級別にみると，入院は5～9歳階級が，外来は15～19歳階級がもっとも低く，それ以降は（80歳以上の外来を除き）年齢とともに増加していく（**図11-4**）．全患者のうち，65歳以上が入院の約7割，外来の5割を占めており，その割合は近年増加傾向である．

65歳以上の患者で多い傷病名をあげると，入院では脳血管疾患（患者数10.7万人），悪性新生物（同8.7万人），骨折（同8.6万人），統合失調症・統合失調症型障害および妄想性障害（同7.2万人），心疾患（同5.2万人）などである．外来では，高血圧性疾患（同46.6万人），脊柱障害（同30.4万人），歯肉炎および歯周疾患（同23.7万人），関節症（同15.4万人），糖尿病（同15.0万人），悪性新生物（同12.4万人），などである．

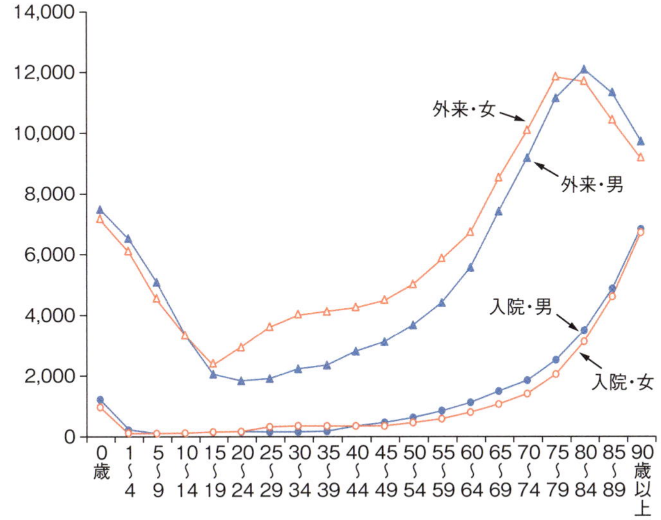

図11-4 性・年齢階級別受療率（人口10万対）

資料 厚生労働省：「令和2年患者調査」，2020.

11-4 高齢者の保健と医療

① 高齢者保健の基本的方向とあゆみ

高齢者は，若年者に比べて病気にかかりやすい．外来受療率は，男性で80歳代前半，女性で70歳代後半がピークとなり，入院受療率は男女とも年齢とともに上がり続ける（**図11-4**）．その結果，医療費も高額になる．2020（令和2）年度の1人当たり医療費は，65歳未満で18万3,500円に対して65歳以上では73万3,700円と，4倍近くの差があった．これは高齢者にとって大きな負担となる．

老人医療費支給制度（医療費無料制度）が1973（昭和48）年に始まり，70歳以上の患者の医療費自己負担分を老人医療費として市区町村が支給することになった．その後，日本経済が低成長期を迎えることとなり，行政上の負担が困難となってきた．そのような背景のもとに，そして将来の高齢化社会に対応できるように，1983（昭和58）年に**老人保健法**が施行された．

老人保健法は，老人医療費の確保をはかるとともに，疾病予防にかかわる施策を保健事業として体系化したものである．その一環として胃・子宮・肺・乳房・大腸の各がん検診と循環器健診の普及がはかられた．

一方，2006（平成18）年の医療制度改革（医療費適正化の総合的な推進，新たな高齢者医療制度の創設，保険者の再編・統合など）により，老人保健法は「**高齢者の医療の確保に関する法律（高齢者医療確保法）**」に改められた．それに伴って，健診などにかかわる法制度も2008（平成20）年度より変わった．

2 後期高齢者医療制度と特定健診・保健指導

75歳以上の後期高齢者を対象とする「**後期高齢者医療制度**」には，2つの特徴がある．第1に，後期高齢者のみで構成される独立した医療保険制度を創設したことである．そのため75歳以上の者全員が，これまでの保険（国民健康保険や被用者保険）から脱退して，同制度に加入する．なお同制度では，後期高齢者の医療費［2020（令和2）年度は年間約15.3兆円］は，後期高齢者の保険料（10%），現役世代の保険料からの支援金（40%），公費（50%）という割合で負担される．患者負担は，所得に応じて1割から3割である．

第2の特徴は，都道府県単位で，保険者の再編・統合をはかったことである．都道府県ごとに全市町村が加入する後期高齢者医療広域連合が運営主体となり，保険料の決定や医療の給付を行う．これにより，保険者の財政安定化，国民の保険料負担の平準化などが期待される．

この医療制度改革では，「生活習慣病の予防は国民健康の確保のうえで重要であるのみならず，治療に要する医療費の減少にも資することとなる」と2005（平成17）年の厚生労働省「**医療制度改革大綱**」で示されたように，生活習慣病対策の推進が重視されている．そのため医療保険者に，生活習慣病予防のための特定健診・特定保健指導の実施を義務づけた（➡123頁）．

11-5 認知症と対策

認知症 dementiaとは，いったん正常に発達した知能が後天的な脳の器質的障害により不可逆的に低下し，社会生活や日常生活に支障をきたす状態と定義される．認知症の症状は，中核症状と周辺症状に分けられる．中核症状は，脳の神経細胞が破壊されるために生じ，記憶障害，見当識障害（時間，場所，人が分からなくなること），理解・判断力の低下，実行機能の低下などである．周辺症状は，行動・心理障害 BPSD，behavioral and psychological symptoms of dementiaとも呼ばれ，幻覚・妄想，徘徊，睡眠障害，抑うつ，不安・焦燥，暴言・暴力などの症状がある．中核症状はすべての認知症患者でみられるが，周辺症状は人や環境，ケアによって出たり出なかったりする．

認知症の頻度（有病率）は年齢とともに増加する（**図11-5**）．90歳を過ぎると男性の約半数，女性の約7割が認知症とともに暮らしている．厚生労働省によると，2012（平成24）年における認知症高齢者数は462万人（高齢者人口の15%）と推定されている．今後，人口の高齢化とともに認知症の人はさらに増加し，2025年には675万人（同19%）に達すると推定されている．

なお，健常者と認知症の中間として，MCI（Mild Cognitive Impairment：軽度認知障害）という段階がある．記憶障害が主な症状であり，日常生活に問題なく，全般的な認知機能は正常であるMCIは，認知症に至るリスクが高いが，適切な治療をすることで回復したり認知症の発症を遅らせることもある．

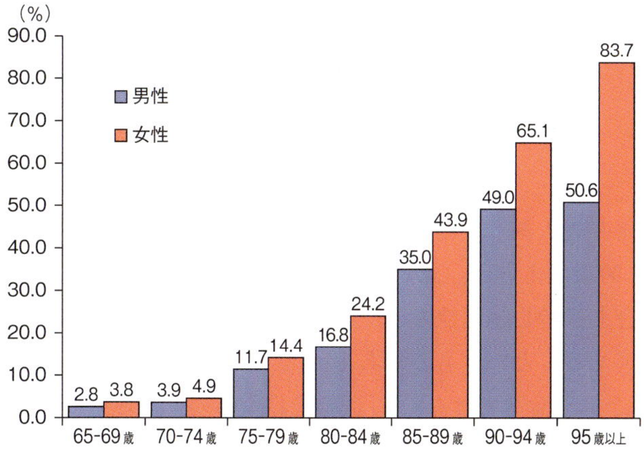

図11-5 年齢階級別の認知症有病率

資料　厚生労働科学研究費補助金　認知症対策総合研究事業「都市部における認知症有病率と認知症の生活機能障害への対応」(平成21～24年)総合研究報告書［研究代表者　朝田隆(筑波大学医学医療系)］

表11-4 認知症の予防(修正)可能な要因とその集団寄与危険割合

ライフステージ	要　因	集団寄与危険割合*
人生早期(45歳未満)	低学歴	7.1%
中年期(45～65歳)	聴力低下	8.2%
	頭部外傷	3.4%
	高血圧	1.9%
	過量飲酒	0.8%
	肥満(BMI30以上)	0.7%
老年期(65歳以上)	喫煙	5.2%
	うつ	3.9%
	社会的孤立	3.5%
	身体不活発	1.6%
	糖尿病	1.1%
	大気汚染	2.3%

* 要因どうしの重複を調整した，各要因の値．合計すると，認知症の39.7%が上記要因により生じる(言い換えれば，要因を除去することにより発症の予防・遅延が可能)と推定される．

［Lancet 2020；396：413-446を参考に作成］

1 認知症の原因

もっとも多いものはアルツハイマー型認知症で，脳の神経細胞にアミロイドβ蛋白質が蓄積して細胞が破壊されることで生じ，5年から10年かけて進行する．次に多いのは脳血管性認知症で，脳出血や脳梗塞などにより生じる．最近の調査では，認知症の約6割がアルツハイマー型，約2割が脳血管性である．

最近行われた文献レビューの結果，認知症の約40%が予防(修正)可能な要因によると報告されている(**表11-4**)．集団寄与危険割合とは，「一般集団における疾病頻度のうち，何%が各要因の曝露によるものか」を示したものである(➡44頁)．つまり，以下の要因すべてを除去することができれば，認知症の約4割は予防可能だということである．実際のところ，21世紀になってから認知症の年齢調整発生率が減少しているとの報告が欧米で相次いでおり，それは人々の高学歴化や喫煙率の低下，血圧コントロールの改善などによることが示唆されている．

2 認知症対策

政府は，2019（令和元）年に「認知症施策推進大綱」をとりまとめ，2025（令和7）年までの具体的な施策・目標を示した．「大綱」の基本的な考え方は，認知症の発症を遅らせ，認知症になっても希望を持って日常生活を過ごせる社会を目指し認知症の人や家族の視点を重視しながら「共生」と「予防」を車の両輪として施策を推進する，というものである．

なお「予防」とは，「認知症にならない」という意味ではなく，「認知症になるのを遅らせる」「認知症になっても進行を緩やかにする」という意味である．「共生」とは，認知症の人が尊厳と希望をもって認知症とともに生きることを意味している．

具体的な施策は，以下の5つである．

1）普及啓発・本人発信支援：認知症に関する理解の促進，相談先の周知，認知症の人本人がまとめた「認知症とともに生きる希望宣言」の展開など

2）予防：認知症予防に資する可能性のある活動の推進，予防に関するエビデンスの収集など

3）医療・ケア・介護サービス・介護者への支援：早期発見・早期対応・医療体制の整備，介護サービス基盤整備，介護者の負担軽減の推進など

4）認知症バリアフリーの推進・若年性認知症の人への支援・社会参加支援：バリアフリーの街づくりの推進，地域支援体制の強化，成年後見制度の利用促進など

5）研究開発・産業促進・国際展開

11-6 介護保険

1 高齢者福祉の基本的方向とあゆみ

1963（昭和38）年に制定された**老人福祉法**は，「老人は多年にわたり社会の進展に寄与してきた者として，敬愛され，かつ健全で安らかな生活を保障される」ことを原理として示している．

これに基づいて，長寿社会対策の指針となる「**長寿社会対策大綱**」が1986（昭和61）年に閣議決定された．1989（平成元）年には「**高齢者保健福祉推進10ヵ年戦略（ゴールドプラン）**」が策定され，介護サービス提供量の目標値が示された．1994（平成6）年には「**21世紀福祉ビジョン**」により，少子・高齢社会に対応した社会保障のあり方や，主要施策の基本的方向などが示された．

高齢者福祉の目指すところは，高齢者が健康で生きがいを持ち，安心して生涯を過ごせる社会を構築することである．そのため，高齢者が可能な限り住み慣れた自宅で安心して暮らし続けることができるよう在宅福祉サービスを拡充するとともに，自宅で生活を継続することがむずかしい高齢者が安心して住み替えられる場として施設福祉サービスの充実をはかることが重要である．

世帯構成の変化（➡321頁）は，家庭の介護にも影響を及ぼしている．2019（令和元）年「国民生活基礎調査」によると，65歳以上の要介護者を家庭で介護している同居者の59.7%が65歳以上であった．この割合は，2001（平成13）年の40.6%から約1.5倍に増えた．このように老人が老人を介護する「老老介護」や認知症の人が認知症の家族を介護する「認認介護」が増加し，双方にとって困難な状況が深刻化している．もはや家庭内で介護を完結させることは困難であり，社会全体で要介護高齢者を介護する必要が増してきた．そこで介護保険制度が創設された．

② 介護保険制度の趣旨と経緯

社会全体で介護を支える仕組みをつくり上げること，給付と負担に関する公正をはかること，そして保健・医療・福祉にわたる介護サービスを総合的に提供できることを目的として**介護保険制度**が発足した．**介護保険法**は，2000（平成12）年4月1日より施行された．

介護保険は介護サービスにかかわる給付と負担を行うための社会保険制度である．その保険者は市町村であり，被保険者は40歳以上の者である．なお被保険者は65歳以上の**第1号被保険者**と40歳以上65歳未満の**第2号被保険者**に分けられる．第1号被保険者の保険料は市町村ごとに設定されるが，第2号被保険者の保険料は全国一律である．

65歳以上で要介護・要支援状態と判断された者は原因にかかわらず，40歳以上65歳未満では初老期認知症や脳血管疾患，がん（回復の見込みがないと医師が判断したもの）など16の特定疾患のために要介護・要支援状態と判断された者が，介護保険によるサービスを利用できる．

2020（令和2）年度の介護保険給付の総額は10.7兆円で，前年度より2.5%増加した．介護保険認定者数は，制度発足から1年経過した2000（平成12）年度末時点の256万2千人から2020（令和2）年度末には682万人へ，この20年間で2.7倍になった（**図11-6**）．なお，厚生労働省「令和元年国民生活基礎調査」によると，介護が必要となった原因の第1位が認知症（17.6%）で脳血管疾患（16.1%），高齢による衰弱（12.8%）が続いている．

介護保険制度における申請からサービス利用までの過程を**図11-7**に示す．介護保険サービスの利用を申請した者は，市町村などに設置された**介護認定審査会**で要介護認定を受ける．認定では，介護サービスが必要かどうか，必要な場合は要支援1から要介護5までの7つのレベルのいずれかで（要介護認定等基準時間の長さとして）示される．なお，要支援とは，要介護状態となるおそれがあり日常生活に支援が必要な状態，要介護とは寝たきりや認知症で介護が必要な状態と定義される．次に，要介護度の判定レベルに応じて，利用者自らが利用すべきサービスとサービス提供事業者を選択しケアプラン（介護サービス計画書）を決定する．ケアプランは利用者本人も作成できるが，ケアマネジャー（介護支援専門員）が利用者本人や家族と話し合って作成することも多い．

介護保険における在宅の要介護者に対するサービスの内容を**表11-5**に示す．

訪問介護（**ホームヘルプサービス**）事業とは，訪問介護員（介護福祉士やホームヘルパー）などが要介護高齢者などの自宅を訪問して，身体介護サービスや家事援助サービスを行って日常生活を支援するものである．

短期入所生活介護（**ショートステイ**）とは，居宅で高齢者などを介護している者が，病気・出

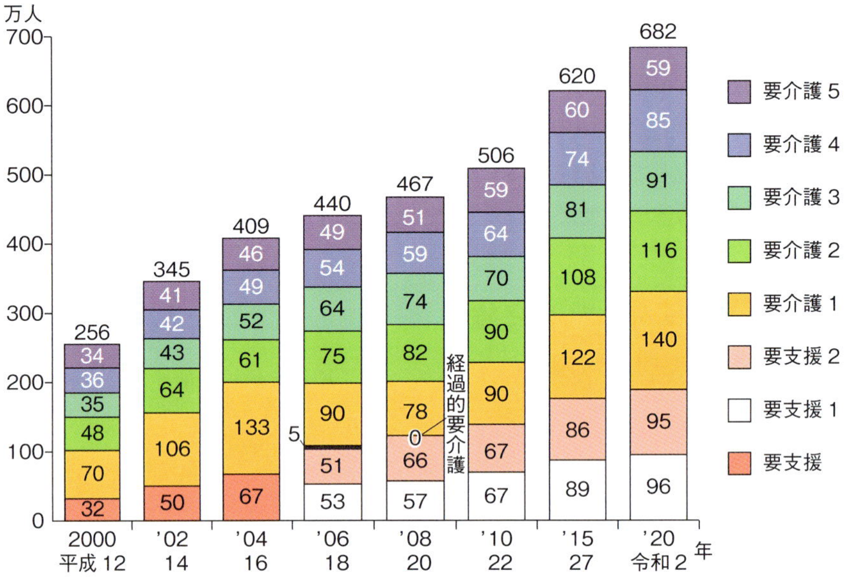

図 11-6 介護保険認定者数の推移

注) 各年度末. 2000〜2005 (平成 12〜17) 年の最下区分は「要支援」である.

資料　厚生労働省:「介護保険事業状況報告 (年報)」

産などまたは介護疲れ・旅行などの事情で介護が一時的に困難になった場合，要介護者を介護老人福祉施設（特別養護老人ホーム）などに短期間入所させるものである．これにより，介護者の負担の軽減をはかるとともに，要介護高齢者およびその家庭を支援することを目指している．

日帰り介護（**デイサービス**）とは，在宅の要介護高齢者などを日帰り介護施設（デイサービスセンター）などに通所させ，入浴，食事，日常生活動作訓練などを行うものである．

認知症対応型老人共同生活援助事業（**グループホーム**）とは，中程度の認知症高齢者で，家庭での介護が困難かつ身辺の自立ができている者を対象として，家庭的な環境の中で生活上の指導援助を行う．認知症の進行を穏やかにし，認知症老人の福祉を増進することが目的である．1つのホームの定員は5〜9人であり，利用者の個室と居間，食堂などの相互交流スペースがある．

施設サービスには，介護老人福祉施設，介護老人保健施設，介護療養型医療施設の3種類がある．その詳細を**表11-6**に記す．

3 介護予防の取り組み

介護保険制度は，要介護者への介護だけでなく，介護予防の取り組みも重視している．介護予防とは，要介護状態の発生を予防する（遅らせる）こと，すでに要介護状態となった者における重症化を予防することと定義される．

2006（平成18）年の制度改正により，要支援1・要支援2と認定された者には予防給付が，そし

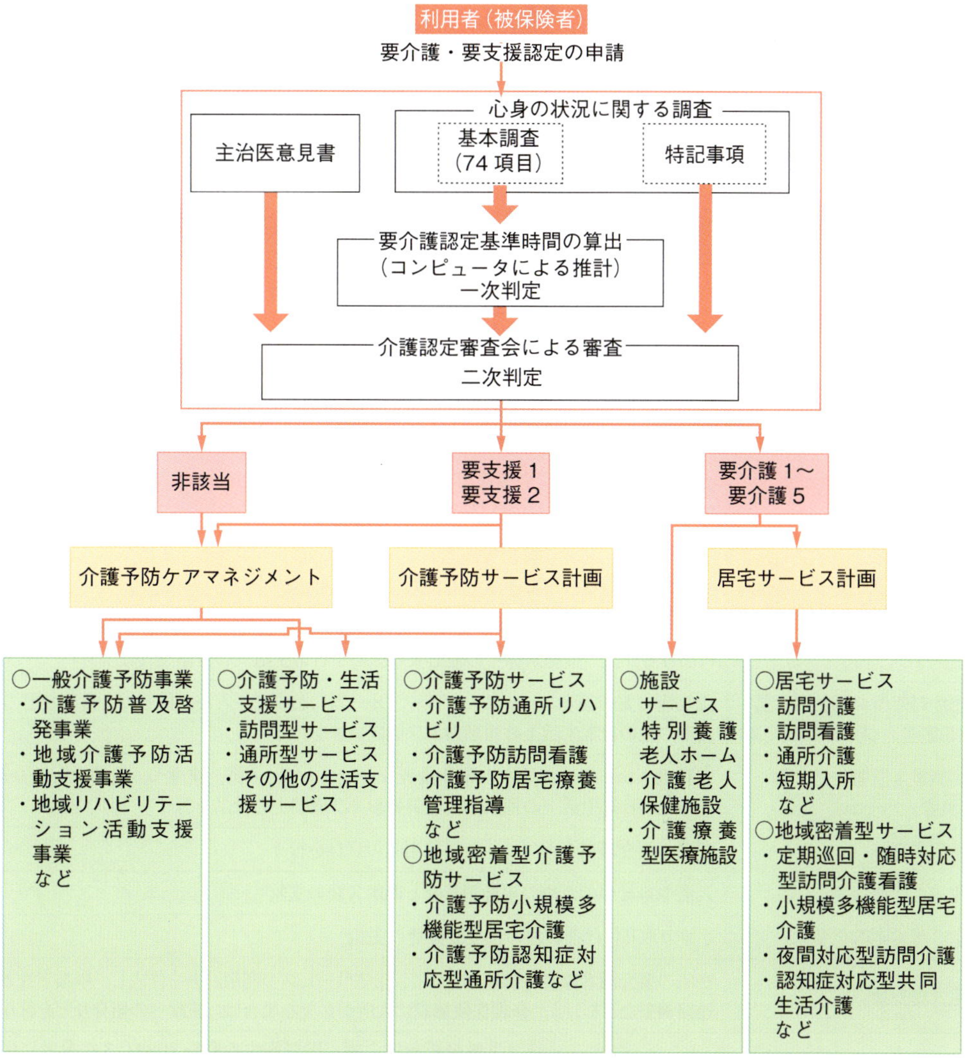

図11-7 ●介護保険制度における要介護認定と介護サービス計画の作成

資料　厚生労働省：「公的介護保険制度の現状と今後の役割」，2018.

て介護保険非該当の者にも地域支援事業の介護予防事業が行われることとなった．2015（平成27）年の制度改正により，要支援1・要支援2と認定された者に対する介護予防・生活支援サービス事業（訪問型・通所型サービス，配食や安否確認などの生活支援サービス）とすべての高齢者を対象とする一般介護予防事業（機能回復訓練などに加えて，高齢者が生きがい・役割を持って生活できる地域の実現）とを合わせた**総合事業**が始まった．なかでも，歩いて通える範囲で住民が運動をしたり，趣味を楽しんだりする「通いの場」が普及しており，2020（令和2）年度は高齢者の5.2%（約187万人）が参加した．

表11-5 介護保険制度における在宅の要介護者などへのサービス

サービスの種類	サービスの内容
訪問介護 (ホームヘルプサービス)	ホームヘルパーが居宅を訪問して，入浴，排せつ，食事などの介護，調理・洗濯・掃除などの家事，生活相談，助言など日常生活上の世話を行う
訪問入浴介護	入浴車などにより居宅を訪問して浴槽を提供して入浴の介護を行う
訪問看護	看護師などが居宅を訪問して療養上の世話や診療の補助を行う
訪問リハビリテーション	理学療法士または作業療法士が居宅を訪問して，心身の機能の維持回復をはかり，日常生活の自立を助けるためにリハビリテーションを行う
居宅療養管理指導	医師，歯科医師，薬剤師などが，通院が困難な要介護者などの居宅を訪問して，心身の状況や環境などを把握し，療養上の管理および指導を行う
通所介護 (デイサービス)	老人デイサービスセンターなどにおいて，入浴，排せつ，食事の介護，生活相談，助言，健康状態の確認など日常生活の世話および機能訓練を行う
通所リハビリテーション (デイ・ケア)	介護老人保健施設，介護医療院，病院または診療所において，心身の機能の維持回復をはかり，日常生活の自立を助けるために必要なリハビリテーションを行う
短期入所生活介護 (ショートステイ)	老人短期入所施設，特別養護老人ホームなどに短期間入所し，入浴，排せつ，食事などの介護その他の日常生活上の世話および機能訓練を行う
短期入所療養介護 (ショートステイ)	介護老人保健施設，介護療養型医療施設などに短期間入所し，看護，医学的管理下における介護，機能訓練その他必要な医療や日常生活上の世話を行う
認知症対応型共同生活介護 (認知症老人グループホーム)	認知症の要介護者について，グループホームにおいて，入浴，排せつ，食事などの介護その他の日常生活上の世話および機能訓練を行う
特定施設入所者生活介護 (有料老人ホーム)	有料老人ホームに入所中の要介護者などについて，入浴，排せつ，食事などの介護，その他の日常生活上の世話，機能訓練および療養上の世話を行う
福祉用具貸与	在宅の要介護者などについて福祉用具の貸与を行う
特定福祉用具販売	入浴や排せつのための福祉用具などの購入費の支給
居宅介護住宅改修費	手すり取り付けその他の住宅改修費の支給
居宅介護支援	在宅の要介護者などの依頼を受けて，居宅サービスの利用計画を作成し，事業者などと連絡調整などを行う．介護保険施設に入所が必要な場合は，施設への紹介などを行う

［厚生労働統計協会編：国民衛生の動向2022/23を参考に作成］

表11-6 介護保険制度における施設サービス

	介護老人福祉施設 (特別養護老人ホーム)	介護老人保健施設	介護医療院
対象者	要介護者(原則として要介護3以上) 定員：56.9万人	心身機能の維持回復をはかり，居宅生活を営めるようにするための支援を必要とする要介護者 定員：37.5万人	長期にわたり療養・医学的管理を必要とする要介護者 定員1.6万人

※定員はいずれも令和元年10月1日時点のものである．

11-7 地域包括ケアシステム

地域包括ケアシステムとは，高齢者が住み慣れた地域で自分らしい暮らしを人生最期まで続けることができるよう，住まい・医療・介護・予防・生活支援を地域のなかで一体的に提供するものである．地域包括ケアシステムの姿を**図11-8**に示す．

厚生労働省は，いわゆる団塊の世代（第二次世界大戦後のベビーブーム世代，約800万人）が75歳以上となる2025年を目途に，市町村や都道府県が，地域の特性に応じて地域包括ケアシステムを作り上げるよう求めている．システム構築に向けたプロセスでは，ニーズ調査や地域ケア会議を通じて地域における課題と資源を明らかにしたうえで，地域住民の参加も得ながら対応策を決めて実施に移していく必要がある．

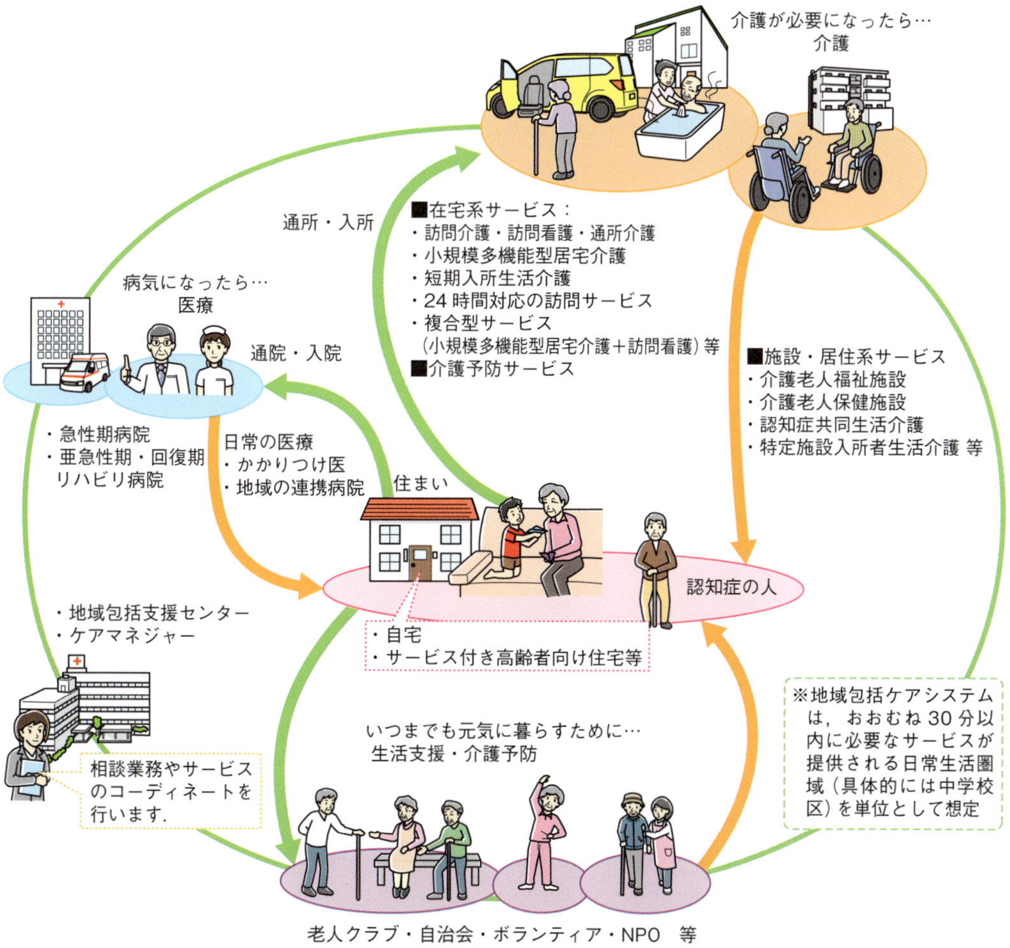

図11-8 地域包括ケアシステムの姿

［厚生労働省資料，https://www.mhlw.go.jp/seisakunitsuite/bunya/hukushi_kaigo/kaigo_koureisha/chiiki-houkatsu/dl/link1-4.pdf（2023年1月アクセス）より引用］

1 地域包括ケアシステムの構成要素

地域包括ケアシステムの中核となるのが**地域包括支援センター**である．これは市町村により設置されるもので，保健師・社会福祉士・主任介護支援専門員などのチーム・アプローチにより，権利擁護や地域の支援体制づくり，介護予防の支援などが行われる．

地域ケア会議は，多職種（自治体職員，地域包括支援センター職員，保健医療介護関連職種，民生委員など）の参加で運営される．多職種が協働して個別ケース（困難事例など）の課題解決をすることから相互のネットワークを構築し，さらに地域の課題・ニーズを把握して地域づくりや資源開発の具体的方法を検討し，それらをもとに地域の実状に合った地域包括ケアシステムのあり方を提言する．

疾病を抱えたり要介護状態になったりしても，自宅などの生活の場で暮らし続けるには，地域のなかで医療と介護の関係機関が連携して，包括的かつ継続的に在宅医療と介護を提供することが必要である．訪問看護ステーションは，他職種と連携し，患者の自宅で看護ケアを提供することを通じて患者の療養生活のサポートと自立に向けた支援を行っており，現在全国で14,304ヵ所［2022（令和4）年4月時点］が稼動している．なお，**図11-8**の「住まい」の中のサービス付き高齢者向け住宅（サ高住）とは，高齢者住まい法の基準により，高齢者が居住するバリアフリー住宅であり，生活支援サービスや介護医療と連携したサービスを受けられる．国土交通省によると2022（令和4）年7月末で8,112棟，27.7万戸が登録されている．

在宅生活を続けるには，日常的な生活支援（配食・見守りなど）サービスが必要となる．そのさいは，行政だけでなく，NPO，ボランティア，民間企業などの多様な事業主体の参加，さらには元気な高齢者が生活支援の担い手として活躍することが望ましい．

ミニ・レポートの課題

1. 高齢者をめぐる世帯状況の変化について要約し，それらの変化が介護に対するニーズにどのような影響を及ぼしているか述べてみよう．
2. サクセスフル・エイジングを促進する要因を調べて，それをもとに高齢者の健康づくりのあり方について述べてみよう．
3. 生活習慣病が医療費にどれほどの影響を及ぼしているかを調べて，疾病予防の医療費に対する効果について述べてみよう．
4. 健康寿命を延ばす方法を調べて，それが現在行われている生活習慣病予防・介護予防対策とどのように関連しているかについて述べてみよう．
5. 特定健康診査やがん検診の受診率をさらに上げるための方策について述べてみよう．
6. 介護保険認定者における要介護の原因疾患を調べて，介護予防のあり方について提言してみよう．
7. 認知症施設推進大綱で掲げられている「認知症との共生」とは具体的にどのようなものか，考えてみよう．
8. 高齢者の歯と口腔の問題について，述べてみよう．
9. 高齢者の口腔ケアがどのようなことに役立つか，考察してみよう．
10. 高齢者の歯と口腔の健康を支える制度について，述べてみよう．
11. 80歳代の一人暮し男性［糖尿病の治療中，軽度認知障害（MCI）あり］に対して地域包括ケアシステムの構成メンバーは，それぞれどのような支援を行うことができるのか考えてみよう．

Chapter

12 精神保健

21世紀は「こころの時代」といわれる．現在，メンタルヘルスのニーズは高まる一方である．その原因をさまざまな角度から理解するとともに，多様な精神疾患について正しい知識を得よう．そして精神疾患への差別・偏見をなくしていくことの重要性を理解しよう．精神保健福祉活動（メンタルヘルスケア）の現状を理解し，今後さらに何が求められているか考えてみよう．

12-1 精神保健と心の働きの理解

① ひろがる精神保健の課題

統合失調症を中心とした慢性精神障害を持つ者の社会復帰の支援は，歴史的にも現在も，地域の精神保健福祉の重要課題である．しかし今日の精神保健の課題は，大きく広がりつつある．例えば，自殺やうつ病の対策を含む国民の心の健康づくり，職場のメンタルヘルス対策の普及・推進や，産後うつ病に代表される周産期のメンタルヘルスも大きな課題となっている．しばしば社会問題となるアルコールや薬物使用の問題も，精神保健の課題の1つである．思春期・青年期では，発達障害，幼児・児童虐待，学校でのいじめ，社会的ひきこもりなど多様な精神保健上の課題がある．高齢者では，認知症の予防とケア，ひきこもり防止，生きがい対策などが課題となっている．また，東日本大震災など大きな災害の被災者に心的外傷後ストレス障害などの精神疾患や精神症状が高頻度にみられることから，災害精神保健も最近の大きな課題となっている．さらに循環器疾患やエイズなどの身体疾患を持つ者では精神疾患の罹患率が高く，また精神疾患を合併することでこうした身体疾患の予後が悪くなることから，身体疾患患者の精神保健も重要である．コロナ禍のメンタルヘルスへの影響や，新型コロナウイルス罹患後の精神症状も最近の話題となっている．

② 心の働きの理解

ⓐ 心の働きと脳

心の働きの主要な活動は大脳で行われている．大脳は，表面からみえる前頭葉，側頭葉，頭頂葉，後頭葉の4つの部位と，辺縁系（視床や大脳基底核など）から構成されている．これらの部位はそれぞれ異なった精神活動を担当している．とくに前頭葉の前頭前野は，意欲，学習，短期記憶などの機能を担当している．一方，感情は，辺縁系（とくに扁桃核）が担当しているが，前頭葉もまた感情をコントロールする役割を果たしている．こうした大脳内の各部位は神経細胞によるネットワークで連結されている．神経細胞は次の神経細胞に信号をわたすために，神経細胞の末端にあるシナプスで，セロトニンなどの神経伝達物質 neuro-transmitterを分泌し，これが次の細胞の表面にある受容体 receptorに到達すると，次の細胞に電気信号が発生する仕組みになっている．何かの理由で神経伝達物質が減少したり，受容体の感度が低下した場合には信号伝達がうまくいかなくなり，精神活動に障害が発生する．例えば，前頭前野から辺縁系への信号の伝達が阻害されることが，うつ病発症のメカニズムの1つと考えられている．

一方，心理社会的なストレスは，視床下部といわれる場所を介して，自律神経系の活性化あるいは視床下部-下垂体-副腎系を経由したストレスホルモンの分泌を通じて，血圧や心拍の増加，血糖値の上昇，免疫機能の変化などの生理学的な変化を末梢で生じる．この変化が長期にわたって持続すると循環器疾患などの身体疾患の発症につながる．さらにこうして末梢で生じた，コルチゾールや免疫の変化は脳に対してフィードバックループを形成しており，脳機能を変化させることがわかってきた．このように，心の働きは，脳と身体とが構成する大きなネットワークによって生成されている（**図12-1**）．

3 心の健康の心理学的メカニズム

心の働きが脳科学によって解明されるに従い，心の健康についても脳科学からの研究が進みつつある．しかしなお，心の健康のメカニズムは心理学の用語で語られることが多い．

ⓐ ストレッサーとストレス反応 stressor & stress reaction

ストレスとは，ストレッサーとストレス反応からなるもので，日常的にはプレッシャーや脅威として体験される心の現象である．もともとストレスは工学領域で外圧による「ひずみ」のことをさしていたが，これをセリエ H. Selye (1936) が医学の領域から，「外界からのさまざまな刺激に対する生体の共通した（非特異的な）反応」と位置づけた．就職，死別，事故などさまざまな生活上の出来事 life eventsや日常的な困難などの，すなわち心理社会的なストレッサーによって，いらいらや不安などの心理的な，あるいは動悸，血圧上昇などの生理的なストレス反応が共通に生じる．とくに，暴力や事故などのような衝撃的で重度なトラウマティック・ストレス traumatic stressによって，長期的な影響が持続することが知られている．虐待に代表されるような逆境的小児期体験（ACEs, Adverse Childhood Experiences）は，メンタルヘルスへの影響はもちろんのこと，不健康な行動（喫煙など）や身体疾患の発症にも無視できない影響を与えることが分かっている．

ⓑ 心の健康と心理的資源 psychological resources

こうしたストレッサーによりどの程度の反応が生じるかについては個人差が大きい．ストレッサーを個人が認知・評価するやり方，および対処の仕方によって，最終的にストレス反応が決定

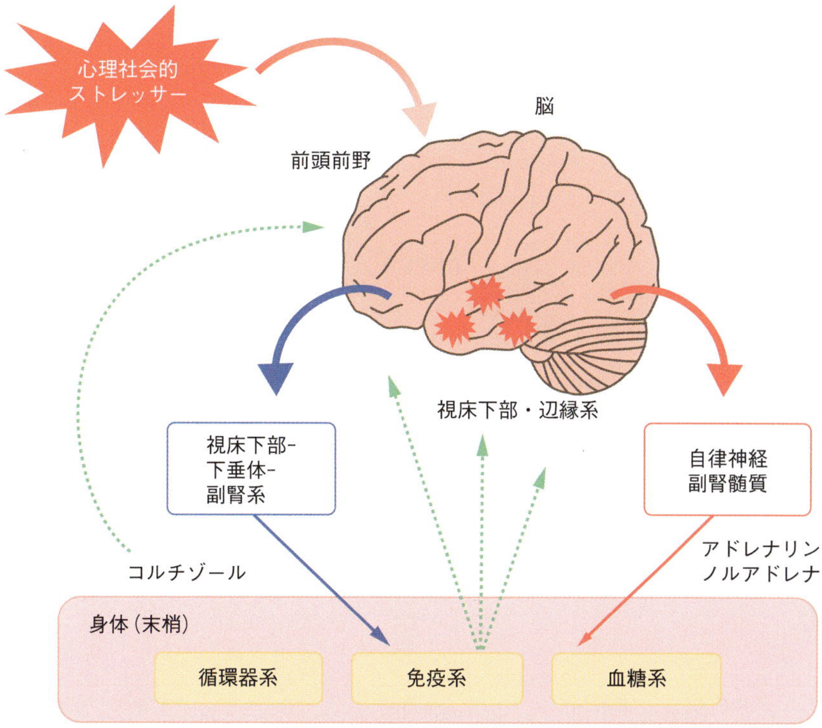

図12-1 心の働きを生じる脳と身体のシステムの模式図

心理社会的なストレッサーが脳に影響し，脳における反応は視床下部・辺縁系を介して末梢の生理学的変化に影響する．一方で末梢に生じた変化は脳にフィードバックをかけている．脳と身体のネットワークにより心の働きが形成されていると考えられている．

されると考えられている．自尊心や，さまざまな問題に対してうまく対処できるという感覚（**自己効力感**）が高かったりすると，ストレッサーの脅威は低く認知・評価される．一方，対処行動は問題焦点型と情動焦点型に大別される．一般的には問題焦点型対処行動のほうが，情動焦点型対処行動（とくに回避的な対処行動）よりもうまくストレスに対処できる．しかし必要な種類の対処行動のレパートリーを持ち，これを状況に合わせてうまく使用できることが効果的な対処行動と考えられている．自尊心や自己効力感，さらに適切な対処行動は，心の健康の保持・増進のための心理的資源である．

こうした心理的資源の背景要因に，**パーソナリティ**がある．「神経症傾向」は，自尊心の低さ，情緒不安定さ，不安感，強迫性，罪悪感などを特徴とするパーソナリティであり，うつ病の危険因子の1つとして知られている．「タイプA行動パターン type A behavior pattern」は，曖昧な目標を達成するために，常に時間の切迫を感じながら懸命に努力し，他人との競争心や攻撃性を持ちやすい行動パターンであり，虚血性心疾患の危険因子の1つである．一方，心の健康の保持や回復に有効なパーソナリティや行動特性もある．「レジリエンス resilience」は，精神的回復力，抵抗力，復元力とも訳される自発的治癒力の概念であり，精神障害を予防する抵抗力を意味する

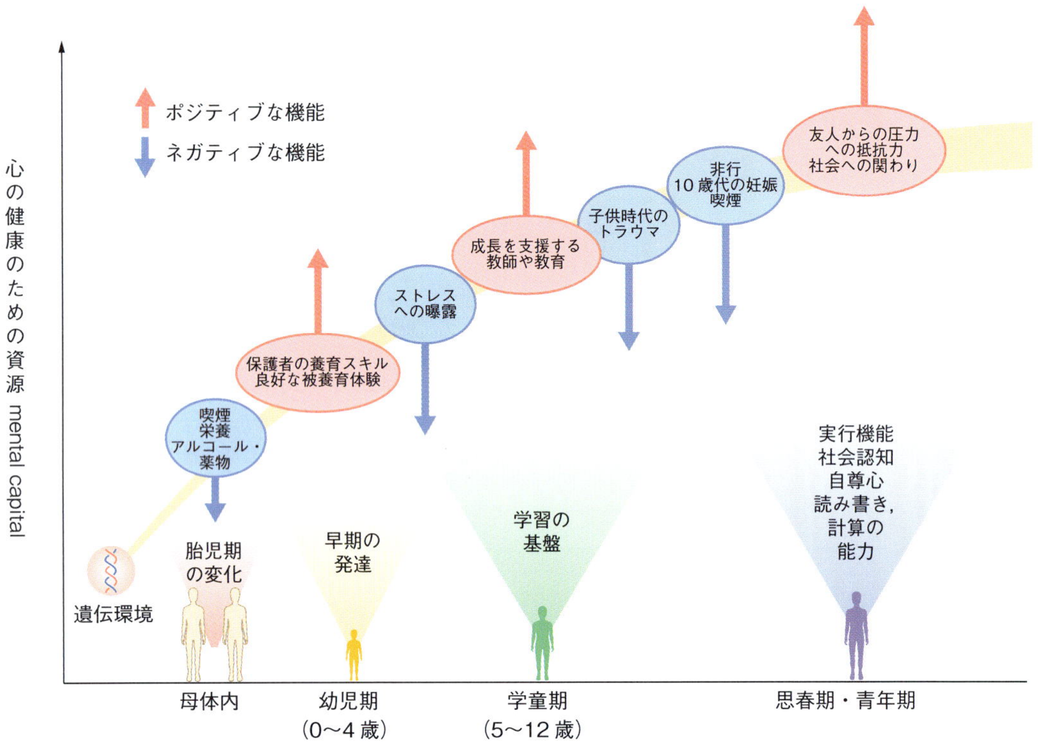

図12-2 ライフコースを通じた心の健康の形成
幼児期，学童期，思春期・青年期などのライフコースの各段階でストレッサーと遭遇し，また心理的資源や社会環境からの支援を獲得して，成長していく．

［Beddington J et al.: Nature 2008; 455: 1057-60. の思春期・青年期以前の部分から作図］

ライフコースからみたメンタルヘルスの重要性

ライフコースアプローチとは，胎児期，学童期，思春期・青年期，およびその後の成人期における物理的・社会的曝露による成人疾病リスクへの長期的影響に関する学問と定義される．人はライフコースの各段階で，その段階ごとに特徴的なストレッサーや不利な環境に遭遇し，同時に心理的資源や社会環境からの支援などを獲得し，**心の健康のための資源** mental capital を低下または成長させていく（**図12-2**）．青年期までに曝露されたストレッサーの長期的影響と，心の健康のための資源とはライフコースを通じて蓄積され，その後の精神健康および身体健康に影響を与えると考えられている．例えば学童期における逆境的小児期体験（adverse childhood experiences，ACEs）は，成人後のうつ病などの精神疾患の発症リスクや，さまざまな身体疾患の発症リスクを増加させることが知られている．一方，ライフコースを通して形成されるレジリエンスは，成人後の生活や職業におけるストレッサーの心身への悪影響を緩和する．このようにライフコースアプローチは心の健康の保持・増進，および身体健康を考える上でも重要な観点である．

概念として注目されている．「首尾一貫感覚 SOC, sense of coherence」は，状況を予測可能なものととらえる能力，困難な状況をやってのけることができると感じる能力，日々の出来事や直面した出来事に意味を見いだせる能力からなる概念であり，ストレスに曝されながらも健康を保っていられる要因と考えられている．

ⓒ 心の健康と社会環境 social environment

人間は学校，職場，地域などの社会集団の中で生きており，他者との出会いや交流を日常的に行っている．集団のメンバーは，困難や苦しみが生じた場合に同じ集団のメンバーから手助けやアドバイスを受けることができる．これを社会的支援 social support という．社会的支援は，例えば家族，友人，職場の上司，同僚などから提供される．社会的支援は，ストレッサーの影響を緩和する効果を持ち，心の健康の保持・増進に重要な役割を果たす．また近年，地域の信頼や助け合いといった地域のきずな（社会関係資本 social capital またはソーシャル・キャピタルと呼ばれる）が，そこに住む人々の心身の健康の保持・増進によい効果を持つことが知られるようになってきた．

12-2 精神の健康とは

精神保健は，人々の精神健康を実現しようとする活動である．ここでは，精神の健康の考え方について整理しておく．

① 精神障害 mental disorder

心の病気あるいはこれによる障害をあらわす言葉として精神障害（精神疾患とほぼ同義）がある．精神障害は精神の病的状態あるいは平均から偏った精神状態のために，職業・家庭・社会生活に支障が生じた状態をいう．精神障害には，気分，思考，行動，人格などのさまざまな障害が含まれる．精神保健には，精神障害に罹患しないこと（一次予防），罹患しても早く気づき回復すること（二次予防），また精神障害による社会生活上の機能障害を最小限にとどめること（三次予防）が含まれる．

② 良好な状態としての精神健康 mental health

WHO［1946（昭和21）］は，健康とは単なる疾病や障害がないことだけではなく，身体的，精神的，社会的に良好な状態 well-being であると定義している．精神健康は，健康を構成する3つの側面の1つである．精神障害がない状態であっても，人々は日常的に不安や抑うつなどの精神的な不調感を感じながら生きている．この定義からは，単に精神障害がないだけでなく，精神的な不調感のないこと，自尊心が損なわれていないことなど，より前向きな心の状態が精神健康とみなされる．

③ 生活の質QOL, quality of lifeとしての精神健康

マズロウ A. Maslowは，自分自身の目標に向かって自分の可能性を十分に発揮していること，自分自身の人生に深い満足感を得ていることを，自己実現というヒトの高次の欲求として重要とした．WHO［1992（平成4）］は，QOLを「個人が生活する文化や価値観のなかで，目的や期待，基準および関心にかかわる，自分自身の人生の状況についての認識である」と定義し，その構成領域を6つ（身体的側面，心理的側面，自立レベル，社会的関係，生活環境，精神面・宗教・信念）に分けている．自己実現やQOLなど，こうした統合された人間の総体としての存在を精神健康とみる立場もある．たとえ重度の精神障害を持っていたとしても，個人の可能性を十分に発揮して自己実現に向けて努力することもできる．こうした視点は「**リカバリー** recovery」と呼ばれ，慢性精神障害者への精神保健サービスのあり方にも影響を与えている．

12-3 精神障害の分類と疫学

① 精神障害の診断と分類

精神障害の診断分類は，主に，**国際疾病分類第10版**（**ICD-10**）［WHO，1992（平成4）］および**精神疾患の診断と統計のための手引き第5版**（**DSM-5**）診断基準［米国精神医学会，2013（平成25）］によって行われている．厚生労働省の統計にはICD-10が使用される．ICD-10による精神障害の分類を**表12-1**に示した．これらの診断分類は，**操作的診断基準**と呼ばれ，期間と症状数により診断を行う方式が採用されている．なお，2022（令和4）年にICD-11が発効され，今後は公的統計にも適用されていく予定である．

わが国では**伝統診断**（古典的臨床診断，従来診断とも呼ぶ）も日常診療の一部で使用されている．伝統診断では，**内因性精神病**（外部環境の影響なしに病的過程が起きるもの，統合失調症，躁うつ病など），**外因性精神病**（身体的外因による精神障害，器質性精神病など），**心因性精神障害**（心理・社会的環境要因が原因となるもの，心因反応や神経症）に精神障害を区分している．

表12-1 国際疾病分類（ICD-10）（WHO，1992）による精神障害の診断分類

F0	症状性を含む器質性精神障害
F1	精神作用物質による精神および行動の障害
F2	統合失調症，統合失調症型障害および妄想性障害
F3	気分（感情）障害
F4	神経症性障害，ストレス関連障害および身体表現性障害
F5	生理的障害および身体的要因に関連した行動症候群
F6	成人の人格および行動の障害
F7	精神遅滞
F8	心理的発達の障害
F9	小児期および青年期に通常発症する行動および情緒の障害

表12-2 2020(令和2)年患者調査による精神障害患者数 (単位千人)

ICD-10診断基準	総患者数*(通院間隔考慮推計)	入院患者数(調査日のみ)	外来患者数(調査日のみ)
血管性および詳細不明の認知症	211	25.3	13.8
アルコール使用(飲酒)による精神および行動の障害	60	10.5	3.9
その他の精神作用性物質による精神および行動の障害	88	1.0	2.1
統合失調症, 統合失調症型障害および妄想性障害	880	143.0	50.0
気分[感情]障害(躁うつ病を含む)	1,721	28.0	91.4
神経症性障害, ストレス関連障害, 身体表現性障害	1,243	5.8	62.5
知的障害(精神遅滞)	91	6.8	4.5
その他の精神および行動の障害	805	16.2	38.5
ICD-10精神および行動の障害の合計	5,025	236.6	266.6
アルツハイマー病	794	50.6	45.4
てんかん	420	7.1	12.9
精神障害の合計(精神および行動の障害から知的障害を除き, アルツハイマー病とてんかんを加えたもの)	6,148	287.5	320.4

*推計を行っているため, 疾患別の患者数合計は合計患者数と一致しない.

なお, わが国では精神的な病気の呼称に, 精神障害および精神疾患の2つが混在して使用されている. 一般には, 精神障害のうち, 治療の対象になる疾患を精神疾患と呼んでいる. しかし精神保健福祉法では, 精神障害者の定義を「統合失調症, 中毒性精神病, 精神薄弱, 精神病質その他の精神疾患を有する者」としており, 2つの呼び方は同義と位置づけられている. 当事者の視点から, 精神障害を「精神障がい」と表記する場合もある.

2 精神障害の患者数

わが国では厚生労働省患者調査により3年に一度, 精神障害の患者数が推計されている. 2020(令和2)年の患者調査では, 入院, 外来を合わせた精神および行動障害の総患者数は502.5万人であった(**表12-2**). この患者数は日本人口の約4.0%に相当し, わが国の国民の約25人に1人が精神障害で治療を受けていることになる. 従来の区分と合わせるためにてんかん, アルツハイマー病を含め, 知的障害を除いた場合には, 精神障害の総患者数は614.8万人と推計されている.

患者調査による1日患者数をもとにした疾病分類別の受療率(人口10万対)では, 精神障害の入院受療率は循環器疾患の受療率よりも高い(**図12-3**). 精神障害による入院受療率は近年減少の傾向にある. 例えば, 統合失調症の入院患者数は1999(平成11)年の21.5万人から2020(令和2)年の14.3万人へと減少している. 一方, 精神障害の外来受療率は増加の傾向にある. とくに気分障害の総患者数は, 1999(平成11)年の44.1万人から2020(令和2)年の172.1万人へと増加が著しい.

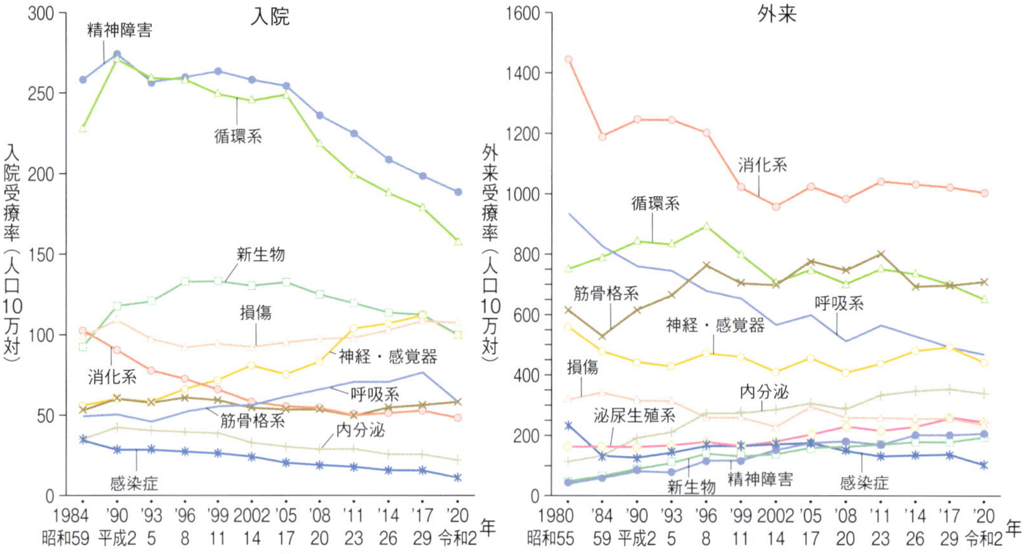

図12-3 疾病分類（抜粋）別にみた受療率（人口10万対）の年次推移

注）調査日1日の患者数を人口で除した数字であることに注意すること．

資料　厚生労働省：「患者調査」

③ 地域住民における精神障害の頻度

精神障害の頻度は高いが，医療を受ける者の割合は少ないことが地域疫学研究から明らかになっている．わが国の一般住民における疫学調査に基づき，気分障害，不安障害，物質使用障害などの12ヵ月有病率（過去12ヵ月間に経験した者の割合）および生涯有病率（これまでの生涯に経験した者の割合）を**表12-3**に示す．過去12ヵ月間には一般住民の約6%が何らかの精神障害を経験しており，とくに大うつ病性障害（うつ病）やアルコール乱用・依存の頻度が高い．

12-4 主な精神疾患と精神保健の課題

① うつ病

うつ病は，2週間以上持続するゆううつな気分，または興味や関心の減退に加えて，食欲の変化，睡眠の変化，易疲労性，集中力の低下，自責感，自殺念慮などの関連した症状が同時に出現する精神障害である．わが国では，うつ病の12ヵ月有病率は2%，生涯有病率は6～7%である．うつ病は多要因による疾患であるが，トラウマティック・ストレス，生活上の出来事や困難，社会的支援の低さなどがその発症に関係すると考えられている．薬物治療や精神療法によりうつ病は平均6ヵ月程度でおおむね半数が回復するが，再発も多いことが知られている．

表12-3 わが国の一般地域住民における精神障害の有病率(%):世界精神保健日本調査セカンド［2013〜2015(平成25〜27)年］

	DSM-Ⅳ診断	生涯有病率(%)	12ヵ月有病率(%)
不安障害	パニック障害	0.6	0.4
	全般性不安障害	1.6	0.6
	社交不安障害(社会恐怖)	1.8	1.0
	パニック障害の既往のない広場恐怖	0.4	0.2
	心的外傷後ストレス障害(PTSD)	0.5	0.2
気分障害	大うつ病性障害	5.7	2.7
	気分変調性障害	0.7	0.3
	双極Ⅰ-Ⅱ型障害	0.4	0.2
物質使用障害	アルコール乱用または依存	15.0	1.1
	薬物乱用または依存	0.4	0.0

② 双極性障害

双極性障害は，うつ状態と躁状態を繰り返す慢性の精神疾患である．躁状態は程度によって2つに分類され，家庭や仕事に重大な支障をきたすほどの激しい状態が「躁状態」，気分が高揚するなど普段とは明らかに異なる状態ではあるものの本人も周囲の人もそれほど困らない程度の状態が「軽躁状態」とされる．そして，うつ状態に加えて躁状態が起こる双極性障害を「双極Ⅰ型障害」，うつ状態に加えて軽躁状態が起こる双極性障害を「双極Ⅱ型障害」と呼ぶ．

双極性障害の原因はまだ解明されていないものの，うつ病よりは遺伝負因も含めた生物学的な要因が大きい疾患と考えられている．ストレスは発症の要因とは考えられていないが，ストレスが誘因や悪化の要因になることは少なくない．

③ 統合失調症

統合失調症は，急性期には，妄想，幻覚(とくに幻聴)，脈絡のない解体した会話，つじつまが合わない奇妙な緊張病性の行動などの「陽性症状」が，また慢性期に移行した後は，感情の平板化，思考の貧困，意欲の欠如などの「陰性症状」があらわれる精神障害である．統合失調症も双極性障害と同じく生物学的な要因が大きく，特に周産期から小児期に生じる大脳の神経回路形成異常がその基盤にあると考えられているが，思春期・成人早期において心理社会的ストレスを契機に顕在化することが多い．脳の生物学的な脆弱性と心理社会的ストレスとの相互作用によって生じる疾患である．

④ 心的外傷後ストレス障害

心的外傷後ストレス障害 PTSD, posttraumatic stress disorderは，災害，事故，犯罪など，危うく死ぬまたは重傷を負うようなトラウマティック・ストレスを経験した者，あるいは他人の生命の危機を経験，目撃した者に生じる精神障害である．再体験［出来事についての苦痛な反復，出来事についての苦痛な夢，体験を再体験すること（フラッシュバック）など］，持続的回避（関連した思考を回避しようとする努力，関連した活動や状況を回避しようとする努力など），認知と気分の陰性の変化（自分自身や他者，世界に対する過剰に否定的な信念など），覚醒亢進（睡眠障害，易刺激性あるいは怒りの爆発，過剰な驚愕反応など）の症状が1ヵ月以上持続することを特徴とする．PTSDは扁桃体を中心とした情動記憶の複雑なメカニズムによって発症すると考えられている．そのメカニズムの1つは，恐怖記憶が脳内でうまく統合・処理されないことによると推測されている．

5 発達障害

発達障害は，行動や情緒の発達に遅れがみられる疾患であり，子ども時代にかけて顕在化することが多い．親のしつけや教育の問題ではなく，脳機能の障害によるものである．発達障害は多様であり，また複数の障害が重なってあらわれることもある．発達障害のうち**自閉症スペクトラム症/自閉症スペクトラム障害**ASD，Autism Spectrum Disorderは，とくにコミュニケーション能力や社会性に関連した障害を持つ疾患であり，自閉症，アスペルガーAsperger症候群のほか，小児期崩壊性障害，特定不能の広汎性発達障害を含む．このうち**アスペルガー症候群**は，幼児期に言葉の発達の遅れがない広い意味での自閉症の1つで，①対人関係・コミュニケーションの障害，②行動・興味・活動の偏りを特徴とする．**注意欠如・多動症**（ADHD）は，①不注意，②多動・多弁，③衝動的な行動を特徴とする疾患であり，通常7歳以前にあらわれる．**学習障害**は，全般的な知的発達に遅れはないのに，聞く，話す，読む，書く，計算する，推論するなどの特定の能力を学んだり，行ったりすることに著しい困難を示す疾患である．

6 依存症

ある物質を使用したいという強い欲望，コントロール障害（やめよう，または減らしたいと思うができないなど），耐性の増加（同量のアルコールを飲んでも，効果が弱くなるなど），関連する行動の障害（アルコールを使うことで頭がいっぱいになっているなど）などが1ヵ月以上続く状態をその物質の「**依存症**」という（DSM-5診断基準ではこれと「有害な使用」とを合わせて「使用障害」としている）．長期間アルコールを使った結果，この状態になったのが**アルコール依存**である．わが国の総患者数は6.0万人であるが［2020（令和2）年患者調査］，地域調査では約82万人（男性の2%，女性の0.1%）いるとされる．アルコール依存は，治療によりいったんアルコールを止めることができても再発しやすく，慢性的な経過をとる．身体疾患や自殺による死亡や，失業，離婚など社会生活の問題につながることが多い．

薬物依存は，麻薬や覚醒剤などの依存性のある薬物に対して，依存症候群になった状態である．わが国の総患者数は2.6万人であるが［2020（令和2）年患者調査］，**違法薬物**を使った経験がある者は日本全国で約276万人にのぼる．正確な有病者数は不明である．薬物依存の治療を推進するために，2016(平成28)年から刑法の改正などによる薬物使用などの罪を犯した者に対する刑の一部執行猶予制度が施行されている．類似した構造や作用を持つ危険ドラッグに起因する死傷事件・事故が相次いだことから，その規制や対策が進められている．

病的賭博(いわゆる，ギャンブル依存症)は，賭博を繰り返し，そのために日常生活に支障が生じているにもかかわらず賭博を続け，自分の意志では止められなくなり，賭博のことが頭から離れなくなる状態である(以上，ICD-10，DSM-5では「ギャンブル障害」と呼ぶ)．カジノを含む統合型リゾート(IR)法が2016(平成28)年に成立したことから，ギャンブル等依存症患者の実態把握，相談体制・医療体制の強化などが進められている．

ゲーム症(ゲーム障害)は，ゲームをすることに対する制御が障害され，他の趣味や日常的な活動よりもゲームに没頭することへの優先順位が高まり，否定的な結果が生じているにもかかわらず，ゲームの使用が持続，またはエスカレートする状態である．ICD-11において，正式な診断として定義された(DSM-5ではまだ正式な診断となっていないが「今後の研究のための病態」として取りあげられている)．

12-5 精神保健福祉活動

1 精神障害者の治療と社会復帰

ⓐ 精神障害者に対する保健医療福祉のあゆみ

1) 入院中心医療から地域でのケアに向けて

精神障害者に対する最初の全国的な規定は，1900(明治33)年の「精神病者監護法」である．この法律においては，精神病者の監護の義務を家族が負うとして，私宅監置《かんち》を認めており，多数の精神障害者が治療を受けないまま座敷牢に入れられ，医療の点からみるときわめて不備なものであった．1919(大正8)年に精神障害者の医療を行う場としての精神病院の設置や，精神病院に対する国の助成などを定めた「精神病院法」が制定された．しかし，公立精神病院の設置は進まず，相変わらず私宅監置が続けられていた．1950(昭和25)年に「精神衛生法」が制定され，「精神病者監護法」および「精神病院法」は廃止されて，私宅監置も禁止された．精神衛生法により都道府県に精神病院の設置が義務づけられ，精神障害者は医療を受けられるようになった．しかし一方で，補助金によって私立精神病院の設置を奨励したこと，また措置入院患者の入院医療費の公的負担が引き上げられたことにより措置入院患者が増え，私立精神病院の病床数が増加した．そのため閉鎖性，拘束性の強い入院治療が精神科医療の中心となるという結果をまねいた．

1980年代に入り，精神障害者の人権と社会復帰が重視されるようになった．1987(昭和62)年，精神障害者の人権擁護と社会復帰の促進を柱に「精神衛生法」は「精神保健法」と改正された．

2) 精神障害者を「障害者」として位置づける動き

1993(平成5)年の「障害者基本法」で障害者に精神障害者が含まれることが明記され，以来障害者福祉の観点からの施策が推進された．さらに1995（平成7）年には，「自立と社会参加の促進のための援助」という福祉の要素を位置づけ，従来の保健医療施策に加え，精神障害者の社会復帰などのための福祉施策の充実を目的として「精神保健法」は「**精神保健及び精神障害福祉に関する法律**」（略称「**精神保健福祉法**」）に改正された．1999（平成11）年には精神保健福祉法が改正され，患者の病院への移送制度，自傷他害の防止への家族の義務の撤廃など保護の必要な精神障害者への社会的責任の重視とともに，身近な福祉サービスの利用に関する相談や申請などにおいて市町村の役割が重要視されるようになった．また**精神障害者地域生活支援センター**や，ホームヘルプ・ショートステイなどの福祉サービスが法定化された．1995（平成7）年からは精神障害者保健福祉手帳制度が開始された．1997（平成9）年から法制化された**精神保健福祉士**は，精神障害者に対する保健福祉サービスの選択，日常生活の相談，日常生活技能の訓練などの相談，助言，指導を行う．原則として4年制大学で定められた科目を修得している者が精神保健福祉士試験に合格すると資格を取得することができる．2022（令和4）年3月末時点で97,339人が登録され，精神病院や社会復帰施設で働いている．

2005（平成17）年には，**障害者自立支援法**が成立し，翌年から精神障害に対する福祉サービスは，身体障害，知的障害に対する福祉サービスと一元化された．また精神科通院医療費の公費負担も自立支援医療制度へ移行した．これに伴う同年の精神保健福祉法改正では，精神医療審査会の委員構成の基準の緩和，改善命令などに従わない精神病院に関する公表制度などの導入，また「精神分裂病」から「統合失調症」への呼称の変更が行われた．

2012（平成24）年に障害者自立支援法は廃止され，「**障害者の日常生活及び社会生活を総合的に支援するための法律**」（**障害者総合支援法**）が成立した（施行は翌年）．障害者総合支援法では，「自立」の代わりに，「基本的人権を享有する個人としての尊厳」を明記している．また障害福祉サービスにかかわる給付に加え，地域生活支援事業による支援を明記した．精神障害の特徴を反映した障害程度区分から障害支援区分への見直し，重度訪問介護の対象を精神障害に拡大すること，共同生活介護（ケアホーム）を共同生活援助（グループホーム）に統合すること，地域移行支援の対象拡大，地域生活支援事業の追加などが盛り込まれている．

3)「精神保健医療福祉の改革ビジョン」に基づく施策の展開

2004（平成16）年には，厚生労働省による「**精神保健医療福祉の改革ビジョン**」が策定され，「入院医療中心から地域生活中心へ」という方策を推し進めていくことが示された．同じく2004（平成16）年には，心の健康問題の正しい理解のための普及啓発検討会により「**こころのバリアフリー宣言**」が出され，精神障害を正しく理解し，精神障害を持つ者と共生する社会をつくるための指針となっている．2011（平成23）年に厚生労働省は，がん，脳卒中，急性心筋梗塞，糖尿病の4大疾病に精神疾患を加えて**5大疾病**とし，地域医療の基本方針となる医療計画に盛り込むべきであるとした．

2013（平成25）年の精神保健福祉法の改正［2014（平成26）年施行］では，保護者に対して課せられていた精神障害者に治療を受けさせたり，退院時に引き取るなどの義務が，高齢化する家族の負担を考慮して廃止された．また，本人の同意がなくても入院させることのできる制度の1つである医療保護入院（後述）について，これまでは保護者の同意が必要であったが，配偶者，親権を行う者，扶養義務者および後見人または保佐人を含む「家族等」のいずれかの同意（家族等がいないなどの場合には市町村長の判断）により医療保護入院を行うことができるようになった．一方，精神科病院の管理者には，精神保健福祉士などの設置，地域援助事業者との連携，退院促進のための体制整備が義務づけられた．

2017（平成29）年2月にとりまとめられた「これからの精神保健医療福祉のあり方に関する検討会」報告書では，「精神障害にも対応した地域包括ケアシステム」（以下，「包括ケアシステム」）の理念が示された．包括ケアシステムは，精神障害の有無や程度にかかわらず，誰もが安心して自分らしく暮らすことができるよう，医療，障害福祉・介護，住まい，社会参加（就労など），地域の助け合い，普及啓発が包括的に確保されたシステムの構築を目指すという考え方であり，地域共生社会実現のために欠かせないものとされている．

この中の「地域の助け合い，普及啓発」の部分を担当する事業として，2021（令和3）年度に厚生労働省は「心のサポーター養成事業」を開始した．研修によって，傾聴を中心とした支援ができる心のサポーターを養成するとともに，メンタルヘルスに関する適切な知識をもった人を増やし，社会のスティグマを低減することを目的としており，厚生労働省は2033（令和15）年までに100万人のサポーター養成を目標としている．

4）心神喪失下で犯罪を犯した者に対する医療と保護

「**心神喪失**」とは，精神障害などのために，自分の行為の善悪が判断できないか，自分の行動を制御できない状態のことを意味する．刑法39条は「心身喪失者の行為は，罰しない」としており，すべてではないが，精神障害の下で行われた犯罪について責任能力が問われない場合がある．こうした場合には確実に再犯を防止すると同時に，適切な医療を受けさせることが求められる．2003（平成15）年に「**心神喪失等の状態で重大な他害行為を行った者の医療及び観察等に関する法律**」（**医療観察法**）が成立した．この法律では，心神喪失などの状態で重大な他害行為を行った精神障害者に対して裁判所の審判による入院の判断を行い（**表12-4**），その後についても保護観察所が経過を原則3年間は追跡調査することで，継続的かつ適切な医療および観察・指導を行うものである．2020（令和2）年4月1日現在，医療観察法のための指定入院医療機関が33機関（833病床），指定通院医療機関が3,736機関，全国に整備されている．

ⓑ 精神科医療の現状

1）入院治療の変遷

1930年代～1950年代にかけて欧米では，入院・隔離偏重の精神医療を見直し，精神障害者をできる限り地域で治療しようとする，地域精神医療の動きが活発になった．これは，効果的な向精神薬の開発とともに，精神医療の目的を精神障害者の社会復帰においたことによる．これ以後，欧米では精神科病床数は減少し，入院期間は短縮され，多くの患者が地域に生活しながら外来治療を受けることとなった．

わが国における精神病院の8割は私立病院であり，精神科医療は主としてこれら大規模の単科精神病院によって行われてきた．このため，欧米とは異なり，最近まで入院・隔離中心の精神医療が行われていた．人口1万人当たりの病床数はわが国では26.4であり，米国，欧州各国で10前後であるのに比べて多い．しかし退院促進や外来のみで治療を受ける患者の増加などにより，入院患者数はしだいに減少している．精神病床数も1999（平成11）年の35.8万床から2020（令和2）年には325,140床と減少傾向にある．

2021（令和3）年の病院報告による精神病床患者の平均在院日数は275.1日であり，一般病院と比較すると長い．しかし精神障害による新規入院患者の入院期間は短縮傾向にあり，例えば2017（平成29）年3月の新規入院患者の平均在院日数は127日で，約90％が1年以内に退院している．

2）精神保健指定医と入院の形態

精神保健福祉法に基づく精神保健指定医は，5年以上の診療経験と3年以上の精神科診療の経験を有し，所定の研修を終了し，かつその提出したケースレポートが適切と認められた医師を厚生労働大臣が指定するものである．精神保健指定医は，患者が自発的でない場合の入院の要否や，入院患者の行動制限の要否を判断するなど患者の人権擁護に重要な役割を持っている．

精神障害者は，入院治療が必要と考えられる場合にも本人の同意が得られないことが少なくなく，そのために強制的な入院が法律で定められている．しかし本人の意志にかかわりなく非自発的に入院させる際には，慎重な手続きが求められる．精神保健福祉法による精神障害者の入院には，5つの形態がある（**表12-4**）．第1は「任意入院」と呼ばれ，患者自身の同意によって自発的に入院する場合である．これ以外の4つは非自発的入院である．「措置入院」は精神保健指定医2名以上が診察し，患者が精神障害者であり，かつ入院させなければ精神障害のために自傷他害（自殺など自分を傷つける，または他人に害を及ぼすこと）のおそれがある場合に，都道府県知事が国もしくは都道府県立の病院に入院させる制度である．措置入院患者数は近年減少している．「医療保護入院」は，精神保健指定医の診察の結果，精神障害者と診断され，入院の必要があると認められた者で，保護者（配偶者や扶養義務者，あるいは家庭裁判所で選任された扶養義務者など）の同意がある場合に，患者自身の同意がなくても精神病院の管理者が入院させることができる制度である．

1999（平成11）年の精神保健福祉法改正からは，家族などの負担を軽減するため医療保護入院や応急入院の場合には，患者の病院への移送を保健所などの行政機関が行うことになった．2005（平成17）年の精神保健福祉法改正では，医療保護入院および応急入院などにかかわる診察につき，やむを得ない場合において精神保健指定医以外の特定医師（医籍登録後4年以上，2年以上の精神科診療経験のある者）の診察によりその適否を判断し，一定時間（おおむね12時間）に限り入院などさせることができることになった．2013（平成25）年の精神保健福祉法改正［2014（平成26）年施行］では，保護者の同意から，配偶者，親権を行う者，扶養義務者および後見人または保佐人を含む「家族等」のいずれかの同意（家族等がいないなどの場合には市町村長の判断）により医療保護入院を行うことができるようになった．

3）入院患者の処遇

各都道府県の精神医療審査会は，第三者機関として，措置入院，医療保護入院の要否について，定期病状報告をもとに審査し，また入院患者の退院や処遇改善請求に対する調査や判断を行っている．精神病院の入院患者の人権擁護のため，電話や手紙など信書の発受の制限や，行政機関の職員などとの電話・面会の制限を行うことはできないことになっている．また，患者の隔離，身体的拘束についても精神保健指定医の判断が必要となる．

表12-4 ●精神保健福祉法，ならびに医療観察法に基づく精神障害者の入院形態

法律	形態	対象	要件など	在院患者数に占める割合*
精神保健福祉法	任意入院	入院を必要とする精神障害者で，入院について，本人の同意がある者	患者自身の同意による自発的な入院．精神保健指定医の診察は不要	52.1%
	医療保護入院	入院を必要とする精神障害者で，自傷他害のおそれはないが，任意入院を行う状態にない者	精神保健指定医（または特定医師）の診察および保護者（または扶養義務者）の同意が必要（精神保健指定医以外の特定医師による診察の場合は12時間まで）	46.8%
	措置入院	入院させなければ自傷他害のおそれのある精神障害者	2名の精神保健指定医の診察が一致することが必要．都道府県知事または政令指定都市の市長が，精神科病院などに入院させる	0.6%
	緊急措置入院	入院させなければ自傷他害のおそれがある精神障害者で，急速な入院の必要性がある者	措置入院に準じるが，急速な入院の必要性があることが条件．精神保健指定医の診察は1名で足りるが，入院期間は72時間以内に制限される	
	応急入院	入院を必要とする精神障害者で，任意入院を行う状態になく，急速を要し，保護者の同意が得られない者	精神保健指定医（または特定医師）の診察が必要であり，入院期間は72時間以内に制限される（精神保健指定医以外の特定医師による診察の場合は12時間まで）	0.3%
医療観察法	医療観察法入院	心神喪失または心神耗弱の状態で，重大な他害行為（殺人，放火，強盗，強制性交等，強制わいせつ，傷害）を行った者	不起訴処分となるか無罪などが確定した人に対して，検察官が医療観察法による医療および観察を受けさせるべきかどうかの申し立てを地方裁判所に行い，裁判官と精神保健審判員（必要な学識経験を有する医師）の各1名からなる合議体による審判によって入院が決定される．	
	鑑定入院	医療観察法入院と同じ	医療観察法の処遇が申し立てられてから，最終的な決定が出されて指定入院医療や指定通院医療の処遇が開始される（あるいは処遇が行われないことが決まる）までの期間の入院．	

*2019（令和元）年の630調査（精神保健福祉資料）から不明の者を除く．

4）通院医療

通院医療の公費負担については，障害者自立支援法の成立後は，自立支援医療の中に位置づけられている．自己負担は1割だが，所得や疾患の種類によって上限度額が設定されている．

ⓒ 地域精神保健福祉の体制

地域の精神保健の第一線機関は保健所である．これを技術面で指導・援助する機関として，各都道府県および政令指定都市に1ヵ所ずつ精神保健福祉センターがある．精神保健福祉センターには，精神科医，精神保健福祉士，臨床心理技術者，保健師などの専門技術職員が配置されている．1999（平成11）年の精神保健福祉法改正以降，市町村もまた，障害者総合支援法における福祉サービスの相談指導や精神障害者保健福祉手帳申請の窓口となるなど，精神障害者に対する保健

表12-5 精神保健福祉における市町村，保健所，精神保健福祉センターの役割

	精神保健福祉法・地域保健法による業務
市町村	①相談指導 ②社会復帰および自立と社会参加への支援（精神障害者保健福祉手帳関係事務など） ③入院および通院医療費関係事務 ④企画調整 ⑤普及啓発 ⑥ケースの記録の整理と機密の保持
保健所	①管内の精神保健福祉に関する実態把握 ②精神保健福祉相談 ③訪問指導 ④患者家族会などの活動に対する援助・指導 ⑤教育・広報活動および協力組織の育成 ⑥関係諸機関との連携活動 ⑦医療・保護に関する事務
精神保健福祉センター	①保健所および精神保健関係諸機関に対する技術指導・技術援助 ②同，職員に対する教育研修 ③精神保健に関する広報普及 ④調査研究 ⑤精神保健相談（複雑または困難なもの） ⑥協力組織の育成

福祉に大きな役割を果たしている．これらの機関において実施されている業務を**表12-5**に示した．

ⓓ 精神障害者の社会復帰支援

1）障害者総合支援法における福祉サービス

精神障害者の福祉は，2006（平成18）年からは障害者自立支援法，2013（平成25）年からは障害者総合支援法に基づく体系に移行している．**障害者総合支援法**では，身体障害，知的障害，精神障害の3つの障害を持つ者が，障害の種類にかかわらず，必要とするサービスを得られる一元的な仕組みがつくられ，市町村が主体となってこれを提供することになっている．障害者総合支援法に基づく福祉サービスについては障害者福祉の項（➡390頁）を参照のこと．

2）精神障害者保健福祉手帳

精神障害者保健福祉手帳は，1995（平成7）年に創設された精神障害のため長期にわたり日常生活または社会生活への制約があることを認定する制度であり，市町村が窓口となり都道府県知事に申請する．精神障害者保健福祉手帳には3つの等級がある．1級は，精神障害であって「日常生活の用を弁ずることを不能ならしめる程度のもの」（おおむね障害年金1級に相当），2級は，「精神障害であって，日常生活が著しい制限を受けるか，または日常生活に著しい制限を加えることを必要とする程度のもの」（おおむね障害年金2級に相当），3級は「精神障害であって，日常生活もしくは社会生活が制限を受けるか，または日常生活もしくは社会生活に制限を加えることを必要とする程度のもの」（おおむね障害年金3級に相当）である．精神障害者保健福祉手帳を取得することで，通院医療費の公費負担手続きの簡素化，税制上の優遇措置，生活保護の障害者加算の申請と

認定手続きの簡素化，公共交通機関の運賃割引，携帯電話，各種施設の利用割引などが受けられる．

3）その他の社会復帰支援活動

精神科デイケアなど：精神科医療機関で行われる精神障害者の社会復帰支援プログラムに，**精神科デイケア**などがある．精神科デイケアは，精神障害者の社会生活機能の回復を目的として個々の患者に応じたプログラムに従ってグループごとに治療するものであり，実施される内容の種類にかかわらず，その実施時間は患者1人当たり1日につき6時間を標準とする．このほか午後4時以降に実施される**精神科ナイトケア**（1日につき4時間を標準），1日につき10時間を標準とする**精神科デイ・ナイトケア**，さらに社会生活機能の回復を目的として個々の患者に応じたプログラムに従ってグループごとに治療する**精神科ショート・ケア**（1日につき3時間を標準）がある．

社会生活技能訓練：**社会生活技能訓練** SST, social skills training（生活技能訓練，社会的スキル訓練，社会技術訓練）は，精神障害患者の日常生活でのさまざまな困難を生活技能（スキル）に着目して訓練を実施して患者の生活技能と対処能力を高める社会復帰のための訓練である．訓練は通常集団で実施される．「入院生活技能訓練療法」として診療報酬に組み込まれているほか，精神科デイケア，障害者総合支援法に基づく福祉サービス（訓練など）でも利用されている．

精神障害者地域生活支援広域調整等事業：受療中断者や自らの意思による受診が困難な在宅の精神障害者などのうち，長期入院患者や入退院を繰り返す患者に対して医療機関などが行う支援については，2014（平成26）年度から精神科重症患者早期集中支援管理料として診療報酬で評価されることとなった．医療機関への未受診者やひきこもり状態の者に対する支援については，都道府県が実施主体となって，保健所，精神保健福祉センターまたは相談支援事業所などにより，相談対応，訪問による早期支援，地域定着支援を行う**アウトリーチ事業**が実施されている．この事業では，病気の経験を持つ当事者が相談に対応しアドバイスなどを行う**ピアサポート**の活用が推奨されている．

セルフヘルプ（自助）グループ：精神障害を持つ者や経験者が，精神障害からの回復や精神障害とともに生きることを目的としてグループを形成し，お互いに支え合う活動を**セルフヘルプ**（自助）と呼ぶ．アルコール乱用・依存のセルフヘルプグループがもっともよく知られているが，摂食障害，うつ病などでも行われている．米国で創設されたAA, alcoholic anonymous（無名断酒会）はわが国では1957（昭和32）年に兵庫県で開始され，現在では国内の200ヵ所以上で無名で参加した会員患者の会合が定期的に行われている．関連して，アラノン（患者家族会），アラティーン（アルコール症患者の子どもの会）がある．断酒会は，1953（昭和28）年に「禁酒友の会」として高知県でAAをモデルにしてつくられたわが国独自の組織であり，酒害者同志の集団精神療法によって自らの意志で酒を断ち，社会復帰を果たそうとする活動である．1963（昭和38）年には「全日本禁酒連盟」が結成されている．

2 発達障害の支援

2010（平成22）年の障害者自立支援法の改正において，発達障害は明確に精神障害の1つとして位置づけられた．2005（平成17）年に施行された**発達障害者支援法**により，発達障害に対してさまざまな施策が実施されている．

ⓐ 発達障害者の地域支援体制の確立

発達障害者支援体制整備事業では，自閉症，学習障害や注意欠陥多動性障害などの発達障害のある者やその家族に対し一貫した支援を行うために，都道府県・指定都市で，子どもが発達障害の診断を受けて間もない親などに対して相談や助言を行うペアレントメンターの養成とその活動を調整する人の配置が実施されている．各都道府県・指定都市に設置する発達障害者支援センターにおいて，発達障害者やその家族などに対して，相談支援，発達支援，就労支援および情報提供などを行っている．

ⓑ 発達障害者への支援手法の開発や普及啓発

発達障害のある子どもの成長に沿った一貫した支援ができるよう，発達障害者への有効な支援手法を開発している．また巡回支援専門員の配置や発達障害などに関する知識を有する専門員の配置，発達障害者支援に携わる職員などに対する研修を実施している．さらに発達障害に関する国内外の文献，研究成果などの情報を集積し発信する発達障害情報・支援センターを設置している．

ⓒ 発達障害者の就労支援の推進

ハローワークにおいて発達障害などの要因によりコミュニケーション能力に困難を抱えている求職者について，ニーズや特性に応じた専門支援機関に誘導するなど，きめ細かな就職支援を実施している．また，発達障害者支援関係者などに対して就労支援ノウハウの付与のための講習会を実施している．発達障害者の雇用を促進するために事業主に対する助成を行っている．

3 周産期のメンタルヘルス

周産期はエストロゲンやプロゲステロン，オキシトシンなどのホルモンが大きく変動し，生活上の変化も大きいため，うつ病などの精神疾患を発症する妊産婦は少なくない．とくにうつ病に関しては頻度が高く，本人の精神的苦痛や生活の支障だけでなく胎児・乳幼児や家族・パートナーへの悪影響の可能性もある．近年では「妊娠期からの切れ目ない対策」の重要性が謳われ，産後だけでなく妊娠期における対策の重要性も広く共有されるようになってきている．

わが国では厚生労働省によって2017（平成29）年に「産前・産後サポート事業ガイドライン及び産後ケア事業ガイドライン」が公表され，さらに2019（令和元）年には母子保健法の一部を改正する法律が公布された．この改正法では「心身の不調や育児不安等を抱える出産後1年以内の母親とその子を対象に，母親の身体的回復や心理的な安定を促進するとともに，母子の愛着形成を促し，母子とその家族が健やかに生活できるよう支援するため，産後ケア事業の全国展開を図る」ことが目的とされ，市町村事業の「産後ケア事業」を母子保健法上に位置付け，各市町村に実施の努力義務が規定されている．

4 職場のメンタルヘルス

仕事や職業生活での強い不安，悩み，ストレスがある労働者の割合は2021（令和3）年には53.3％［2021（令和3）年労働安全衛生調査］であり，**精神障害などによる労災補償請求件数**は

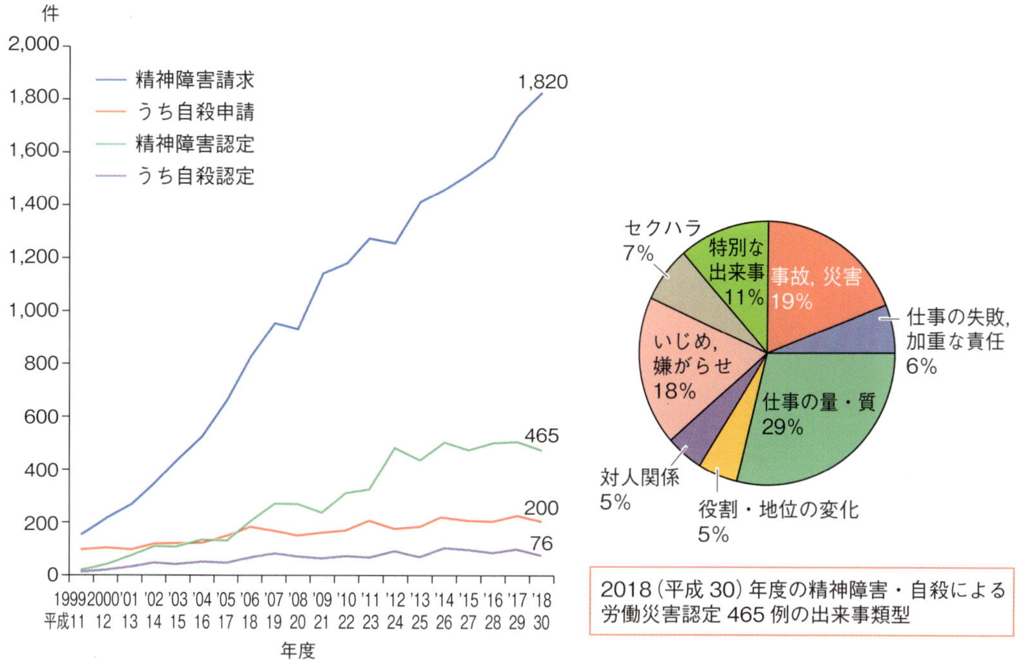

図12-4 精神障害の労働災害認定の動向

資料　厚生労働省：「過労死等に関する労災・公務災害の補償状況」

2021（令和3）年度には2,346件（うち自殺171件），認定件数は629件（うち自殺79件）に上っている（**図12-4**）.

職場のメンタルヘルス対策は，労働安全衛生法および厚生労働省「**労働者の心の健康の保持増進に関する指針**」[2006（平成18）年，2015（平成27）年改正］に基づいて実施されている．職場のメンタルヘルス対策を実施する事業場は，2021（令和3）年には59.2%に達している［2020（令和2）年労働安全衛生調査］．この指針では，職場のメンタルヘルス対策を計画的に推進するために，安全衛生委員会（または衛生委員会）で調査審議して心の健康づくり計画を立案し，①労働者自身によるセルフケア，②管理監督者が行うラインによるケア，③産業保健スタッフなどによるケア，④事業場外資源によるケアの「**4つのケア**」を推進することを求めている．効果的な対策として，教育研修および情報提供，職場環境などの把握と改善，メンタルヘルス不調への気づきと対応，職場復帰における支援があげられているほか，個人情報の保護のために，①個人情報の取得や第三者への提供にあたっては，原則として労働者の同意を得ること，②産業医などが労働者の健康情報を事業者などに提供する場合には必要最小限とすることを推奨している．

2005（平成17）年の労働安全衛生法改正では，長時間労働を行う労働者に対して医師による面接指導が事業者に義務づけられている．2009（平成21）年の厚生労働省「**心の健康問題により休業した労働者の職場復帰支援の手引き**」改訂版では，メンタルヘルス不調により休業した労働者の職場復帰の標準的な進め方が示されている（**図12-5**）．2014（平成26）年の労働安全衛生法改

1 <第1ステップ>
病気休業開始及び休業中のケア

↓

2 <第2ステップ>
主治医による職場復帰可能の判断

↓

3 <第3ステップ>
職場復帰の可否の判断及び職場復帰支援プランの作成

↓

4 <第4ステップ>
最終的な職場復帰の決定

↓

職 場 復 帰

↓

5 <第5ステップ>
職場復帰後のフォローアップ

図12-5 職場復帰支援の流れ
[厚生労働省：心の健康問題により休業した労働者の職場復帰支援の手引きより引用]

正では，労働者数50人以上の事業場に対して**ストレスチェック**（**心理的な負担の程度を把握する検査**）の実施が義務づけられた（➡310頁）.

厚生労働省「職場のいじめ・嫌がらせ問題に関する円卓会議ワーキング・グループ報告」[2012（平成24）年]では，**職場のパワーハラスメント**を「同じ職場で働く者に対して，職務上の地位や人間関係などの職場内の優位性を背景に，業務の適正な範囲を超えて，精神的・身体的苦痛を与えるまたは職場環境を悪化させる行為」と定義した．2019（令和元）年5月，「女性の職業生活における活躍の推進に関する法律などの一部を改正する法律」が成立し，セクシャルハラスメントに加えてパワーハラスメントの防止措置が企業に義務づけられた（➡315頁）.

ミニ・レポートの課題

❶ 自分自身の心の健康によい影響を与えている要因を書き出してみよう.
❷ 精神障害を持つ人の生活の質（QOL）とはどんなものか考えてみよう.
❸ 精神障害の国際的な診断基準であるICD-10では，うつ病の診断基準がどのようになっているか調べてみよう.
❹ 厚生労働省のホームページには患者調査の集計表が掲載されている．これを使って診断ごとの精神障害の患者数の年次推移や性別・年齢別の受療率を調べてみよう.
❺ 社会生活技能訓練（SST）について，どんな訓練であるのか調べてみよう.

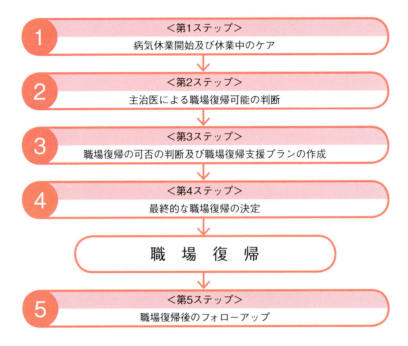

Chapter 13 国際保健医療

地球的規模で広がる健康問題に対処するためには，WHOなどのグローバル・コミュニティによる努力が重要である．参加各国には，自国民の利益を守ることだけでなく，グローバル・コミュニティの一員としての役割が求められる．民族間の違いや宗教間の対立を乗り越え，国と国，国民と国民同士が信頼関係を築き，国際保健活動の前提となる平和を実現していくことが望まれる．

13-1 国際保健とは

国際保健 international healthは，人々の健康問題を地球レベルでとらえ，ひろい視野で健康を阻害する諸要因を分析し，国際的な協力のもとに健康問題の解決策を研究する学術や活動である．経済のグローバル化と国際貿易の進展を背景に，人・技術・情報・かね・物の流れが大きくなった．地球が狭くなり，感染症があっという間に外国から入ってくる．世界人口の大半は開発途上国に住み，今なお多くの人々が予防や治療が可能な病気で死んでいる．1つの国における感染症対策の不備，保健医療行政の欠陥などが，地球規模での健康問題に進展していく．このため，国際的な保健医療協力も国際保健の重要な課題の一つである．

また，マラリアやエイズ，新型コロナウイルス感染症のように世界中で広範に流行している健康問題に対しては各国が個別に治療法を確立したり予防対策を行うより，各国の経験や専門家の意見を集めて世界標準を決め，国際的に対処していくほうがより効果的である．国際保健の意義と具体例を**表13-1**に示す．

13-2 人種と民族と国

1 人　種

現在の地球上の人類 *Homo sapiens sapiens* は1つの生物種である．皮膚の色から区別される三大人種は，コーカソイド caucasoid，モンゴロイド mongoloidおよびニグロイド negroidの3つ

表13-1 国際保健の意義と課題

分 野	国際対応が必要な意義とその具体例
1. 感染症対策	世界的な大流行の制限や感染症の撲滅 例：新興感染症（新型コロナウイルス感染症など）への対応，天然痘の撲滅
2. 地球環境問題	地球規模での環境問題への対処 例：地球温暖化防止，オゾン層の破壊防止
3. 地球環境汚染	環境汚染物質の排出に関する国際的なルールづくり 例：ダイオキシン，DDT，PCB，重金属（水銀，鉛，カドミウム）など
4. 開発途上国援助	開発途上国に対してのさまざまな援助 例：貧困対策，人材育成，保健協力
5. 国際標準	世界共通の基準やルールづくり 例：国際疾病分類，治療ガイドライン，環境基準，発がん性評価

である．それぞれ，いわゆる白色・黄色・黒色人種である．これらの人種は20万年程前にアフリカに発生した1人種が中東・欧州・アジアから南北アメリカ大陸へと，寒暖，日照など環境条件に適応し住み分け隔離された地理的集団を形成した結果である．人種は皮膚の色以外に，頭髪，目の色，血液型，遺伝子，血清蛋白などの生物医学的特徴でも分類される．しかし，混血が進んで区分ができない例が増えているのも事実である．米国は1民族で多人種の社会である．インドネシア共和国は1人種で多民族の国である．「ユダヤ人」は人種ではなく，ユダヤ教（宗教）による区別である．世間でいわれる「人種」には無知と偏見がつきまとっている．生物医学的区別である人種によって，人が社会的に差別されることは合理的でない．差別はあってはならない．

2 民　族

他方，民族 ethnicity, ethnic group は言語，宗教，価値観など文化の要素によって分類される人間集団である．皮膚の色（人種）は生まれつきであるが，文化は生後学習されるものである．すなわち変更が可能なものである．ある個人がどの民族に属するかを決めるのは，最終的には本人の申し立てによる．

住み分けと隔離でこれまで多くの言語族ないし民族が形成されていたが，ラジオ，テレビ，メール，インターネットなどによる情報化，経済交流，人的交流，異民族間の結婚，政治的国家の形成などで少数民族の言語が使われなくなり，急速に言語の数が少なくなりつつある．コンピュータと科学の分野では，英語化が急速に進んでいる．

民族意識はある種のシンボル，宗教，外的圧迫に対して異常に高揚し，自己陶酔を伴う．偏見と排他思想に走りやすい．感情が先行して理性を失わせる．ドイツのナチズムや日本の皇国史観や大東亜共栄圏構想がその例であった．また，ロシア軍によるウクライナ侵攻の歴史的背景として汎スラブ主義がある．米ソ対立の世界構造はくずれたが，民族と宗教による対立抗争は現在のもっとも解決困難な地域紛争の種になっている．

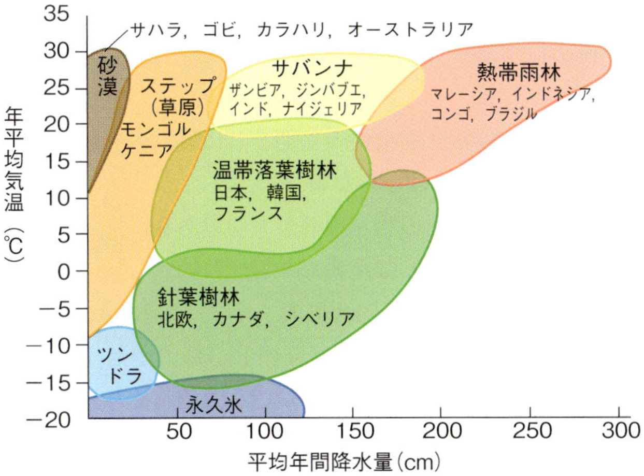

図13-1 降水量と気温が植生を規定する．植生は農耕・牧畜を規定する．農耕・牧畜は食の生態を規定する

［Enger ED, Smith BF：Environmental Science, 6th Ed., Wm. C. Brown, p.75, 1998；鈴木庄亮：シンプル衛生公衆衛生学2020，南江堂，2020］

表13-2 日本の伝統的風土の特徴

地　理	・面積 37.8万 km^2，人口約1億2,550万人［2021（令和3）年］ ・プレートテクトニクス：火山・温泉・地震 ・ユーラシア・北米プレートに太平洋・フィリピン海プレートが潜り込む
気　候	・アジアモンスーン地帯 ・年平均気温：15.4 ℃，年降水量：1,528.8 mm［東京，1981〜2010（昭和56〜平成22）年 ・4季の明確な区分（春：桜前線の北上，夏：高温多湿，秋：収穫，冬：豪雪と乾燥）
植　生	・温帯落葉樹林が主（緯度・海抜により熱帯から亜寒帯まで） ・西日本：照葉樹林 ・東日本：落葉広葉樹林・常緑針葉樹林
産　業	［農林水産業］　平地：稲作，冬コムギ，野菜栽培，沿岸漁業 山間地：果樹栽培，養蚕業，林業，薪炭生産 ［産業］　木造建築，木竹製品，絹糸製品，電機・自動車・機械・情報産業

［鈴木庄亮：シンプル衛生公衆衛生学2020，南江堂，2020］

3 地理的区分と食の生態

植生は気温と降水量によって規定される．**図13-1**で，年平均気温が25℃のあたりでは，年間平均降水量5，50，100，200 cmに対応して砂漠，ステップ，サバンナ，熱帯雨林に区分される．自然地理は植生を規定し，植生はそこに住む人々の食生活を規定する．多くの場合，伝統的食生活はその生態系にとって無理のない，環境破壊の少ない生活様式である．温帯落葉樹林に属する日本の自然生態系と文化や産業の特徴をまとめると**表13-2**のようである．各民族は植生に規定され，それぞれ固有の生業活動を営み文化を育んできたが，植民地分割や東西対立で1民族が二分された例（南北朝鮮など），多民族が1つの政治国家でまとめられた例（旧ソ連邦など），季節的遊牧民が国境設定のため食べていけなくなった例（アフリカに多い），強大な民族に飲み込まれてしまった例（アイヌ，バスク，クルドなど）がある．

4 宗　教

世界にはさまざまな宗教があるが，WHO憲章では，「到達しうる最高基準の健康を享有することは，人種，宗教，政治的信念又は経済的若しくは社会的条件の差別なしに万人の有する基本的権利の一である」とされており，宗教的な差別はあってはならない．

国際交流や国際協力では，国同士の，あるいは国民同士の相互理解が大切であるが，その相互理解のためにもそれぞれの宗教を一定程度理解しておくことは重要である．

世界の宗教の信者数は，世界人口78億人のうちキリスト教24.4億人，イスラム教19.5億人，ヒンドゥー教11.6億人，仏教4.9億人，その他の宗教5.3億人で，残りの12.3億人が無宗教と推定されている．キリスト教は大きくカトリックとプロテスタントに分類され，それぞれさらに細分化されている．イスラム教も二大宗派と呼ばれるスンニ派とシーア派に分かれ，さらにさまざまな宗派がある．仏教もインドから始まり伝播した国ごとに大きく教義が異なっており，さらに日本の中だけでも数多くの宗派がある．このように世界の宗教は多様化している．相互理解，宗教間の対話を促すため，国連教育科学文化機関（UNESCO《ユネスコ》）を中心に，さまざまな活動が行われている．

5 国と地域

国とは，①領土，②国民，③主権の3要素を有するものであって，他国からの承認が必要である．現在，国連に加盟している国は193ヵ国である．日本政府は，国連加盟国である北朝鮮を承認しておらず，国連未加盟国のバチカン，コソボ共和国，クック諸島，ニウエの4ヵ国を承認しているので，日本政府が承認している国は196ヵ国である．また，台湾やパレスチナは日本政府が国として承認しておらず，この場合，地域と呼ばれる．パレスチナは日本以外の約130ヵ国から承認を受けており，国連にオブザーバー国として参加している．

国際とは，国と国との間の関係であり，国と国とが協力し合って国際社会という1つのコミュニティで健康の保持・増進を行っていくことが国際保健である．国際社会が1つのコミュニティとしてまとまって国際保健を進めて行くためには，オタワ憲章でも触れられているように健康の前提条件としての平和が何より大切である．

現在，さまざまな内戦や紛争が続いている．主なものとしてパレスチナ紛争，シリア内戦，アフガニスタン紛争，トルコ・クルド紛争，ロシア軍によるウクライナ侵攻などがある．それぞれ歴史的な経緯があり，解決は困難をきわめるが，独裁政治に対する民主化の働きかけや民族的な違い・宗教的な対立などを乗り越えて，相互理解の促進を目指すさまざまな活動が進められつつある．

13-3 相手国の情報入手と調査法

1 事前の準備

国際保健交流や協力を行う場合，相手国についての情報収集が大切である．情報収集は文献情報を中心にできるだけ多く，幅広く得る必要がある．

地図，国の概要，歴史，地域研究の本，ビデオ，CD-ROMなどを書店，図書館，大学，研究所でさがす．特定テーマについてはデータベースやインターネットであたって検索するのがよい．WHO，UNICEF《ユニセフ》，世界銀行，国連人口基金（UNFPA）などの刊行物はもっとも信頼できる．大使館や友好協会を訪問するのもよい．日本のJICA《ジャイカ》（国際協力機構），国際医療団，家族計画協会などもよい．これらの場所で，最新の情報が得られる．専門家に会って話をきくことは，個人的だが生きたくわしい情報を得ることができ，かつ先方の人物や機関の紹介をしてもらえる．

何を調べるかは目的によって異なる．一般情報としては，地理，気候，植生；民族，宗教，政治；歴史，産業，食生態；言語，教育，芸術；生活時間と労働；保健，衛生，医療；家族制度；統計資料，などであろう．

現地語について，行く前に少しでも学んでおくことが望ましい．半年以上の長期滞在では現地語の習得は必須である．文法の基礎を習っておくと，実践での上達が速い．現地語を知っていると得られる情報の量・質とも格段に改善される．そのうえ，現地の人との感情レベルでの交流に格段の差ができる．現在は，日本にいながらほとんどの主要言語を学べる．

2 現地にて

現地に入ってからは，できるだけ歩いて人と物と情報にふれるようにする．現地人の家にホームステイさせてもらうと，いっそうよくその生活を知ることができる（図13-2）．これは人類学

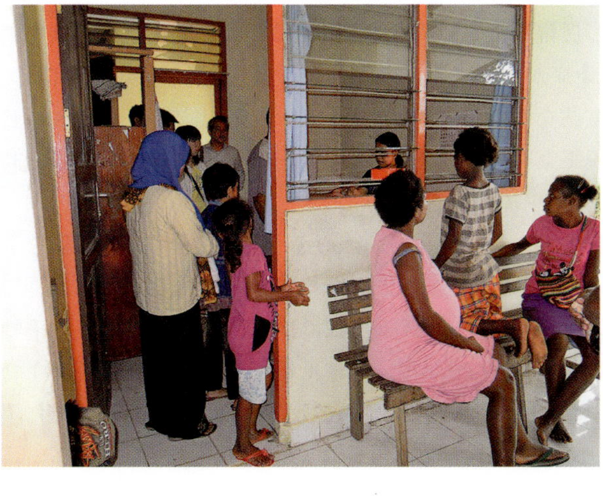

図13-2●インドネシア・西パプア州の診療保健所（プスケスマス）
郡ごとに置かれている唯一の医療機関で，一般診療のほか，妊産婦のケアや分娩，乳幼児の体重測定やワクチン接種なども行われる．地域医療や母子保健の要であるが，医師が未配置のところも多い［2012（平成24）年2月：小山　洋撮影］．

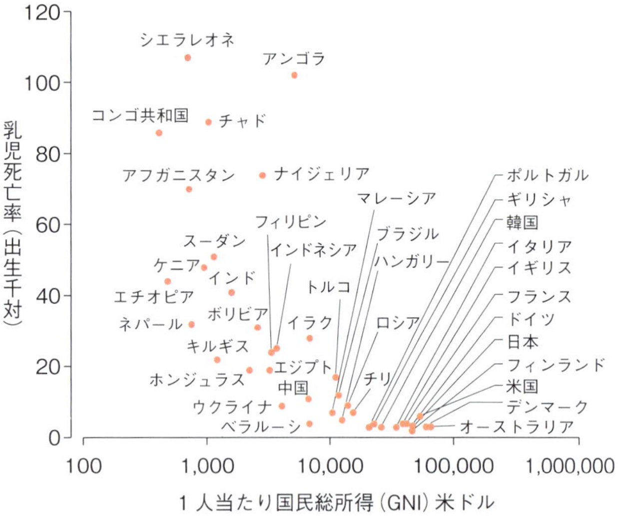

図13-3 国別のGNI（国民総所得）と乳児死亡率［2013（平成25）年］との関係

資料　UNICEF：「世界子供白書」，2015.

者の**参与的観察** participant observation に準ずるものに相当する．

現地の地域で何か調査をする場合は，現地の**カウンターパート**（相手）counterpart を決める必要がある．現地には現地のやり方と公的手続きがある．現地の中央政府から正式に調査許可をもらわねば外国人は調査活動をすることはできない．調査のあとは報告書を提出する．報告書のあとに許可を得て学術情報を公表する．

13-4 開発途上国の健康問題とその対策

1 健康転換

開発途上国は普通，狩猟採集漁労ないし農耕牧畜の経済の段階にある．彼らの健康問題は先にみたように（➡8，10頁），母子保健と感染症が中心である．交易によってインスタント食品，バッテリーを使うテレビ，バイク，携帯電話などが導入され，部分的に近代化し，工業社会に変わりつつある．一部は肥満，エイズなど脱工業時代の健康問題も起こっている．急速に**健康転換** health transition（➡10頁）が進行しつつある．

図13-3に国民1人当たり国民総所得 GNI, Gross National Income と乳児死亡率との関係を示す．世界の国々のGNIには数百ドルから十数万ドルまでの大きな格差がみられる．世界銀行による分類［2011（平成23）年］の高所得国（GNI 12,476ドル以上）では乳児死亡率は2～7/出生千であり，高中所得国（4,036～12,475ドル）では10/出生千前後，低中所得国（1,026～4,035ドル）では20/出生千前後，1,025ドル以下の低所得国では50/出生千前後であるが，内戦が長かったり，いまだに紛争が続いているいくつかの国では乳児死亡率100/出生千前後にも達している．

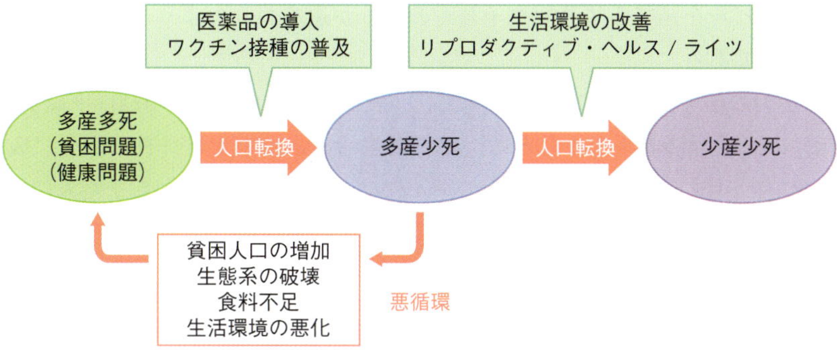

図 13-4 ● 人口転換と健康問題の悪循環

② 健康問題の悪循環

多くの開発途上国では，貧困問題とともに健康問題を抱えている．外部からの援助により医薬品やワクチン接種の導入が行われた場合，人口転換（➡25頁）が起こり多産多死から多産少死に変化する（**図13-4**）．この結果，人口増加をまねくこととなり，生態系の破壊や生活環境の悪化，食料不足によってさらなる貧困や飢餓，健康状態の悪化をまねくことが懸念される．

外部からの支援とともに住民主体の地域活動の活性化による生活環境の改善や教育によるリプロダクティブ・ヘルス/ライツ（➡次節）の普及などを実施し，安定的な生態系を維持し持続的な発展が可能となるよう人口転換を好ましい方向に進めていく必要がある．

③ 家族計画の重要性

環境衛生と医薬品を導入するときに，**家族計画** family planning も同時に導入すべきである．官民とも環境衛生と医薬品にはすぐとびつくが，家族計画は宗教の関係もあって導入が遅れ，その間に人口が増加することになる．

家族計画には，家族の協力が必要である．その説得には，国と村の宗教家の理解ないし黙認のもとに，少ない子どもの場合ゆとりができ，教育，電気，テレビ，冷蔵庫などで生活水準の向上が実現されること，子どもの教育が近い将来現金収入を増やすこと，などを村の担当者が夫婦に説明してまわる．実際に家族計画で生活の向上が証明されると，村人は進んで協力するようになる．栄養失調に対しては安い身近な栄養食品の利用を進めることだけでかなりの効果があり，予防接種の効果もすぐ目にみえる．このように，近代の合理的考え方や技術を受け入れるようになると，効果は加速して，悪循環がよい循環 positive feedback に変わる．

結局，もっとも重要なのは住民の教育，とくに成人を含む「女子の教育」である．女子の教育を妨げる要因，水くみ，薪集め，女子の宗教的抑圧，意思に反する早婚，いわれのない偏見などを取り除くことが重要である．この目的で「**性と生殖に関する健康と権利**（リプロダクティブ・ヘルス/ライツ reproductive health/rights）」がうたわれている．開発途上国援助では，長続きし得る開発には，ビルを建てるより婦女子教育のほうが遠まわりのようだがもっとも確実な効果が期待できる援助である．

東南アジア諸国の多くの国はこの路線をとり，家族計画に成功し，1990（平成2）年前後の10年間に5～10%の高度経済成長をなしとげ，教育と生活の水準を上げ，社会開発に成功した．アフリカの多くの国，南アジアと南アメリカの国々にはさまざまの条件からまだ人口増加と低所得の国が多く，援助が待たれている．

4 開発に伴う新たな健康問題

しかし開発途上国には先進国の問題も同時に発生している．開発途上国の大都市の市民は，大気汚染，車公害，交通事故，水質汚濁，通勤時間の延長，エイズの流行，生活習慣病などに苦しんでいる．これは中小都市にも及んでいる．たばこや粉ミルクの国際資本が大宣伝をして開発途上国に売りひろめるなどの消費者問題もある．これらは開発に伴う悪い面である．

また，援助が先進的専門病院につぎこまれ，地方のプライマリケアが後回しになってしまうといった誤った援助も少なくない．援助のあとの維持管理が自分たちの予算と技術ではできずに放置されることも少なくない．これらは誤った援助である．適正技術 appropriate technology を援助する側が十分考えて行う必要がある．

13-5 日本の保健医療の国際協力

1 国際交流と国際協力

「**交流** collaboration」は他国と情報・技術・人的交流によって，それぞれの国がそれぞれの国の利益をはかる場合をいう．これに対して「**協力** assistance, aid」は，資金協力，援助，供与などを含み，先進国が開発途上国に対して物・かね・人・技術を提供して開発途上国の自助努力をうながし，民生の安定と発展に寄与しようとするものをいう．

第二次世界大戦敗戦後，疲弊した日本は海外からさまざまの援助を受けて立ち直り，もはや戦後ではないといわれたのは1955（昭和30）年であった．その後の日本経済の拡大によって1980年代以降，政府援助の総額は世界でもトップクラスである．

交流や協力は次のように分類される．**多国間交流**（協力），通称「マルチ」と**二国間交流**（協力），通称「バイ」である．協力資金の出所によって，経済協力は次のように分類される．

①**政府開発援助** ODA《オーディーエー》, official development assistance

二国間の無償資金協力：返済義務のない，食料援助，食料増産援助，病院建設援助，水道建設援助，保健医療協力などの一般無償援助である．外務省，財務省，厚生労働省，国際協力機構 JICA，Japan International Cooperation Agency などが直接行う．

二国間の有償資金協力：保健医療福祉事業などに基金を通じて資金を貸し付けるもの．財務省，経済産業省，外務省などが行う．

二国間の技術協力：JICAにより無償で保健医療・家族計画などの専門家の派遣，機材供与，研修員の受け入れを行う．外務省，財務省，厚生労働省，JICAなどが直接行う．

多国間協力：ある国が，WHO，世界銀行，アジア開発銀行，経済協力開発機構（OECD），国連開発計画（UNDP）などの国際機関に金を拠出ないし出資して協力するもの．

②**その他の政府資金** OOF, other official flow

日本銀行，国際協力銀行などを通じて，二国間の直接投資金融，世界銀行，アジア開発銀行，アフリカ開発銀行などの国際機関に融資する．

③**民間資金** PF, private flow

民間企業による海外投資，および民間国際医療協力団体，NGOによる協力である．NGOには，日本キリスト教海外医療協力会，公益財団法人ジョイセフ（家族計画国際協力財団），笹川記念保健協力財団など多数ある．

国際保健医療協力の国内体制として厚生労働省に国際課があり，WHOの窓口となっている．**国立国際医療センター**は，国際医療協力局と研究センターを持っており，専門家の海外派遣，外国人研修生の受け入れ，調査研究などを行っている．

② JICA

JICA《ジャイカ》（国際協力機構）は政府ベースの協力を行う政府機関である． 主として，専門家の派遣，研修生の招へい，機材供与の3つを行う． 相手国の提案事業のリストから選択して事業を設定し，国内で担当者をみつけ，ODA予算で実行に移す．その他，海外ボランティア派遣制度である**青年海外協力隊**やシニア海外ボランティア事業，海外での大規模な災害発生時に医師・看護師を迅速に派遣する**国際緊急援助隊**の派遣事業なども行っている．

13-6 国際機関を通じた協力――国連，WHOなど

① 国　連

第二次世界大戦を機に1945（昭和20）年，国際平和の維持と安全保障のため国際協力を行っていくことを目的に**国際連合**（**国連**）United Nationsがつくられた．国連は，1970年代に社会開発支援を打ちだした．すなわち経済成長支援でなく生存のために最低限必要な水，食料，医療，教育，雇用，環境衛生，住居などを支持する事業BHN, Basic Human Needsを展開してきた．1978（昭和53）年のアルマ・アタ宣言をうけて，高度医療よりもプライマリケアや地域保健の開発援助に重点を移した．2000（平成12）年には，国連ミレニアム・サミットがニューヨークで開催され，21世紀の国際社会の目標として国連ミレニアム宣言が採択された．8つのゴールMDGs, Millennium Development Goalsについてそれぞれターゲットと指標が定められ，2015（平成27）

表13-3 持続可能な開発目標 SDGs(2030アジェンダ)

1.	あらゆる貧困の撲滅	10.	国内・国際間の不公正の減少
2.	飢餓の撲滅と栄養改善	11.	包摂的で安全な都市と居住空間の確保
3.	健康な生活の確保と福祉(well-being)の推進	12.	持続可能な消費と生産
4.	教育の確保と生涯学習機会の促進	13.	気候変動に対する緊急対策
5.	ジェンダー平等の達成	14.	海洋資源の保全と持続可能な利用
6.	水と衛生の持続可能な利用と管理	15.	陸域生態系の保護・回復
7.	すべての人へのエネルギー供給の確保	16.	平和で包摂的な社会の促進
8.	持続可能な経済成長の推進	17.	グローバルパートナーシップの活性化
9.	強靱なインフラストラクチャーの構築		

SDGs：sustainable development goals

年までの達成を目指して取り組みが行われてきた．

2015(平成27)年9月に国連「持続可能な開発に関するサミット(ニューヨーク)」が開催され「2030年までに私たちの世界を転換する(Transforming our world by 2030)」と題された2030アジェンダが採択され，新たに17の**持続可能な開発目標(SDGs)**が示された(**表13-3**)．

SDGsの目標3「健康な生活の確保と福祉(well-being)の推進」には**表13-4**に示すように13のターゲットが設定されている．なかでもターゲット3.8のユニバーサル・ヘルス・カバレッジ(UHC)の達成は重要である．国民皆保険制度のような財政的な面からの対策だけでなく，保健サービスへのアクセス，必須医薬品やワクチンへのアクセスなど広汎な内容を含んでいる．ターゲット3.bにはUHCを可能にするためのこれまでの取り組みの成果であるドーハ宣言が盛り込まれている．必須医薬品やワクチンの開発には多額の資金が必要であるため，開発された医薬品やワクチンには知的所有権が認められている(TRIPS協定)．

これら医薬品やワクチンをすべての人々に安価で提供するためにはこの協定の柔軟な運用が求められ，2001(平成13)年に「TRIPS協定および公衆の健康に関するドーハ宣言」がWTO(世界貿易機関)において締結され，開発途上国への安価な医薬品の供給が可能となってきている[WTOは国際自由貿易の促進を目的とした国際機関で，1995(平成7)年にGATTを拡大発展させた形で創設された．UNの専門機関ではないが，UNと緊密な連携を保って運営されている]．

国連の専門機関および補助機関・計画を**表13-5**に示す．

2 WHO

保健衛生に関する最初の国際会議は1851年パリで伝染病予防対策を討議するために開かれた．欧州諸国が参加し，以後5～10年おきに開催された．第二次世界大戦後，国連の専門機関の一つとして**世界保健機関WHO**, World Health Organizationがつくられた．1946(昭和21)年にWHO憲章が採択され，1948(昭和23)年4月7日「**世界保健デー**」にWHOは誕生した．国連機関の中ではもっとも加盟国が多く，2022(令和4)年6月現在194ヵ国である．本部事務局はジュネ

表13-4 SDGs目標3「健康と福祉(health and well-being)」における13のターゲット (3.1〜9の具体的ターゲットと3.a〜dの目標達成に向けての手段的ターゲット)

3.1	世界の妊産婦死亡率を出生10万対70未満へ
3.2	新生児死亡率を少なくとも出生千対12以下へ 5歳以下死亡率を少なくとも出生千対25以下へ
3.3	エイズ，結核，マラリアおよび熱帯病の根絶 肝炎，水系感染症およびその他の感染症に対処
3.4	非感染性疾患による若年死亡率を，予防や治療を通じて1/3減少 精神保健および福祉(well-being)の促進
3.5	薬物乱用やアルコールの有害な摂取を含む，物質乱用の防止・治療
3.6	世界の道路交通事故による死傷者の半減
3.7	性と生殖に関する保健サービスの普及
3.8	ユニバーサル・ヘルス・カバレッジ(UHC)の達成
3.9	有害化学物質，ならびに大気，水質および土壌の汚染による死亡および疾病の減少
3.a	たばこの規制に関する世界保健機関枠組条約の実施を適宜強化
3.b	ワクチンおよび医薬品の研究開発を支援 安価な必須医薬品およびワクチンへのアクセス(TRIPS協定*1，ドーハ宣言*2)
3.c	保健財政および保健人材の採用，能力開発・訓練および定着
3.d	健康危険因子の早期警告，危険因子緩和および危険因子管理のための能力強化

*1 TRIPS協定：trade-related aspects of intellectual property rights(知的所有権の貿易関連の側面)に関する協定[GATT，1994(平成6)]
*2 ドーハ宣言：TRIPS協定および公衆の健康に関するドーハ宣言[WTO，2001(平成13)]

ーブにある．世界を6つの国群に分け，6つの地域事務局をおいている．日本は，中国，韓国，フィリピン，マレーシア，オーストラリアなどとともに，西太平洋地域に属している．加盟国の分担金および寄付金で予算がまかなわれている．日本は総予算額の8.56%を拠出している．職員は7,000人以上[2022(令和4)年5月]，うち日本人職員40人[2021(令和3)年12月]と少ない．

WHOの活動は，その憲章にうたわれている目標に向かって行われる．すなわち，感染症対策，世界各国の衛生統計，水質などの基準作成，医薬品供給，技術協力，研究開発などである．感染症対策では，天然痘の根絶を宣言し[1980(昭和55)年]，マラリア対策，ウイルス肝炎・エイズ防止，予防接種拡大計画なども進めている．ポリオについては，2000(平成12)年までに地球上から根絶する旨の議決がなされ，2001(平成13)年10月には日本を含む西太平洋地域において根絶が確認された．1978(昭和53)年旧ソ連邦(現カザフスタン)のアルマ・アタで**プライマリヘルスケア**PHC, primary health careに関する宣言(➡7頁)をだした．これは，人々が必要としている保健医療を自前の技術で根付かせようとするものであった．1986(昭和61)年には健康増進health promotionを政策課題として進める**オタワ憲章**をだした．

オタワ憲章では**表13-6**のように健康の前提条件を提示したうえで，5つの活動と3つのアプローチ方法が示された．以降，貧困や雇用などの健康を規定している要因を明らかにし，それら

表13-5 国際機関一覧（抜粋）

国際連合		所在地	活動の概要
専門機関	世界保健機関（WHO）	ジュネーブ	「すべての人々が可能な最高の健康水準に到達すること」を目的として1948（昭和23）年に設立
	国際労働機関（ILO）	ジュネーブ	設立は国連より古く1919（大正8）年．世界中の労働者の労働条件・生活水準の改善を目的としている．国連最初の専門機関となった
	国連食糧農業機関（FAO）	ローマ	食糧生産と分配の改善および生活向上を通して飢餓の撲滅を達成することを目的としている．1945（昭和20）年に設立
	国連教育科学文化機関（UNESCO）	パリ	教育，科学および文化を通じて諸国民の間の協力を促進し，平和および安全に貢献することを目的に，1945（昭和20）年に設立
	世界銀行グループ	ワシントンDC	1946（昭和21）年設立の国際復興開発銀行と1960（昭和35）年設立の国際開発協会を合わせた国際連合の専門機関．開発途上国への開発資金援助を目的としている
補助機関・計画	国連開発計画（UNDP）	ニューヨーク	1965（昭和40）年に設立．開発途上国の所得向上や健康改善，民主的な政治，環境問題やエネルギーなどの開発に関するプロジェクト策定や管理を行う
	国連環境計画（UNEP）	ナイロビ	環境の質を将来にわたり保護していくための国際協力の推進をはかることを目的に1972（昭和47）年に設立された国際連合の補助機関
	国連人口基金（UNFPA）	ニューヨーク	1967（昭和42）年設立．各国におけるリプロダクティブ・ヘルスの推進や持続可能な開発のための人口政策の策定を支援する
	難民高等弁務官事務所（UNHCR）	ジュネーブ	難民高等弁務官は，1951（昭和26）年に採択された難民の地位に関する条約と1967（昭和42）年の議定書に基づく国連による難民や国内避難民の保護を任務としている
	国連児童基金（UNICEF）	ニューヨーク	1946（昭和21）年設立．当初は戦後の児童への緊急援助が目的．現在は開発途上国・戦争や内戦で被害を受けている国の子どもの支援を活動の中心としている
	世界食糧計画（WFP）	ローマ	1961（昭和36）年設立．食糧欠乏国への食糧援助と災害などの被災国に対して緊急援助を施し，経済・社会の開発を促進する国際連合の補助機関．2020（令和2）年，ノーベル平和賞を受賞
その他関係機関			
経済協力開発機構（OECD）		パリ	1948（昭和23）年OEECとして設立．1961（昭和36）年OECDに改組．欧州，北米などの先進国によって，国際経済全般について協議することを目的とした国際機関
アジア開発銀行（ADB）		マニラ	アジア・太平洋における経済成長および経済協力を促進し，開発途上加盟国の経済発展に貢献することを目的に1966（昭和41）年設立

に対処していこうという**健康の社会的決定要因**という概念を導入し，すべての政策において健康を考慮する（Health in All Policies）ことによって，国際間や各国内での社会的格差の是正を進め，健康公正を実現していこうとするアプローチが提言されている．2016（平成28）年の上海での第9回会議では，2030アジェンダと後述する健康都市についての宣言とコンセンサスが採択されている．

表13-6 ヘルスプロモーションの概念の変遷

国際会議(開催地)	年	内　容
第1回(オタワ)	1986(昭61)	健康の前提条件：平和，住居，教育，食糧，収入，安定した生態系，持続可能な資源，社会正義と公正 3つのアプローチ方法：Advocate，Enable，Mediate 5つの活動：健康的公共政策の立案，支援的環境づくり，地域活動の強化，個人スキル開発，健康サービスの方向転換
第2回(アデレード)	1988(昭63)	4つの重点アクション領域 1) 女性への健康支援，2) 食物と栄養，3) たばことアルコール，4) 支援的環境づくり
第3回(スンツバル)	1991(平3)	支援的環境づくりの「環境」をひろくとらえる 生態系という考え方の導入，環境保全
第4回(ジャカルタ)	1997(平9)	21世紀へのヘルスプロモーション，健康の社会的決定要因
第5回(メキシコシティ)	2000(平12)	健康格差の是正(健康を獲得するうえでの公平性の確保) 理念から実行へ
第6回(バンコク)	2005(平17)	グローバル化した世界でのヘルスプロモーション(国際間における健康格差の是正) 健康の社会的決定要因への取り組み
第7回(ナイロビ)	2009(平21)	プライマリヘルスケアとの統合 健康と開発のギャップの是正
第8回(ヘルシンキ)	2013(平25)	すべての政策に健康(Health in All Policies)アプローチ
第9回(上海)	2016(平28)	2030アジェンダにおけるヘルスプロモーションに関する上海宣言 健康都市に関する上海コンセンサス2016

オタワ憲章と同年の1986(昭和61)年にはキックブッシュ I. Kickbuschによって都市部における健康を支援する社会環境づくりとして，**健康都市** Healthy Citiesプロジェクトが提案された．都市そのものを健康に寄与する環境として計画・構築していこうという試みであり，その考え方はオタワ憲章にも反映されている．WHO欧州地域事務局では100を超える都市が参加して健康都市ネットワークが作られ先駆的な取り組みの共有化などがはかられている．2003(平成15)年にはWHO西太平洋地域事務局の呼びかけで健康都市連合 Alliance for Healthy Citiesがつくられ，日本では千葉県市川市など4市が中心となって2005(平成17)年に日本支部が創設され活動を行っており，2016(平成28)年7月現在，41都市3団体が加盟している．

新興感染症の流行などの国際的な健康危機に対応するため，2005(平成17)年のWHO総会において国際保健規則 International Health Regulationの改正が行われた．国際的な公衆衛生上の脅威に関するあらゆる事象をWHOに通報し，危機の発生にさいして実施すべき保健措置に関してWHOが勧告を行うこととなっている．2014(平成26)年，WHOは西アフリカにおけるエボラ出血熱について国際的な緊急事態を宣言し国際協力を訴えた．また，2019(令和元)年末からの新型コロナウイルス感染症(COVID-19)に対しても2020(令和2)年1月に緊急事態宣言をだしたが，各国の対応はさまざまであり，改めてWHOのリーダーシップが問われている．

③ UNICEF

ユニセフ UNICEF［国連児童基金，1946（昭和21）年 United Nations International Children's Emergency Fundとして発足．その後緊急 Emergency 援助以外の活動も増え，1953（昭和28）年 United Nations Children's Fundに名称変更．略称はそのまま］は，1946（昭和21）年に国連の専門機関として戦争で荒廃した国々における児童に対する食料や医薬品などの緊急援助を目的に設立された．1950（昭和25）年，国連総会において開発途上国の児童に対する長期的な厚生福祉を行う機関へと変貌し，自然災害や内戦で被害を受けている児童への支援活動を行っている．幼児下痢症対策として給口補水療法を普及させた．「児童の権利に関する条約（子どもの権利条約）」の普及活動にもつとめている．とくに，ユニセフでは，毎年120万人の18歳未満の子どもたちが人身売買の犠牲になっていると推定しており，こうした子どもの商業的性的搾取を根絶するための活動の一環として世界的な「反子ども買春キャンペーン」を繰りひろげている．

④ FAO

国連食糧農業機関 FAO，Food and Agriculture Organizationは農業生産の向上や農村地域の生活改善を支援している．FAOは，1945（昭和20）年に発足した国連の専門機関である．FAOは，①世界各国国民の栄養水準および生活水準の向上，②食糧および農産物の生産および流通の改善，③農村住民の生活条件の改善，を通して世界経済の発展および人類の飢餓からの解放を目指している．1996（平成8）年，飢餓・栄養不良の撲滅を目指して世界185ヵ国がローマに集まり世界食糧サミットが開催された．栄養不足人口を2015（平成27）年までに半減させるという「世界食糧安全保障に関するローマ宣言」とその実現のための「世界食糧サミット行動計画」が採択された．その他，消費者の健康保護のための活動やWHOと合同で食品規格委員会を設置するなどの活動を引き続き行っている．飢餓については，SDGsの目標2でも2030（令和12）年までにあらゆる飢餓をなくすという目標を掲げている．しかしながら，世界で飢えに困窮している人口は，気候変動，武力紛争の拡大，新型コロナウイルスの蔓延などにより年々増加しており，2021（令和3）年には8億2,800万人に達していると推計され，これは世界人口の約1割にあたる．目標達成に向けさらなる努力が必要である．地震，洪水などの災害時には，世界食糧計画 WFP，World Food Programmeも緊急支援を行っている．

その他の世界銀行，OECD（経済協力開発機構），アジア開発銀行なども，生活，環境，保健，医療，教育の面で活動している．

13-7 国際保健医療の展望

2015（平成27）年7月のミレニアム開発目標 MDGsの最終評価（国連）ではある程度進展が確認されたが，まだまださまざまな課題が残され，それらは持続可能な開発目標 SDGsに引き継がれている．貧困率は改善されたが最貧困層と最富裕層との格差の拡大，都市部と農村部の格差の拡大，就業機会における男女不平等の存在，気候変動と環境悪化，そして何よりもさまざまな地域で引き起こされている紛争が開発目標達成の最大の阻害要因となっている．

内戦や紛争のため，水や食糧の確保すら困難な国々が存在する．先進諸国を中心とした経済のグローバル化が進むなか，国ごとの公衆衛生活動もままならず取り残されつつある人々の増加は重大な課題である．さらには，2019（令和元）年末から始まった新型コロナウイルス感染症（COVID-19）のパンデミックによる経済格差・健康格差のさらなる拡大が懸念されている．

2022（令和4）年2月から突如開始されたロシア軍によるウクライナ侵攻では，多くの犠牲者や避難民が生み出され，また，それに止まらず世界的な食糧・エネルギー供給危機や世界経済の混乱を引き起こしており，当事国だけでなく世界各地の人々の健康状態に深刻な影響を及ぼすことが懸念されている．改めて国際協調に基づく平和的手段による問題解決の模索と国際保健医療対策のリーダーシップが求められている．

ミニ・レポートの課題

❶ 国際協力の妨げとなる国際紛争を1つ取り上げ，その原因について調べよう．
❷ なぜ開発途上国への援助が必要なのか述べてみよう．
❸ 保健・人口・環境などを扱う国際機関としてILO，UNFPA，UNDP，UNEPなどについて調べ，その存在意義について考えてみよう．
❹ 国際紛争の主なものとして，パレスチナ紛争，シリア内戦，アフガニスタン紛争，トルコ・クルド紛争，ロシア軍によるウクライナ侵攻などがある．それぞれ経緯などについて調べてみよう．

Chapter 14

保健医療福祉の制度と法規

保健医療行政，保険制度，医療制度（従事者の資格など），医療保険の仕組み，障害者福祉の仕組みについて理解を深めよう．各種法律については，裏表紙見返しの法律樹形図も十分に活用しよう．

14-1 保健医療行政の概要と基礎知識

① 保健医療行政の意味合い

保健行政は，国民が疾病や傷害にならないための対策（一次予防）や疾病の早期発見・早期治療（二次予防），さらには，疾病の悪化防止や社会復帰（三次予防）を推進することが主であるが，医療とも密接に関係しているため，医療行政も合わせて，保健医療行政，さらに，福祉行政と合わせて保健医療福祉行政とも呼ばれている．

衛生行政は，狭義には保健行政をさし，広義には，保健医療行政をさす．公衆衛生行政と衛生行政はほぼ同義であるが，衛生行政ということが多い．また，国民・住民の生活・活動の場という視点から，一般（地域），学校，職域の3分野に分けられ，それぞれ，一般衛生行政（または地域保健行政），学校保健行政，労働衛生行政（または産業保健行政）という（**図14-1**）．

② 保健医療の制度と法規の歴史

ⓐ 近代公衆衛生の発展

保健医療行政は，18世紀のイギリスにおける産業革命以降，資本主義の発達とともに整備されていった．当初は，女性や子どもの労働やスラムの改善などから始まり，コレラや結核などの感染症対策，労働者の環境改善，母子保健などに主眼がおかれており，社会防衛的な側面が強かった．世界で最初の近代的な保健医療関係法は，1848年にイギリスで定められた公衆衛生法といわれている．

その後，次第に個人の尊厳や基本的人権が重視されるようになり，20世紀前半の2度の世界大

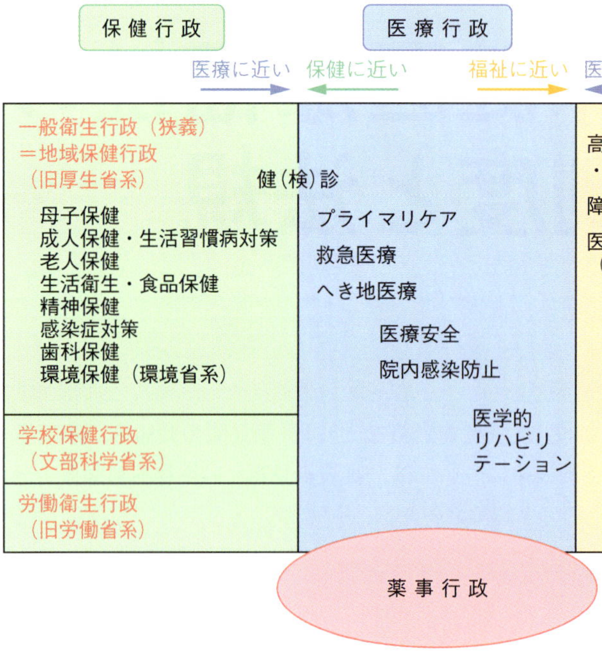

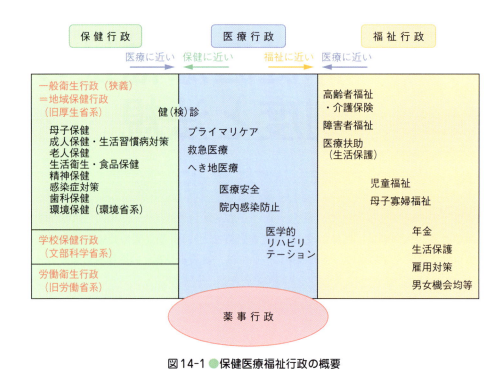

図14-1 保健医療福祉行政の概要

戦と前後して，1935（昭和10）年，米国で世界最初の社会保障法が制定され，欧米諸国を中心に，世界的に保健医療制度が充実していった．1946（昭和21）年には，世界の保健に寄与するために，世界保健機関（WHO）が組織され，世界的にも保健医療行政の体制整備と連携が進んでいる．

ⓑ 日本における保健医療行政

1）第二次世界大戦前

近代的な保健医療制度が整備されるのは明治以降である．1874（明治7）年には，医療制度の包括的な法律である医制76条が制定された．同年には種痘規則制定，1897（明治30）年には伝染病予防法が制定された．1906（明治39）年に医師法，歯科医師法，1922（大正11）年に健康保険法，1937（昭和12）年に保健所法がそれぞれ制定され，1938（昭和13）年には厚生省が設置されるなど，日本の保健医療制度の原型が整備されていった．他の国と同様，当初は感染症対策など，社会防衛的な側面が強かったが，次第に社会保障的な側面が強くなっていった．

また，古くから日本で行われていた鍼灸《しんきゅう》やあん摩についても，1911（明治44）年，あん摩術営業取締規則，鍼術灸術営業取締規則が制定され，伝統医療も近代保健医療制度の中に取り入れられた．

2）第二次世界大戦後

終戦後の保健医療行政は，1946（昭和21）年の日本国憲法公布とともに飛躍的に充実していった．憲法第25条第2項に「国は，すべての生活部面について，社会福祉，社会保障及び公衆衛生の向上及び増進に努めなければならない」と定められ，憲法の精神にのっとり，保健医療関係法令が制定され保健医療行政が整備されていった．日本人の死因の第1位であった結核に対して，1951（昭和26）年，新しい結核予防法が制定された．戦後の乳幼児死亡の改善，1950年代半ばからの高度経済成長とともに平均寿命が延び，それに伴って増加した循環器疾患やがんなどの生活習慣病対策も次第に重要視されるようになった．1958（昭和33）年には国民健康保険法が改正され，1961（昭和36）年に国民皆保険制度が実現した．また，1958（昭和33）年に学校保健法，1965（昭和40）年に母子保健法，1970（昭和45）年に心身障害者対策基本法，1972（昭和47）年に労働安全衛生法がそれぞれ制定されるなど，各種の保健医療関連法が整備されていった．水俣病などの公害病も発生し，1967（昭和42）年に公害対策基本法制定，1971（昭和46）年に環境庁設置など，環境保健行政も進められた．次第に高齢化が進み，1963（昭和38）年に老人福祉法，1982（昭和57）年に老人保健法が制定され，1997（平成9）年には介護保険法が制定されるなど，老人保健・医療・福祉対策も進んだ．また，疾病構造の変化，地域住民のニーズの多様化，地方分権の推進などに対応するため，1994（平成6）年に保健所法が廃止され，地域保健法が制定された．国民医療費の増大により国民皆保険制度の維持が困難となってきた．このため，2006（平成18）年に医療制度改革関連法が制定され，2008（平成20）年度より，新たな高齢者医療制度が導入された．

14-2 保健制度の仕組み——行政組織

① 一般衛生行政・保健医療行政

ⓐ 国の組織

一般衛生行政を担う国の組織は，厚生労働省に集中している．厚生労働省の組織を**図14-2**に示す．内部部局として，大臣官房のほか11局，外局として中央労働委員会がある．これらの部局の多くが保健医療行政に関係している．さらに，厚生労働省の地方部局として，地方厚生局が7局1支局，都道府県労働局が47局ある．労働局のもとに，労働基準監督署と公共職業安定所（ハローワーク）がある．また，厚生労働省設置の機関として，国立医薬品食品衛生研究所，国立保健医療科学院，国立感染症研究所などの国立研究所，検疫所などがある．

また，厚生労働省以外に，環境保健行政を担う環境省がある．

ⓑ 都道府県

都道府県には，一般衛生行政を担当する部局があり，衛生部局といわれる．近年，保健・医療・福祉の一体的推進・連携が重視されることから，医療部局や福祉部局と統合された組織になっていることが多い．

ⓒ 保健所

保健所は，疾病の予防，健康増進，生活衛生など，地域の公衆衛生行政の中心的機関としての役割を担っている（➡233頁）．都道府県または政令指定市・中核市（人口20万人以上）などが設置者であり，おおむね二次医療圏に1ヵ所設置されている．近年は，保健と福祉の一体化・連携強化をはかるため，福祉事務所と統合し，保健福祉事務所などの名称が使われることが多くなっ

厚生労働省

- 大臣官房（人事，総務，会計，国際，科学研究）
- 医政局（医事，歯科，看護，経済，研究開発，政策医療）
- 健康局（健康増進，がん等の予防・治療，結核・感染症，難病）
- 医薬・生活衛生局（医薬品・医療機器審査，医薬品安全，監視指導，麻薬，血液），食品衛生，生活衛生
- 労働基準局（労働条件，賃金，労働時間，労働保険，労働災害）
  - 安全衛生部（労働安全，労働衛生）
- 職業安定局（雇用，雇用保険，労働市場）
  - 雇用開発部
- 雇用環境・均等局（雇用均等，職業家庭両立，在宅労働，有期・短時間労働）
- 子ども家庭局（家庭福祉，育成環境，保育，母子保健）
- 社会・援護局（生活保護，地域福祉，福祉基盤，企画，援護）
  - 障害保健福祉部（障害者福祉，精神保健医療福祉）
- 老健局（介護保険，老人保健）
- 保険局（医療保険，国民健康保険，診療報酬，高齢者医療）
- 年金局（年金，国民年金，運用管理）
- 人材開発統括官
- 政策統括官（総合政策，統計・情報）

図 14-2 厚生労働行政の中央組織

ている．2022（令和4）年4月現在，468ヵ所設置されている．

ⓓ 市町村

市町村には，**市町村保健センター**が整備されており，母子健康手帳交付，乳幼児健診，予防接種，住民健診などの身近な行政サービスを提供している．

ⓔ その他の組織

多様な保健課題に対応するため，保健分野ごとに，それぞれの専門機関が設置されている．具体的には，**地方衛生研究所**，**精神保健福祉センター**，**医療安全支援センター**，**日本赤十字血液センター**，**検疫所**，**医薬品医療機器総合機構**（PMDA），**日本医療研究開発機構**（AMED）などが設置されている．また，福祉分野では，福祉事務所，社会福祉協議会，児童相談所，障害者更生相談所などがある．

2 学校保健行政

学校保健行政も，国と地方自治体（都道府県，市町村）からなっている．国は文部科学省が所管している．地方自治体は，公立学校担当部門と私立学校担当部門とに分かれている．公立学校担当部門は教育委員会の学校保健担当課室，私立学校担当部門は知事部局の私立学校担当課室がそれぞれ担っている．学校には，保健室が設置されるとともに，保健主事，養護教諭，学校医，学校歯科医，学校薬剤師が配置されている（➡270頁）．また，スクールカウンセラーが配置されている学校もある（➡275頁）．

③ 労働衛生行政

労働衛生行政は，中央組織として，厚生労働省のうち，旧労働省の部局があり，地方部局として，都道府県労働局および労働基準監督署（各都道府県数ヵ所）が設置されている．また，労働者の健康や安全の確保のため，独立行政法人労働者健康安全機構が設置され，同機構内に労災病院，産業保健総合支援センター，労働安全衛生総合研究所などが組織されている．

労働者の災害防止，職業性疾患の予防，労働者の健康増進などのための調査・研究を目的として，労働安全衛生総合研究所が設置されている（➡第10章）．

14-3 医療制度の仕組み

① 医療制度の概要

医療制度は，医事・薬事に関する制度，医療従事者の資格に関する制度，医療保険に関する制度の3種類からなる．医療保険制度については，あとのセクションで述べる．ここでは，医事・薬事に関する制度と資格に関する制度の2つについて述べる．

② 医事・薬事に関する法律

ⓐ 医療法

医療法とは，医療・医療業を規定している法律である．医療提供施設（医療施設）として，病院，診療所，介護老人保健施設，調剤薬局などを定めるとともに，病院，診療所，助産所の医療提供施設の管理体制，人員配置基準，構造設備基準などを規定している．

加えて，医療を提供する体制を確保するために，都道府県が**医療計画**を策定することが定められている．医療計画の主な内容は，医療圏の設定，基準病床数の設定，特定の医療分野「5疾病・5事業及び在宅医療」（5疾病：がん，脳卒中，急性心筋梗塞，糖尿病，精神疾患，5事業：救急医療，災害医療，へき地医療，周産期医療，小児医療）の計画，医療従事者の確保，医療安全の確保などである．2014（平成26）年の医療法改正により，地域の医療提供体制のあるべき姿を示す地域医療構想（地域医療ビジョン）も加えられ，2018（平成30）年度から，地域医療構想を内容に含んだ医療計画が開始された．さらに，2021（令和3）年の医療法改正により，医療計画の記載事項に「新興感染症等の感染拡大時における医療」が事業に追加され，2024（令和6）年から「5疾病・6事業及び在宅医療」の計画が開始される．

医療圏とは，医療を提供する単位のことで，医療のレベルに応じて，一次医療圏，二次医療圏，三次医療圏がある．一次医療圏は，住民の日常生活に密着した医療・保健・福祉サービスを提供する区域で，通常，各市区町村が一次医療圏を構成している．二次医療圏は，主として入院医療の整備をはかる地域的単位として設定され，通常，1ないし数市区町村から構成されている．三次医療圏は，特殊な医療も含めて広域な医療サービスを提供する区域で，都道府県ごとに1つ（北海道のみ6医療圏）となっている．

救急医療体制は，都道府県が定める医療計画により整備されている．外来医療を中心とする初期救急（在宅当番医など），入院や手術に対応する二次救急（二次救急輪番病院など），重篤救急患者に対応する三次救急（救命救急センター）からなる．救急医療体制の整備において，消防による救急搬送の役割も大きい．

医療機関には，数百床以上の病床を持つ大病院から無床の診療所までさまざまな規模の医療機関があり，また，救急医療などの急性期の医療を行う医療機関から，慢性期の医療や初期医療を行う医療機関まで役割もさまざまである．このような多種多様な医療機関が，より質の高い医療を効率的に提供するためには，医療機関間の連携が重要であり，地域医療連携と呼ばれている．病院と病院の連携を病病連携，病院と診療所の連携を病診連携とそれぞれいう．地域医療連携では，関係機関間の調整をはかり，患者の家族の抱える心理的・社会的な問題を解決するメディカルソーシャルワーカー（MSW）の役割が重要である．

ⓑ 医薬品医療機器等法（旧薬事法）

医薬品医療機器等法とは，2013（平成25）年に薬事法の名称が変更されたもので，医薬品や医療機器などの品質や有効性・安全性を確保するための法律である．

医薬品医療機器等法では，薬局について，開設手続き，管理体制，薬剤師の配置などを規定している．また，医薬品，医療機器の有効性や安全性の確保のために，製造許可や品質確保のための基準，治験（医薬品の承認に必要な臨床試験）の手続きなどが規定されている．

3 医療提供施設

ⓐ 病　院

医療法では，病床20床以上の医療機関を**病院**という．2021（令和3）年10月1日現在，病院は8,205施設であり，病院の総病床数は1,500,057床である．病院，診療所の病床は，一般病床以外に，精神病床，感染症病床，結核病床，療養病床などに分かれている（**表14-1，2**）．

ⓑ 各種機能を担う医療機関

1）特定機能病院

高度の医療の提供に加え，高度の医療技術の開発や研修を行う病院で，厚生労働大臣の承認を得た病院をいう．大学病院と国立がん研究センター，国立循環器病研究センターなどが指定されている．

2）地域医療支援病院

地域の医療の確保のために，他の医療機関から紹介された患者に対し医療（救急医療を含む）を提供するとともに，他の病院の医療従事者が診療，研究，研修に利用することができる病院をいう．医療法で定められており，都道府県知事が指定する．

3）救命救急センター，二次救急輪番病院

救急医療を担う病院として，救命救急センター，二次救急輪番病院などがある．都道府県が定

表 14-1 ●医療施設の種類別施設数

[介護老人保健施設数は2020(令和2)年10月1日, 薬局数は2020(令和2)年度末, その他施設数は2021(令和3)年10月1日現在]

施設の種類	施 設 数
病院	8,205
精神科病院	1,053
一般病院	7,152
うち療養病床あり	3,515
一般診療所	104,292
有床	6,169
うち療養病床あり	642
無床	98,123
歯科診療所	67,899
介護老人保健施設	4,304
薬局	60,951

資料 厚生労働省:「医療施設調査」「介護サービス施設・事業所調査」「衛生行政報告例」

表 14-2 ●病床の種類別病床数

[2021(令和3)年10月1日現在]

施設・病床種類	病 床 数
総数	1,583,783
病院	1,500,057
精神病床	323,502
感染症病床	1,893
結核病床	3,944
療養病床	284,662
一般病床	886,056
一般診療所	83,668
歯科診療所	58

資料 厚生労働省:「医療施設調査」

める医療計画で指定される.

4) へき地医療拠点病院

へき地診療所などへの代診医派遣など, へき地医療の拠点となる病院であり, 都道府県が定める医療計画で指定する.

5) 災害拠点病院

災害拠点病院は, 災害発生時の傷病者の受け入れや医療救護班の派遣などを行う災害対策の中核的病院である. 都道府県が定める医療計画および防災計画で指定される.

6) その他の機能を持った医療機関

感染症法に基づき2類感染症以上の感染症を受け入れる感染症指定医療機関, エイズに関する総合的かつ高度な医療を提供するエイズ診療拠点病院, 高度ながん医療を提供するがん診療連携拠点病院, 高度な周産期医療を提供する総合周産期母子医療センター, 医師の臨床研修を実施する臨床研修病院, 治験や臨床研究の中心的な役割を担う**臨床研究中核病院**などがある.

Ⓒ 診療所

1) 一般診療所

病床19床以下または無床の医療機関を**診療所**という. 一般的には医院, クリニックなどといわれているが, 医療法上は, 診療所という用語が使われている.

2021(令和3)年10月1日現在の一般診療所数は, 104,292施設である. そのうち, 有床診療所は6,169施設である. 2006(平成18)年には, 夜間や休日も往診や訪問看護を行う在宅療養支援診療所が制度化された.

2) 歯科診療所

2021(令和3)年10月1日現在の歯科診療所は67,899施設である.

ⓓ 介護老人保健施設

介護老人保健施設とは，病状が安定しており入院医療の必要ない要介護者に対し，リハビリテーションや看護，介護などのサービスを提供する施設である．医療法および介護保険法で定められている．2020（令和2）年10月1日現在，介護老人保健施設数は4,304施設である．

ⓔ 助産所

一般には助産院といわれているが，医療法上は，助産所という．

ⓕ 薬　局

薬局は，医薬品の販売や調剤を行う施設である．2020（令和2）年度末現在の薬局数は，60,951施設である．

4 医療従事者の資格と資格法

医療は，多様な種類の医療従事者の協調により成り立っている．法律では，それらの医療従事者の資格を定めている．以下に，主な医療従事者とそれに対応する法律を列記する．

ⓐ 医師（医師法）

2020（令和2）年末現在，届出医師数は339,623人で，人口10万人当たり269.2人である．医師法では，「医師は医療と保健指導を司る者」と明記され，医師の資格要件，臨床研修義務，業務上の責務・義務などが定められている．業務上の責務・義務には，無診察診療の禁止，カルテの記載・保存義務，理由のない診療拒否の禁止（応召義務），異状死の届出義務，診断書などの交付義務，処方箋交付義務，保健指導義務が定められている．また，守秘義務が刑法で定められている．

ⓑ 歯科医師（歯科医師法）

2020（令和2）年末現在，届出歯科医師数は107,443人で，人口10万人当たり85.2人である．医師法と同様の義務・責務が定められている．

ⓒ 薬剤師（薬剤師法）

2020（令和2）年末現在，届出薬剤師数は，321,982人で，人口10万人当たり255.2人である．薬剤師は，病院や薬局で調剤などに従事する者である．

ⓓ 看護師，准看護師，保健師，助産師（保健師助産師看護師法）

看護師，准看護師とは，療養上の世話や診療の補助を行う者で，看護師は厚生労働大臣の免許，准看護師は都道府県知事の免許をそれぞれ受ける．2020（令和2）年末現在，看護師，准看護師の従事者数は1,565,500人である．

2014（平成26）年に保健師助産師看護師法が改正され，高度な専門知識や技能が必要な診療補助行為（特定行為）を看護師が実施するための研修制度が導入された．

保健師とは，保健指導などに従事する者で，保健所，市区町村，保健センター，学校，事業所の保健部門などに勤務している．2020（令和2）年末現在，保健師の従事者数は55,595人である．

助産師とは，助産や妊婦・新生児の保健指導などを行う者である．2020（令和2）年末現在，助産師の従事者数は37,940人である．

看護師，准看護師，保健師，助産師には，医師の指示に従う義務があるほか，守秘義務，臨床研修などを受ける努力義務がある．加えて，助産師には，異常時に医師診療を求める義務，応召義務，出産証明書の交付義務などがある．

ⓔ 診療放射線技師（診療放射線技師法）

診療放射線技師とは，医師，歯科医師の指示のもとに放射線検査を行う者である．

ⓕ 臨床検査技師（臨床検査技師法）

臨床検査技師とは，医師，歯科医師の指示のもとに微生物学的検査，血清学的検査，血液学的検査，病理学的検査，寄生虫学的検査，生化学的検査，生理学的検査などの各種検査を行う者である．

ⓖ 理学療法士（PT），作業療法士（OT），視能訓練士（ORT），言語聴覚士（ST）

理学療法士とは，医師の指示のもとに理学療法を行う者である．理学療法とは，身体に障害がある者に対し，基本的動作能力の回復のために治療体操や電気刺激，マッサージ，温熱の利用などを行う治療法である．

作業療法士とは，医師の指示のもとに作業療法を行う者である．作業療法とは，心身に障害がある者に対し，応用的動作能力や社会適応能力の回復のために手芸，工作などの作業を行わせる治療法である．

視能訓練士とは，医師の指示のもとに，視覚機能の検査や矯正訓練などを行う者である．

言語聴覚士とは，医師，歯科医師の指示のもとに，音声機能，言語機能，聴覚の障害者に対して，言語機能検査，聴覚機能検査や言語訓練，嚥下《えんげ》訓練，人工内耳の調整を行う者である．

理学療法士，作業療法士は理学療法士及び作業療法士法により，視能訓練士は視能訓練士法により，言語聴覚士は言語聴覚士法によりそれぞれ定められている．

ⓗ 介護支援専門員（ケアマネジャー）（介護保険法）

介護支援専門員（ケアマネジャー）とは，要介護者などからの相談に応じ，その心身の状況などに応じて適切な介護サービスを利用できるように市町村や介護サービス事業者と連絡調整をはかり，介護サービス計画（ケアプラン）の作成支援など，要介護者などが自立した日常生活を営むのに必要な援助に関する専門的知識および技術をもった者をいう．資格は介護保険法で定められており，都道府県の登録制である．

ⓘ 管理栄養士，栄養士（栄養士法）

管理栄養士とは，病気の人の栄養指導や病院などの給食管理を行い，栄養士は，主に健康な人を対象にした栄養指導や給食管理を行う者である．

ⓙ 公認心理師（公認心理師法）

従来，臨床心理士など，法律に規定されていない心理関係資格が数多くあったが，2015（平成27）年に公認心理師法が成立し，新たに公認心理師資格が誕生した．

ⓚ その他の医療従事者の資格

上記以外に，調理師（調理師法），臨床工学技士（臨床工学技士法），救急救命士（救急救命士法），歯科衛生士（歯科衛生士法），歯科技工士（歯科技工士法），義肢装具士（義肢装具士法），あん摩マッサージ指圧師・はり師・きゅう師（あん摩マッサージ指圧師，はり師，きゅう師などに関する法律)，柔道整復師(柔道整復師法)，精神保健福祉士(精神保健福祉士法)，社会福祉士・介護福祉士(社会福祉士及び介護福祉士法)，労働衛生コンサルタント(労働安全衛生法)などが，法律で定められた資格である．

なお，上記の資格のうち，医師，歯科医師，薬剤師，看護師，保健師，助産師，診療放射線技師，臨床検査技師，理学療法士，作業療法士，視能訓練士，言語聴覚士，管理栄養士，臨床工学技士，救急救命士，歯科衛生士，歯科技工士，義肢装具士，あん摩マッサージ指圧師，はり師，きゅう師，柔道整復師，精神保健福祉士が厚生労働大臣の免許，准看護師，栄養士，調理師が都道府県知事の免許，介護支援専門員が都道府県知事の登録制，社会福祉士，介護福祉士，労働衛生コンサルタントが厚生労働大臣の登録制，公認心理師が，文部科学大臣と厚生労働大臣が指定する登録機関への登録制である．

その他の職種として，メディカルソーシャルワーカー(MSW)，診療情報管理士，がん(腫瘍)登録士などがある．これらの資格は，法律に規定された資格ではないが，学会などの各種組織による認定制度もある．

ⅱ 医療従事者の届出義務

上記医療従事者のうち，医師，歯科医師，薬剤師，看護師，准看護師，保健師，助産師，歯科衛生士，歯科技工士については，2年に1度，現住所，従事先などを保健所に届け出ることになっている．医師，歯科医師，薬剤師については全員に届出義務があり，それ以外の職種は，各資格の業務に従事している者が対象である．死亡したときには，遺族による抹消手続きが必要である．

5 地域医療・介護の総合的な推進のための制度改正

2014(平成26)年に，持続可能な社会保障制度の確立をはかる改革の一環として，効率的で質の高い医療提供体制を構築するとともに，地域包括ケアシステム(➡335頁)を構築することを通じ，地域医療と介護の総合的な確保を推進するため，医療介護総合確保推進法が制定された．病床の機能の分化・連携を進めるとともに，在宅医療・介護サービスの充実をはかるため，同法により医療法および介護保険法が，関係法律とともに改正された(**表14-3**)．

14-4 保健医療行政に関するその他の事項

1 病院機能評価

病院の機能や質を客観的に評価するために，第三者による評価を行う組織として，1995(平成7)年に財団法人日本医療機能評価機構が設立された．一定の基準以上の病院には，認定証(5年間有効)が発行される．2022(令和4)年9月2日現在，2,032病院に認定証が発行されている．

表14-3 地域医療・介護の総合的な推進の概要

推進項目	主な内容
1. 新たな基金の創設と医療・介護の連携強化	・都道府県の事業計画（病床の機能分化・連携，在宅医療・介護の推進など）の実施のために新たな基金を設置 ・国が，医療と介護の連携強化のための基本方針を策定
2. 地域における効率的・効果的な医療提供体制の確保	・医療機関が都道府県に病床の医療機能（高度急性期，急性期，回復期，慢性期）などを報告 ・都道府県が，医療計画の中に，地域の医療提供体制の将来のあるべき姿を示す地域医療構想（地域医療ビジョン）を策定
3. 地域包括ケアシステムの構築と費用負担の公平化	・在宅医療・介護連携の推進などの地域支援事業の充実 ・全国一律の予防給付（訪問介護・通所介護）を地域支援事業に移行し多様化をはかる ・特別養護老人ホームの役割の見直し ・一定所得以上の介護保険利用者の自己負担を2割に引き上げ
4. 医療事故対策	・医療事故の調査の仕組み

2 医療安全対策，医療事故防止対策

近年，重大な医療事故・医療過誤が大きく報道され，医療に対する不安が高まっており，医療の安全・安心を確保することが重要課題となっている．厚生労働省では，2002（平成14）年に医療安全推進総合対策をまとめ，医療安全の推進をはかっている．具体的には，医療機関における安全管理体制の強化，医療安全に関する教育研修の充実，医療安全に関する情報提供などが行われている．また，特定機能病院などを対象に開始されたヒヤリ・ハット事例等収集事業が，2004（平成16）年より全医療機関に対象を拡大して実施されている．2006（平成18）年の医療法改正により，医療安全支援センターの制度化，医療機関における医療安全確保体制の義務づけなど，医療安全対策の強化がはかられた．

さらに，2015（平成27）年より医療事故調査制度が開始された．この制度では，医療に起因する死亡などで予期しなかったものが発生したさい，医療機関が院内事故調査を行い，その結果を新たに創設された医療事故調査・支援センターに報告する．医療事故調査・支援センターは，その報告に基づき情報を分析する．また，同センターは，医療機関または遺族から調査依頼があった場合に医療事故調査を行う（**図14-3**）．これらを通じて，医療の安全を確保するために医療事故の再発防止をはかることを目的としている．

3 院内感染防止対策

医療事故とならんで，院内感染が，医療安全対策上の問題となっている．医療機関における院内感染防止対策として，院内感染対策委員会の設置，院内感染対策マニュアルの整備，職員の研修，標準予防策や感染経路別予防策の徹底などがはかられている．また，地域における院内感染

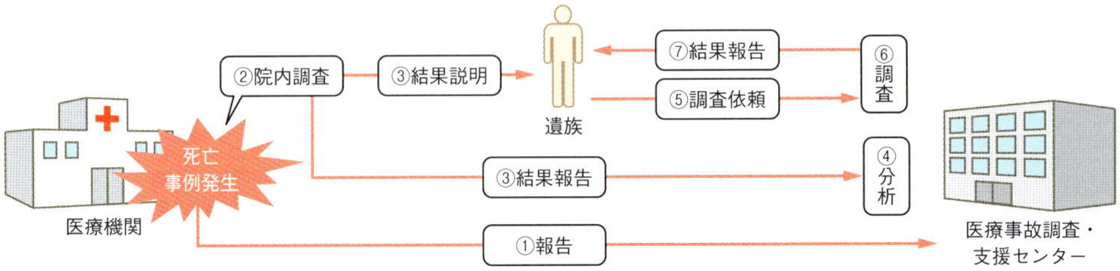

図14-3 医療事故調査制度

表14-4 健康危機の例

分　野	例
感染症	新型インフルエンザの流行
医薬品被害	血友病治療薬へのHIV混入
食中毒	堺市の腸管出血性大腸菌(O157)による食中毒
食品汚染	BSE(ウシ海綿状脳症)
水道水汚染	クリプトスポリジウムによる汚染
自然災害	東日本大震災
テロ	地下鉄サリン事件
放射線被曝	東京電力福島第一原子力発電所事故
環境汚染	石綿使用工場周辺住民の石綿曝露

相談体制の整備をはかるため，2004(平成16)年より「院内感染地域支援ネットワーク事業」が開始された．

4 健康危機管理体制の整備

医薬品，食中毒，感染症，飲料水，その他なんらかの原因により人の健康や生命が脅かされる事態を健康危機といい，多種多様な健康危機事例があげられる(**表14-4**)．

これらの健康危機に対処するため，厚生労働省は，1998(平成10)年に健康危機管理対策室を設置するとともに，健康危機管理基本指針などを策定し，危機管理体制の強化をはかっている．また,「地域保健対策の推進に関する基本的な指針[2001(平成13)年厚生労働省告示]」において，保健所が地域の健康危機管理の拠点と位置づけられた．

5 医薬品副作用被害の救済制度

医薬品は，効用を期待して用いられるが，その一方で，副作用ももたらす．副作用の中には，注意深い使用で避けられるものもあるが，避けられない副作用もある．

このような医薬品の副作用による被害を救済する目的で，医薬品を適正に使用したにもかかわらず発生した副作用により健康被害を受けた患者の救済をはかる医薬品副作用被害救済制度が1979（昭和54）年に制定された．この制度は，医薬品の利用による感染症は対象外であるため，血液製剤など，生物由来の医薬品による健康被害を受けた人の救済をはかる目的で，生物由来製品感染等被害救済制度が2004（平成16）年に新たに制定された．また，予防接種による被害については，予防接種法による補償制度がある．

6 健康食品の規制

健康食品の中には，国の制度である保健機能食品（特定保健用食品，栄養機能食品，機能性表示食品）とそれ以外がある（➡243頁）．保健機能食品は，「お腹の調子を整える」などの健康保持増進効果を表示することは許されているが，「病気が治る」などの医薬的な効能効果の表示は医薬品医療機器等法で禁止されている．それ以外のいわゆる健康食品については，医薬的な効能効果の表示禁止だけでなく，健康保持増進効果の虚偽誇大広告や不正表示（優良誤認など）が**健康増進法**と**景品表示法**で禁止されている．また，医薬品成分が含まれていれば，無承認無許可医薬品として**医薬品医療機器等法違反**となる．

近年，ダイエット食品による肝障害など，いわゆる健康食品によると疑われる健康被害が社会問題となっている．健康食品による大規模な健康被害が疑われる場合には，食品衛生法に基づく販売禁止などの行政処分の対象となる．健康被害の事実の不告示や事実誤認があれば，消費者契約法による契約取り消しの対象となる．

健康被害にもまして問題なのが，健康食品に頼ったばかりに，適切な医療受診が遅れることである．それによって生じる被害，つまり，病気を放置し悪化してしまうことに対しては規制や罰則がない．いわゆる健康食品の健康保持増進効果や有害作用がどの程度なのかは，体験談などに惑わされず，第3章でも述べられている疫学的方法論をもとに適切に判断する必要がある．

7 保健医療の情報化

高度情報化社会の中で，保健医療分野においても情報化の推進が求められている．厚生労働省は，保健医療情報の標準化（病名，医薬品名などの用語・コードの標準化など）を進めるとともに，2001（平成13）年には「保健医療分野の情報化にむけてのグランドデザイン」を策定し，電子カルテの普及，医療情報ネットワークの整備，遠隔医療システムの推進，レセプト電算処理の普及などに力を入れている．また，個人情報保護法に基づき，2004（平成16）年に「医療・介護関係事業者における個人情報の適切な取扱いのためのガイドライン」が策定された．

匿名加工された医療情報の安全・適正な利活用を通じて，健康・医療に関する先端的研究開発や新産業創出を促進するため，2018（平成30）年に次世代医療基盤法が施行された．

8 医療資源

保健医療は，限られた資源の中で行われるため，資源の有効利用が重要である．医療資源には，医師などの医療従事者，病院などの医療施設・病床，高度医療機器などがある．これらの医療資源は，医療計画により有効利用や適正配置がはかられている．輸血用血液などの血液製剤や移植用臓器も，限りある貴重な医療資源であり，血液法，臓器移植法により，安全対策とともに，有効かつ公平な利用がはかられている．また，大規模災害などのさいに多数の傷病者が発生した場合に，短期的に医療機関，医療従事者，医薬品などの医療資源が不足する．そのさいに行われる，傷病者の重症度・緊急度などによって治療や搬送の優先順位を決めるトリアージも，限られた医療資源を最大限有効に活用する一方策といえる．

9 医療廃棄物

医療廃棄物の中には，感染性廃棄物があり，その適正な処理が必要である．医療廃棄物の処理は，廃棄物処理法をもとに定められているが，特別管理産業廃棄物管理責任者の設置，管理規定の作成，感染性廃棄物と非感染性廃棄物の分別，感染性廃棄物の適正な保管・廃棄と記録，感染性廃棄物であること（バイオハザードマーク）の表示などが義務づけられている．

10 難病対策

ベーチェット病，多発性硬化症，重症筋無力症，全身性エリテマトーデスなど，①原因不明，治療方法未確立であり，かつ，後遺症を残すおそれが少なくない疾病や，②経過が慢性にわたり，単に経済的な問題のみならず介護などに著しく人手を要するために家族の負担が重く，また精神的にも負担の大きい疾病を難病として扱い，調査研究の推進，医療施設の整備，医療費の自己負担の軽減などの**難病対策**が行われてきたが，2014（平成26）年に難病法が制定され，対象疾患が，従来の約60疾病から約300疾病[2021（令和3）年11月1日現在]と増加した．同時に，小児難病（小児慢性特定疾病）に関しても，児童福祉法が改正され，約500疾病から約850疾病に増加した．

11 外国人保健医療

日本で暮らす在留外国人は，2021（令和3）年末現在，276万人であり，総人口の2.20%を占めている．外国人にとっては，言語，文化，社会制度などの違いや，経済的理由から，日本での医療受診は困難なことが多い．「外国人労働者の受け入れに関する政府などの見解など[1999（平成11）年，閣議決定]」において，外国人に対し，医療保障を確保するとされている．

⑫ 矯正医療

矯正施設は，犯罪や非行を犯した者や疑われる者を収容する施設で，刑務所，拘置所，少年院，少年鑑別所などがある．収容者数は全施設で数万人規模である．収容者に対する医療は矯正医療と呼ばれ，基本的に全額国費で行われている．

14-5 医療保障・年金の仕組み

① 社会保障の中の医療保障・年金

社会保障とは，疾病・傷害，失業，貧困，高齢などによる個人の社会生活の困難を公的に支え，生活を保障することである．日本では，社会保険，公的扶助，社会福祉，公衆衛生，医療・老人保健の5分野に大きく分けられる（**表14-5**）．

本項では，日本の医療保障の2本柱である医療保険（社会保険の1つ）と公費医療（医療・老人保健の1つ）について扱うとともに年金についても述べる．

② 医療保険の仕組み

日本の医療保険は，健康保険法を基礎としていることから，一般的に「健康保険」といわれることが多いが，医療サービスに対する保険であるから，総称名としては「医療保険」と呼ばれる．日本の医療保険は，1958（昭和33）年の国民健康保険法改正により1961（昭和36）年に実現した**国民皆保険制度**が特徴である．

医療保険は，被用者を対象とする被用者保険，自営業者や農業者を対象とする国民健康保険，原則75歳以上の高齢者を対象とする長寿医療（後期高齢者医療）に分類される．さらに，被用者保険には，健康保険，共済組合などがある．それぞれの対象者と自己負担を**表14-6**に示す．

保険料を徴収する者を保険者といい，保険料を納め，医療給付を受ける者を被保険者という．

表14-5 ● 社会保障の分類

1. 社会保険	2. 公的扶助	4. 公衆衛生
医療保険	生活保護	予防接種
介護保険	医療扶助	健診・検診
労災保険	その他の扶助*	健康管理
雇用保険	3. 社会福祉	保健指導
年金保険	児童福祉	5. 医療・老人保健
老齢年金	母子寡婦福祉	公費医療
障害年金	高齢者福祉	健康診断
遺族年金	障害者福祉	

*その他の扶助：生活，教育，住宅，介護，出産，生業，葬祭

表14-6 医療保険制度の概要 ［2016（平成28）年4月1日現在］

<table>
<tr><th colspan="2" rowspan="2">制度名</th><th rowspan="2">対象者</th><th rowspan="2">保険者</th><th rowspan="2">加入者数（注3）</th><th colspan="3">窓口自己負担（注1）</th></tr>
<tr><th>就学～69歳</th><th>就学前まで</th><th>70歳以上</th></tr>
<tr><td rowspan="3">被用者保険</td><td rowspan="2">健康保険</td><td>中小企業被用者</td><td>全国健康保険協会（協会けんぽ）</td><td>3,500万人</td><td rowspan="4">3割</td><td rowspan="4">2割</td><td rowspan="4">1～3割（年齢，所得による）</td></tr>
<tr><td>大企業被用者等</td><td>健康保険組合</td><td>2,900万人</td></tr>
<tr><td>共済組合</td><td>国家・地方公務員，私学教職員</td><td>共済組合</td><td>900万人</td></tr>
<tr><td colspan="2">国民健康保険</td><td>農業者，自営業者等</td><td>市町村国保，国保組合</td><td>3,800万人</td></tr>
<tr><td colspan="2">長寿医療制度（後期高齢者医療）</td><td>75歳以上など（注2）</td><td>都道府県（広域連合）</td><td>1,500万人</td><td colspan="3">1割（一定以上の所得者2～3割）</td></tr>
</table>

注 1）高額療養費制度：自己負担が高額の場合に限度が設けられている．年齢・所得などによって変わるが，通常，自己負担80,100円以上は，医療費の1%が自己負担となる．2008（平成20）年以降は高額介護と合算．
2）75歳以上の者に加え，65歳以上75歳未満の寝たきりなどの状態にある者．
3）2013（平成25）年3月末の概数．

被保険者が保険医療機関を受診すると，保険医療機関から診療報酬が審査支払機関に請求される．医療保険者は，審査支払機関を通じて診療報酬を保険医療機関に支払う．被保険者は，保険医療機関には1～3割程度の自己負担金を支払う．この制度を**診療報酬制度**という．

3 公費医療制度

社会保障の一環として，公費により医療を提供する制度を**公費医療制度**または**公費負担医療制度**という．国家補償，社会防衛，社会福祉などの目的で行われ，全額公費のものも一部自己負担があるものもある．国の主な公費医療制度を**表14-7**に示す．これら以外に，乳幼児医療助成制度など，地方自治体が独自に実施している公費医療制度もある．長寿医療制度（後期高齢者医療制度）（原則75歳以上の医療）を公費医療制度に含める場合もある．

公費医療による医療費は，2020（令和2）年度で3兆1,222億円であり，国民医療費の約7.3%にあたる．公費医療の内訳では，生活保護の医療扶助が約56%（1兆7,423億円）を占める．

4 国民医療費

国民医療費とは，医療機関などにおける傷病の治療に要する費用のうち，医療保険および公費医療によるものを推計したものであり，診療費，調剤費，入院時食事療養費，訪問看護療養費などが含まれる．この費用には，保険診療の対象とならない評価療養（先進医療など）や選定療養（入院時室料差額分など）などに要したものは含まない．また，傷病の治療費に限っているため，

表 14-7 ● 主な公費医療の一覧

対　象	法律など
感染症医療，結核医療	感染症法
予防接種被害	予防接種法
未熟児医療（養育医療）	母子保健法
小児慢性特定疾病（小児難病）	児童福祉法
自立支援医療（育成医療）	障害者総合支援法
自立支援医療（更生医療）	障害者総合支援法
自立支援医療（精神通院医療）	障害者総合支援法
生活保護者の医療（医療扶助）	生活保護法
戦傷病者医療，原爆医療	戦傷病者特別援護法，原子爆弾被爆者援護法
特定医療（指定難病）	難病法

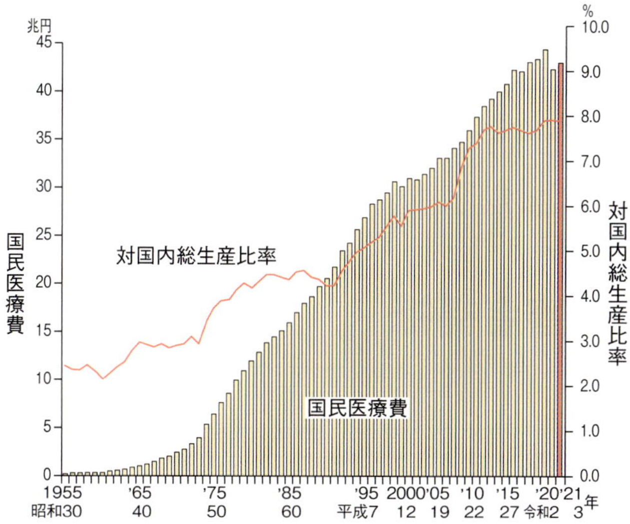

図 14-4 ● 国民医療費と対国内総生産比率の推移

注）2021（令和3）年度は概算医療費.
資料　厚生労働省：「国民医療費」

正常な妊娠・分娩に要する費用，健康の維持・増進を目的とした費用（健康診断，予防接種など），固定した身体障害のために必要とする費用（義眼・義肢など）も含まない.

国民医療費は，2020（令和2）年度，約42兆9,665億円であり，国民1人当たりの国民医療費は34万600円であり，一部の年を除き毎年増加している（**図 14-4**）．国内総生産に対する国民医療費の割合も増加傾向を示し，2020（令和2）年には8.02%となっている.

年齢階層別では，65歳以上の人の国民医療費が全体の61.5%を占めている．また，傷病別では，循環器疾患，新生物などの生活習慣病が上位を占めている．診療種類別では，医科診療医療費が約7割を占め，歯科診療医療費7.0%，薬局調剤医療費17.8%となっている.

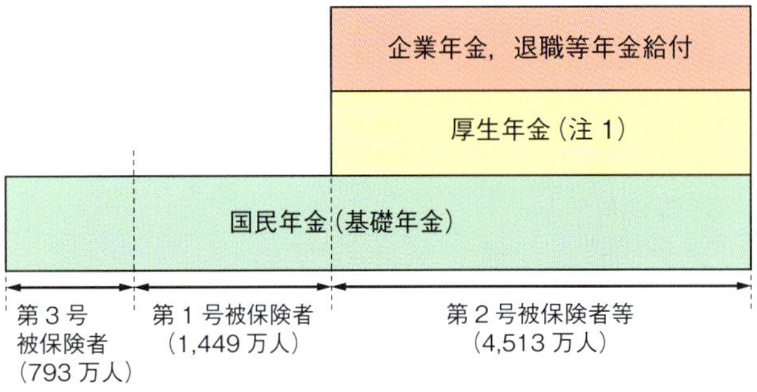

図 14-5 ●公的年金制度の概要

注 1) 2015（平成 27）年 10 月に共済年金が厚生年金に一元化された.
2) 被保険者数は，2020（令和 2）年度末現在の人数.

⑤ 年金制度

日本の公的年金制度は，医療保険と同様，国民皆年金を特徴とする社会保険方式をとっている．被保険者は第1号（自営業者など），第2号（民間サラリーマン，公務員など），第3号（第2号被保険者の被扶養配偶者）に分かれており，国民年金（基礎年金）を基礎とした3階建ての構造となっている（**図 14-5**）．給付の種類には，老齢年金，障害年金，遺族年金がある．2020（令和2）年度の公的年金支給総額は，56兆円である．

14-6 社会福祉の仕組みと障害者福祉

① 社会福祉とは

社会福祉とは，生活困窮者，子ども，高齢者，障害者など，社会的に弱い立場の人が社会の一員として自立した日常生活を営むことを支援する行政施策や活動をいう．単に「福祉」と呼ばれることもある．また，保健，医療と併せて，保健医療福祉ということもある．

日本では，行政施策によって行われる比重が高いが，企業による社会貢献活動や各種団体・個人によるボランティア活動の寄与が比較的高い国もある．本項では，行政施策を中心に解説する．

② 社会福祉制度の概要

日本の社会福祉制度は，保健医療制度と同様，1946（昭和21）年の日本国憲法公布以降，さまざまな法律が制定され，整備されてきた．

社会福祉制度の基本的な枠組みを規定した法律が社会福祉法である．この法律は，1951（昭和26）年に制定された社会福祉事業法が，2000（平成12）年に大改正され，名称も改められたものである．改正前は，福祉サービスは，行政による措置制度によって行われていたが，この改正により，福祉サービスの提供者と利用者との契約により行われることとなった．

表 14-8 施策対象者別に見た主な社会福祉関係法

施策対象者	主な社会福祉関係法
基本的な仕組み	社会福祉法
生活困窮者の福祉	生活保護法
子どもの福祉	児童福祉法
高齢者の福祉	老人福祉法
母子・寡婦などの福祉	母子・父子・寡婦法
障害者の福祉*1	障害者基本法，障害者総合支援法，身体障害者福祉法，知的障害者福祉法，精神保健福祉法，発達障害者支援法，難病法，児童福祉法*2
その他	障害者虐待防止法，障害者差別解消法，障害者雇用促進法，特別支援学校就学奨励法，特別児童扶養手当等支給法，特別障害給付金支給法，福祉用具研究開発法，通信・放送身体障害者利用円滑化事業推進法，高齢者・障害者等移動円滑化促進法

*1 障害者施策に関係する法律は，上記以外にも非常に多岐にわたる．具体的には，介護保険法，母子保健法，高齢者医療確保法，医療保険各法，教育基本法，職業能力開発促進法，職業安定法，雇用対策法，業務災害補償各法，雇用保険法，労働基準法，公的年金各法，税制各法，郵便法，公営住宅法，道路交通法などがある．
*2 障害児入所施設，児童発達支援など，障害児（18歳未満）に特化した福祉．

さらに，子供・高齢者・障害者などすべての人々が地域，暮らし，生きがいを共に創り，高め合うことができる社会（地域共生社会）の実現に向け，地域住民の複雑化した支援ニーズに対応する市町村の支援体制などを強化するため，2020（令和2）年度に社会福祉法などの一部が改正された．

社会福祉法では，福祉サービスの中核である**社会福祉事業**が定義されるとともに，国，地方自治体，**社会福祉審議会**，**福祉事務所**，**社会福祉協議会**，**社会福祉法人**の役割などが定められている．また，自治体による地域福祉計画（市町村地域福祉計画および都道府県地域福祉支援計画）の策定が定められている．

社会福祉に関する主な法律を**表 14-8** に示す．

ⓐ 生活困窮者の福祉（生活保護など）

生活保護法に基づき，低所得者などの生活困窮者に対して，生活扶助，住宅扶助，教育扶助，介護扶助，**医療扶助**，出産扶助，生業扶助，葬祭扶助の8種類の公的扶助が行われる（**表 14-9**）．生活保護の被保護者数は，205万2,114人［2020（令和2）年度平均］である．

生活保護法以外に，生活困窮者自立支援法によって，生活保護にいたるおそれがある人を対象に対策も講じられており，ホームレス支援も含まれている．

ⓑ 児童福祉

児童（18歳未満）に対しての基本となる法律は**児童福祉法**である．同法に基づくサービスには，小児慢性特定疾病対策，里親制度，子ども・子育て支援事業などが定められている．

また，児童福祉施設として，助産施設，乳児院，母子生活支援施設，保育所，幼保連携型認定こども園，児童厚生施設，児童養護施設，障害児入所施設，児童発達支援センター，児童心理治療施設，児童自立支援施設および児童家庭支援センターが規定されている．

表14-9 生活保護の種類とその内容

扶助の種類	生活を営む上で生じる費用
生活扶助	日常生活に必要な費用 (食費・被服費・光熱費など)
住宅扶助	アパートなどの家賃
教育扶助	義務教育を受けるために必要な学用品費
医療扶助	医療サービスの費用
介護扶助	介護サービスの費用
出産扶助	出産費用
生業扶助	就労に必要な技能の修得などにかかる費用
葬祭扶助	葬祭費用

児童福祉に関係する法律には，児童福祉法以外に，子ども・子育て支援法，認定こども園法，児童虐待防止法などがある．

ⓒ 高齢者福祉

高齢者は，多くの点で社会的に弱く，支援が必要とされ，社会福祉において大きな割合を占める．経済的な支援は，老齢年金制度や生活保護法が行政施策の中心となっている．それ以外の各種支援サービスは，老人福祉法が基本となっている．老人福祉法では，都道府県や市町村が老人福祉計画を策定することとされているが，保健・医療，介護の比重が大きい．具体的には，高齢者医療確保法に基づく保健・医療サービス(➡327頁)，介護保険法による介護サービス(➡330頁)，障害者関係の各法に基づく障害者サービス(➡395頁)が主となっている．

これら以外に，高齢者虐待(高齢者虐待防止法)も課題となっている．

ⓓ さまざまな分野の社会福祉

障害者福祉に関しては，次節で取り上げる．それ以外にも，母子・父子・寡婦対策，自殺対策，引きこもり対策，依存症対策，外国人対策，難民対策など，さまざまな分野がある．また，広義には，保健・医療対策，失業者対策(雇用対策)，住宅対策，遺族対策なども社会福祉に含まれる．とくに，国際比較では，これらを含めた社会福祉の比較が行われる．

ⓔ 社会福祉関係の資格・人的資源

社会福祉関係の資格・従事者は多岐にわたる．主なものは，社会福祉士，介護福祉士，精神保健福祉士，保育士・保育教諭，介護支援専門員(ケアマネジャー)，訪問介護員，居宅介護従業者，児童生活支援員，児童厚生員，母子支援員，児童発達支援管理責任者，管理栄養士・栄養士，調理師，児童福祉司，身体障害者福祉司，知的障害者福祉司，社会福祉主事(社会福祉を担う公務員)，里親などがある．

また，医療関係の専門職種も直接・間接的に福祉にかかわっている．さらに，民生委員，児童委員，身体障害者相談員，知的障害者相談員などがある．企業や各種団体などによる社会的貢献や個人のボランティア活動なども福祉を支えている．

表14-10 障害者数(推定)　(単位：万人)

障害種類	年齢区分	人　数
身体障害児・者*1	18歳未満	7.2
	18歳以上	419.5
	年齢不詳	9.3
	総数	436.0
知的障害児・者	18歳未満	22.5
	18歳以上	85.1
	年齢不詳	1.8
	総数	109.4
精神障害者*2	20歳未満	27.6
	20歳以上	391.6
	年齢不詳	0.7
	総数	419.3

*1 身体障害児・者には，高齢者関係施設入所者は含まれない．
*2 精神障害者数は，ICD-10の「V 精神及び行動の障害」から知的障害を除いた数に，てんかんとアルツハイマーの数を加えた患者数に対応．
資料　内閣府：「令和4年版障害者白書」，2022.

③ 障害者福祉

障害者とは，心身の機能に障害があって，障害および社会的障壁により継続的に日常生活や社会生活に相当な制限を受ける状態にある人を指す．障害を臓器，個体，社会の3つの次元でみると，それぞれ機能障害，活動制限，参加制約が生じていると捉えることができる(➡5頁)．障害の種類では，身体障害，知的障害，精神障害，発達障害(自閉症など)，難病などがある．また，18歳未満は障害児と呼ばれている．

障害種類別の推定障害者数を**表14-10**に示す．

障害者福祉に関係する法律は多岐にわたるが，主なものは**表14-8**に示したとおりである．

日本の障害者制度は，1990年代から2000年代にかけて大きく変化した．他の福祉と同様に，障害者福祉は，行政による措置制度によって行われていたものが，福祉サービスの提供者と利用者との契約により行われる制度へと変化した．併せて，障害者の自立を支援し，**ノーマライゼーション**(健常者と同様の普通の生活を障害者が送れる社会を目指すこと)と**社会参加**を促進する制度へと変わっていった．具体的には，1993(平成5)年に心身障害者対策基本法から改題・改正された障害者基本法制定，2003(平成15)年から開始された支援費制度，2006(平成18)年に成立した障害者自立支援法，さらに，同法を大改正した**障害者総合支援法**[2012(平成24)年]へと制度改正が行われた．

障害の対象は，従来から三障害と呼ばれる**身体障害**，**知的障害**，**精神障害**となっていたが，三障害のいずれにも明確には含まれず，支援が不十分であった**発達障害**(自閉症など)を支援する

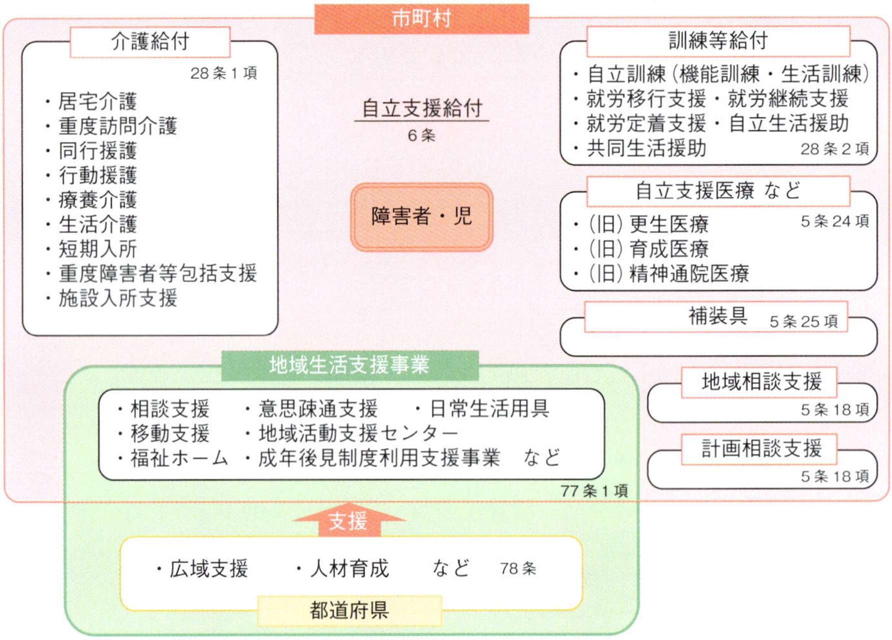

図14-6 障害者への総合的なサービスの体系

注）自立支援医療のうち旧精神通院医療の実施主体は都道府県など

［厚生労働省：障害者総合支援法の給付・事業より引用］

発達障害者支援法が2004（平成16）年に成立した．また，障害者総合支援法成立により，2013（平成25）年より，**難病**などの疾患も障害者福祉サービスの対象となった．

支援内容も徐々に拡充され，在宅・居宅サービス，入所サービス，雇用促進などの障害者本人や家族への支援だけでなく，障害者差別の解消，住宅・公共機関の**バリアフリー化**，**ユニバーサルデザイン**など，社会のバリアフリー化などもはかられている．

障害者基本法は，障害者の基本的人権を尊重し，障害者の自立および社会参加の支援などのための施策などを規定している．とくに，医療・介護，年金，教育・療育，雇用促進，住宅確保，バリアフリー化などに関して，国や地方自治体などの責務が規定されている．また，国の障害者基本計画，地方自治体の障害者計画の策定を義務づけている．

障害者総合支援法は，障害者基本法の理念に基づき，障害者の自立や社会参加を支援するための具体的な施策（介護給付，訓練等給付，自立支援医療など）を規定している（**図14-6**）．また，障害福祉サービスなどの提供体制を確保するため，都道府県や市町村は障害福祉計画および障害児福祉計画を策定することが定められている．

さらに，2021（令和3）年に，日常生活および社会生活を営むために恒常的に医療的ケア（人工呼吸器による呼吸管理，喀痰吸引その他の医療行為）を受けることが不可欠である児童等（医療的ケア児）を支援するため，医療的ケア児支援法が成立し，国・地方公共団体などの責務が明確化された．

国は，**障害者基本法**に基づき，障害者施策の基本的な方針や計画を定めた**障害者基本計画**を策定している．同計画には，障害者施策の基本的な方針とともに，啓発・広報（障害者理解の促進など），生活支援（利用者本位の生活支援体制の整備，在宅サービスなどの充実，経済的自立の支援など），生活環境（住宅，公共交通機関などのバリアフリー化，防災・防犯対策など），教育・育成（一貫した相談支援体制の整備，専門機関の機能の充実と多様化など），雇用・就業（障害者の雇用の場の拡大など），保健・医療（障害の原因となる疾病などの予防・治療，保健・医療サービスの充実など）などの分野別施策の基本的方向が定められている．都道府県は都道府県障害者計画を，市町村は市町村障害者基本計画をそれぞれ策定している．

ミニ・レポートの課題

1. 自分の住んでいる都道府県の医療計画（または保健医療計画）を調べ，主な内容をまとめてみよう．
2. いわゆる健康食品をいくつか選び，それらの健康増進効果を調べよう．また，その効果の根拠の確からしさについて考察しよう．
3. 障害者の自立のためにはどのようなことが大切か，話し合ってみよう．
4. 地元の市町村の社会福祉協議会の活動について，まとめよう．
5. 障害者総合支援法で目指された点が，どの程度実現されているか，地元の市町村の状況をまとめよう．

個人情報保護法と公衆衛生

個人情報の保護については，2003（平成15）年に個人情報保護法が成立し，2005（平成17）年から施行されている．関連法やさまざまなガイドラインなども整備され，各地方自治体では独自に個人情報の保護条例を定めている．

法第三条では「個人情報は，個人の人格尊重の理念の下に慎重に取り扱われるべきもの」という基本理念が示されている．個人情報については慎重かつ適正な保護が求められるが，一方で公衆衛生ではその活用も重要である．2015（平成27）年にビッグデータの活用を後押しするための法改正が行われ，公衆衛生分野での個人情報の活用が積極的に進められることとなった．2016（平成28）年にはがん登録推進法（➡126頁）が施行され，がん患者データベースの有効活用がさらに進められることとなった．また，都道府県ごとの地域医療構想や市町村の糖尿病重症化対策においても，レセプト情報・特定健診情報データベースを活用しての計画づくりが始められている．

さらに地域や自治会レベルでの個人情報の活用も重要である．地域包括支援センターが整備され地域包括ケアシステムの構築が進み，高齢者支援における自治会や地域ボランティアの役割が大きくなってくる．地域でがん患者の悩みに応えるピアサポーターや自殺防止対策における地域のゲートキーパーの活動においても個人情報を取り扱う．自治会やボランティア団体などの地域活動が効果的に行われるためにも個人情報の適正な保護とともに共有と活用が望まれる．

健康は個人の努力だけでは保ち得ない．だから組織化されたコミュニティの努力 organized community efforts を通じて健康の保持・増進を行う公衆衛生の考え方が重要である．国レベルから自治会レベルまでそれぞれ必要な情報を共有し健康の保持・増進に活かしていけるコミュニティを構築していくべきである．

付　　　録

1 主な比率の解説

① **出生率・死亡率・婚姻率・離婚率** $=\dfrac{\text{件数}}{\text{人口}}\times 1{,}000$ （出生率➡ 28，245 頁，死亡率➡ 20 頁）

② **死産率（自然死産率・人工死産率）** $=\dfrac{\text{死産（自然・人工）数}}{\text{出産（出生＋死産）数}}\times 1{,}000$ （➡ 246 頁）

死産比 $=\dfrac{\text{死産数}}{\text{出生数}}\times 1{,}000$

③ **乳児死亡率（新生児死亡率・早期新生児死亡率）** （➡ 21，247 頁）

$=\dfrac{\text{乳児（新生児・早期新生児）死亡数}}{\text{出生数}}\times 1{,}000$

乳児死亡とは生後 1 年未満の死亡，新生児死亡とは生後 4 週（28 日）未満の死亡，早期新生児死亡とは生後 1 週（7 日）未満の死亡をいう．

④ **周産期死亡率** $=\dfrac{\text{妊娠満 22 週以後の死産数＋早期新生児死亡数}}{\text{出生数＋妊娠満 22 週以後の死産数}}\times 1{,}000$ （➡ 247 頁）

周産期の定義として 1994（平成 6）年までは妊娠満 28 週以後としていた．

⑤ **母の年齢（年齢階級）別出生率** $=\dfrac{\text{ある年齢（年齢階級）の母が生んだ子の数}}{\text{その年齢（年齢階級）の女子の人口}}\times 1{,}000$

この場合の女子人口は WHO では妊娠可能な年齢（再生産年齢）として 15 歳から 49 歳に限定している．このように分母に女子人口，妊娠可能年齢女子人口などの特定の集団を用いるのを特殊出生率という．

⑥ **合計特殊出生率** $=\left\{\dfrac{\text{母の年齢別出生数}}{\text{年齢別女子人口}}\right\}$ 15 歳から 49 歳までの合計 （➡ 28，245 頁）

⑦ **総再生産率** $=\left\{\dfrac{\text{母の年齢別女児出生数}}{\text{年齢別女子人口}}\right\}$ 15 歳から 49 歳までの合計 （➡ 30，245 頁）

⑧ **純再生産率** $=\left\{\dfrac{\text{生命表による年齢別女子定常人口}(L_x)}{\text{生命表による 0 歳の女子生存数}(100{,}000)}\times\dfrac{\text{母の年齢別女児出生数}}{\text{年齢別女子人口}}\right\}$ （➡ 30 頁）

15 歳から 49 歳までの合計

⑨ **死因別死亡率** $= \dfrac{\text{死因別死亡数}}{\text{人口}} \times 100{,}000$ （➡ 22頁）

⑩ **妊産婦死亡率** $= \dfrac{\text{妊産婦死亡数}}{\text{出生数または出産数}} \times 10{,}000$ または 100,000 （➡ 247頁）

1979（昭和54）年からの妊産婦死亡 = 直接産科的死亡＋間接産科的死亡

⑪ **年齢（年齢階級）別死亡率** $= \dfrac{\text{ある年齢（年齢階級）の死亡数}}{\text{その年齢（年齢階級）の人口}} \times 1{,}000$

⑫ **年齢調整死亡率** $= \dfrac{\left\{\left[\begin{array}{l}\text{観察集団の年齢}x\text{歳}\\\text{（年齢階級）の死亡率}\end{array}\right] \times \left[\begin{array}{l}\text{基準にする人口集団}^{*}\text{のそ}\\\text{の年齢（年齢階級）の人口}\end{array}\right]\right\}\text{の各年齢（年齢階級）の総和}}{\text{基準にする人口集団}^{*}\text{の総人口}}$

（➡ 20，38頁）

*基準人口として2015（平成27）年の人口ピラミッドをモデルにしたものを使用（➡ 39頁）．

⑬ **PMIまたはPMR** $= \dfrac{\text{50歳以上死亡数}}{\text{全死亡数}} \times 100$

PMI = proportional mortality indicator
PMR = proportional mortality ratio

⑭ **SMR** $= \dfrac{\text{観察死亡数}}{\text{期待死亡数}} \times 100 = \dfrac{\text{年間総死亡数}}{\Sigma\text{（年齢別年央人口}\times\text{標準人口年齢別死亡率）}} \times 100$

SMR = standardized mortality ratio：標準化死亡比 （➡ 39頁）

⑮ **受療率** $= \dfrac{\text{調査日}\left(\begin{array}{l}\text{3日間のうち医療施設}\\\text{ごとに指定した1日間}\end{array}\right)\text{に医療施設で受療した（推計）患者数}}{\text{人口}} \times 100{,}000$ ……（患者調査） （➡ 20頁）

⑯ **罹患率（年間）** $= \dfrac{\text{1年間の届出患者数（罹患数）}}{\text{人口}} \times 100{,}000$ ……（感染症及び食中毒統計） （➡ 19頁）

⑰ **有訴者率** $= \dfrac{\text{世帯員（入院を除く）のうち，病気やけが等で自覚症状のある者の数}}{\text{世帯人数}} \times 1{,}000$

………（国民生活基礎調査） （➡ 20頁）

⑱ **労働災害度数率** $= \dfrac{\text{一定期間中の延べ死傷者数}}{\text{一定期間中の延べ労働時間数}} \times 100\text{万}$ （➡ 296頁）

⑲ **労働災害強度率** $= \dfrac{\text{一定期間中の労働損失日数}}{\text{一定期間中の延べ労働時間数}} \times 1{,}000$ （➡ 296頁）

⑳ **疾病・異常被患率** $= \dfrac{\text{疾病・異常該当者数}\left[\begin{array}{l}\text{疾病・異常に該当する旨健}\\\text{康診断票に記載のあった者}\end{array}\right]}{\text{健康診断受検者数}} \times 100$

………（学校保健統計調査） （➡ 261頁）

② 巻末付表

付表 1 ●平均寿命の推移

		男	女
1921～1925年*	(大正10～14)	42.06	43.20
1926～1930年*	(大正15～昭和 5)	44.82	46.54
1935～1936年*	(昭和10・11)	46.92	49.63
1947年*	(昭和22)	50.06	53.96
1950～1952年*	(昭和25～27)	59.57	62.97
1955年*	(昭和30)	63.60	67.75
1960年*	(昭和35)	65.32	70.19
1965年*	(昭和40)	67.74	72.92
1970年*	(昭和45)	69.84	75.23
1975年*	(昭和50)	71.79	77.01
1980年*	(昭和55)	73.57	79.00
1985年*	(昭和60)	74.78	80.48
1990年*	(平成 2)	75.92	81.90
1995年*	(平成 7)	76.38	82.85
2000年*	(平成12)	77.72	84.60
2001年	(平成13)	78.07	84.93
2002年	(平成14)	78.32	85.23
2003年	(平成15)	78.36	85.33
2004年	(平成16)	78.64	85.59
2005年*	(平成17)	78.53	85.49
2006年	(平成18)	79.00	85.81
2007年	(平成19)	79.19	85.99
2008年	(平成20)	79.29	86.05
2009年	(平成21)	79.59	86.44
2010年*	(平成22)	79.55	86.30
2011年	(平成23)	79.44	85.90
2012年	(平成24)	79.94	86.41
2013年	(平成25)	80.21	86.61
2014年	(平成26)	80.50	86.83
2015年*	(平成27)	80.75	86.99
2016年	(平成28)	80.98	87.14
2017年	(平成29)	81.09	87.26
2018年	(平成30)	81.25	87.32
2019年	(令和元)	81.41	87.45
2020年*	(令和 2)	81.56	87.71

注 1) *印は完全生命表による
2) 1945(昭和20)年, 1946(昭和21)年は, 基礎資料が不備につき, 本表より除いてある.
3) 1972(昭和47)年以降は沖縄を含めた値である. それ以前は沖縄を除いた値である.
[厚生労働省：各年簡易生命表および完全生命表より引用]

付表2 日本人の死因順位の年次変動（死亡率・人口10万対）

	第1位		第2位		第3位		第4位		第5位	
	死　因	死亡率	死　因	死亡率	死　因	死亡率	死　因	死亡率	死　因	死亡率
1935（昭10）年	結　核	190.8	肺　炎	186.7	胃腸炎	173.2	脳卒中	165.4	老　衰	114.0
1940（昭15）年	〃	212.9	〃	185.8	脳卒中	177.7	胃腸炎	159.2	〃	124.5
1950（昭25）年	〃	146.4	脳卒中	127.1	肺　炎	93.2	〃	82.4	が　ん	77.4
1951（昭26）年	脳卒中	125.2	結　核	110.3	〃	82.2	が　ん	78.5	老　衰	70.7
1953（昭28）年	〃	133.7	が　ん	82.2	老　衰	77.6	肺　炎	71.3	結　核	66.5
1955（昭30）年	〃	136.1	〃	87.1	〃	67.1	心臓病	60.9	〃	52.3
1958（昭33）年	〃	148.6	〃	95.5	心臓病	64.8	老　衰	55.5	肺　炎	47.6
1965（昭40）年	〃	175.8	〃	108.4	〃	77.0	〃	50.0	事　故	40.9
1970（昭45）年	〃	175.8	〃	116.3	〃	86.7	事　故	42.5	老　衰	38.1
1975（昭50）年	〃	156.7	〃	122.6	〃	89.2	肺　炎	33.7	事　故	30.3
1980（昭55）年	〃	139.5	〃	139.1	〃	106.2	〃	33.7	老　衰	27.6
1981（昭56）年	が　ん	142.0	脳卒中	134.3	〃	107.5	〃	33.7	〃	25.5
1985（昭60）年	〃	156.1	心臓病	117.3	脳卒中	112.2	〃	42.7	事　故	24.6
1995（平 7）年	〃	211.6	脳卒中	117.9	心臓病	112.0	〃	64.1	〃	36.5
1997（平 9）年	〃	220.4	心臓病	112.2	脳卒中	111.0	肺　炎	63.1	〃	31.1
2010（平22）年	〃	279.7	〃	149.8	〃	97.7	〃	94.1	老　衰	35.9
2014（平26）年	〃	293.5	〃	157.0	肺　炎	95.4	脳卒中	91.1	〃	60.1
2017（平29）年	〃	299.5	〃	164.3	脳卒中	88.2	老　衰	81.3	肺　炎*	77.7
2018（平30）年	〃	300.7	〃	167.6	老　衰	88.2	脳卒中	87.1	〃	76.2

*2016（平成28）年まで合算していた誤嚥性肺炎を別項目として分離．2017（平成29）年，誤嚥性肺炎は7位．
注）がん＝悪性新生物，心臓病＝心疾患，脳卒中＝脳血管疾患，事故＝不慮の事故

資料　厚生労働省：「人口動態統計」

付表3 性・年齢別の日本人の死因順位

［2021（令和3）年］

年　齢	男			女		
	第1位	第2位	第3位	第1位	第2位	第3位
0 歳	先天奇形ほか	周産期障害	乳幼児突然死	先天奇形ほか	周産期障害	乳幼児突然死
1～4 歳	先天奇形ほか	事故	がん	先天奇形ほか	がん	事故
5～9 歳	がん	事故	先天奇形ほか	がん	先天奇形ほか	その他新生物・心臓病
10～14 歳	自殺	がん	事故	自殺	がん	先天奇形ほか
15～19 歳	自殺	事故	がん	自殺	がん	事故
20～24 歳	自殺	事故	がん	自殺	事故	がん
25～29 歳	自殺	事故	がん	自殺	がん	事故
30～34 歳	自殺	がん	心臓病	自殺	がん	事故
35～39 歳	自殺	がん	心臓病	がん	自殺	心臓病
40～44 歳	自殺	がん	心臓病	がん	自殺	心臓病
45～49 歳	がん	自殺	心臓病	がん	自殺	脳卒中
50～54 歳	がん	心臓病	自殺	がん	自殺	脳卒中
55～59 歳	がん	心臓病	脳卒中	がん	心臓病	脳卒中
60～64 歳	がん	心臓病	脳卒中	がん	心臓病	脳卒中
65～69 歳	がん	心臓病	脳卒中	がん	心臓病	脳卒中
70～74 歳	がん	心臓病	脳卒中	がん	心臓病	脳卒中
75～79 歳	がん	心臓病	脳卒中	がん	心臓病	脳卒中
80～84 歳	がん	心臓病	脳卒中	がん	心臓病	脳卒中
85～89 歳	がん	心臓病	肺炎	がん	心臓病	老衰
90～ 歳	心臓病	がん	老衰	老衰	心臓病	がん
総　数	がん	心臓病	脳卒中	がん	心臓病	老衰

注）周産期障害＝周産期に特異的な呼吸障害および心血管障害，乳幼児突然死＝乳幼児突然死症候群，がん＝悪性新生物，心臓病＝心疾患，脳卒中＝脳血管疾患，事故＝不慮の事故

資料　厚生労働省：「人口動態統計」

参考図書

Chapter 1　衛生学・公衆衛生学序論

1）中村好一，佐伯圭吾（編）：公衆衛生マニュアル2022，南山堂，2022.
2）岸　玲子（監）：NEW予防医学・公衆衛生学，第4版，南江堂，2018.
3）松浦賢長ほか（編）：コンパクト公衆衛生学，第6版，朝倉書店，2018.
4）衛生学公衆衛生学教育協議会（編）：衛生・公衆衛生学用語集，南山堂，1999.
5）J. M. Last：Public Health and Human Ecology, 2nd ed., Appleton & Lange, 1998.
6）多田羅浩三：公衆衛生の論点 その記録，左右社，2019.
7）宮﨑美砂子ほか：最新公衆衛生看護学総論，第3版（2022年版），日本看護協会出版会，2022.
8）宮﨑美砂子ほか：最新公衆衛生看護学各論1，2，第3版（2022年版），日本看護協会出版会，2022.
9）辻　一郎：健康長寿社会を実現する，大修館書店，2015.
10）A. Dawson：Public Health Ethics, Combridge University PRESS, 2011.

Chapter 2　保健統計

1）縣　俊彦（編）：基本医学統計学— EBM・医学研究・SASへの応用，第5版，中外医学社，2009.
2）浅野弘明，林　恭平：パソコンと統計処理の基礎知識，第4版，日本看護協会出版会，2005.
3）柳井晴夫，緒方裕光：統計学—基礎と応用，現代数学社，1999.
4）中村好一（編）：医療系のためのやさしい統計学入門，診断と治療社，2009.
5）厚生労働統計協会（編）：国民衛生の動向，各年版，厚生労働統計協会.
6）福富和夫，橋本修二：保健統計・疫学，第6版，南山堂，2018.
7）神田善伸：EZRでやさしく学ぶ統計学，第3版，中外医学社，2020.

Chapter 3　疫　学

1）日本疫学会（監）：はじめて学ぶやさしい疫学，第3版，南江堂，2018.
2）柳川　洋，坂田清美（編）：疫学マニュアル，第7版，南山堂，2012.
3）S. B. Hulley（木原雅子ほか訳）：医学的研究のデザイン—研究の質を高める疫学的アプローチ，第4版，MEDSi，2014.
4）Miquel Porta（編），日本疫学会（訳）：疫学辞典，第5版，日本公衆衛生協会，2010.
5）中村好一：基礎から学ぶ楽しい疫学，第4版，医学書院，2020.
6）デヴィッド・スタックラー，サンジェイ・バス（橘　明美ほか訳）：経済政策で人は死ぬか？，草思社，2014.
7）日本疫学会（監）：疫学の事典，朝倉書店，2023.

Chapter 4　疾病予防と健康管理

1）津川友介：世界一シンプルで科学的に証明された究極の食事，東洋経済新報社，2018.
2）喫煙と健康影響に関する検討会（編）：喫煙と健康，2016.
https://www.mhlw.go.jp/file/05-Shingikai-10901000-Kenkoukyoku-Soumuka/0000172687.pdf
3）イチロー・カワチ：命の格差は止められるか，小学館，2013.
4）マイケル・マーモット（栗林寛幸監訳）：健康格差，日本評論社，2017.

5) 厚生労働省：健康日本21（第二次）に関する厚生労働大臣告示，2012.
https://www.mhlw.go.jp/bunya/kenkou/dl/kenkounippon21_01.pdf
6) CARNAS：10年後も健康でいるために！ 国が取り組む健康日本21とは，2018.
https://carnas.njc.co.jp/column/201810-kenkou-nippon-21/
7) Geoffrey Rose（著），曽田研二，田中平三（監訳）：予防医学のストラテジー，生活習慣病と健康増進．医学書院，1998

Chapter 5 主な疾病の予防

1) 日本高血圧学会高血圧治療ガイドライン作成委員会（編）：高血圧治療ガイドライン2019，ライフサイエンス出版，2019.
2) 岡部信彦ほか：予防接種の手びき，2022-23年度版，近代出版，2022.
3) 岡部信彦ほか（編）：感染症予防必携，第3版，日本公衆衛生協会，2015.
4) 動脈硬化症の疫学，Vol. 16，No. 3，メジカルビュー，2017.
5) 津金昌一郎（監）：国立がん研究センターのがんの本 がんの予防，小学館クリエイティブ，2010.
6) WHO Global status report on noncommunicable diseases 2014.
https://www.who.int/nmh/publications/ncd-status-report-2014/en/
7) 津金昌一郎（監）：生活習慣の改善でがんを予防する5つの法則，日東書院本社，2017.
8) Michael Burgan, WHO HQ：What is the Corona Virus Disease COVID-19?, Perguin Workshop, 2021
9) ヨハン・ギセック（山本太郎ほか訳）：感染症疫学，昭和堂，2006.

Chapter 6 環境保健

1) 阿部 晶：環境政策，改訂版，環境コミュニケーションズ，2011.
2) 環境省（編）：環境白書・循環型社会白書・生物多様性白書，各年版，日経印刷.
3) 澤田晋一ほか（編）：熱中症の現状と予防，杏林書院，2015.
4) ワールドウォッチ研究所（編）：地球白書2013-14，ワールドウォッチジャパン，2016.
5) 車谷典男（監），村田勝敬ほか（編）：環境による健康リスク，診断と治療社，2017.
6) 日本食品衛生協会（編）：食中毒予防必携，第3版，日本食品衛生協会，2013.
7) 日本気象学会地球環境問題委員会（編）：地球温暖化―そのメカニズムと不確実性，朝倉書店，2014.
8) 渡辺知保ほか：人間の生態学，朝倉書店，2011.
9) 日本薬学会（編）：衛生試験法・注解2020，金原出版，2020.

Chapter 7 地域保健と保健行政

1) 厚生労働省：「地域保健対策の推進に関する基本的な指針の一部改正について」，2012.
https://www.mhlw.go.jp/file/06-Seisakujouhou-10900000-Kenkoukyoku/0000050854.pdf
2) 「東京くらしWEB」くらしに関わる東京都の情報サイト https://www.shouhiseikatu.metro.tokyo.jp/
3) 厚生労働省（編）：厚生労働白書，各年版，日経印刷.
4) 厚生労働統計協会（編）：国民衛生の動向，各年版，厚生労働統計協会.
5) W. W. Holland（柳川 洋ほか監訳）：疫学公衆衛生研究の潮流―英米の20世紀，日本公衆衛生協会，2004.
6) 日本公衆衛生協会（編）：衛生行政大要，第24版，日本公衆衛生協会，2016.
7) 金川克子，田髙悦子（編）：地域看護診断，第2版，東京大学出版会，2011.
8) 秋吉貴雄：入門公共政策学―社会問題を解決する「新しい知」，中央公論新社，2017.

Chapter 8 母子保健

1) 厚生労働省（編）：厚生労働白書，各年版，日経印刷.
2) 厚生労働統計協会（編）：国民衛生の動向，各年版，厚生労働統計協会.
3) 高野 陽ほか（編）：母子保健マニュアル，第7版，南山堂，2010.
4) 内閣府（編）：子ども・子育て白書，各年版，佐伯印刷.
5) 横山徹爾ほか：乳幼児身体発育評価マニュアル［平成23年度厚生労働科学研究費補助金（成育疾患克服等次世代育成基盤研究事業）］，2012.
6) 社会福祉法人恩賜会財団母子愛育会愛育研究所（編）：日本子ども資料年鑑，各年版，中央出版.
7) 厚生労働省雇用均等児童家庭局母子保健課（監）：わが国の母子保健，各年版，母子保健事業団.
8) 厚生労働省雇用均等児童家庭局母子保健課（監）：母子保健の主なる統計，各年版，母子保健事業団.
9) 厚生労働省：次世代育成支援対策推進法関係パンフレット，2018.

https://www.mhlw.go.jp/stf/seisakunitsuite/bunya/koyou_roudou/koyoukintou/pamphlet/26.html
10) WHO：世界保健統計2021年版.
11) 厚生労働省雇用環境・均等局：令和元年版働く女性の実情，2019.
12) 厚生労働省子ども家庭局：保育所等関連状況の取りまとめ（平成31年4月1日），2019.
13) 厚生労働省「授乳・離乳の支援ガイド」改定に関する研究会：授乳・離乳の支援ガイド（2019年改定版），2019.
14) 厚生労働省：成育医療等協議会
https://www.mhlw.go.jp/stf/shingi/other-kodomo_145015_00006.html
15) 厚生労働省：成育医療等の提供に関する施策の総合的な推進に関する基本的方針
https://www.mhlw.go.jp/content/000735844.pdf
16) 厚生労働省：先天性代謝異常等検査の実施について（通知），2018.
https://www.jsms.gr.jp/download/MHLW_MCH_20180330.pdf

Chapter 9 学校保健

1) 日本学校保健会（編）：学校保健の動向，各年版，日本学校保健会.
2) 安藤春彦：子どもはこんなに疲れている―精神科医のみた現代日本の病理，講談社，1993.
3) 衞藤　隆，中原俊隆（編）：学校医・学校保健ハンドブック―必要な知識と視点のすべて，文光堂，2006.
4) 衞藤　隆，植田誠治（編）：学校保健マニュアル，第10版，南山堂，2022.
5) 日本子どもを守る会（編）：子ども白書，各年版.
6) 教員養成系大学保健協議会（編）：学校保健ハンドブック，第7次改訂，ぎょうせい，2019.
7) 釆女智津江ほか（編）：新養護概説，第12版，少年写真新聞社，2022.
8) 瀧澤利行（編）：基礎から学ぶ学校保健，第2版，建帛社，2018.
9) 内閣府：令和元年度 青少年のインターネット利用環境実態調査（PDF版），27，2020.
https://www8.cao.go.jp/youth/youth-harm/chousa/r01/net-jittai/pdf-index.html
10) 文部科学省：平成26年度「家庭教育の総合的推進に関する調査研究」―睡眠を中心とした生活習慣と子供の自立等との関係性に関する調査―，H27.3.
https://www.mext.go.jp/a_menu/shougai/katei/1357460.htm
11) 河邉憲太郎，堀内史枝，上野修一：青少年におけるインターネット依存の現状と関連する心理・社会的問題，精神経誌，121：540-548，2019.
12) 日本学校保健会：児童生徒の健康状態サーベイランス事業報告書，2020.
13) 片岡千恵，野津有司，谷口志緒里他：我が国の高校生における危険行動とSmall Screen Timeとの関連，学校保健研究59：172-179，2017.
14) 文部科学省：「生きる力」をはぐくむ学校での安全教育，東京書籍，2019.

Chapter 10 産業保健

1) 厚生労働省（監修）：厚生労働白書，各年版，日経印刷.
2) 中央労働災害防止協会（編）：衛生管理 上下，第1，2種用，第12版，中央労働災害防止協会，2022.
3) 中央労働災害防止協会（編）：労働衛生のしおり，各年版，中央労働災害防止協会.
4) 森　晃爾（編）：産業保健マニュアル，改訂第8版，南山堂，2021.
5) 日本産業精神保健学会（編）：ここが知りたい職場のメンタルヘルスケア，第2版，南山堂，2016.
6) J. Ladow, R. Harrison (ed)：CURRENT Diagnosis & Treatment：Occupational & Environmental Medicine, 6th ed., McGraw-Hill, 2014.
7) 森　晃爾（編）：産業保健ハンドブック，第19版，労働調査会，2021.
8) 産業医の職務Q＆A編集委員会（編）：産業医の職務Q＆A，第10版増補改訂版，産業医学振興財団，2021.

Chapter 11 高齢者の保健・医療・介護

1) 水谷信子（監）：最新老年看護学，第4版（2022年版），日本看護協会出版会，2022.
2) 辻　一郎：のばそう健康寿命，岩波書店，2004.
3) 辻　一郎：介護予防のねらいと戦略，社会保険研究所，2006.
4) ダグラス・パウエル（山中克夫訳）：脳の老化を防ぐ生活習慣―認知症予防と豊かに老いるヒント，中央法規出版，2014.
5) 今井真一郎，吉野　純（編）：老化・寿命のサイエンス．実験医学増刊 Vol. 30，No. 20，2013.

6) 辻 一郎：健康長寿社会を実現する，大修館書店，2015.
7) 厚生労働省：地域包括ケアシステムの構築に関する事例集，2014.
https://www.kaigokensaku.mhlw.go.jp/chiiki-houkatsu/
8) 森戸光彦ほか(編)：高齢者歯科学，第3版，永末書店，2017.

Chapter 12 精神保健

1) 井上令一(監)：カプラン臨床精神医学テキスト，第3版，MEDSi，2016.
2) リチャード・マクリーン(椎野 淳訳)：統合失調症ぼくの手記，晶文社，2004.
3) 古川壽亮，神庭重信(編)：精神科診察診断学―エビデンスからナラティブへ，医学書院，2003.
4) 日本公衆衛生協会：我が国の精神保健福祉(平成29年度版)，日本公衆衛生協会，2018.
5) 川上憲人：基礎からはじめる職場のメンタルヘルス，改訂版，大修館書店，2021.

Chapter 13 国際保健医療

1) 日本国際保健医療学会(編)：国際保健医療学，第3版，杏林書院，2013.
2) 湯浅資之ほか：国際政治経済と開発における国際保健医療．国際保健医療 2010；25(1)：1-10.
3) 国際連合広報センター：「ミレニアム開発目標(MDGs)報告2015」の概要，2015.
https://www.unic.or.jp/news_press/features_backgrounders/15009/
4) UNICEF：世界子供白書2017「デジタル世界の子どもたち」，2017.
https://www.unicef.or.jp/sowc/

Chapter 14 保健医療福祉の制度と法規

1) 厚生労働省(監修)：衛生行政六法，各年版，新日本法規.
2) 厚生労働統計協会(編)：国民衛生の動向，各年版，厚生労働統計協会.
3) 厚生労働統計協会(編)：国民の福祉と介護の動向，各年版，厚生労働統計協会.
4) 厚生省五十年史編集委員会：厚生省五十年史，厚生問題研究会，1988.
5) 日本公衆衛生協会(編)：衛生行政大要，第24版，日本公衆衛生協会，2016.
6) 厚生省医務局：医制百年史，ぎょうせい，1976.
7) 岡本悦司：ケアエコノミクス―医療福祉の経済保障，医学書院，2001.
8) 柿原浩明：入門 医療経済学，日本評論社，2004.
9) 鬼崎信好，本郷秀和(編)：コメディカルのための社会福祉概論，第4版，講談社サイエンティフィク，2018.

和 文 索 引

太字のページ表示はその項目の主要説明箇所を示す.

え

お

か

き

さ

し

す

せ

そ

た

ち

つ

て

と

ひ

ふ

へ

ほ

ま

み

む

め

も

や

ゆ

よ

ら

り

れ

ろ

わ

欧文索引

太字のページ表示はその項目の主要説明箇所を示す.

D

E

F

G

H

I

J

K

L

M

N

O

T

U

V

W

X・Z

シンプル衛生公衆衛生学 2023

1986年12月15日 第1版発行
2000年2月10日 第9版発行
2002年3月10日 2002年度版発行
2023年3月10日 2023年度版発行

監修者 小山 洋
編集者 辻 一郎，上島通浩
発行者 小立健太
発行所 株式会社 南 江 堂
〒113-8410 東京都文京区本郷三丁目42番6号
☎(出版)03-3811-7236 (営業)03-3811-7239
ホームページ https://www.nankodo.co.jp/
印刷 真興社／製本 ブックアート

Concise Text of Hygiene and Public Health 2023

定価は表紙に表示してあります．
落丁・乱丁の場合はお取り替えいたします．
ご意見・お問い合わせはホームページまでお寄せください．

Printed and Bound in Japan
ISBN978-4-524-20375-8

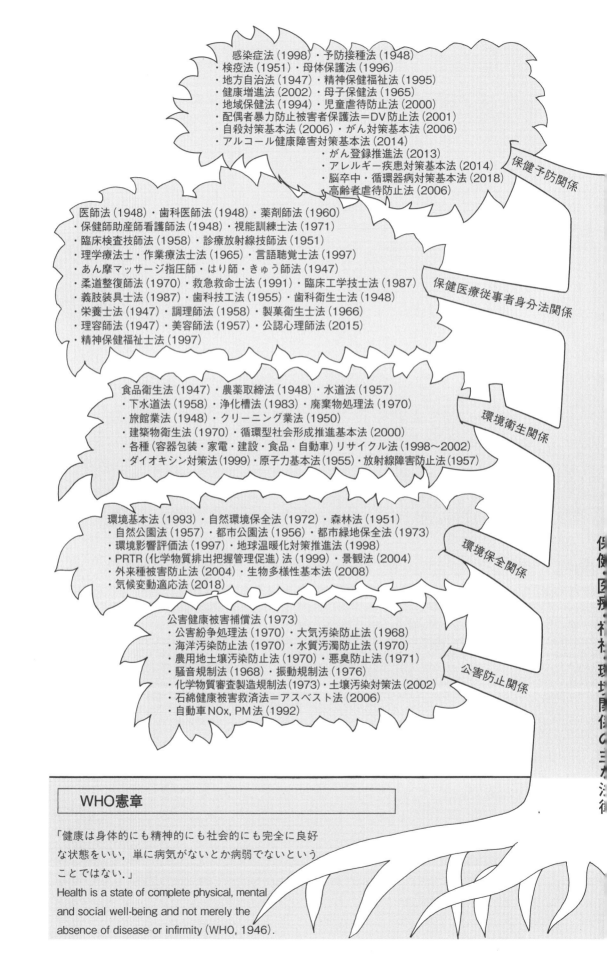

WHO憲章

「健康は身体的にも精神的にも社会的にも完全に良好な状態をいい，単に病気がないとか病弱でないということではない.」

Health is a state of complete physical, mental and social well-being and not merely the absence of disease or infirmity (WHO, 1946).